TRAITÉ

DE

L'AUSCULTATION

MÉDIATE.

———

TOME I.

A MONTPELLIER,

Chez Sévalle, et chez Gabon et Compagnie.

A Bayonne, chez MM. · · · · Gosse.

A Bordeaux · · · · · · · · · · · { Ch. Lawalle.
P. Beaume.

A Brest · · · · · · · · · · · · Lefournier et Desperiers.

A Lyon · · · · · · · · · · · · · Maire.

A Marseille · · · · · · · · · · · Chaix.

A Rennes · · · · · · · · · · · · Duchesne.

A Rochefort · · · · · · · · · · Faye.

A Strasbourg · · · · · · · · · · { Levrault.
Février.
Treuttel et Würtz.

A Toulouse · · · · · · · · · · · Sénac.

A Bruxelles · · · · · · · · · · { Demat.
Ve Lemaire.

A Liége · · · · · · · · · · · · { Collardin.
Desoer.

A Mons · · · · · · · · · · · · · Leroux.

A Genève · · · · · · · · · · · { Paschoud.
Delarue.

A Londres · · · · · · · · · · · { Baillière.
Bossange.
Treuttel et Würtz.

A Lisbonne · · · · · · · · · · · Roland et Sémiond.

A Saint-Pétersbourg · · · · · · Graff.

DE L'IMPRIMERIE DE FEUGUERAY,
rue du Cloître-Saint-Benoît, n° 4.

TRAITÉ

DE

L'AUSCULTATION

MÉDIATE

ET DES MALADIES

DES POUMONS ET DU COEUR,

PAR R.-T.-H. LAENNEC,

Médecin de S. A. R. MADAME duchesse de BERRY, Lecteur et Professeur royal en Médecine au Collége de France, Professeur de Clinique à la Faculté de Médecine de Paris, Membre de l'Académie royale de Médecine, des Sociétés de Médecine de Stockholm, Bonn, Liége, et de plusieurs autres Sociétés savantes nationales et étrangères, Chevalier de l'ordre royal de la Légion-d'Honneur, etc.

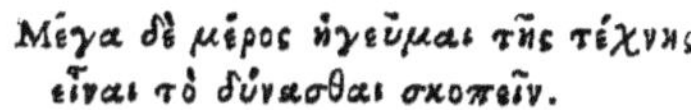

Μέγα δὲ μέρος ἡγεῦμαι τῆς τέχνης εῖναι τὸ δύνασθαι σκοπεῖν.

Pouvoir explorer est, à mon avis, une grande partie de l'art. HIPP., *Epid.* III.

SECONDE ÉDITION ENTIÈREMENT REFONDUE.

TOME PREMIER.

Paris,

J.-S. CHAUDÉ, LIBRAIRE-ÉDITEUR,

RUE DE LA HARPE, Nº 56.

1826.

RENAT.-THEOPHIL.-HYACINT.

LAENNEC

CARISSIMIS COLLEGIS

FACULTATIS MEDICÆ PARISIENSIS

PROFESSORIBUS, S.

Qui fauste, vestris sub auspiciis, primùm prodiit liber, in lucem denuò iturus, non nihil auctior, patrocinio iterùm se commendat vestro. Vos enim in causâ præcipuè fuistis cur humaniter à doctissimis Europæ viris exciperetur; nec tam faciles ad res novas periclitandas animos reperisset, ni testimonio vestro constitisset vanum aut mendacem auctorem non esse.

In hâcce novâ editione præsertim conatus sum ut organorum respirationi et circulationi sanguinis inservientium, morbos accuratiùs describerem, signaque eorum certiora publici juris facerem.

Prima enim pars medicinæ diagnosis et anatomiæ pathologicæ peritia, quibus ablatis therapeia andabatarum pugna foret, medicusque, oculis clausis, ancipiti gladio, entia rationis, phantasiæ *scilicet fictiones persequendo, vitam sæpiùs quàm morbum lacesseret. Nullis aliis habenis retineri potest medicina intrà scientiarum physicarum cancellos, quos quidem semper transilierunt auctores qui artem medicam hypothesi cuilibet superstruere aggressi,* calidum aut frigidum, siccum aut humidum, aliudve hujusce modi unum vel duplex, *pro causâ morborum universali ponentes,* erraverunt et alios in errorem induxerunt (1), *penitùsque obliti* scientiam *eis tantùm constare quæ* sciri *possunt, res ipsas fœdè ad procustiani cubilis mensuram mutilatas, systematum mole ità obruerunt, ut vix ex eorum principibus aliquid boni et veri exprimi possit. In quo enim*

---

(1) **Hippocrates**, *de prisca Medicina.*

medicinam auxerunt Asclepiadis, Paracelsi, Helmontiive de morborum causis sententiæ? Recentiores omittam, ne per ignes incendam suppositos cineri doloso, aut super carbones vel adhùc flagrantes.

Attamen nescio quo fato vulgus medicorum in theorias hypotheticas semper præceps ruit. Vix à Sydenhani temporibus, per centum annorum spatium, hypotheseos regnantis dominio sese vindicare potuit medicina, et eâdem quâ cæteræ scientiæ physicæ methodo excoli. Nec unâ, nec levibus de causis tantùm à vanis theoriis induciarum factum est. Medicorum doctissimorum cum cœterarum scientiarum cultoribus in academiis congregatio multùm ad hanc rem profuit. Puduit medicos umbras opinionisque commenta sectari jam dudùm à physicâ Newtonum Paschalium *que viribus expulsa. Præstereà stimulos addidit ad vera et quæ non cogitatione tantùm sed reipsâ existunt amplectenda, magna Boerhaavii auctoritas, cujus dum claruerunt digni tanto magistro discipuli, theoria etiamsi curiosè exculta et in rebus anatomicis, physicis, chemicis, æquè ac in vitæ legibus, quæsita scientiæ inserviit nedùm do-*

minaretur. Sciebant cordatissimi viri similli-
mam quoque vero conjecturam, et ad res notas
maximè accomodatam, experimento novo vel
uno ad nihilum redigi posse. Sed ex quo, cum
SWIETENIIS, STOLLIIS, HALLERIS, *occidit Boer-*
havianum sidus, apparuerunt denuò antiquæ
noctis phantasmata, asthenia, hypersthenia,
stimulus, irritatio, *aliæque* calidi et frigidi *hu-*
juscemodi propagines, quas caveant medicinæ
studiosi præsertìm insudavi : facilis enim des-
census Averni, *suaviusque juvenum mentibus*
arrident probabiles de causis et naturâ rerum
ratiocinationes, quàm sedula ægrotantium ob-
servatio, multa lectio, morborumque tædiosa
in mortuorum visceribus exploratio.

Hisce laboribus, communi nostro officio,
studiosorum scilicet utilitati inserviendi, scien-
tiamque medicam promovendi, si aliquantulâ
ex parte, vobis judicibus, benè functus fuero,
hoc mihi in maximum dulcissimumque præ-
mium erit.

VALETE.

Lutetiæ parisiorum, kalendis septembris 1825.

PRÉFACE.

Le succès qu'a obtenu cet ouvrage a dû me porter à faire tous mes efforts pour rendre cette seconde édition plus digne de l'accueil qu'on a bien voulu faire à la première, et pour éclaircir les points que le défaut d'observations suffisantes m'avait forcé de laisser indécis ou dans un état d'imperfection quelconque.

J'ai changé entièrement l'ordre suivi dans la première édition; la plupart des faits qu'elle contenait étant tout-à-fait nouveaux, j'avais cru devoir suivre presque partout une marche analytique. Cette fois, au contraire, les observations principales ayant été vérifiées un grand nombre de fois et dans presque toute l'Europe, j'ai suivi la méthode synthétique, comme plus courte, et je n'ai conservé les formes de la dissertation que pour quelques propositions qui n'ont pas encore reçu la sanction d'un grand nombre de faits confirmatifs, recueillis par d'autres que moi ou mes élèves.

J'ai tâché de donner un traité complet du diagnostic et du traitement des maladies des organes thoraciques, et de resserrer tous les faits qui y ont rapport dans le plus court espace possible. Je n'ai, par cette raison, ajouté qu'un petit nombre d'histoires particulières de maladies à celles qui existaient dans la première édition, et j'ai supprimé quelques-unes de ces dernières. J'aurais voulu pouvoir les retrancher toutes, également convaincu que des observations particulières ne peuvent être utiles qu'autant qu'elles sont très - détaillées, et que les livres trop volumineux en sont moins bons. Mais je n'ai pu me dispenser d'appuyer des faits d'anatomie pathologique nouveaux ou encore peu connus, de quelques exemples décrits d'après nature. On trouvera d'ailleurs, dans des recueils d'observations particulières, publiés depuis quelques années, et particulièrement dans les ouvrages de MM. Bertin et Bouillaud (1), Lerminier et Andral (2), Forbes (3), Louis (4), un grand nombre de vérifications des signes stéthoscopiques, et les témoignages de ces auteurs sont d'autant plus

---

(1) *Traité des Maladies du cœur et des gros vaisseaux*, par Ch.-J. Bertin, professeur à la Faculté de Médecine de Paris, etc., rédigé par J. Bouillaud, D. M. P. *Paris*, 1824.

(2) *Clinique médicale*, t. II. Paris, 1825.

(3) Auteur de la traduction anglaise de cet ouvrage. Il a, depuis, publié le suivant : *Original cases with dissections and observations illustrating the use of the stethoscope*, etc. London, 1824.

(4) *Recherches anatomico-pathologiques sur la Phthisie*

recevables qu'aucun d'eux n'a eu d'autre tradition de ces signes que celle qu'ils ont puisée
dans mon ouvrage, ou tout au plus celle qu'on
reçoit, sans la chercher, quand on vit dans
le même siècle. Les observations de M. Andral
surtout réunissent toutes ces conditions. J'é-
tais absent de Paris quand il a commencé à
s'exercer à l'auscultation. Depuis mon retour,
il a voulu continuer ses observations dans un
entier isolement, et en évitant avec soin de se
tenir au courant des modifications et additions
auxquelles avaient pu m'amener mes nouvelles
recherches, et que j'enseignais chaque jour,
depuis le mois de décembre 1821, à l'hôpital
Necker, depuis l'année suivante au collège de
France, et depuis le mois d'avril 1823 dans
les salles de clinique de l'hôpital de la Charité, attenantes à celles où M. Andral faisait ses recherches. Il paraît, en un mot,
avoir cherché à se placer dans l'hypothèse de
la mort de l'auteur, immédiatement après la
publication de son ouvrage. Cette position a

---

pulmonaire. Paris, 1825. J'aurais pu citer beaucoup de
faits intéressans contenus dans ce dernier ouvrage, si le
premier volume du mien n'eût pas été déjà imprimé lorsqu'il a paru. Il en est de même du troisième volume de la
Clinique médicale de MM. Lerminier et Andral, qui vient
de paraître ces jours derniers et que je n'ai pu encore que
parcourir.

dû être difficile à tenir, d'autant que quelques uns de mes élèves, et des plus exercés, fréquentent habituellement, comme M. Andral, les salles de M. le docteur Lerminier. Quoi qu'il en soit, il y est parvenu, et on en verra la preuve dans les efforts qu'il fait, en 1825, pour apprécier la valeur et les différences de trois signes stéthoscopiques, la pectoriloquie, l'égophonie et la résonnance, que j'appelle *bronchophonie*, et dans l'état d'indécision où il reste à cet égard, trois ans après l'époque où j'ai commencé à enseigner tout ce que l'on trouvera dans la présente édition sur ces signes. D'après ce que j'ai aperçu en parcourant son troisième volume, il a suivi encore la même marche pour les signes des maladies chroniques du poumon et des affections organiques du cœur, et il est resté aussi, à mon avis, en arrière, en cherchant à avancer sans avoir toutes les données qu'il eût pu se procurer.

Je ne fais aucun reproche, pour ce dont il s'agit, à ce jeune confrère dans lequel je me plais à reconnaître les dispositions les plus heureuses, et une grande ardeur pour le travail. Cette manière de faire m'a paru bizarre ; mais j'en puis plus sûrement prendre acte de tous les résultats confirmatifs qu'il a obtenus. Je pourrais seulement lui reprocher de n'avoir pas lu assez attentivement ma première édition, ou de ne l'avoir pas relue avant d'imprimer. C'est une chose qu'un auteur a le droit d'exiger de ceux qui le jugent. M. Andral s'il eût pris cette précaution, se fût aperçu que lorsqu'il expose un résultat négatif ou qu'il exprime un doute, il ne fait presque jamais que répéter ce que j'ai dit moi-même en divers endroits de cet ouvrage ; il y eût trouvé l'indication de la toux et de la respiration bronchiques (§ 385), celle des mêmes phénomènes avec le caractère caverneux (§ 529), celle de la *bronchophonie* (§ 530) dans la péripneumonie et les autres cas d'induration du tissu pulmonaire, avec l'expression du doute, il est vrai (§ 169), ou confusion avec l'égophonie (§ 161) ; celle de la *crépitation* sensible par la percussion et la simple pression dans les excavations tuberculeuses (§ 531) ; il eût vu, qu'à mon avis, tous les signes des lésions les plus faciles à reconnaître, la pectoriloquie, par exemple, peuvent manquer quand on ne les recherche pas avec soin et persévérance ; qu'ils ne sont sûrs que pour une oreille bien exercée et très-attentive, et que peut-être il ne s'est pas toujours assez défié du jugement de la sienne, ou qu'il n'a pas toujours assez répété ses examens. Rien n'est plus difficile à obtenir en ce genre qu'un véritable résultat négatif, car il est souvent infirmé sur-le-champ par un observateur plus exercé, plus patient, ou plus heureusement doué de la nature. Il eût vu que je n'ai jamais proposé de reconnaître les maladies des poumons et du cœur, par la seule auscultation, et que j'ai tiré beaucoup de signes nouveaux de la percussion et de diverses méthodes tout-à-fait oubliées, et il se fût dispensé de chercher à juger l'auscultation seule et dépouillée des lumières qu'elle reçoit et qu'elle rend par sa comparaison avec les autres signes et symptômes. Je crois en outre qu'il pouvait faire ses études stéthoscopiques, comme bon lui semblait : mais qu'avant de les publier il eût dû s'informer du point où j'étais arrivé moi-même, car ce qui se transmet à des auditeurs nombreux, qui en prennent note, n'est pas moins public que ce que l'on imprime. Il est même des choses que l'on ne transmet bien que par la voie de l'expérience et de l'exercice. J'ai peu parlé de ces choses, même dans ma seconde édition; et cependant c'est sur ces points que je m'attache surtout à exercer les élèves à la clinique; telles sont les distinctions des diverses nuances des râles crépitans, sec et humide, des phénomènes profonds et superficiels, de la bronchophonie diffuse ou non, de la manière dont on parvient, dans les cas les plus difficiles et les plus incertains de leur nature, dans la péricardite par exemple, à obtenir quelquefois un diagnostic certain, par des comparaisons de signes ou par voie d'exclusion. Je n'ai insisté sur la manière de travailler de M. Andral que parce que je le regarde comme une des espérances les plus brillantes de la médecine et que je reconnais avec plaisir en lui une assez grande mesure de talens et un assez bon esprit, pour ne pas douter qu'il sache se mettre à l'abri de cet empressement de produire, qui porte aujourd'hui trop de jeunes médecins à rendre le public confident de leurs études.

J'ai eu peu à profiter des avis de la critique. Les seules observations réellement utiles de ce genre qui me soient parvenues, et toutes par les communications qui m'ont été faites par plusieurs confrères, sont relatives à la difficulté de distinguer dans quelques cas, les uns des autres, les trois phénomènes dont je viens de parler, et expriment des doutes sur leur valeur, comme signes. Ces doutes sont nés pour la plupart de ce que, dans ma première édition, je n'avais parlé de la *broncho-phonie* ou résonnance de la voix dans les parties endurcies du poumon et des résonnances analogues de la respiration et de la toux que dans un petit nombre de passages, et que je ne les avais point données comme un signe de l'hépatisation en particulier, parce que je ne l'avais pas encore trouvée assez fréquemment, que je ne l'avais pas suffisamment distinguée encore de l'égophonie avec laquelle elle se combine souvent, et surtout parce que l'article de la péripneumonie était imprimé plusieurs mois avant la fin de l'impression du reste de l'ouvrage. Car au moment de sa publication, mes élèves à l'hôpital Necker connaissaient la résonnance de la voix et de la respiration dans le poumon hépatisé.

J'espère que l'on trouvera, dans la présente édition, la résolution de tous ces doutes, qui sont au reste les mêmes que ceux qui ont été exprimés par M. Andral. Il est d'autres espèces d'observations critiques dont je ne dirai que peu de mots; ce sont celles de quelques médecins qui, avant même la publication de mon ouvrage ou depuis, et après de très-légers essais, ont dit qu'ils n'avaient pas pu reconnaître tel ou tel signe stéthoscopique, qu'ils n'ont pas trouvé la *pectoriloquie* même dans les cas où le poumon était fortement excavé, qu'ils l'ont trouvée dans d'autres cas où le poumon était tout-à-fait sain, etc.

Il est facile de répondre en peu de mots à ces sortes d'objections. Si tel médecin, qui ne s'est jamais occupé sérieusement de chirurgie, voulait à quarante ans se mettre à faire des opérations de la taille sans préparation et sans conseil d'aucun chirurgien exercé, il pourrait lui arriver de tailler des gens qui n'ont pas la pierre, de ne pas trouver la pierre où elle existe, de ne pouvoir pas même faire pénétrer le cathéter dans la vessie, etc., surtout s'il opérait avec le désir de trouver la chose impraticable, comme le semblent avoir fait la plupart des observateurs dont je viens de parler. Il y a d'ailleurs des sourds, et, comme l'a remarqué un des auteurs du *Dictionnaire des Sciences médicales* (article *stéthoscope*), il n'y en a pas de pires que ceux qui ne veulent pas entendre (1).

On ne peut considérer les objections de cette sorte que comme des témoignages contre l'existence d'un fait. Or, quand il s'agit de constater un fait, on regarde d'une part au

______

(1) On m'a fait connaître dernièrement une attaque d'un autre genre, que je laisserais dans l'oubli dont elle est digne, si elle n'était en même temps une perfidie dirigée contre le caractère d'un chirurgien anglais, aussi estimable par son mérite personnel que par sa loyauté connue. On trouve dans un pamphlet, intitulé *Paris et Montpellier*, ou *Tableau de*

nombre, et de l'autre à la qualité des témoins. Les témoignages dont je viens de parler sont ceux de cinq ou six médecins, qui presque tous ont donné leur avis avant de s'être exercés huit jours aux observations stéthoscopiques. A leur témoignage, je puis opposer ceux de la plupart de mes confrères, médecins des hôpitaux de Paris, ceux d'un grand nombre d'autres médecins et de professeurs de Facultés de Médecine nationales et étrangères (1), que je sais être parvenus seuls à vérifier la plupart des signes contenus dans mon ouvrage, ceux enfin de mes élèves et de plus de trois cents jeunes

---

la médecine dans ces deux écoles, par John Cross, *traduit de l'anglais* par Élie Revel, *docteur médecin*, Paris 1820, le passage suivant, page 92 : « Outre la percus-
» sion d'après la méthode d'Auenbrugger, M. Récamier
» se sert, pour explorer la poitrine, de l'instrument que les
» français appellent le *cornet acoustique* de Laennec. Tout
» le monde connaît cet instrument en Angleterre, et nous
» savons bien que, s'il fallait le désigner par le nom de son
» inventeur, il ne porterait pas celui d'un médecin français. »
Cet opuscule est doublement pseudonyme. M. John Cross existe et n'a pas fait cet ouvrage; Élie Revel l'a fait et n'existe pas. Ses voyages paraissent s'être bornés à venir de Montpellier au Val-de-Grâce. M. John Cross, qui a réellement voyagé en France, en 1815, a publié, immédiatement après son retour, quelques observations sur l'état de la chirurgie en France, qui n'ont aucun rapport avec la prétendue traduction dont il s'agit, et il n'a rien dit du stéthoscope parce que le stéthoscope n'existait pas encore.

(1) Je puis citer entre autres M. Berentz, professeur de

médecins de toutes les nations de l'Europe, qui sont venus, depuis quelques années, s'exercer sous mes yeux aux observations stéthoscopiques et dont plusieurs y ont acquis une habileté remarquable. Parmi ces derniers, je citerai surtout, comme les ayant connus plus particulièrement, MM. *Herbeski*, aujourd'hui professeur à l'université de Wilna ; *Müller*, docteur-médecin à Vienne; *Retzius*, docteur-médecin d'Upsal; *Faliner* et *Alexandre Lebrun*, docteurs-médecins de Varsovie ; *Morgenstein* (*Ywanovicz*), docteur-médecin de Berlin ; *Nathey*, médecin suisse; *Hodgkin*, *Alex. Urquhart*, *Will. Bennet*, *Townsend*, *Henri Riley*, *Rob. Mackinnal*, *Crawfort*, *Jones*, *Edwin Harrison*, *Patrix Scott*, *C.-J.-B. Williams*, médecins anglais, *Gregory* et *Cullen*, l'un fils, l'autre petit-fils des célèbres professeurs d'Édimbourg, de ce nom.

J'en devrais citer beaucoup d'autres parmi les jeunes médecins allemands surtout, si la

clinique à Berlin; M. Nasse, professeur à Bonn ; M. Duncan junior, à Édimbourg. Parmi les témoignages de ce genre, aucun n'a dû me flatter plus que celui du vénérable Nestor des anatomistes de l'Europe, le professeur Sœmmering, qui m'a fait dire qu'il n'avait voulu faire connaître son sentiment sur mon ouvrage qu'après avoir vérifié lui-même les principaux faits.

plupart d'entre eux n'avaient suivi ma clinique sans se faire connaître à moi.

Au reste, d'ici à peu de temps, je ne doute pas que des témoignages très-nombreux et positifs en faveur de l'Auscultation médiate ne soient publiés en Angleterre. L'un des médecins les plus distingués par leur zèle pour l'avancement de la science, dans un pays où il y en a beaucoup de tels, *Sir James Mac-Gregor*, médecin en chef des armées et directeur général des hôpitaux militaires Britanniques, a bien voulu me faire savoir dernièrement qu'il a donné l'ordre à tous les médecins et chirurgiens des armées anglaises d'employer le stéthoscope et de lui communiquer le résultat de leurs observations.

M. Broussais a dirigé contre mon ouvrage des attaques d'une nature toute différente. Il ne conteste point l'utilité de l'auscultation, il reconnaît même avoir vérifié l'exactitude et l'utilité de la plupart des signes dont elle a enrichi le diagnostic médical. Ce sont mes recherches d'anatomie pathologique qui lui ont déplu. Je n'entreprendrai point de répondre en détail à tous les reproches répétés sous diverses formes, dans les quatre-vingts pages de son examen, qu'il a consacrées à la critique de mon ouvrage, ou de quelques opuscules que j'ai publiés antérieurement. Je résumerai seulement ses argumens, et je joindrai en note quelques courtes réponses que je crois suffisantes. Je pense, au reste, que personne ne trouvera qu'il fût difficile d'y répondre plus longuement.

« 1°. *Les altérations pathologiques considé-* » *rées en elles-mêmes..... sont des faits de pure* » *curiosité, et ne sont d'aucune utilité pour* » *celui qui les étudie* » (*Examen des Doc-trines médicales,* etc., 1821, t. II, pag. 674), « *parce que l'inflammation est la cause de ces* » *altérations* (pag. 676), *ou qu'elles ont une* » *autre cause quelconque* (pag. 677), *et qu'on* » *ne doit s'occuper que de pathologie physio-* » *logique* (pag. 679) (1).

2°. La manière dont M. Laennec envisage et décrit les productions accidentelles *rentre dans les principes du fatalisme* (p. 683) (2).

3°. M. Broussais m'attribue cette opinion, que les *squirrhes germent spontanément,* parce que j'avoue mon ignorance relativement aux causes premières qui peuvent les produire : et à

---

(1) Je ne puis trouver aucun rapport entre la proposition et ses preuves, lors même qu'elles n'auraient pas besoin elles-mêmes d'être prouvées.

(2) Je pense, il est vrai, qu'il y a beaucoup de maladies que nous ne savons ni prévenir ni guérir, au moins d'une manière certaine et incontestable. Il ne s'agit pas, ce me semble, de savoir si cela est triste ; il s'agit de savoir si cela est vrai.

cette ignorance, il oppose la science certaine qui lui fait voir comment l'*irritation* produit toutes ces altérations diverses (pag. 697 *et alibi passim*) (1), et les succès nombreux qu'il obtient en cherchant à la prévenir (pag. 686, 700 *et alibi passim*) (2).

4°. Il me reproche d'avoir *tranché du devin* (p. 723). « *Il* (M. Laennec) *affirme tout cela* » *avec la plus étonnante intrépidité. Il semble* « *qu'il* ait été *dans l'intérieur du corps de ses* » *malades au moment où cette matière a paru* » *d'abord sous l'état crû, qu'il l'a vue croître,* » *envahir les tissus, etc.* (pag. 733) (3). »

5°. Il me reproche d'avoir fait connaître l'emphysème du poumon (pag. 728), parce qu'il croit pouvoir en expliquer la cause par l'*irritation*. Quant aux mélanoses, il était fort

---

(1) Et si M. Broussais était comme les autres hommes sujet à l'erreur ?

(2) On verra, dans la suite de cet ouvrage, des relevés statistiques déjà publiés dans divers journaux de médecine et qui n'ont pas été contredits, au moins d'une manière valable à mon avis. On pourra juger que M. Broussais s'est trompé au moins sous ce rapport.

(3) M. Broussais croit-il que le naturaliste qui a trouvé sur le même buisson la larve, la nymphe et le papillon dans leurs divers degrés de développement, ait besoin, pour décrire les métamorphoses de cet insecte, de s'enfermer dans l'œuf ou dans la chrysalide? Pense-t-il que Hunter, Meckel, Tillemann et Pander, soient rentrés dans le sein de leurs mères pour étudier le développement du fœtus.

inutile d'en donner la description ; il n'y a non plus rien de solide à cet égard que l'explication que donne M. Broussais de leur formation par l'*irritation*. « *Voilà ce qu'il im-*
» *porte au médecin de savoir, et tout ce que*
» *M. Laennec a écrit sur ses cancers noirs est*
» *purement imaginaire et se réduit à un sombre*
» *roman dont j'ai eu beaucoup de peine à ter-*
» *miner la lecture* (1). »

Il en est de même des encéphaloïdes (pag. 734), du pneumothorax (pag. 740), de l'œdème du poumon (pag. 742), de l'apoplexie pulmonaire (pag. 745) : ces cas divers n'étaient nullement bons à connaître parce qu'ils dépendent tous, suivant M. Broussais, de l'*irritation*.

6°. M. Broussais me reproche surtout d'avoir tâché de grouper les symptômes des maladies autour des lésions dont ils dépendent, d'avoir cherché à déterminer les modes de lésions

---

(1) Je conviendrai volontiers que cela n'est ni long à apprendre, ni difficile à retenir, et que la lecture de mon ouvrage demande plus d'attention et de travail. Je remarquerai seulement que mes *cancers noirs* sont des corps dont les dimensions, la consistance et toutes les qualités physiques peuvent être appréciées par les sens ; et que l'*irritation* de M. B..., qu'il définit (passim) *exaltation des propriétés vitales*, est un pur *être de raison*, et pour la plupart des cas où il l'applique, une hypothèse bien peu probable.

qui peuvent exister (pag. 750), chez un malade vivant (1), et me prédit que je n'atteindrai jamais ce but (pag. 754); de présenter une surabondance de détails anatomiques et séméiotiques fort ennuyeux, propres à décourager le lecteur (pag. 736 et 737) (2).

7°. Il est *désespéré* de la longueur de mes observations, que la mémoire ne peut retenir (3), qui présentent toujours, dit-on, une *combinaison de lésions cadavériques*, de sorte qu'on voit quelquefois quatre ou cinq altérations diverses chez le même sujet (pag. 760) (4). Il me reproche enfin de donner trop d'importance à la description anatomique des lésions (p. 711).

Que répondre en somme à de semblables argumens? Le seul fait qui me paraît en résulter évidemment est celui-ci, c'est que M. Brous-

----

(1) Je n'ai fait en cela que suivre la marche universellement adoptée depuis Hippocrate jusqu'à nous pour toutes les lésions organiques, dites chirurgicales, et je ne sais encore quelle limite la distingue des cas semblables qui surviennent dans l'intérieur de nos organes.

(2) Je n'ai pas eu la prétention de faire un livre récréatif, et que l'on pût suffisamment connaître en le parcourant avec une attention médiocre; mais j'espère qu'on en pourra tirer quelque fruit en vérifiant les signes auprès du lit des malades et les faits anatomiques sur les cadavres.

(3) Je n'ai jamais pensé qu'on dût les apprendre par cœur.

(4) Il est vrai qu'en pareil cas je ne sais rien supprimer.

sais et moi cultivons des sciences tout-à-fait différentes, sinon dans leur but définitif, au moins dans leur objet immédiat. Le but que je me suis constamment proposé dans mes études et recherches a été la solution des trois problêmes suivans : 1°. distinguer sur le cadavre un cas pathologique, aux caractères physiques que présente l'altération des organes ; 2°. le reconnaître sur le vivant, à des *signes* certains, et autant que possible physiques et indépendans des symptômes, c'est-à-dire du trouble variable des actions vitales qui l'accompagnent ; 3°. combattre la maladie par les moyens que l'expérience a montré être les plus efficaces : en un mot, j'ai tâché de mettre, sous le rapport du diagnostic, les lésions organiques internes sur la même ligne que les maladies chirurgicales, et j'ose croire que tous les médecins instruits qui voudront se donner la peine de vérifier les faits contenus dans cet ouvrage, trouveront que j'ai atteint mon but pour un assez grand nombre de cas. M. Broussais, au contraire, s'est élevé à la recherche des causes prochaines ; il méprise les détails minutieux de l'observation, la distinction des cas, et implicitement même la sûreté du diagnostic : car il raisonne toujours dans l'hypothèse qu'il est inutile de distinguer les uns des autres tous les cas auxquels il attribue une cause semblable ; et il attribue la plupart des maladies à une seule cause, l'*irritation*.

M. Broussais n'a répondu d'ailleurs à aucune des objections qu'à diverses occasions j'ai été amené à faire contre sa théorie ; il a préféré attaquer mes recherches anatomiques dans leur fond même et leur objet. Je désire, pour l'intérêt de l'humanité, qu'il ait raison ; que la science créée par ses inspirations dispense les élèves de l'acquisition de celle que nous ne pouvons leur transmettre qu'autant qu'ils veuillent étudier et vérifier avec patience les observations des hommes qui sont venus avant eux ; enfin que, comme M. Broussais lui-même, ils puissent, à l'aide des sangsues et de la diète exténuante, guérir ou prévenir toutes les maladies que nous regardons comme incurables, ou dont nous ne connaissons encore aucun moyen préservatif certain (*Ex. des Doctrines,* t. II, pag. 686 et 700, et *alibi passim*). Il est cependant un reproche auquel je ne puis me dispenser de répondre. M. Broussais m'accuse d'avoir puisé dans ses ouvrages sans le citer......, de ne l'avoir cité que pour le blâmer (pag. 714) ; « *cette méthode,* ajoute-t-il, *est* » *usée, et je crois, sans attaquer la moralité* » *sociale de M. Laennec, la pouvoir qualifier* » *de mauvaise foi littéraire.* (Ibid.) »

J'ai cherché avec soin à quels articles de mon ouvrage pouvaient se rapporter *ces traits de mauvaise foi ou ces larcins scientifiques*; au reste, M. Broussais m'a abrégé cette peine, puisque, dans d'autres paragraphes du même article, il a indiqué lui-même à quoi se rapportent ces reproches. Il prétend que j'aurais dû citer de lui deux exemples de gangrène de la plèvre (pag. 725), et deux autres de tumeurs développées dans la plèvre: ce reproche serait très-juste, si j'avais entrepris de donner un catalogue de tous les cas de ce genre bien ou mal observés jusqu'ici. Mais je me suis contenté de rapporter ou de citer un nombre de faits suffisans pour prouver ce que j'avançais, et je les ai choisis parmi ceux qui m'ont paru le mieux décrits. Sous ce rapport, ma manière de voir diffère tellement de celle de M. Broussais, que lors même que j'aurais connu les observations dont il parle, la brièveté et l'incertitude des détails m'auraient empêché d'en faire aucun usage.

M. Broussais revendique en outre la découverte suivante : « les glandes bronchiques se » teignent insensiblement par les progrès de » l'âge..... Depuis *que j'ai fait faire cette observation, M. Laennec a voulu distinguer cette coloration naturelle, effet de l'âge, et à la-*

» *quelle il n'avait pas d'abord songé , d'avec*
» *ses mélanoses* (pag. 701). » Ce n'est pas
à moi que doit s'adresser cette revendication ,
mais bien à Fourcroy, qui a analysé la matière noire des glandes bronchiques , à une
époque où M. Broussais n'était probablement
pas encore sur les bancs de l'école, et à tous
les anatomistes des deux derniers siècles qui
en ont parlé.

Enfin , M. Broussais assure avoir dit avant
moi « *qu'une foule de personnes sont douées*
» *d'un cœur trop volumineux* (p. 751),
» *relativement aux autres organes.......*, *et*
» *peuvent parcourir cependant une longue*
» *carrière sans devenir anévrysmatiques.* »
J'ai dit , il est vrai, l'équivalent de ce qu'on
vient de lire, et je l'ai dit parce que je l'ai
vu. Je ne nie pas que M. Broussais ait pu reconnaître le même fait et en parler avant
moi. J'aime mieux le croire que de lire des
ouvrages dont la nature ne comporte aucun
plan régulier, avec l'attention qu'il faudrait
pour y trouver une remarque aussi simple, et
que tous les praticiens ont sans doute faite
comme nous.

M. Broussais lui-même trouverait - il juste
les revendications de ce genre, que beaucoup
d'auteurs vivans et morts pourraient faire sur

ce qu'il a publié et même sur les 468 axiòmes sur lesquels il appuie *sa doctrine* (1).

(1) Je n'en citerai qu'un exemple. « Lorsque l'idée m'est » venue de combattre la colite (la dysenterie) par des sang- » sues placées à l'anus, je ne connaissais aucun exemple de » cette pratique (*Annales* , t. ii, pag. 179). » M. Broussais croirait-il pour cela, que personne ne doive plus parler, sans le citer, de ce moyen thérapeutique. Il faudrait alors que, pour remplir toute justice, il n'en parlât pas lui–même sans citer au moins les auteurs suivans, vivans ou récemment morts, et sans doute beaucoup de praticiens de divers pays : Hunnius, *von der Ruhr* , pag. 133 ; Heumann, *in Baldingers Magazin*, vol. xx, pag. 102 et 121. *Voy*. Ploucquet, *Litterat. med. dig.* Tubingæ, 1808, tom. 1, p. 429. — Zimmermann, *de la Dysenterie*, 2ᵉ édit. de la traduction française, 1794, p. 271. — Pinel, *Nosogr. Philos.*, t. ii, p. 335. — J.-A. Fleury, *Dissert. sur la Dysenterie*, an xi (1803). — P. Poumier, *Dissert. sur la Dysenterie*, 1804, et plusieurs autres thèses du même temps, de la Faculté de Paris.

Que dirait M. Broussais si quelque disciple du docteur Vitet, auteur de l'ouvrage intitulé : *Médecine Expectante*, 6 vol. in-8°, Lyon, 1823, l'accusait de plagiat, pour avoir, après son maître et beaucoup d'autres praticiens plus obscurs, donné une préférence presque exclusive aux sangsues sur la lancette ? si ses condisciples et les praticiens plus anciens de Paris lui disaient qu'avant lui Corvisart et beaucoup d'autres médecins antérieurs appliquaient des sangsues dans les fièvres continues, suivant la nature des symptômes, aux tempes, sur l'épigastre ou la région iliaque ; qu'ils savaient poursuivre par le même moyen, dans toutes les maladies, les douleurs locales qui leur semblaient de quelque importance ; que cela s'appelait *faire la médecine du symptôme ;* que l'usage des sangsues était surtout devenu très-fréquent depuis la révolution, à raison de la difficulté de trouver des chirurgiens qui voulussent faire une saignée ; que depuis

Je terminerai avec M. Broussais comme il termine avec moi, par quelques conseils en échange de ceux qu'il a bien voulu me donner, et dont malheureusement je n'ai pu faire mon profit. Ainsi, je ne puis me déterminer à *suivre ses exemples,* quoiqu'il m'en ait sommé par trois fois. Je ne puis non plus me déterminer à *faire quelques sacrifices* A L'AMOUR-PROPRE, fussé-je certain par-là de devenir, comme il me l'assure, *un médecin physiologistes des plus distingués* (p. 750). Il n'en a lui-même que trop fait, à mon avis : l'amour-propre n'est bon à rien qu'à étouffer la vérité et à éterniser les discussions. Je lui conseille plutôt d'abandonner ce ton de supériorité qui sied peu quand on parle à ses pairs, ces expressions figurées ou polémiques peu propres à convaincre des esprits refroidis par la culture sérieuse des sciences physiques ; d'attacher moins d'importance à des mots qui n'ont de valeur et de sens que celui qu'on leur donne

---

Hippocrate tous les médecins prescrivent une diète sévère et des boissons délayantes dans les maladies aiguës ; qu'enfin le burlesque portrait du docteur Sangrado n'est que la copie fidèle d'originaux existans dans le dernier et l'avant-dernier siècle, et que par conséquent toutes les fois qu'il parle de l'emploi de quelqu'un de ces moyens, sans citer personne, il se rend coupable de plagiat. M. Broussais trouverait-il ces reproches justes et raisonnables ?

par une bonne définition ; de chercher un juste milieu entre mes longues descriptions anatomiques et ses courtes observations ; de ne pas pas prendre des objections pour des concessions (1) ; de substituer à la dénégation des faits qu'il ne connaît pas, le silence ou le simple doute philosophique; de ne rien réclamer sans être bien sûr de sa propriété, et de négliger même ce qui ne lui appartient que parce que cela appartient à tout le monde; et alors je crois, comme lui, que nos manières de voir commenceront à se rapprocher. Alors il nous accordera sans doute cette proposition qui ressort des ouvrages et des exemples de tous les princes de la médecine, depuis Hippocrate jusqu'à notre temps, et que Bâcon a si heureusement exprimée en ces termes : « *ars medica* » *tota in observationibus ;* » et de notre côté, nous conviendrons volontiers qu'il est dans la nature de l'homme de chercher à lier entre eux les faits dont l'ensemble constitue une science, que l'étude des anciennes théories, les efforts pour en créer de nouvelles, peuvent être loués comme des amusemens de l'esprit, pourvu qu'ils ne servent qu'à rallier les faits,

______

(1) *Voyez* comparativement l'*Auscultation méd.*, 1ᵉ édit., tom. ıı , pag. 320 , et le Nouvel Exam. pag. 758.

et qu'on soit prêt à les abandonner dès qu'un fait leur résiste ; mais nous penserons toujours que, si les propriétés des corps et les actions qu'ils exercent les uns sur les autres, objets de la physique et de la chimie, ne peuvent être étudiés sous un même point de vue théorique ; que, si dans l'état actuel de la science, on ne peut rallier les faits physiques et chimiques que par groupes et à l'aide de théories diverses, qui n'ont le plus souvent aucun rapport entre elles ; à plus forte raison les maladies, modifications dans l'économie animale, qui peuvent être produites par tous les agens physiques et chimiques, et de plus par des aberrations des actions vitales, pour l'étude et l'appréciation desquelles nous n'avons presque aucuns moyens, ne peuvent pas être rapportées seulement à deux causes opposées.

Outre les observations critiques dont je viens de parler, il en existe peut-être d'autres consignées dans des ouvrages publiés dernièrement à l'étranger, et surtout dans les dissertations inaugurales des Facultés de Médecine et dans les journaux et recueils périodiques, dont le nombre va toujours croissant dans toute l'Europe. L'activité qui existe en ce moment dans la publication de tout ce qui est relatif aux sciences, les sources innombrables où des observations utiles se trouvent perdues plutôt que consignées au milieu d'une foule de choses de peu d'intérêt, font que personne ne peut connaître complètement ce qui se dit sur un objet quelconque. Les médecins étrangers avec lesquels je me suis trouvé en relation m'ont indiqué un grand nombre d'opuscules du genre de ceux que je viens d'indiquer, et qui contiennent des jugemens sur l'auscultation, mais presqu'aucuns ne me sont parvenus. Je n'ai pu même me procurer encore la traduction allemande de mon ouvrage imprimée à Weimar. Je n'avais pu, à raison de la même difficulté de communication, tirer parti, dans ma première édition, de plusieurs excellens ouvrages publiés à l'étranger, dont on ne connaissait guère que les titres en France, lors de la publication du mien, et particulièrement ceux de MM. Allan Burns, Hodgson et Kreysig, sur les maladies du cœur et des gros vaisseaux. Je les ai mis à profit, comme on verra, dans cette nouvelle édition. J'ai regretté plus d'une fois, en me les faisant lire, que l'usage d'écrire en langue latine les ouvrages relatifs aux sciences, soit aussi complètement perdu en Europe. L'interprète le plus intelligent ne peut suppléer à la lecture que l'on ferait soi-même.

Le but de mon ouvrage ne comportait pas d'ailleurs une grande érudition : je me suis proposé d'exposer d'une manière complète, mais concise, tous les faits réels relatifs aux maladies des poumons et du cœur. Je suis parti de l'état de la médecine en France au moment de la publication de mon ouvrage. J'y ai joint mes propres observations et je n'ai cherché d'autres témoignages que pour les faits que je n'ai point vus, ou qui pouvaient encore paraître douteux, à raison de leur petit nombre. J'ai cité, en outre, afin de rendre à chacun ce qui lui appartient, les auteurs d'observations importantes, de bonnes descriptions ou de rapprochemens ingénieux, qui sont venus à ma connaissance, et qui supposent ou des recherches difficiles ou une perspicacité peu commune. Mais je me suis mis peu en peine de rechercher qui a vu le premier des choses très-faciles à voir et qu'il suffit de rencontrer pour les bien connaître. Au reste, les hommes qui auront l'occasion de consulter les ouvrages que je viens de citer et ceux de quelques autres médecins étrangers, verront que l'anatomie pathologique, et particulièrement celle des organes de la circulation, cultivée depuis 1790 jusqu'à ces dernières années, par les médecins de diverses parties de l'Europe isolément, et presque sans connaissance réciproque de leurs travaux, a donné partout à-peu-près les mêmes résultats, et cette uniformité témoigne en faveur de leur exactitude : *quandòquidem in Delo et in Scythia vera esse comprobantur* (1).

Je crois devoir engager les médecins qui se livreront à l'auscultation à ne jamais prononcer devant les malades et les personnes étrangères à la médecine les noms des signes stéthoscopiques. Cela n'est jamais nécessaire ; et déjà je me suis aperçu que la valeur de certains signes graves était connue de quelques malades, dont les médecins avaient parlé devant eux avec trop peu de prudence.

Par cette même raison je substitue habituellement au nom de *râle* celui de *rhonchus*, qui n'effraye personne, si par inadvertance on vient à le prononcer.

Je terminerai en adressant à MM. Collin, Viau de Lagarde, et surtout à mon cousin M. Meriadec Laennec, Docteurs médecins et chefs de clinique de la Faculté, les remercîmens que je leur dois pour le zèle avec lequel ils m'ont tour-à-tour, et le dernier habituellement, aidé à recueillir les observations nouvelles dont on trouvera les résultats dans cette

____

(1) HIPPOCRATE, *de Prognost.*

seconde édition. J'en dois également à plusieurs de mes confrères et entr'autres à MM. les Docteurs Bally, Lerminier et Honoré, qui ont eu la complaisance d'envoyer à ma clinique des malades intéressans sous le rapport des affections du cœur et du poumon.

DE L'AUSCULTATION

MÉDIATE.

INTRODUCTION.

Dᴇ toutes les maladies locales, les affections des organes contenus dans la cavité thoracique sont sans contredit les plus fréquentes : leur danger ne peut être comparé qu'à celui des altérations organiques du cerveau ; et, quoiqu'ordinairement moins présent, il est tout aussi grave. Le cœur et le poumon forment avec le cerveau, suivant l'ingénieuse expression de Bordeu, le *trépied de la vie ;* et aucun de ces viscères ne peut être altéré d'une manière un peu forte ou étendue sans qu'il y ait péril de mort.

Les mouvemens continuels des viscères thoraciques, et la délicatesse de leur organisation, expliquent la fréquence et la gravité de leurs altérations : aussi n'est-il aucun tissu de l'économie animale dont l'inflammation idiopathique et primitive devienne aussi souvent que celle du poumon une cause de maladie sérieuse ou de mort; aucun n'est aussi sujet à devenir le siége de productions accidentelles de toute espèce, et particulièrement de la plus commune de toutes, les tubercules. Le cœur, quoique d'une structure plus robuste, est également exposé à des altérations très-variées, dont quelques-unes, il est vrai, sont assez rares ; mais d'autres ne le sont nullement, et l'accroissement de nutrition, ainsi que la dilatation de cet organe, surtout, sont au nombre des maladies les plus communes.

Comme complication ou effet d'une cause générale qui porte son influence sur plusieurs organes à la fois, les affections thoraciques tiennent encore le premier rang, soit sous le rapport de la gravité, soit sous celui de la fréquence. Dans les fièvres essentielles, par exemple, un léger degré de péripneumonie, un afflux sanguin vers le poumon, ou au moins un catarrhe qui engorge de mucosités les ramifications bronchiques, rougit et épaissit leur membrane interne, sont des affections locales au moins aussi constantes que les rougeurs, les épaississemens ou les ulcérations de la membrane muqueuse intestinale, dans lesquelles plusieurs auteurs anciens et modernes ont cru trouver la *cause* de ces maladies.

On peut même dire que, dans toute espèce de maladies, quel qu'en soit le siége, la mort n'arrive presque jamais sans que les organes thoraciques soient affectés d'une manière quelconque, et que le plus souvent le péril de mort ne commence qu'au moment où s'annoncent les signes de l'engorgement pulmonaire, d'un épanchement séreux dans les plèvres, ou d'un grand trouble dans la circulation. Le cerveau ne se prend ordinairement qu'après ces organes, et souvent, jusqu'au dernier instant de la vie, il reste dans l'état d'intégrité le plus parfait.

Quelque dangereuses que soient les maladies de la poitrine, elles sont cependant plus souvent curables qu'aucune autre maladie interne grave; et, sous ce double rapport, les médecins de tous les âges ont dû chercher des signes propres à les faire reconnaître et à les distinguer entre elles. Leurs efforts, jusqu'à ces derniers temps, ont été suivis de peu de succès; et cela devait être, tant qu'on s'en est tenu aux signes que peuvent donner l'inspection et l'étude du trouble des fonctions. Avec ces données seules, le diagnostic des maladies de poitrine devait être, comme le trouvait Baglivi, incomparablement plus obscur que celui des affections de tout autre organe interne. En effet, les maladies organiques du cerveau, peu nombreuses, se reconnaissent, en général, à des symptômes frappans et peu variables; les parois molles et souples de l'abdomen permettent de palper les organes qu'il renferme, et de juger de leur volume, de leur position, de leur degré de sensibilité, et souvent des productions accidentelles qui peuvent s'y être développées. Les maladies des organes thoraciques, au contraire, extrêmement nombreuses et très-diverses, ont presque toutes des symptômes semblables. La toux, la dyspnée, et, dans quelques-unes, l'expectoration, sont les principaux et les plus saillans; et les variétés que présentent ces symptômes ne correspondent pas, à beaucoup près, d'une manière constante, à des différences dans les altérations organiques qui les occasionent: aussi est-il impossible au médecin le plus habile, lorsqu'il n'a d'autres moyens de reconnaître ces maladies que l'exploration du pouls et l'examen des symptômes, de ne pas méconnaître la plupart du temps celles mêmes d'entre elles qui sont les plus communes et les mieux connues. Je ne crains pas d'être désavoué par les médecins qui ont fait avec suite et pendant un certain temps des ouvertures de cadavres, en avançant qu'avant la découverte d'Avenbrugger, la moitié des péripneumonies et des pleurésies aiguës, et presque toutes les pleurésies chroniques, devaient nécessairement être méconnues, et que, dans les cas même où le tact d'un médecin exercé pouvait lui faire soupçonner quelque chose de semblable, il pouvait rarement lui inspirer assez de confiance pour le déterminer à employer un moyen héroïque.

La percussion de la poitrine, suivant la méthode de l'ingénieux observateur que je viens de citer, est sans contredit une des découvertes les plus précieuses dont la médecine se soit jamais enrichie. Elle a soumis au jugement immédiat des sens plusieurs maladies que l'on ne reconnaissait jusque là qu'à des symptômes généraux et équivoques, et en a rendu le diagnostic plus facile et plus sûr.

On ne peut nier cependant que cette méthode d'exploration ne laisse encore beaucoup à désirer. Bornée à l'indication du plein ou du vide, elle ne peut s'appliquer qu'à un certain nombre de lésions organiques ; elle permet d'en confondre de très-différentes dans leur nature et leur siége ; elle n'indique presque jamais rien que dans des cas extrêmes, et ne peut faire soupçonner les maladies à leur début.

C'est surtout dans les maladies du cœur que l'on a fréquemment à désirer un signe plus constant et plus certain que celui que fournit la percussion. Les symptômes généraux de ces maladies sont communs à beaucoup d'autres affections organiques ou nerveuses. L'application de la main donne bien quelques indices par l'étendue, la force et le rhythme régulier ou anomal des battemens du cœur; mais ces battemens sont rarement bien distincts, et l'embonpoint ainsi que l'infiltration les rendent très-obscurs, ou même tout-à-fait imperceptibles.

Depuis un petit nombre d'années, quelques médecins ont essayé, dans ces cas, d'appliquer l'oreille sur la région précordiale. Les battemens du cœur, appréciés ainsi à la fois par les sens de l'ouïe et du tact, deviennent beaucoup plus sensibles. Cette méthode est cependant loin de donner les résultats qu'elle semblerait promettre. Je ne l'ai trouvée indiquée nulle part, et Bayle est le premier à qui je l'aie vu employer lorsque nous suivions ensemble la clinique de Corvisart. Ce professeur lui-même n'en faisait jamais usage; il dit seulement avoir entendu plusieurs fois les battemens du cœur en *écoutant très-près* de la poitrine (1), et nous verrons ailleurs que ce phénomène diffère de ceux de l'auscultation proprement dite, et ne peut avoir lieu que dans quelques cas particuliers. Bayle, au reste, non plus qu'aucun de ceux de

____

(1) *Essai sur les Maladies et les Lésions organiques du Cœur et des gros vaisseaux*, par J.-N. Corvisart, 3ᵉ édition, page 396.

nos anciens condisciples à qui j'ai vu employer quelquefois cette auscultation immédiate, dont ils tenaient probablement comme moi la tradition de lui, et dont l'idée première remonte à Hippocrate, n'en avaient non plus que moi pu tirer un autre parti que celui de sentir plus fortement les battemens du cœur, dans les cas où on ne les distingue pas facilement à la main, et cela tient sans doute à ce qu'elle peut souvent induire en erreur pour des raisons diverses qui seront exposées chacune en son lieu. Aussi incommode d'ailleurs pour le médecin que pour le malade, le dégoût seul la rend à-peu-près impraticable dans les hôpitaux ; elle est à peine proposable chez la plupart des femmes, et chez quelques-unes même, le volume des mamelles est un obstacle physique à ce qu'on puisse l'employer.

Par ces divers motifs, ce moyen ne peut être mis en usage que très-rarement, et on ne peut par conséquent en obtenir aucune donnée utile et applicable à la pratique ; car on n'arrive à un résultat semblable, en médecine, que par des observations nombreuses et assez rapprochées pour permettre d'établir facilement entre les faits des comparaisons propres à les réduire à leur juste valeur, et à démêler la vérité au milieu des erreurs qui naissent continuellement de l'inexpérience de l'observateur, de l'inégalité journalière de son aptitude, de l'illusion de ses sens, et des difficultés inhérentes à la méthode d'exploration qu'il emploie.

Des observations faites de loin en loin ne surmonteront jamais des obstacles semblables. Cependant, faute d'un moyen plus sûr, j'avais depuis long-temps l'habitude d'employer la méthode dont je viens de parler, lorsque, dans un cas obscur, elle se trouvait praticable ; et ce fut elle qui me mit sur la voie pour en trouver une meilleure.

Je fus consulté, en 1816, pour une jeune personne qui présentait des symptômes généraux de maladie du cœur, et chez laquelle l'application de la main et la percussion donnaient peu de résultat à raison de l'embonpoint. L'âge et le sexe de la malade m'interdisant l'espèce d'examen dont je viens de parler, je vins à me rappeler un phénomène d'acoustique fort connu : si l'on applique l'oreille à l'extrémité d'une poutre, on entend très-distinctement un coup d'épingle donné à l'autre bout. J'imaginai que l'on pouvait peut-être tirer parti, dans le cas dont il s'agissait, de cette propriété des corps. Je pris un cahier de papier, j'en formai un rouleau fortement serré dont j'appliquai une extrémité sur la région précordiale, et posant l'oreille à l'autre bout, je fus aussi surpris que satisfait d'entendre les battemens du cœur d'une manière beaucoup plus nette et plus distincte que je ne l'avais jamais fait par l'application immédiate de l'oreille.

Je présumai dès-lors que ce moyen pouvait devenir une méthode utile, et applicable, non-seulement à l'étude des battemens du cœur, mais encore à celle de tous les mouvemens qui peuvent produire du bruit dans la cavité de la poitrine, et par conséquent à l'exploration de la respiration, de la voix, du râle, et peut-être même de la fluctuation d'un liquide épanché dans les plèvres ou le péricarde.

Dans cette conviction, je commençai sur-le-champ, à l'hôpital Necker, une suite d'observations qui m'ont donné pour résultats des signes nouveaux, sûrs, faciles à saisir pour la plupart, et propres à rendre le diagnostic de presque toutes les maladies des poumons, des plèvres et du cœur, plus certain et plus circonstancié peut-être que les diagnostics chirurgicaux établis à l'aide de la sonde ou de l'introduction du doigt.

Je diviserai mon travail en trois parties. La première renfermera l'exposition des divers moyens d'exploration à l'aide desquels on peut parvenir à connaître les maladies des organes respiratoires ; la seconde contiendra la description des maladies des poumons, et la troisième celle des maladies du cœur.

Avant d'entrer en matière, je dois faire connaître les essais presqu'entièrement infructueux que j'ai faits pour perfectionner, soit sous le rapport de la forme, soit sous celui de la matière, l'instrument d'exploration dont je me sers, afin que, si quelqu'un veut tenter la même chose, il suive une autre route.

Le premier instrument dont j'ai fait usage était un cylindre ou rouleau de papier, de seize lignes de diamètre et d'un pied de longueur, formé de trois cahiers de papier battu, fortement serré, maintenu par du papier collé, et aplani à la lime aux deux extrémités. Quelque serré que soit un semblable rouleau, il reste toujours au centre un conduit de trois à quatre lignes de diamètre, dû à ce que les cahiers qui le composent ne peuvent se rouler complètement sur eux-mêmes. Cette circonstance fortuite m'a, comme on le verra, donné occasion de faire une observation importante : ce conduit est indispensable pour l'exploration de la voix. Un corps tout-à-fait plein est le meilleur instrument dont on puisse se servir pour l'exploration du cœur : il suffirait, à la rigueur, pour celle de la respiration et du râle : cependant ces deux derniers phénomènes donnent plus d'intensité de son à l'aide d'un cylindre perforé, et évasé à son extrémité jusqu'à la profondeur d'environ un pouce et demi.

Les corps les plus denses ne sont pas, comme l'analogie pourrait le faire penser, les plus propres à former ces instrumens. Le verre et les métaux, outre leur poids et la sensation de froid qu'ils occasionent en hiver, communiquent moins bien que des corps moins denses les battemens du cœur et les sensations que produisent la respiration et le râle. D'après cette observation, qui me parut d'abord singulière, j'ai voulu essayer les corps les moins denses, et j'ai fait faire en conséquence un cylindre de baudruche tubulé que l'on remplit d'air au moyen d'un robinet, et dont le conduit central est maintenu par un tube de carton. Ce cylindre est inférieur à tous les autres ; il donne une moindre intensité de son, et a d'ailleurs l'inconvénient de s'affaisser au bout de quelques minutes, surtout quand l'air est froid ; il donne, en outre, plus facilement qu'aucun autre, un bruit étranger à celui que l'on explore, par la crépitation de ses parois et le frottement des vêtemens du malade ou de la main de l'observateur.

Les corps d'une densité moyenne, tels que le papier, les bois légers, le jonc à canne, sont ceux qui m'ont constamment parus préférables à tous les autres. Ce résultat est peut-être en contradiction avec un axiôme de physique ; mais il me paraît tout-à-fait constant.

Je me sers, en conséquence, actuellement d'un cylindre de bois de seize lignes de diamètre, long d'un pied, percé dans son centre d'un tube de trois lignes de diamètre, et brisé au milieu à l'aide d'un tenon garni de fil qui est arrondi à son extrémité et long d'un pouce et demi. Les deux pièces dont il se compose sont évasées à leur extrémité à un pouce et demi de profondeur, de manière que l'une puisse recevoir exactement le tenon, et l'autre un obturateur de même forme. Le cylindre ainsi disposé est l'instrument qui convient pour l'exploration de la respiration et du râle. On le convertit en un simple tube à parois épaisses pour l'exploration de la voix et des battemens du cœur, en introduisant dans l'entonnoir ou pavillon de la pièce inférieure l'*enbout* ou l'obturateur, qui se fixe à l'aide d'un petit tube de cuivre qui le traverse et qui entre dans la tubulure du cylindre jusqu'à une certaine profondeur. (*Voy*. pl. 1.) Je n'avais pas cru d'abord nécessaire de donner un nom à un instrument aussi simple ; d'autres en ont jugé autrement, et je l'ai entendu désigner sous divers noms, tous impropres et quelquefois barbares, et, entre autres sous ceux de *sonomètre*, *pectoriloque*, *pectoriloquie*, *thoraciloque*, *cornet médical*, etc. Je lui ai donné, en conséquence, le nom de *stéthoscope*, qui me paraît exprimer le mieux son principal usage. Il peut d'ailleurs, comme nous le verrons, s'appliquer à d'autres objets qu'à l'exploration de la poitrine.

Les dimensions que je viens d'indiquer ne sont pas tout-à-fait indifférentes ; un plus grand diamètre ne permet pas toujours d'appliquer le cylindre exactement sur tous les points de la poitrine ; plus long, l'instrument devient difficile à maintenir dans cet état d'application exacte ; plus petit, il serait difficile à appliquer au haut de l'aisselle ; il exposerait le médecin à respirer de trop près l'haleine du malade ; il l'obligerait souvent à prendre une position gênante, et c'est ce qu'il doit éviter sur toutes choses s'il veut observer exactement. Le seul cas où un instrument plus court soit utile est celui où le malade est placé dans un lit ou un fauteuil dont le dossier est très-rapproché de son dos. La division du cylindre en deux pièces permet alors de ne se servir que de la pièce supérieure et d'y adapter, s'il le faut, l'obturateur.

J'aurai soin, en parlant de chaque espèce d'exploration, d'indiquer les positions que l'expérience m'a appris être les plus favorables à l'observation et les moins fatigantes pour le médecin et pour le malade. Il suffit de dire ici que, dans tous les cas, le cylindre doit être tenu comme un plume à écrire, et qu'il faut placer la main très-près de la poitrine du malade, afin de pouvoir s'assurer que l'instrument est bien appliqué.

L'extrémité du cylindre destinée à être appliquée sur la poitrine du malade, c'est-à-dire, celle qui est formée par l'*enbout* ou obturateur, doit être très-légèrement concave ; elle en est moins sujette à vaciller, et cette cavité, que la peau remplit très-facilement, ne forme jamais de vide, même sur les points les plus plats de la poitrine.

Lorsqu'un amaigrissement excessif a détruit les muscles pectoraux, au point de laisser entre les côtes des gouttières assez profondes pour que l'extrémité du cylindre ne puisse porter de toute sa surface, on peut remplir ces intervalles de charpie ou de coton recouvert d'un linge ; mais cette précaution est rarement nécessaire.

J'ai fait subir au cylindre diverses autres modifications, et j'ai fait quelques essais avec des instrumens d'une forme différente ; mais leur emploi ne pouvant être général, j'en parlerai seulement dans leur lieu.

Quelques-uns des signes que l'on obtient par l'auscultation médiate sont très-faciles à saisir, et il suffit de les avoir entendus une fois pour les reconnaître toujours : tels sont ceux qui indiquent les ulcères des poumons, l'hypertrophie du cœur à un haut degré, la communication fistuleuse entre la plèvre et les bronches, etc. Mais il en est d'autres qui demandent plus d'étude et d'habitude ; et, par cela même que cette méthode d'exploration porte la précision du diagnostic beaucoup plus loin que les autres, il faut aussi se donner plus de peine pour en tirer tout le parti possible.

L'auscultation médiate, d'ailleurs, ne doit pas faire oublier la méthode d'Avenbrugger ; elle lui donne, au contraire, une importance toute nouvelle, et en étend l'usage à beaucoup de maladies dans lesquelles la percussion seule n'indique rien, ou peut même devenir une source d'erreurs. Ainsi c'est par la comparaison des résultats donnés par l'un et l'autre procédés que l'on obtient des signes certains et évidens de l'emphysème du poumon, du pneumo-thorax, et des épanchemens liquides dans la plèvre. Il en est de même de plusieurs autres méthodes d'exploration plus bornées dans leur objet, et particulièrement de la *commotion* hippocratique, de la *mensuration* du thorax, et même de l'auscultation immédiate. Ces méthodes tombées dans l'oubli, et qui par elles-mêmes sont en effet aussi souvent propres à tromper qu'à éclairer le praticien, deviennent, dans des cas qui seront exposés dans cet ouvrage, des moyens utiles pour confirmer le diagnostic établi par l'auscultation médiate et la percussion, et pour le porter au plus haut degré de certitude et d'évidence qu'on puisse obtenir dans une science physique.

Par ces divers motifs, ce n'est guère que dans les hôpitaux que l'on peut acquérir d'une manière sûre et complète l'habitude de l'auscultation médiate, d'autant qu'il est nécessaire d'avoir vérifié, au moins quelquefois, par l'autopsie, les diagnostics établis à l'aide du cylindre, pour être sûr de soi-même et de l'instrument, prendre confiance en son observation propre, et se convaincre par ses yeux de la certitude des signes donnés par l'ouïe. Il suffit, au reste, d'avoir observé deux ou trois fois une maladie pour apprendre à la reconnaître sûrement ; et la plupart des affections des poumons et du cœur sont si communes, qu'après les avoir cherchées pendant huit jours dans un hôpital, il ne restera plus guère à étudier que quelques cas rares, qui, presque tous, se présenteront encore dans le cours d'une année, si l'on examine attentivement tous les malades. Ce serait sans doute trop exiger d'un médecin livré entièrement à la pratique civile, que de l'engager à suivre un hôpital pendant un temps aussi long; mais le médecin chargé du service, et obligé par devoir à cet examen journalier de tous les malades, peut facilement éviter cette peine à ses confrères en les avertissant lorsqu'il rencontrera quelque cas rare ou intéressant. De cette manière, il n'est aucun médecin qui ne puisse en peu de temps apprendre à reconnaître sûrement, non-seulement les cas dont j'ai parlé ci-dessus, mais la péripneumonie, la pleurésie, les catarrhes latens, les moindres rudimens de ces affections, et c'est là sans doute le principal résultat pratique que l'on puisse obtenir de l'auscultation, puisque ces maladies se guérissent d'autant plus facilement qu'on les reconnaît plus vite. Quant aux cas plus difficiles, il est certain que plus on étudiera l'anatomie pathologique du poumon, plus on s'exercera à comparer les données qu'elle fournit avec les résultats de l'auscultation, et plus on acquerra d'habileté.

PREMIÈRE PARTIE.

DE L'EXPLORATION DE LA POITRINE.

CHAPITRE PREMIER.

DES MÉTHODES D'EXPLORATION ANCIENNEMENT CONNUES.

Dans tous les temps, les médecins ont senti l'insuffisance des signes équivoques tirés de l'état général du malade et du trouble des fonctions pour faire connaître les maladies internes, et ils ont cherché à y ajouter des signes *physiques* et qui tombassent immédiatement sous les sens. C'est dans cette vue que l'on a appliqué, à diverses époques, à l'étude des affections thoraciques, presque toutes les méthodes d'exploration employées en chirurgie, et particulièrement le toucher, l'inspection des formes et des mouvemens du thorax, la mensuration, la succussion et même l'auscultation immédiate.

La rareté des cas dans lesquels ces moyens peuvent donner quelques résultats, l'embarras ou la fatigue que quelques-uns d'entre eux occasionent aux malades ou aux médecins, et surtout le peu de parti que l'on en a tiré jusqu'ici, sont sans doute les causes qui les ont fait tomber dans un tel oubli, qu'il y a peu d'années ils étaient à-peu-près inconnus des praticiens.

Nous croyons cependant devoir en examiner la valeur. Nous joindrons aux méthodes dont nous venons de parler la pression abdominale proposée par Bichat, et nous exposerons ensuite, avec plus de détail, les résultats généraux que donnent la percussion et l'auscultation médiate.

ARTICLE PREMIER.

Du Toucher.

La fermeté des parois osseuses et cartilagineuses de la poitrine s'oppose à ce que l'on puisse acquérir, par l'action de toucher, de palper ou de presser, aucune notion exacte sur les altérations qui peuvent survenir dans cette cavité. La fluctuation dans les espaces intercostaux, que quelques auteurs ont rangée parmi les signes des épanchemens thoraciques, et entr'autres de l'hydro-péricarde, ne peut être sensible que dans les cas où le liquide épanché s'est fait jour à travers les muscles intercostaux, et vient former abcès dans le tissu cellulaire extérieur, ou dans le cas plus rare encore où les espaces intercostaux sont *bombés* par le liquide contenu dans la poitrine.

La simple application de la main semblerait pouvoir donner quelques signes plus utiles : car lorsqu'un homme sain parle ou chante, sa voix retentit dans l'intérieur de la poitrine, et produit dans les parois de cette cavité un léger frémissement que l'on peut distinguer par l'application de la main. Ce phénomène n'existe plus lorsque, par l'effet d'une maladie quelconque, le poumon a cessé d'être perméable à l'air, ou se trouve séparé des parois thoraciques par un liquide épanché.

Ce signe, au reste, est d'une médiocre valeur, parce qu'un grand nombre de causes font varier l'intensité du frémissement, ou le font même disparaître. Il est peu sensible chez les personnes grasses, chez celles dont les tégumens ont une certaine flaccidité, et chez celles dont la voix est aiguë ou peu forte. L'infiltration des parois thoraciques le rend tout-à-fait nul. Chez les hommes les mieux constitués, il n'est bien évident qu'à la partie antérieure-supérieure de la poitrine, sur les côtés et dans la partie moyenne du dos. Chez beaucoup de sujets, il ne l'est que dans le premier de ces points. Enfin ce frémissement n'ayant, dans aucun cas, une grande intensité, il est difficile de faire des examens comparatifs à cet égard, et par conséquent d'en tirer des résultats applicables au diagnostic des maladies du poumon. On peut seulement présumer, quand il existe, qu'une partie du poumon est perméable à l'air; mais on ne peut rien conclure de son absence.

Aussi l'exploration par l'application de la main n'était-elle d'aucun usage dans la pratique. Cependant, ne voulant négliger aucun des moyens par lesquels on peut espérer de parvenir à un diagnostic exact des affections thoraciques, j'ai fréquemment employé celui dont il s'agit, et voici les résultats que j'ai obtenus.

Il m'est arrivé, dans un petit nombre de cas, de

sentir, d'une manière très-distincte, par l'application de la main, le murmure des crachats ou quelques mouvemens analogues dans l'intérieur de la poitrine. Je n'ai pas pu toujours vérifier, par l'ouverture des cadavres, les rapports de ce signe avec l'état des organes. Les cas dans lesquels il a lieu me paraissent se réduire aux suivans : 1°. un abcès du poumon communiquant avec le tissu cellulaire extérieur du thorax; 2°. des excavations tuberculeuses étendues, sinueuses ou multiloculaires et très-voisines de la surface du poumon, qui lui-même adhère en cet endroit, d'une manière intime, à la plèvre costale. Dans des cas de cette nature, j'ai quelquefois perçu un gargouillement très-distinct par une percussion très-légère ou même par la pression ou l'application de la main. 3°. Dans le catarrhe suffocant et dans le râle des agonisans, lorsqu'il est très-fort, le passage de l'air à travers le liquide accumulé dans les bronches produit quelquefois aussi un gargouillement sensible à la main 4°. Je crois être certain que l'épanchement d'un abcès péripneumonique, ou de la matière tuberculeuse ramollie, dans une plèvre dont les lames pulmonaire et costale sont réunies dans toute leur étendue, peut également donner lieu à ce phénomène assez rare. Dans presque tous les cas où il existe d'une manière bien manifeste, le râle que l'on sent à la main peut être entendu à l'oreille nue, comme le râle trachéal des mourans, mais à une plus petite distance de la poitrine.

5°. On sent chez quelques sujets, en appliquant la main sur un point des parois de la poitrine, un frémissement isochrone à l'inspiration , très-rare et toujours momentané : il semble qu'une corde de violon vibre sous la main sans résonner. Ce phénomène est de peu d'importance , et peut se manifester même dans un léger catarrhe. Il est produit par un rétrécissement de quelque tronc bronchique voisin de la surface du poumon ; et le râle sibilant ou sonore grave que l'on entend toujours en même temps par l'auscultation , suffit pour le faire reconnaître.

6°. L'application de la main donne quelquefois la sensation d'une *crépitation* , *sèche* dans les cas d'emphysème pulmonaire , et particulièrement dans l'*emphysème interlobulaire*. Ce phénomène , aussi rare que le précédent , est également sujet à de fréquentes intermissions. Il est incomparablement plus rare que la *crépitation sèche et à grosses bulles* donnée dans les mêmes cas par l'auscultation.

7°. Enfin, on sent quelquefois sous la main, lorsque le malade courbe et relève rapidement le tronc , la fluctuation qui se fait dans une très-vaste excavation du poumon ou dans un épanchement liquide et aériforme à la fois, de la plèvre ; mais on l'entend plus facilement encore.

De ce qui précède, on peut conclure que l'application de la main ne donne que très-rarement des signes de quelque valeur dans les maladies de la plèvre et du poumon, et que , dans les cas même où ils existent, ce ne sont en quelque sorte que des signes surabondans, car le stéthoscope en donne en même temps de plus sûrs et de plus constans.

L'application de la main sur la région du cœur a été long-temps, pour les médecins de l'antiquité, le principal moyen employé pour juger de la force, de la faiblesse, et des autres caractères du pouls. L'obscurité et la confusion de la sensation que l'on éprouve par cette application, et l'impossibilité où l'on est de sentir le cœur chez beaucoup d'hommes, ont fait préférer avec raison l'exploration de l'artère radiale. Les mêmes obstacles s'opposent à ce que l'on puisse tirer un parti réellement utile de l'application de la main dans la plupart des maladies du cœur. Des battemens très-sensibles n'indiquent souvent autre chose que la gracilité des parois du thorax ou un certain degré d'agitation nerveuse ; et, d'un autre côté, les battemens du cœur sont quelquefois tout-à-fait insensibles à la main, quoiqu'il existe une hypertrophie ou une dilatation énorme de cet organe. Un seul phénomène de quelque importance comme signe, est donné par l'application de la main sur la région du cœur : c'est le *frémissement cataire*, dont nous parlerons en son lieu.

ARTICLE II.

De l'Inspection des Parois de la Poitrine.

L'inspection de la poitrine nue peut faire connaître l'altération de ses formes, et semble permettre de juger, au moins jusqu'à un certain point, des changemens qui peuvent survenir dans les mouvemens des organes qu'elle renferme.

L'inspection des formes du thorax est sans contredit utile dans plusieurs cas : elle fait connaître l'étendue des désordres produits par le rachitis ; dans les épanchemens thoraciques, la dilatation

du côté affecté fournit , lorsqu'elle est bien apparente, un signe précieux, et qui l'était encore plus
avant qu'on en pût obtenir de plus certains par la
comparaison des résultats de l'auscultation médiate
et de la percussion. Nous montrerons ailleurs qu'un
rétrécissement notable du côté affecté est, dans plusieurs cas, l'indice des efforts de la nature pour procurer la guérison de certaines maladies graves du
poumon ou de la plèvre.

La simple inspection de la poitrine peut encore
servir à faire reconnaître un anévrysme de l'aorte
ascendante ou de l'aorte innominée , dans les cas
où la tumeur est assez considérable pour faire saillie
à l'extérieur.

La mensuration comparative des deux côtés du
thorax, faite à l'aide d'un ruban ou d'un cordeau,
pour juger si l'un d'eux est dilaté ou rétréci, ne m'a jamais paru donner aucun résultat bien utile. Un demi-
pouce de différence dans la circonférence des deux
côtés du thorax, mesurés de l'épine dorsale à l'appendice xiphoïde, est très-sensible à l'œil; et quand
la différence est moindre, on ne peut compter assez
sur l'exactitude de la mensuration pour sortir du
doute que laisse la simple inspection. On sent, en
effet, que la difficulté de tendre le ruban d'une manière égale, de le diriger exactement à la même
hauteur, de comprimer uniformément des muscles
quelquefois inégaux en épaisseur, peut faire varier
la mesure de quelques lignes.

L'examen des mouvemens du thorax a paru de
tout temps pouvoir faire connaître le degré de
perfection ou d'imperfection avec lequel s'exerce

la respiration. Cette méthode est surtout employée par les vétérinaires , et la nudité des animaux la rend d'un usage très-facile : elle atteint, d'ailleurs, le but principal qu'on se propose ; car , dans la plupart des cas où se fait cet examen, il ne s'agit pas de connaître exactement une maladie et de prescrire un traitement qui coûterait plus que ne vaut l'animal malade ; mais bien d'établir le prix de l'animal d'après le plus ou moins de gêne habituelle que l'on observe dans la respiration.

Il n'en est pas de même chez l'homme ; le désagrément et l'inconvénient qu'il y a de dépouiller un malade de ses vêtemens, surtout en hiver , le temps que demande cette opération , l'embarras qu'elle occasione, la pudeur chez les femmes, sont autant d'obstacles qui empêchent d'avoir recours à cette inspection , si ce n'est dans quelques cas rares et très-graves : aussi n'est-il pas étonnant qu'elle ait été de tout temps plus recommandée qu'usitée. Ceux même d'entre les médecins actuels qui y recourent quelquefois se contentent de faire faire quelques grandes inspirations aux malades vêtus, méthode tout-à-fait nulle dans ses résultats, d'après lesquels assurément personne n'oserait rien conclure.

L'inspection du thorax nu elle-même est à-peu-près aussi insignifiante, au moins sous le rapport du diagnostic.

La respiration est regardée comme naturelle quand les parties antérieure et latérales de la poitrine se dilatent d'une manière égale , manifeste, mais médiocre, dans l'inspiration, et quand le nombre des inspirations faites dans l'espace d'une minute est de douze à quinze, dans l'état de repos parfait. Si l'abdomen se soulève, proportion gardée, avec beaucoup plus de force que les parois thoraciques, la respiration est dite *abdominale*. Si la dilatation de ces dernières, au contraire, et particulièrement celles de la partie antérieure et supérieure de la poitrine, est plus manifeste que celle de l'abdomen, la respiration est dite *pectorale*.

Ce dernier phénomène s'observe surtout dans certaines affections douloureuses de l'abdomen, dont le diagnostic est assez facile pour qu'il n'ajoute rien à sa certitude, et surtout dans la péritonite.

La respiration abdominale et le défaut ou la diminution notable de la dilatation de la poitrine sont assez généralement regardés comme accompagnant constamment les épanchemens thoraciques et les engorgemens pulmonaires de toute nature. Quelque répandue que soit cette opinion, je puis assurer qu'elle est mal fondée. Nous montrerons ailleurs que la respiration abdominale, la dilatation extrême des parois thoraciques dans l'inspiration, coïncident quelquefois avec une respiration tout-à-fait parfaite quant au jeu du poumon et au développement des cellules aériennes ; que ces phénomènes indiquent seulement une augmentation purement vitale du besoin de respirer, et qu'un soulèvement peu apparent de l'abdomen et des parois du thorax prouve seulement une diminution de ce besoin essentiellement variable suivant les âges, l'état de veille ou de sommeil, de mouvement ou de repos, de calme ou d'agitation de l'esprit.

D'un autre côté, je n'ai jamais pu constater d'inégalité manifeste et constante dans les mouvemens des deux côtés du thorax, que dans des cas d'empyème très-abondant ou de déformation de la poitrine. Je me suis plusieurs fois assuré, au contraire, que la dilatation du thorax est parfaitement égale chez des phthisiques dont les poumons sont très-inégalement remplis de tubercules, et dans des péripneumonies ou pleurésies occupant un seul côté du thorax.

Il n'est pas nécessaire de dire que l'infiltration, l'embonpoint ou le volume des mamelles diminuent chez beaucoup de sujets l'évidence des mouvemens du thorax.

Les battemens du cœur sont visibles, chez quelques sujets, entre les cartilages des cinquième et septième côtes. Cela se voit particulièrement chez les enfans et les sujets maigres, peu musclés, dont les os sont peu volumineux et la poitrine étroite. Le cœur peut d'ailleurs être tout-à-fait dans l'état naturel.

D'après ces raisons, on peut conclure que l'inspection des mouvemens du thorax pendant la respiration est très-peu utile. Seule, elle ne prouve rien ou que fort peu de chose ; elle peut montrer seulement que la respiration est gênée, fait que l'on reconnaît tout aussi bien par la seule fréquence des inspirations. Elle devient d'ailleurs tout-à-fait superflue après l'emploi de la percussion et de l'auscultation médiate, et je ne connais pas un seul cas où l'inspection des mouvemens du thorax puisse ajouter aux données fournies par ces deux méthodes d'exploration. L'inspection des formes du thorax elle-même, quoiqu'utile dans certains cas, ainsi que je l'ai dit, ne peut fournir, dans ces cas même, que des signes confirmatifs toujours satisfaisans pour le médecin, mais qui ne sont nullement nécessaires, puisque le diagnostic est également certain lors même qu'ils n'existent pas.

Chez les sujets maigres, on voit quelquefois distinctement l'expansion pulmonaire entre les cartilages des fausses côtes supérieures : ces espaces se bombent dans l'inspiration et s'affaissent dans l'expiration. Je n'ai jamais trouvé occasion de faire une application utile de cette remarque au diagnostic d'aucun cas pathologique.

ARTICLE III.

De la Succussion.

Je désigne sous le nom de *succussion* une méthode d'exploration employée par Hippocrate, ou par quelques-uns de ses premiers disciples, comme moyen de reconnaître les épanchemens thoraciques. Cette méthode ne pouvant donner de résultat que dans deux cas particuliers, nous en parlerons en traitant du pneumo-thorax joint à un épanchement liquide.

ARTICLE IV.

De la Pression abdominale.

Cette méthode, proposée par Bichat, consiste à refouler fortement les hypochondres de bas en haut, et à examiner le degré de suffocation et d'angoisse qui résulte de cette manœuvre (1). Je pense qu'on ne peut regarder cette proposition que comme une idée malheureuse échappée à un homme d'un beau génie. Bichat lui-même, qui avait à peine tenté ce procédé lorsqu'il fut enlevé par une mort prématurée, l'eût sans doute abandonné s'il eût pu l'expérimenter pendant quelque temps. Les nuances d'oppression qui peuvent exister entre les effets de la pression abdominale dans l'empyème, la péripneumonie et les différentes espèces d'asthmes, ne pourraient jamais constituer un signe digne de confiance ; d'autant plus qu'on détermine par ce moyen une véritable suffocation chez des sujets sains mais d'une constitution nerveuse et délicate. Ce moyen, d'ailleurs, lors même qu'il fournirait des signes plus positifs, ne devrait pas être mis en usage : il n'est pas permis, pour interroger la nature, de mettre un malade à la question.

CHAPITRE II.

DE LA PERCUSSION.

La poitrine d'un homme sain, légèrement percutée, doit donner dans toute son étendue, et surtout dans ses parties antérieures et latérales, un son clair, à raison du volume d'air qui remplit habituellement les poumons et par conséquent une grande partie de la capacité du thorax. Ce fait était connu sans doute de toute antiquité, et, de nos jours même,

---

(1) *Mémoire sur la Pression abdominale*, par M. Roux; *OEuvres chirurgicales* de Desault, tom. III. *Paris*, 1813.

il n'est personne qui n'ait vu des gens du peuple se frapper la poitrine en se félicitant d'avoir *un bon creux*. De la connaissance de ce fait, à conclure que la même résonnance ne peut plus exister quand le poumon est engorgé ou la poitrine remplie par un liquide épanché, il semble qu'il n'y ait qu'un pas, et cependant Avenbrugger fit le premier cette réflexion vers le milieu du siècle dernier. Il la mûrit pendant sept ans dans le silence, et, comme il le dit lui-même, au milieu de recherches laborieuses et dégoûtantes (*inter labores et tædia*). Il publia, au bout de ce temps, une brochure de cent pages, n'obtint pour prix de sa belle découverte qu'une mention de Van-Swiéten et de Stoll, qui ne fixa pas sur lui l'attention de ses contemporains, et mourut peut-être sans se douter de l'importance que devaient acquérir ses recherches.

Corvisart les tira de l'oubli, et, après trente ans, les fit connaître à l'Europe et à la patrie même de l'auteur.

Cette méthode a l'avantage de n'exiger le secours d'aucun instrument ; mais, quoique très-simple, elle demande cependant une grande habitude et une dextérité que beaucoup d'hommes ne peuvent acquérir. La plus légère variation dans l'inclinaison de l'angle sous lequel les doigts frappent le thorax peut faire croire à une différence de résonnance qui n'existe réellement pas. Un homme qui a acquis par l'exercice l'habileté nécessaire peut tirer à volonté beaucoup, peu ou point de son d'une poitrine très-sonore. La même chose arrive souvent involontairement aux médecins qui n'ont pas assez d'habitude. Plusieurs de ces derniers ne peuvent parvenir à tirer du son qu'en employant assez de force pour que les malades trouvent le procédé douloureux.

Manière de percuter. Le malade doit être, s'il se peut, assis ou debout : s'il est couché, les matelas, les oreillers surtout, rendent toujours la résonnance moindre ; il en est de même des rideaux épais. La poitrine doit être recouverte d'un vêtement léger, ou le médecin doit prendre un gant. Cette précaution, recommandée par Avenbrugger, est tout-à-fait nécessaire ; car le choc d'une main nue sur la peau produit une sorte de claquement qui empêche de reconnaître aussi distinctement la résonnance pectorale. Il vaut mieux que la main de l'observateur soit nue et la poitrine du malade couverte ; car le gant diminue la sensibilité du tact, et la sensation d'élasticité que l'observateur perçoit en percutant ajoute souvent à la certitude de son jugement, lorsqu'il n'existe qu'une différence douteuse de résonnance. Dans tous les cas, la *conscience* du plein ou du vide est toujours beaucoup plus certaine pour l'observateur qui percute que pour celui qui entend seulement la percussion exercée par un autre.

La percussion doit être faite avec les quatre doigts réunis sur une seule ligne ; le pouce, placé dans l'état d'opposition, à la réunion des seconde et troisième phalanges de l'index, ne doit servir qu'à maintenir les doigts serrés l'un contre l'autre. Il faut frapper avec le bout des doigts et non avec leur ventre ou portion pulpeuse, perpendiculairement et non obliquement, légèrement enfin, et en relevant la main aussitôt qu'elle a porté.

Lorsqu'on percute comparativement les deux côtés de la poitrine, il faut avoir soin de percuter successivement les deux points semblables, de frapper avec une force égale et exactement sous le même angle. Il ne faudrait pas, par exemple, percuter d'un côté parallèlement aux côtes, et de l'autre transversalement.

L'omission de ces précautions occasione souvent des erreurs graves. Si l'on percute avec les doigts réunis en faisceau ou sous un angle oblique qui fait que leur *ventre* porte seul et non leur extrémité, ou si l'on frappe avec trop de force et qu'on laisse les doigts sur la poitrine du malade, on tire moins de son.

Il faut, en général, faire porter la percussion sur les os et non dans les espaces intercostaux, et percuter les parties antérieures et latérales de la poitrine parallèlement aux côtes. Si cependant les espaces intercostaux sont peu sensibles, comme il arrive souvent chez un sujet gras ou infiltré, il est plus sûr de percuter transversalement aux côtes. En arrière, on ne peut faire autrement à raison de l'épaisseur des muscles, et il faut particulièrement chercher, dans cette région, l'angle des côtes, point qui, moins recouvert, donne plus facilement du son.

Partout où des muscles épais, ou flasques et relâchés, couvrent les côtes, il faut tâcher d'en obtenir la tension. Ainsi, pour tendre les muscles grands pectoraux, on fait tenir le tronc droit, les épaules effacées et la tête haute. Pour percuter sur les muscles qui remplissent la gouttière de l'épine et qui revêtent l'omoplate, on fait croiser les bras, baisser la tête et arrondir le dos. Pour percuter l'aisselle et le côté, on fait relever le bras et mettre la main sur la tête.

Si les muscles sont très-relâchés, s'il existe un embonpoint flasque ou de l'œdème, il est souvent utile de tendre et de presser avec deux doigts de la main gauche les tégumens, et de percuter dans l'intervalle.

Chez les enfans et les sujets maigres, il suffit de percuter avec l'extrémité d'un doigt.

Chez les sujets qui ont la poitrine naturellement très-sonore, ou lorsqu'il ne s'agit que de vérifier des résultats déjà connus et faciles à obtenir, on peut percuter d'une manière plus expéditive en frappant du plat de la main ; mais il faut éviter de laisser porter la paume, parce que l'on aurait quelquefois un son étranger produit par l'air placé entre elle et le thorax du malade. Cette méthode est moins sûre, parce que la percussion porte sur une trop grande surface, et est un peu inégale sous chaque doigt.

Je me sers quelquefois, avec plus de succès, du stéthoscope pour percuter rapidement les parties postérieures, surtout chez les sujets dont les muscles sont flasques : on obtient par ce moyen une intensité de son plus grande avec une force de percussion moindre.

Lorsque la percussion a donné pour résultat une différence de son peu marquée, et par cela même douteuse, entre les deux côtés de la poitrine, il est bon de répéter l'expérience en passant de l'autre côté du malade, à sa gauche, par exemple, si l'on a d'abord percuté étant à sa droite, et souvent alors on obtient un résultat tout-à-fait opposé, c'est-à-dire, que le côté qui paraissait d'abord résonner le mieux donne, dans cette nouvelle épreuve, moins de son que l'autre. Cette précaution n'est point à négliger dans les cas douteux ; car, nous le répétons encore, la percussion ne donne de résultats exacts qu'autant que l'on y apporte de l'habitude, de la dextérité, et une grande attention.

Caractère du son pectoral. La percussion donne des sons divers dans chaque région de la poitrine. Nous diviserons, sous ce rapport, la surface de la poitrine en quinze régions, dont douze sont doubles. Nous allons indiquer les caractères du son dans chacune d'elles.

Région sous-clavière. Je n'entends sous ce nom que la région de la poitrine qui est recouverte par les clavicules. La clavicule, percutée vers sa partie moyenne ou vers son extrémité sternale, rend un son très-clair ; sa portion humérale, au contraire, rend un son assez mat. La connaissance du son naturel et du son contre nature de ce point de la poitrine est très-importante, en ce qu'elle fournit ordinairement les premiers signes du développement des tubercules dans les poumons. Quand la clavicule est trop écartée ou trop rapprochée du thorax, à raison de sa forme trop arquée ou trop droite, le son est moindre, et surtout dans le dernier cas.

Région antérieure et supérieure. Cette région commence immédiatement au-dessous de la clavicule, et finit à la hauteur de la quatrième côte. Le son qu'elle rend par la percussion est naturellement très-clair ; mais un peu moins cependant que celui de la portion sternale de la clavicule.

Région mammaire. Elle commence au-dessous de la quatrième côte et finit à la huitième. Cette région ne peut être percutée chez la plupart des femmes ; chez l'homme, elle donne rarement autant de son que la région antérieure-supérieure, à cause de l'épaisseur du bord inférieur du muscle grand pectoral.

Région sous-mammaire. Elle commence au-dessous de la huitième côte, et finit au rebord des cartilages des fausses côtes. Elle rend presque toujours un son peu clair à droite, à cause du volume du foie. Du côté gauche, au contraire, elle rend souvent un son plus clair que dans l'état naturel, et presque tympanique, à raison de la distension de l'estomac par des gaz. Dans des cas très-rares, le volume excessif de la rate peut y rendre le son mat.

Régions sternales, supérieure, moyenne et inférieure. La percussion donne, dans toute l'étendue du sternum, un son aussi clair que sous la portion sternale de la clavicule. Cependant, chez quelques sujets, et particulièrement chez les personnes très-grasses, la partie inférieure du sternum résonne moins que la supérieure, à raison de la quantité de graisse qui enveloppe le cœur.

Région axillaire. Elle commence au sommet de l'aisselle et finit à la quatrième côte. Le son en est naturellement clair.

Région latérale. Elle commence au-dessous de la quatrième côte et finit à la huitième. Le son est toujours clair à gauche : souvent il l'est notablement moins à droite ; ce qui indique toujours que le foie remonte plus haut qu'à l'ordinaire, et que le poumon droit, refoulé en haut, en devient un peu plus dense et moins rempli d'air. Car le foie ne remonte jamais réellement, au moins lorsqu'il est sain, plus haut que le niveau de la sixième ou cinquième côte au plus.

Région latérale inférieure. Elle commence au-dessous de la huitième côte, et finit au rebord des cartilages des fausses côtes. Par la raison que nous venons d'exposer, la région latérale inférieure droite rend souvent un son tout-à-fait mat, et presque toujours elle est beaucoup moins sonore que la gauche. Celle-ci, au contraire, rend souvent un son plus clair que dans l'état naturel, lorsque l'estomac est distendu par des gaz ; et cette résonnance claire peut encore avoir lieu en pareil cas, lors-même que la partie inférieure du poumon gauche serait engorgée, ou qu'il existerait un épanchement dans la plèvre de ce côté.

Région acromienne. Elle est comprise entre la clavicule, le bord supérieur du trapèze, l'humérus et la partie inférieure du cou. Le son y est tout-à-fait nul : les muscles, les vaisseaux, les nerfs, qui se croisent en divers sens dans cette région, et le tissu cellulaire abondant qui les réunit, cèdent sous la percussion sans résonner.

Région sus-épineuse. Elle correspond à la fosse sus-épineuse de l'omoplate. Le son y est à-peu-près nul à cause du muscle sus-épineux. L'épine transverse de l'omoplate, qui la borne inférieurement, résonne quelquefois un peu, mais d'une manière très-sourde, et il faut, pour cela, que les bras soient très-fortement croisés.

Région sous-épineuse. Elle correspond à la partie de l'omoplate située au-dessous de l'apophyse transverse. Le son y est également nul, à raison de l'épaisseur des muscles sous-épineux et sous-scapulaire.

Région inter-scapulaire. Elle renferme l'espace compris entre le bord interne de l'omoplate et l'épine dorsale, les bras étant croisés sur la poitrine. Il est difficile d'en tirer du son, à cause de l'épaisseur des muscles qui la remplissent, et de la variété de leurs directions. Elle rend cependant quelquefois un son médiocre, mais assez clair, surtout chez les sujets maigres, et lorsque les bras sont assez fortement croisés et la tête assez abaissée pour que les muscles rhomboïde et trapèze soient tout-à-fait tendus.

L'épine dorsale elle-même donne un son assez clair. Il en est de même de la partie de la poitrine comprise entre l'angle interne et supérieur de l'omoplate et la première apophyse épineuse dorsale.

Région dorsale inférieure. Elle commence à la hauteur de l'angle inférieur de l'omoplate, et finit à celle de la douzième vertèbre dorsale. Pour en tirer tout le son qu'elle peut rendre, il faut, surtout chez les sujets un peu gras, chercher l'angle des côtes, et percuter dans ce point, transversalement à leur direction. Le son en est assez clair en haut;

mais un peu plus bas le son devient souvent nul, et il est presque toujours obscur, à raison de la présence du foie. Du côté gauche, elle présente souvent, dans toute son étendue, la sonoréité trompeuse dont nous avons parlé ci-dessus, et qui est due à la distension de l'estomac par des gaz.

La percussion de la poitrine a de grands avantages sur les méthodes d'exploration dont nous avons parlé précédemment. Elle peut faire connaître l'existence d'un engorgement pulmonaire ou d'un épanchement thoracique un peu considérable ; mais elle ne peut servir à les faire distinguer l'un de l'autre. Beaucoup de causes, d'ailleurs, contribuent à limiter les cas dans lesquels elle peut être utile. On vient de voir que, dans plusieurs points du thorax, elle ne peut donner aucun résultat certain. Nous avons déjà dit (pag. 4) que le plus souvent elle ne donne l'indication du *plein*, dans les maladies du poumon, que lorsque la lésion est déjà arrivée à un degré très-avancé. Ses résultats sont très-équivoques dans les affections qui n'intéressent que le centre ou la base des poumons, ou lorsque les deux poumons sont affectés à la fois. Ils sont souvent trompeurs quand la poitrine est déformée, même à un léger degré ; enfin, ils sont fort incertains ou nuls quand les tégumens sont infiltrés et chargés d'une quantité considérable de graisse, et surtout lorsqu'ils sont devenus flasques par une diminution de cet embonpoint excessif.

On rencontre en outre, de temps en temps, des poitrines assez maigres qui résonnent mal, mais également dans toute leur étendue, quoique la respiration s'entend bien à l'aide du stéthoscope. Je ne connais pas toutes les causes qui peuvent donner lieu à ce phénomène : la plus commune m'a paru être un rétrécissement léger et égal des deux côtés, à la suite de pleurésies qui avaient déterminé des adhérences nombreuses entre les plèvres costales et pulmonaires.

Mais si, par elle-même, la percussion ne donne que des résultats bornés et souvent douteux, elle devient très-précieuse par sa réunion avec l'auscultation médiate, et nous verrons que le diagnostic de plusieurs cas importans, et entre autres du pneumothorax, de l'emphysème du poumon, et des tubercules crus accumulés au sommet de cet organe, résulte de la comparaison des résultats obtenus par les deux méthodes.

CHAPITRE III.

DE L'AUSCULTATION IMMÉDIATE.

Hippocrate avait tenté l'auscultation immédiate. Le passage suivant du traité *de Morbis* prouve qu'il avait cru entendre, par l'application immédiate de l'oreille, un bruit propre à faire distinguer l'hydrothorax des épanchemens purulens. « Vous connaîtrez par là que la poitrine contient de l'eau et non du pus ; et si, en appliquant l'oreille pendant un certain temps sur les côtés, vous entendez un bruit semblable au frémissement du vinaigre bouillant (1). »

______

(1) Τούτω ἂν γνοιης, ὅτι οὐ πῦον, ἀλλὰ ὕδωρ ἐςι. καὶ ἢν πολλόν

Cette assertion est erronée. L'absence de la respiration et l'égophonie sont les seuls signes que l'auscultation puisse donner de l'existence d'un épanchement liquide dans la poitrine. Il est probable que le bruit entendu par Hippocrate était celui de la respiration mêlée d'un peu de râle crépitant, d'autant que, par l'application immédiate de l'oreille, il devait entendre non-seulement le bruit qui se passait sous son oreille, mais encore ceux qui avaient lieu sous les autres points de sa tête, et qu'il est difficile que la respiration manque dans une aussi grande étendue que celle qui correspond aux parties latérales du crâne et de la face de l'observateur.

Il est assez singulier que ce passage d'Hippocrate n'ait pas fixé jusqu'ici l'attention des médecins. Rien ne prouve que, depuis le père de la médecine jusqu'à nous, personne n'ait répété l'expérience dont il parle ; aucun commentateur, que je sache, ne s'est arrêté à ce passage, quoique l'altération manifeste du texte semblât appeler quelques explications, ne fût-ce que pour le rétablir. Prosper Martian même

χρόνον προσέχων τὸ οὖς ἀκουαζη προς τὰ πλευρα, ὤζει ἔσωθεν οἶον ψόφος. *De Morbis*, ii, § 59. *Vanderlinden*. Les textes d'*Aïde*, de *Froben*, de *Mercurialis* et de *Foës* portent οἶον ὄξος, et je crois cette leçon d'autant meilleure, qu'on ne sait si les changemens faits par *Vanderlinden* à l'ancien texte sont de simples conjectures, ou s'ils sont fondés sur l'autorité de quelque manuscrit inconnu. Au reste, le passage dont il s'agit est évidemment altéré en plus d'un lieu, et pour lui donner un sens raisonnable, il faut traduire, ainsi que je le fais avec *Cornaro*, *Mercurialis* et *Vanderlinden*, comme s'il y avait ζέει (*fervet*), au lieu de ὤζει (*olet*).

n'en dit absolument rien. Les traducteurs n'y ont pas attaché plus d'importance ; car ils l'ont rendu d'une manière diverse, sans qu'aucun d'eux se soit mis en peine de justifier le sens qu'il avait adopté (1). J'avoue que je l'avais lu moi-même bien des années avant l'époque où le souvenir de quelques expériences de physique me suggéra l'idée d'essayer l'auscultation médiate. Je n'avais jamais eu la pensée de répéter l'expérience d'Hippocrate, qui me paraissait, d'après l'oubli où elle était tombée, devoir être, ainsi qu'elle l'est effectivement, une des erreurs échappées à ce grand homme. Je l'avais même totalement oubliée. Le passage où elle est rapportée m'étant tombé de nouveau sous les yeux, peu de temps après que j'eus commencé mes recherches, je fus surpris qu'il n'en eût donné l'idée à personne. L'erreur d'Hippocrate eût pu le conduire lui-même à la découverte de beaucoup de vérités utiles. Il avait cru reconnaître par l'auscultation un signe pathogno-

---

(1) Cornaro traduit ainsi qu'il suit : *Et si multo tempore* » *aure ad latera adhibitâ, audire tentaveris, ebullit intrin-* » *secùs velut acetum.* Ce sens, qui est certainement le seul raisonnable, a été adopté par *Mercurialis* et *Vanderlinden.* Mais ce dont il s'agissait était si peu connu, que *Calvus,* le plus ancien des traducteurs d'Hippocrate, avait cru devoir traduire d'après le sens du mot ὄζει, et que *Foës* a préféré sa leçon à celle de *Cornaro.* Voici la traduction de *Calvus :* « *Quòd si diutiùs aurem admoveas senties. Latusque ex-* » *trinsecùs acetum olet.* » On voit qu'en outre *Calvus* a lu ἔξωθεν au lieu de ἔσωθεν. A cela près, *Foës* traduit de la même manière : « *At si diutiùs aure ad latera admotâ auscultave-* » *ris, intrinsecùs velut acetum olet.* »

monique de l'hydrothorax : il semble naturel de penser qu'il eût dû appliquer le même moyen d'exploration à l'étude des autres maladies de poitrine ; et s'il l'eût fait, il n'y a pas de doute que cet habile observateur eût tiré parti de cette méthode, malgré ses imperfections et l'état peu avancé de l'anatomie pathologique, sans laquelle le diagnostic des maladies locales ne peut jamais être porté à un certain degré d'exactitude. L'utilité de l'auscultation bien constatée, il est d'ailleurs probable que l'on serait naturellement arrivé à l'idée de l'auscultation médiate, qui aurait donné des résultats plus sûrs et plus étendus : mais Hippocrate s'est arrêté à une observation inexacte, et ses successeurs l'ont dédaignée. Cela semble d'abord étonnant, et cependant rien n'est plus ordinaire : il n'est pas donné à l'homme d'embrasser tous les rapports et toutes les conséquences du fait le plus simple ; et les secrets de la nature sont plus souvent trahis par des circonstances fortuites qu'ils ne lui sont arrachés par nos efforts scientifiques.

Depuis la publication de mes recherches, quelques médecins ont essayé de les répéter à l'aide de l'auscultation immédiate ; et parmi eux, il en est un ou deux qui semblent même lui donner la préférence. Les raisons principales sur lesquelles ils se fondent sont : 1°. qu'elle évite l'embarras de porter sur soi un instrument ; 2°. que l'on perçoit plus de sons à la fois, et par conséquent qu'ils sont plus faciles à entendre ; 3°. qu'il est plus facile d'appliquer l'oreille sur la poitrine du malade, que de maintenir le stéthoscope dans un contact exact avec elle.

Ces raisons sont plus apparentes que réellement fondées. L'oreille appliquée immédiatement semble, il est vrai, faire percevoir plus de sons que le stéthoscope, surtout à un observateur qui n'a pas l'habitude de cet instrument. Mais cela vient principalement de ce que tous les points de la tête de l'observateur qui portent sur la poitrine du malade, et particulièrement la pommette, les bosses temporales, l'angle de la mâchoire, deviennent autant de conducteurs du son, et peuvent faire entendre le bruit respiratoire, par exemple, dans des cas où il n'existerait pas dans la partie située immédiatement au-dessous de l'oreille, ce qui peut devenir une cause d'erreur grave dans tous les cas où l'engorgement du poumon est partiel et peu étendu.

Pour un homme qui n'a jamais tenté ni l'une ni l'autre méthode, il est peut-être plus facile d'appliquer l'oreille sur la poitrine que de se servir du stéthoscope ; mais l'habitude d'appliquer cet instrument s'acquiert en bien peu de jours.

Une foule de raisons d'ailleurs rendront toujours l'auscultation médiate d'un usage beaucoup plus sûr et plus étendu.

1°. On ne peut appliquer l'oreille immédiatement sur plusieurs des points de la poitrine où se rencontrent le plus fréquemment des signes importans, et entre autres au sommet de l'aisselle, dans la région acromienne, à l'angle formé par la clavicule et la tête de l'humérus, chez les sujets amaigris, tels que le sont la plupart des phthisiques ; à la partie inférieure du sternum, quand elle est fortement enfoncée, et souvent même dans la région inter-scapulaire chez les sujets dont les omoplates sont très-ailées ou dont la poitrine est déformée. Chez les femmes, l'auscultation immédiate n'est pas praticable dans toute la région occupée par les mamelles, outre l'obstacle non moins grand que la pudeur mettrait dans la plupart des cas à un pareil mode d'exploration.

3°. Il est d'ailleurs plus fatigant pour les malades que l'application du stéthoscope, qui ne porte que sur un point de la poitrine, et qui ne doit la comprimer nullement, tandis qu'on ne peut appliquer l'oreille sans presser fortement la poitrine du malade.

4°. Cette dernière circonstance produit des bruits étrangers déterminés par la contraction des muscles de l'observateur, et dont nous parlerons ailleurs. Le frottement de l'oreille et de la tête contre les vêtemens du malade en produit aussi beaucoup plus que lorsqu'on se sert du stéthoscope. J'ai vu plus d'une fois des médecins ou des élèves, qui employaient devant moi l'auscultation immédiate comme plus expéditive ou faute de stéthoscope, prendre ces phénomènes pour des bruits qui se seraient passés dans la poitrine du malade, et les confondre surtout avec le bruit de la respiration, ce qui est d'autant plus facile que les mouvemens du thorax rompent la continuité de ces bruits.

5°. La position gênée qu'est souvent obligé de prendre l'observateur, fait porter le sang à la tête et rend l'ouïe plus obtuse. Cette circonstance et la répugnance qu'inspire naturellement l'application immédiate de l'oreille sur la poitrine d'un malade malpropre ou baigné de sueur, empêcheraient toujours de faire un usage habituel et fréquent de cette méthode d'exploration, et cette seule raison lui ôterait les trois quarts de sa valeur : car, outre le défaut d'expérience qui en doit nécessairement résulter, on se priverait de l'avantage le plus précieux et le plus pratique de l'auscultation, celui de reconnaître les maladies de poitrine dès leur début, époque à laquelle elles sont presque toujours latentes, et on ne peut atteindre ce but qu'en explorant habituellement la respiration chez tous les malades.

6°. Quelques-uns des signes stéthoscopiques d'ailleurs, et des plus importans, ont pour une de leurs causes le stéthoscope lui-même. Ainsi, la pectoriloquie parfaite, qui consiste dans la transmission de la voix à travers le tube, se change, lorsqu'on applique immédiatement l'oreille, en une simple résonnance, plus forte, il est vrai, que dans l'état naturel, mais qu'on ne peut plus distinguer aussi facilement de l'*égophonie* et de la *bronchophonie*. Par tous ces motifs, je ne crains pas d'affirmer que les médecins qui se borneront à l'auscultation immédiate n'acquerront jamais une grande sûreté de diagnostic, et seront de temps en temps exposés à commettre de graves erreurs.

CHAPITRE IV.

DE L'AUSCULTATION MÉDIATE.

Les signes donnés par l'auscultation médiate, dans les maladies du poumon et de la plèvre, se tirent des variations que présentent le bruit respiratoire, la résonnance de la voix et celle de la toux dans la poitrine, ainsi que du râle, et de quelques autres bruits accidentels qui peuvent se faire entendre dans cette cavité.

Nous allons indiquer d'une manière générale ces divers signes et le moyen de les obtenir, et nous parlerons ensuite du parti que l'on peut tirer de l'auscultation dans divers cas étrangers aux maladies de poitrine.

Les signes stéthoscopiques des maladies du cœur et des vaisseaux, formant une catégorie tout-à-fait particulière, nous n'en parlerons qu'à l'article des maladies de cet organe.

Les précautions générales que demande l'auscultation consistent, 1°. à appliquer exactement et perpendiculairement le stéthoscope, de manière à ce qu'il n'y ait point d'*hiatus* entre les contours de son extrémité et les parois de la poitrine. 2°. On doit éviter de presser trop fortement, surtout lorsque le cylindre est dégarni de son obturateur, et que la poitrine du malade est très-maigre : la pression serait alors quelquefois douloureuse. 3°. Il n'est pas nécessaire que la poitrine soit nue : tous les signes stéthoscopiques positifs, et souvent même les signes négatifs, peuvent être perçus à travers des vêtemens épais, pourvu qu'ils soient exactement appliqués sur la poitrine. Cependant il vaut mieux que celle-ci ne soit couverte que de vêtemens légers, comme un gilet de flanelle et une chemise. Les robes de soie, les étoffes de laine, nuisent souvent par le bruit que produit leur froissement contre le stéthoscope.

L'observateur doit sur toute chose ne pas se mettre dans une position gênante, et ne pas trop baisser la tête, ou la renverser en arrière par une extension forcée du cou. Plutôt que de prendre ces positions, qui font porter le sang à la tête, et nuisent en cela à la netteté de l'ouïe, il vaut mieux mettre un genou en terre.

Pour l'examen des parties antérieures de la poitrine, le malade doit être couché sur le dos ou assis et légèrement incliné en arrière. Pour l'examen des parties postérieures, il doit être penché en avant, les bras fortement croisés. Pour celui des côtés, on le fait pencher légèrement sur le côté opposé et on lui fait mettre le bras sur la tête.

ARTICLE PREMIER.

De l'Auscultation de la Respiration.

Pour explorer la respiration, on doit se servir du cylindre dégarni de son obturateur, et il faut faire faire au malade quelques inspirations d'une fréquence et d'une force médiocres, suivies d'expirations d'une durée à-peu-près égale.

Il arrive quelquefois que des sujets dont les poumons sont très-sains ne font entendre qu'un bruit respiratoire très-faible ou presque nul. Ordinairement même la faiblesse du bruit respiratoire est, chez eux, en raison directe de l'effort que le sujet a fait pour respirer. D'autres fois les malades, s'imaginant qu'on leur demande une chose extraordinaire, cherchent à dilater la poitrine de toute la puissance de leurs muscles, ou bien ils font plusieurs inspirations de plus en plus fortes, sans *expirer* dans l'intervalle ; et dans ces cas, l'on n'entend presque jamais rien. Il faut alors, et dans tous les autres cas où le bruit respiratoire est faible, faire tousser le malade. La toux, et surtout celle qui est commandée, est ordinairement précédée ou suivie d'une inspiration réelle, et aussi sonore que le permet l'état du parenchyme pulmonaire, et l'on est souvent surpris d'entendre pénétrer l'air avec une grande facilité dans des poumons qu'on aurait pu croire imperméables, si l'on s'en fût tenu à la première expérience. On obtient quelquefois le même résultat en faisant parler le malade, et surtout en lui faisant lire ou réciter quelques phrases de suite.

Je note ce fait, non-seulement parce qu'il a, comme on le voit, une importance pratique, mais encore parce qu'il est du nombre de ceux qui doivent porter à admettre dans le poumon une action propre à cet organe, et dont le siége est probablement dans les petits rameaux bronchiques.

Le bruit de la respiration présente des caractères différens dans le tissu pulmonaire et dans le larynx, la trachée, et les gros troncs bronchiques.

Bruit respiratoire pulmonaire. Si l'on applique sur la poitrine d'un homme sain le stéthoscope dégarni de son obturateur, on entend, pendant l'inspiration et l'expiration, un murmure léger mais extrêmement distinct, qui indique la pénétration de l'air dans le tissu pulmonaire et son expulsion. Ce murmure peut être comparé à celui d'un soufflet dont la soupape ne ferait aucun bruit, ou mieux encore à celui que fait entendre à l'oreille nue un homme qui, pendant un sommeil profond, mais paisible, fait de temps en temps une grande inspiration. On le distingue à-peu-près également dans tous les points de la poitrine, et surtout dans ceux où les poumons sont le plus voisins de la surface de la peau, c'est-à-dire, dans les parties antérieures-supérieures, latérales, et postérieures-inférieures. Le creux de l'aisselle et l'espace compris entre la clavicule et le bord supérieur du muscle trapèze sont les points où il a le plus de force.

Pour bien juger de l'état de la respiration à l'aide du cylindre, il ne faut pas s'en rapporter aux premiers instans de l'examen. L'oreille placée de manière à ce que l'application de l'instrument produise la sensation du bourdonnement, l'espèce de crainte, de gêne ou d'embarras qu'éprouve le malade, et qui lui fait machinalement diminuer l'étendue de sa respiration ; quelquefois la position trop gênante de l'observateur lui-même, les battemens du cœur qui, plus bruyans, frappent d'abord seuls l'oreille, sont autant de causes qui, au premier moment, peuvent l'empêcher d'apprécier exactement ou même d'entendre l'inspiration et l'expiration. Ce n'est qu'au bout de quelques secondes que l'on peut en bien juger.

Il est à peine nécessaire de dire qu'il faut qu'aucune espèce de bruit ne se fasse entendre auprès du malade.

Il faut encore que l'observateur évite de se mettre dans une position gênante, et qui, l'obligeant à un effort soutenu de la tête ou du cou, pourrait lui faire entendre le bruit de la contraction de ses pro-

pres muscles. Ce bruit, dont nous parlerons en traitant des maladies du cœur, est presque inévitable
lorsqu'on veut appliquer immédiatement l'oreille
sur la poitrine. Il faut également prendre garde que
le malade ne produise lui-même le bruit musculaire,
ce qui arrive quelquefois lorsqu'il contracte trop
fortement ses muscles en croisant les bras, en se
penchant en avant ou en s'appuyant sur le coude. Il
vaut mieux par cette raison, comme à tous autres
égards, faire soutenir par des aides un malade très-
faible, que de l'engager à se tenir assis, lorsqu'il
ne peut le faire qu'en employant toutes les forces
qui lui restent.

Toutes ces précautions, au reste, ne sont nécessaires que pour les commençans. Au bout d'un
mois ou deux d'exercice, l'oreille s'accoutume à
distinguer au milieu des bruits qui lui arrivent à la
fois, celui qu'elle cherche, et à l'entendre en quelque sorte exclusivement, lors même qu'il est plus
faible que tous les autres. Il m'arrive tous les jours,
en faisant la visite clinique, d'entendre dans le même
point les battemens du cœur, la respiration, des
râles variés, des borborygmes dans les intestins,
d'écouter et d'étudier successivement chacun de ces
bruits, de m'apercevoir en même temps d'un bruit
musculaire déterminé par le malade ou par moi-
même; et quoique dans le même moment, parmi
les étudians qui m'entourent, plusieurs marchent ou
parlent à demi-voix, je suis rarement obligé de demander du silence.

L'épaisseur des vêtemens, même lorsqu'elle est
considérable, ne diminue pas sensiblement l'inten-

sité du bruit produit par la respiration, pourvu qu'ils soient d'un tissu serré, et exactement appliqués l'un sur l'autre, et qu'ils ne produisent pas de frottement, soit entre eux, soit contre le cylindre ; car ce frottement, surtout lorsque les vêtemens sont de soie ou d'une étoffe de laine mince et sèche, produit un bruit propre à induire en erreur par son analogie avec celui de la respiration.

L'embonpoint excessif ou l'infiltration des parois de la poitrine ne nuisent pas non plus d'une manière notable à l'audition du bruit de la respiration.

Le murmure de la respiration est d'autant plus sonore qu'elle est plus rapide. Une inspiration très-profonde, mais faite très-lentement, s'entend quelquefois à peine, tandis qu'une inspiration incomplète, et dans laquelle la dilatation des parois du thorax est à peine sensible à l'œil, peut être très-bruyante si elle est faite avec rapidité. Par cette raison, lorsqu'on veut explorer la respiration à l'aide du cylindre, il est bon, surtout si l'on est peu exercé, de recommander au malade de respirer un peu fréquemment. Cette précaution devient, au reste, inutile dans la plupart des maladies des organes thoraciques qui occasionent une oppression un peu marquée ; car la dyspnée rendant presque toujours la respiration plus fréquente, elle en devient nécessairement plus sensible dans les points où elle existe encore. Il en est de même de l'état de fièvre et de celui d'agitation nerveuse.

Plusieurs autres causes peuvent faire varier l'intensité du bruit de la respiration ; l'âge surtout a une grande influence à cet égard. Chez les enfans la respiration est très-sonore, et même bruyante; elle s'entend aisément à travers des vêtemens épais et multipliés. Il n'est pas même besoin, chez eux, d'appuyer fortement le cylindre pour empêcher le frottement; le bruit qui pourrait en résulter est couvert par l'intensité de celui de la respiration.

Ce n'est pas seulement par cette intensité que la respiration des enfans diffère de celle des adultes. Il y a en outre dans la nature du bruit une différence très-sensible, qui, comme toutes les sensations simples, est impossible à décrire, mais que l'on reconnaît facilement par la comparaison. Il semble que, chez les enfans, l'on sente distinctement les cellules aériennes se dilater dans toute leur ampleur; tandis que, chez l'adulte, on croirait qu'elles ne se remplissent d'air qu'à moitié, ou que leurs parois, plus dures, ne peuvent se prêter à une si grande distension. Cette différence de bruit existe principalement dans l'inspiration; elle est beaucoup moins marquée dans l'expiration. La dilatation de la poitrine qui accompagne chaque inspiration est aussi plus grande chez l'enfant que chez l'adulte. Ces caractères de la respiration sont d'autant plus marqués que l'enfant est en plus bas âge; ils persistent ordinairement d'une manière plus ou moins prononcée jusqu'à la puberté ou un peu au-delà.

Chez l'adulte, le bruit de la respiration varie beaucoup sous le rapport de l'intensité. Il est des sujets très-sains chez lesquels on l'entend à peine, à moins qu'ils ne fassent une grande inspiration; et dans ce cas même, quoiqu'on l'entende bien, et

I.   4

qu'elle soit tout-à-fait pure, c'est-à-dire, sans mélange de râle et d'autres bruits étrangers, elle offre deux fois moins de bruit et de frémissement que chez la plupart des hommes. Ces personnes sont surtout celles dont la respiration n'est pas habituellement fréquente ; et souvent ce sont celles qui sont le moins sujettes à la dyspnée et à l'essoufflement par quelque cause que ce soit.

D'autres personnes ont la respiration naturellement assez bruyante pour être très-facilement entendue, même en faisant une inspiration ordinaire, sans être pour cela ni plus ni moins sujettes à la courte haleine que les premières. Enfin un petit nombre d'individus conservent jusque dans l'extrême vieillesse une respiration semblable à celle des enfans, et que, pour cette raison, j'indiquerai quelquefois sous le nom de *puérile* dans le cours de cet ouvrage. Ces personnes sont presque toutes des femmes, ou des hommes d'une constitution nerveuse. On remarque assez ordinairement dans leur caractère quelque chose de la mobilité et surtout de l'irascibilité de l'enfance. Quelques-unes n'ont, à proprement parler, aucune maladie des organes respiratoires ; mais elles s'essoufflent facilement par l'exercice, lors même qu'elles sont maigres, et elles s'enrhument facilement. D'autres sont affectées de catarrhes chroniques accompagnés de dyspnée ; et ce cas constitue, comme nous le verrons ailleurs, l'une des maladies auxquelles on donne le nom d'*asthme*.

Hors ces cas d'exception, un adulte, quelques efforts d'inspiration qu'il fasse, ne peut rendre à sa respiration le bruit sonore et le caractère particulier qu'elle avait dans l'enfance. Mais, dans quelques cas pathologiques, la respiration reprend ce caractère *puéril*, spontanément en quelque sorte, et sans que le malade paraisse inspirer plus fortement qu'à l'ordinaire. Cela se remarque surtout quand un poumon entier ou une portion notable des deux poumons sont devenus imperméables à l'air par suite d'une maladie quelconque, et surtout d'une maladie aiguë. Les portions de l'organe pulmonaire restées saines font entendre alors une respiration tout-à-fait semblable à celle des enfans. La même chose s'observe dans toute l'étendue du poumon, chez les sujets atteints de certaines affections nerveuses.

Lorsque l'on fait pour la première fois la comparaison de la respiration chez l'enfant et chez l'adulte, on serait tenté de croire que l'intensité plus grande du bruit chez le premier dépend de la moindre épaisseur des muscles qui revêtent les parois thoraciques, et de la souplesse plus grande du tissu pulmonaire : mais la première de ces causes influe fort peu sur cette différence ; car la respiration des enfans les plus gras s'entend avec plus de force à travers des vêtemens épais que celle de l'adulte le plus maigre examiné à nu ; et parmi les hommes faits qui présentent le phénomène de la respiration *puérile*, il en est qui ont beaucoup d'embonpoint. Chez les femmes qui réunissent ces deux conditions, on entend souvent la respiration avec beaucoup de force, même à travers les mamelles.

La respiration moins bruyante de l'adulte ne dépend pas davantage d'un endurcissement quelconque ou d'un défaut de souplesse du tissu pulmonaire, puisque la respiration peut quelquefois, chez lui, redevenir accidentellement ce qu'elle était dans l'enfance. Je crois plutôt que cette différence prouve que les enfans ont besoin d'une plus grande quantité d'air, et par conséquent d'une inspiration plus complète que les adultes, soit à cause de la plus grande activité de la circulation chez eux, soit à raison de quelques différences dans la composition chimique de leur sang. Il est au moins très-probable que le sang des enfans est beaucoup plus oxygéné que celui des adultes. On en peut dire autant des asthmatiques dont la respiration est *puérile*, comparés aux individus attaqués d'une autre espèce d'asthme (voy. *Catarrhe sec* et *Emphysème du Poumon*), et dont la respiration, très-faible, se suspend en outre totalement pendant des heures entières, tantôt dans une partie du poumon, tantôt dans une autre. Les premiers ont souvent une carnation qui annoncerait la santé la plus parfaite, tandis que les seconds ont toujours la face et les extrémités pâles ou livides.

C'est à ces derniers seulement que peut quelquefois s'appliquer avec justesse le proverbe populaire, que *l'asthme est un brevet de longue vie*. Cela tiendrait-il à ce que, respirant peu, ils vivent, en quelque sorte, moins à la fois, à-peu-près comme une lampe dont la mèche très-mince donne peu de clarté, et paraît prête à s'éteindre au moindre souffle, peut cependant brûler très-long-temps, parce qu'elle ne consume l'huile que peu à peu?

Quoi qu'il en soit, il me paraît tout-à-fait certain

que la constitution de l'organe pulmonaire la plus favorable à la santé et à la longue durée de la vie, est celle des hommes qui n'ont besoin habituellement que d'une médiocre dilatation des poumons, et dont la respiration est beaucoup moins bruyante que celle des enfans. Cet état, par conséquent, doit être considéré comme l'état naturel : *Id est maximè naturale, quod natura fieri optimè patitur.*

La respiration la plus bruyante à l'oreille nue ne se fait pas entendre pour cela avec plus de force dans l'intérieur de la poitrine. Je n'entends pas parler ici de celle qui est accompagnée de râle, de sifflement, ou de quelqu'autre bruit étranger, mais de la respiration simplement bruyante qui a lieu dans plusieurs maladies aiguës ou chroniques, et particulièrement chez les personnes attaquées de dyspnée, quelle qu'en soit la cause. Ce bruit, qui n'est en quelque sorte que l'exagération de celui que produit chez beaucoup d'hommes la respiration pendant le sommeil, et que l'on peut facilement imiter à volonté, se passe entièrement dans les fosses nasales et l'arrière-bouche , et tient uniquement à la manière dont l'air frappe le bord de la glotte , le voile du palais, et les parois des fosses nasales. Je connais un homme asthmatique par suite d'une dilatation des ventricules du cœur, et dont la respiration peut habituellement être entendue à vingt pas de distance. Le murmure produit par l'inspiration et l'expiration dans l'intérieur de la poitrine est moins fort chez lui que chez la plupart des hommes.

La même remarque s'applique au ronflement qu'un homme sain fait entendre pendant le sommeil.

Pour compléter la série de ces observations, j'ai cru devoir examiner la poitrine d'un de ces bateleurs qui imitent parfaitement avec la voix le bruit d'une scie, d'un rabot, etc. J'ai encore obtenu le même résultat, c'est-à-dire que tous ces bruits se passent dans l'arrière-bouche et les fosses nasales, sont dus à la manière dont l'air inspiré et expiré est agité dans ces parties, et n'influent en rien sur le murmure de la respiration.

Lorsque l'on entend distinctement, et avec une force à-peu-près égale, la respiration dans tous les points de la poitrine, on peut assurer qu'il n'existe ni épanchement dans les plèvres, ni engorgement d'une nature quelconque dans le tissu pulmonaire. Lorsqu'au contraire on trouve que le respiration ne s'entend pas dans une certaine étendue, on peut assurer que la partie correspondante du poumon est devenue imperméable à l'air par une cause quelconque. Ce signe est aussi caractérisé et aussi facile à distinguer que l'existence ou l'absence de son donnée par la percussion suivant la méthode d'Avenbrugger, et il indique absolument la même chose. Si l'on en excepte quelques cas particuliers, dans lesquels la comparaison des deux méthodes devient la source de signes tout-à-fait pathognomoniques, l'absence du son coïncide toujours avec celle de la respiration. L'auscultation a, comme nous le verrons, l'avantage d'indiquer d'une manière plus fidèle les différences d'intensité des diverses espèces d'engorgemens pulmonaires. Elle a l'inconvénient de demander un peu plus de temps; mais son emploi exige moins de soin et d'attention que celui de la percussion, et elle peut être employée dans tous les cas , et dans ceux même où la méthode d'Avenbrugger ne donne aucun résultat.

Bruit respiratoire bronchique. Je désignerai sous ce nom, ou, pour abréger, sous celui de *respiration bronchique,* le bruit que l'inspiration et l'expiration font entendre dans le larynx, la trachée-artère , et les gros troncs bronchiques situés à la racine du poumon. Ce bruit , écouté en appliquant le stéthoscope sur le larynx ou la portion cervicale de la trachée-artère , a un caractère tout-à-fait particulier. Le murmure respiratoire, surtout dans l'inspiration, est dépourvu de la légère crépitation qui accompagne le développement des cellules aériennes ; il est plus sec en quelque sorte , et l'on sent distinctement que l'air passe dans un espace vide et assez vaste. Ce bruit peut être entendu sur presque toute la surface du cou ; il est très-fort sur ses parties latérales , et il faut même y prendre garde lorsqu'on explore la région acromienne ; car, pour peu que l'extrémité du cylindre soit dirigée vers la base du cou, on n'entendra que la respiration trachéale, et l'on sera exposé à regarder comme sain le sommet d'un poumon tout-à-fait imperméable à l'air, surtout si l'on n'est pas bien exercé à distinguer les deux bruits respiratoires.

Lorsque l'on respire fortement par le nez , un bruit analogue, et qui se passe évidemment dans les fosses nasales et l'arrière-bouche, peut être entendu sur tous les points de la surface de la tête.

Chez quelques sujets, le bruit respiratoire écouté sous le sternum et à la racine du poumon, c'est-à-dire dans la région inter-scapulaire, et surtout au voisinage de l'angle supérieur-interne de l'omoplate, présente encore quelque chose de ce caractère, surtout chez les sujets très-maigres; mais il est moins facile de le distinguer, parce que l'on entend en même temps la respiration pulmonaire, et que ces deux bruits, fort analogues, se confondent.

Dans l'état naturel, on ne peut, à plus forte raison, distinguer du bruit respiratoire pulmonaire celui qui est produit par le passage de l'air dans les petits rameaux bronchiques. Mais quand le tissu pulmonaire est endurci ou condensé par une cause quelconque, comme un épanchement pleurétique, un engorgement péripneumonique ou hémoptoïque intense, lorsque le bruit respiratoire pulmonaire a disparu ou notablement diminué, on entend souvent distinctement la respiration bronchique, non-seulement dans les gros troncs bronchiques mais dans des rameaux d'un assez petit diamètre.

Lorsque, par les causes que nous venons d'exposer, la respiration devient bronchique dans d'autres parties du poumon que sa racine, le phénomène est rarement aussi tranché, et cela se conçoit puisque les rameaux bronchiques n'ont nulle part un aussi grand diamètre. Après la racine du poumon, le sommet est la partie de cet organe où la respiration bronchique se manifeste de la manière la plus caractérisée ; et c'est aussi, comme nous aurons plusieurs fois occasion de le remarquer, celle où les rameaux bronchiques sont le plus sujets à se dilater.

Les raisons de la respiration bronchique me paraissent assez faciles à donner. En effet, lorsque la compression ou l'engorgement du tissu pulmonaire empêche la pénétration de l'air dans ses vésicules, la respiration bronchique est la seule qui ait lieu. Elle est d'autant plus bruyante et facile à entendre que le tissu du poumon, rendu plus dense, en devient meilleur conducteur du son.

Il est important de s'exercer à distinguer la respiration bronchique de la respiration pulmonaire ou *vésiculaire*, non-seulement à raison des erreurs grossières de diagnostic qui pourraient résulter de leur confusion, mais encore parce que la première devient un signe pathognomonique dans plusieurs cas importans. Dans la péripneumonie, elle est un des premiers signes qui indiquent l'hépatisation, et son apparition précède même ordinairement l'absence du son. Elle est souvent également un des premiers signes qui indiquent l'existence de tubercules accumulés dans le sommet du poumon.

Respiration caverneuse. J'entends sous ce nom le bruit que l'inspiration et l'expiration déterminent dans une excavation formée au milieu du tissu pulmonaire, soit par des tubercules ramollis, soit par l'effet de la gangrène ou d'un abcès péripneumonique. Ce bruit respiratoire a le même caractère que celui de la respiration bronchique; mais on sent évidemment que l'air pénètre dans une cavité plus vaste que ne l'est celle des rameaux bronchiques; et lorsqu'il peut exister quelques doutes à cet égard, d'autres phénomènes, donnés par la résonnance de la voix ou de la toux, lèvent promptement toute incertitude.

Respiration soufflante. Dans les cas où existe la respiration *bronchique* ou *caverneuse*, il arrive quelquefois, lorsque le malade respire brusquement et par saccades, que dans l'inspiration l'air paraît être attiré de l'oreille de l'observateur, et que dans l'expiration, il semble à celui-ci qu'on lui souffle dans l'oreille. Ce phénomène est un de ceux qui servent à constater l'existence d'une excavation pulmonaire voisine des parois thoraciques; mais il en est de plus précis encore, et que nous exposerons en leurs lieux.

Cette sorte d'insufflation, qui semble se faire dans l'oreille, et que je désignerai sous le nom de *souffle*, peut être également déterminée par les saccades de la toux et même par les articulations de la voix. Il semble, comme je viens de le dire, que le malade inspire l'air dans l'oreille de l'observateur, et qu'il l'y repousse violemment dans l'expiration. La sensation de la titillation, et celle du froid ou du chaud, que la colonne d'air devrait déterminer, manquent seules; celle du mouvement, au contraire, est assez parfaite pour produire une illusion très-marquée. Ce phénomène a également lieu dans les tuyaux bronchiques les plus voisins de la surface du poumon, et particulièrement dans les gros troncs situés à sa racine, toutes les fois que le tissu pulmonaire environnant est rendu plus dense par une cause quelconque, et particulièrement par la pneumonie, ou par la compression due à un épanchement pleurétique un peu considérable. Dans les excavations pulmonaires, il indique toujours que l'excavation s'étend jusqu'à une très-petite distance de la surface du poumon.

La respiration soufflante présente quelquefois une modification que je désignerai sous le nom de *souffle voilé*. Il semble alors que chaque vibration de la voix, de la toux ou de la respiration, agite une sorte de voile mobile interposé entre une excavation pulmonaire et l'oreille de l'observateur. Ce phénomène se rencontre, 1°. dans les excavations tuberculeuses dont les parois, très-minces en quelques points, sont en même temps souples et sans adhérences, ou à-peu-près, avec celles de la poitrine. 2°. Il se remarque également lorsque les parois d'un abcès péripneumonique sont dans un état d'induration inflammatoire inégale, et présentent encore dans quelques points l'état d'engouement. 3°. Il est surtout commun dans les cas de bronchophonie donnés par les gros troncs bronchiques et dus à la péripneumonie, lorsque quelque partie du trajet de la bronche affectée est entourée par un tissu pulmonaire encore sain ou à l'état d'engouement léger, placé entre elle et l'oreille de l'observateur. 4°. La dilatation des bronches et la pleurésie sont quelquefois accompagnées du même phénomène dans des circonstances analogues, c'est-à-dire lorsque la cavité dans laquelle se fait la résonnance de la respiration, de la voix ou de la toux, a quelques points de ses parois beaucoup moins denses que le reste.

Il ne faut pas confondre ce phénomène avec le râle muqueux à grosses bulles qui l'accompagne quelquefois. Au reste, la distinction en est facile à faire, pour peu que l'on ait d'habitude de l'auscultation.

ARTICLE II.

De l'Auscultation de la voix.

Dès les premiers jours où je commençai mes re-cherches sur l'auscultation médiate, je songeai à déterminer les différences que pouvait présenter la résonnance de la voix dans la poitrine. En exa-minant à cet effet comparativement plusieurs sujets sains ou malades, je fus frappé par un phénomène tout-à-fait singulier. Le sujet qui le présentait était une femme d'environ vingt-huit ans, attaquée d'une légère fièvre bilieuse, et d'une toux récente qui n'avait d'autres caractères que ceux d'un catarrhe pulmonaire. Lorsque, tenant le cylindre appliqué au-dessous de la partie moyenne de la clavicule droite, je faisais parler la malade, sa voix semblait sortir directement de la poitrine et passer toute en-tière par le canal central du cylindre. Cette trans-mission de la voix n'avait lieu que dans une étendue d'environ un pouce carré. Dans aucun autre point de la poitrine on ne trouvait rien de semblable. Ne sa-chant à quoi attribuer cet effet, j'examinai sous le même rapport la plupart des malades existant à l'hô-pital, et je le retrouvai chez une vingtaine de su-jets. Presque tous étaient des phthisiques arrivés à un degré avancé de la maladie; chez d'autres, l'exis-tence des tubercules était encore douteuse, quoi-qu'il y eût des raisons de la craindre. Enfin deux ou trois, comme la femme qui m'avait offert pour la première fois ce phénomène, ne présentaient au-cun symptôme de cette maladie, et leur embonpoint ainsi que l'état de leurs forces semblaient même devoir éloigner toute crainte à cet égard.

Je commençai cependant dès-lors à soupçonner que la transmission de la voix à travers le cylindre pouvait être due à ces cavités anfractueuses produites par le ramollissement des tubercules, et connues sous le nom d'*ulcères du poumon.* L'existence du même phénomène chez des sujets qui ne présentaient aucun signe de phthisie pulmonaire ne me paraissait pas détruire cette conjecture, parce qu'il arrive fréquemment de rencontrer des tubercules, et même des tubercules excavés ou ulcérés du poumon, chez des sujets morts de maladies aiguës, et chez lesquels la phthisie a toujours été latente.

La plupart des malades qui présentaient ce phénomène étant morts à l'hôpital, je pus reconnaître par l'autopsie que j'avais rencontré juste. Chez tous je trouvai des cavités plus ou moins vastes, dues au ramollissement de la matière tuberculeuse, et communiquant avec des rameaux bronchiques d'un diamètre variable.

Je trouvai que la *pectoriloquie* (c'est ainsi que j'ai cru devoir nommer ce phénomène) était d'autant plus prononcée que la cavité ulcéreuse était plus voisine de la surface du poumon, et que ses parois étaient plus denses. J'observai que la transmission de la voix n'était jamais plus frappante que lorsque, le poumon adhérant intimement à la plèvre costale, les parois de la poitrine formaient presque immédiatement une portion de celles de l'ulcère, ce qui, comme on le sait, arrive assez fréquemment.

Cette circonstance conduisait naturellement à penser que la pectoriloquie est due à la résonnance plus forte et plus sensible de la voix dans des points qui la répercutent par une surface plus solide et plus étendue que les cellules aériennes et les petits rameaux bronchiques. Je présumai en conséquence qu'un phénomène analogue devait avoir lieu en appliquant le cylindre sur le larynx et la trachée-artère d'un homme sain. Ma conjecture se trouva juste. Il y a une identité presque parfaite entre la pectoriloquie et la voix sortant à travers le cylindre ; et cette expérience est un bon moyen de se faire une idée exacte de la pectoriloquie, lorsque l'on n'a pas de malades à sa disposition.

La résonnance de la voix dans les diverses parties des organes respiratoires, et dans l'état d'intégrité ou d'altération de ces organes, présente d'ailleurs des variétés nombreuses et importantes, que nous examinerons dans l'ordre suivant : 1°. la résonnance de la voix dans le tissu pulmonaire, 2°. dans le larynx et la trachée, 3°. dans les gros troncs bronchiques, 4°. dans les petits rameaux bronchiques, 5°. dans les excavations formées accidentellement dans le tissu pulmonaire ; 6°. enfin nous décrirons en dernier lieu un phénomène d'une nature particulière sous le rapport de sa cause, auquel je donne le nom d'*égophonie* ou de *résonnance chevrotante*.

1°. La résonnance de la voix dans le tissu pulmonaire sain est très-peu marquée, et ne fait sentir à l'oreille nue ou armée du stéthoscope qu'une sorte de léger frémissement, analogue à celui que l'on perçoit en appliquant la main sur la poitrine d'un homme qui parle.

2°. Nous avons exposé ci-dessus le phénomène que présente la voix dans le larynx et la portion cervicale de la trachée. La voix résonne fortement, traverse le tube du stéthoscope, et ne permet pas à l'oreille restée libre d'entendre celle qui sort de la bouche. La même chose a lieu dans presque toute l'étendue des surfaces latérales du cou, et même vers la nuque chez quelques individus. Il faut, par cette raison, apporter la même précaution à l'exploration de la voix dans la région acromienne, que celle que nous avons indiquée pour l'examen de la respiration dans le même lieu. Car pour peu que l'on dirige l'extrémité du cylindre vers la base du cou, on entendra cette résonnance trachéale ou laryngée naturelle, et l'on pourrait la prendre pour un phénomène qui se passerait dans le sommet du poumon et qui indiquerait la présence d'une excavation. La résonnance de la voix dans le fond de la bouche et les fosses nasales se fait entendre aussi plus ou moins sur toute la surface de la tête.

Dans la portion sous-sternale de la trachée, la voix résonne fortement ; mais elle ne traverse point le cylindre. Il faut, par cette raison, se défier de la pectoriloquie *douteuse,* quand elle n'existe qu'auprès de la partie supérieure du sternum.

3°. La résonnance de la voix est ordinairement plus obscure encore dans les gros troncs bronchiques situés à la racine du poumon, et que l'on explore en plaçant le cylindre dans la région inter-scapulaire. Cependant la voix résonne toujours un peu plus fortement dans ce point que dans les autres parties de la poitrine, surtout vers l'angle supérieur interne de l'omoplate ; il est assez rare que chez un sujet tout-à-fait sain la voix y traverse évidemment le cylindre : seulement elle résonne assez fortement à son extrémité pour être entendue plus facilement que celle qui sort en même temps de la bouche du sujet, et qui est perçue par l'oreille restée libre. Mais chez les sujets dont les parois thoraciques sont minces et couvertes de muscles grêles, chez les enfans maigres surtout, il y a souvent dans cette région une *bronchophonie* semblable, à l'intensité près, à la laryngophonie.

4°. La résonnance de la voix dans les divisions bronchiques répandues dans le tissu pulmonaire est à-peu-près nulle dans l'état naturel, et l'on conçoit facilement que cela doit être. En effet, le tissu rare et mêlé d'air du poumon est un mauvais conducteur du son, et la mollesse des parois des bronches au-delà du point où cessent leurs cartilages les rend peu propres à produire du son. Tout le monde connaît la différence qui existe à cet égard entre le cor de chasse et le bourdon de la cornemuse. D'un autre côté, le diamètre des ramifications bronchiques étant très-petit, le son qui s'y forme doit être naturellement plus aigu et plus faible que celui qui retentit dans les gros troncs.

Si l'une de ces conditions vient à cesser, et surtout si plusieurs cessent à la fois, la résonnance de la voix peut devenir sensible dans les petits rameaux bronchiques. Ainsi la péripneumonie, un engorgement hémoptoïque étendu, l'accumulation d'un grand nombre de tubercules dans un point du poumon, en endurcissant le tissu pulmonaire, produisent une résonnance analogue à la pectoriloquie. Ce phénomène, que je désigne sous le nom de *bronchophonie accidentelle*, est encore plus marqué quand l'endurcissement du tissu pulmonaire a lieu vers la racine du poumon ; et l'on sent que cela doit être, puisque, comme nous l'avons dit, cette résonnance y existe déjà plus ou moins naturellement. Ce signe est un de ceux qui servent le plus à mesurer les progrès d'une péripneumonie récente.

La dilatation des bronches produit le même effet, et d'autant plus facilement que souvent le tissu pulmonaire, comprimé par les rameaux dilatés, est, dans leurs intervalles, flasque, privé d'air, et plus compacte que dans l'état naturel. Quelquefois la réunion des deux causes concourt à produire ce phénomène. Ainsi quand, par l'effet de tubercules accumulés ou d'excavations cicatrisées, le sommet du poumon est devenu imperméable à l'air, on entend sous la clavicule, l'aisselle, et la fosse sous-épineuse, une bronchophonie plus ou moins obscure, due non-seulement à la densité augmentée du tissu pulmonaire, mais encore à ce que les rameaux bronchiques, naturellement plus nombreux et plus vastes en ce point qu'en tout autre, ont été dilatés par la toux et l'expectoration.

La bronchophonie, au reste, présente rarement une analogie assez parfaite avec la pectoriloquie pour pouvoir tromper une oreille même médiocrement exercée. La voix traverse rarement le cylindre ; son timbre a quelque chose d'analogue à celui d'un porte-voix ; sa résonnance est plus diffuse et on la sent évidemment s'étendre au loin. La toux, ainsi que l'inspiration sonore qui la précède et la suit, fixent d'ailleurs l'incertitude que l'on pourrait conserver à cet égard : elles n'ont point le caractère *caverneux;* on sent que ces phénomènes se passent dans des tubes étendus et non pas dans un espace circonscrit.

5°. J'ai donné le nom de *pectoriloquie* à la résonnance de la voix qui se fait dans une excavation formée accidentellement au milieu du tissu pulmonaire. Ce phénomène peut avoir lieu par des causes fort différentes : 1°. par suite du ramollissement des tubercules pulmonaires (cette cause est de beaucoup la plus fréquente); 2°. par la fonte et la destruction d'une escharre gangréneuse ; 3°. par suite d'un abcès péripneumonique ; 4°. par des kystes pulmonaires ouverts dans les bronches ; 5°. probablement enfin par la communication fistuleuse d'un abcès du médiastin avec les bronches.

La pectoriloquie présente de grandes variétés sous le rapport de l'intensité et de la perfection du phénomène : elle est *parfaite, imparfaite* ou *douteuse.*

La pectoriloquie est parfaite quand, par la transmission évidente de la voix à travers le stéthoscope, par l'exacte circonscription du phénomène et de ceux que la toux, le râle et la respiration donnent en même temps, on ne peut, en aucune manière, la confondre avec la bronchophonie.

Elle est imparfaite quand quelqu'un de ces caractères manque, et surtout quand la transmission de la voix n'est pas évidente. Elle est douteuse quand la résonnance est très-faible, et ne peut être distinguée de la bronchophonie qu'à l'aide des signes tirés de l'endroit où elle a lieu, des symptômes généraux et de la marche de la maladie.

Ces dernières données servent dans tous les cas, et suffisent presque toujours pour faire distinguer la nature de l'excavation. Les circonstances qui concourent à rendre la pectoriloquie parfaite sont: la vacuité complète de l'excavation, la densité augmentée du tissu pulmonaire qui forme ses parois, sa communication facile avec un ou plusieurs rameaux bronchiques un peu considérables, et son rapprochement des parois de la poitrine. Cependant, à quelque profondeur que soit placée une excavation, si d'ailleurs elle est dans les conditions que je viens d'indiquer, la pectoriloquie sera toujours évidente et parfaite, à moins que l'excavation ne soit séparée de la surface du poumon par une épaisseur considérable de tissu pulmonaire sain et par conséquent peu propre, à raison de sa *rareté*, à transmettre le son.

L'étendue de l'excavation contribue aussi à la perfection du phénomène : il est plus évident dans une excavation un peu vaste ; mais cependant il l'est souvent beaucoup dans de très-petites. Il l'est quelquefois, au contraire, fort peu dans des excavations énormes, dans celles surtout dont la capacité surpasse le volume du poing, particulièrement si elle ne communique avec les bronches que par des rameaux d'un petit diamètre. Il semble encore ici que l'on peut trouver, par la comparaison de ce qui a lieu dans certains instrumens à vent, la raison de ces différences : on sait, en effet, que plus le diapason d'une flûte est grave et moins on en peut tirer de son, et que les *basses* de flûte traversière que l'on a essayé de faire à l'octave de cet instrument, ne donnent qu'un murmure sourd et à peine plus sonore que celui du vent passant dans un tuyau de poële. La colonne d'air que les lèvres et l'haleine du musicien peuvent pousser par l'embouchure étroite de l'instrument est trop faible pour faire résonner une capacité aussi vaste. On conçoit pareillement que la voix éteinte d'un phthisique ne puisse souvent fair vibrer les parois en partie molles, ou au moins peu fermes, d'une très-vaste excavation, dans laquelle l'air ne pénètre que par une ou deux ouvertures d'une ligne de diamètre.

Il m'a paru plusieurs fois évident que, lorsque le nombre des ouvertures fistuleuses par lesquelles une vaste excavation communique avec les bronches vient à augmenter, la pectoriloquie devient moins évidente ou cesse d'avoir lieu. Elle cesse presque constamment de se faire entendre dans deux autres cas : 1°. quand une excavation vient à s'ouvrir dans la plèvre, et surtout lorsque la communication est large et que le trajet est court; 2°. lorsque la matière contenue dans une excavation se fait jour au travers des parois thoraciques, et vient se répandre dans le tissu cellulaire extérieur.

La pectoriloquie peut quelquefois être suspendue pendant des heures entières, et même presque habituellement pendant plusieurs jours de suite, par des crachats ou de la matière tuberculeuse ramollie, qui obstruent momentanément la communication de l'excavation avec les bronches. Nous indiquerons ailleurs la manière d'obtenir, dans ces cas, la pectoriloquie ou d'autres signes équivalens.

ARTICLE III.

De l'Égophonie ou de la Résonnance chevrotante.

Le phénomène que je désigne sous ce nom est, de tous ceux que fait connaître l'auscultation, celui dont les causes me paraissent les plus composées. Il peut être facilement confondu, surtout par une oreille peu exercée, avec la pectoriloquie, et plus aisément encore avec la bronchophonie, à raison du lieu où il se fait entendre d'ordinaire : je l'ai confondu moi-même long-temps avec le premier de ces phénomènes, et plus long-temps encore avec le second ; et quoique la distinction en soit facile à faire quand les phénomènes sont bien tranchés, il est quelques cas dans lesquels on peut rester dans le doute. Mon incertitude sur la valeur de l'égophonie a été d'autant plus longue que tous les pleurétiques ne sont pas égophones ; que la bronchophonie manque encore plus souvent chez les péripneumoniques ; que les deux maladies, et par conséquent les deux phénomènes, se trouvent souvent réunis, et que le nombre des sujets qui succombent à l'une et l'autre affection, et surtout à la pleurésie aiguë, est peu considérable (1), et ne fournit pas de fréquentes occasions de vérifier par l'autopsie le

(1) Cette assertion pourra sembler étrange aux praticiens qui n'emploient que la saignée et les vésicatoires dans le traitement des affections aiguës de la poitrine ; mais je ne crois

rapport exact des phénomènes donnés par l'auscultation avec les lésions intérieures. J'indiquerai plus bas les caractères auxquels on peut distinguer l'un de l'autre ces trois signes.

L'égophonie simple consiste dans une résonnance particulière de la voix qui accompagne ou suit l'articulation des mots : il semble qu'une voix plus aiguë, plus aigre que celle du malade, et en quelque sorte argentine, frémisse à la surface du poumon ; elle paraît être un écho de la voix du malade plutôt que cette voix elle-même ; rarement elle s'introduit dans le tube, et presque jamais elle ne le traverse complètement. Elle a d'ailleurs un caractère constant, d'où j'ai cru devoir tirer le nom du phénomène : elle est tremblotante et saccadée comme celle d'une chèvre, et son timbre, d'après la description que nous venons d'en donner, se rapproche également de la voix du même animal. Lorsque l'égophonie a lieu dans un point voisin d'un gros tronc bronchique, et surtout vers la racine du poumon, elle se joint souvent à une bronchophonie plus ou moins marquée. La réunion des deux phénomènes présente des variétés nombreuses, et dont on peut se faire une idée exacte en se rappelant les effets que produisent : 1°. la transmission de la voix à travers un porte-voix métallique ou un roseau fêlé ; 2°. l'effet d'un jeton placé entre les dents et les lèvres d'un homme qui parle ; 3°. le bredouil-

---

pas qu'elle soit démentie par les jeunes médecins et les élèves qui ont suivi ma clinique depuis que j'emploie le tartre stibié à haute dose dans le traitement de ces affections.

lement nasal des bateleurs qui font parler le fameux personnage de tréteaux connu sous le nom de *Poli-chinelle.* Cette dernière comparaison est souvent de la plus parfaite exactitude, surtout chez les hommes à voix un peu grave.

Assez ordinairement, chez le même sujet qui présente, à la racine des poumons, cette réunion des deux phénomènes, on trouve l'égophonie simple vers la partie inférieure du bord externe de l'omoplate.

Le chevrotement qui constitue l'égophonie semble le plus souvent tenir à l'articulation même des mots, quoique la voix qui sort de la bouche du malade n'offre rien de semblable. Mais quelquefois il en est tout-à-fait distinct, et l'on entend séparément, quoique dans le même instant, la voix résonnante et le résonnement chevrotant et argentin, de manière que ce dernier semble se faire dans un point un peu plus éloigné ou plus rapproché de l'oreille de l'observateur que la résonnance de la voix.

Quelquefois même, lorsque le malade parle lentement et par mots entre-coupés, le chevrotement se fait entendre immédiatement après la voix, et non pas avec elle, et ne porte, comme un écho imparfait, que sur la finale des mots. Ces deux dernières nuances du phénomène ne m'ont paru avoir lieu que dans les cas où l'épanchement est peu considérable.

Pour bien entendre le chevrotement, il faut appliquer fortement le stéthoscope sur la poitrine du malade, et poser légèrement l'oreille sur l'instrument. Si l'on appuie fortement cette dernière, le chevrotement diminue de moitié, et l'égophonie se rapproche d'autant de la bronchophonie.

En comparant les premières observations que j'ai faites sur l'égophonie avec les plus récentes, il me paraît certain qu'elle n'existe, 1°. que chez des sujets attaqués de pleurésie aiguë ou chronique, avec un épanchement médiocrément abondant dans la plèvre; 2°. chez ceux qui sont attaqués d'hydrothorax ou de quelque autre épanchement liquide dans les plèvres.

Tous les sujets chez lesquels j'ai rencontré l'égophonie, depuis que j'ai appris à la distinguer de la pectoriloquie et de la bronchophonie, offraient en même temps des signes certains d'un épanchement pleurétique. Dans les pleurésies que j'ai pu suivre depuis le commencement de la maladie jusqu'à sa terminaison, je l'ai vue ordinairement se manifester dès les premières heures; mais elle ne devient forte et bruyante que le second, troisième ou quatrième jour, et presque jamais avant que la respiration ne soit devenue presque insensible ou tout-à-fait nulle, et le son de la poitrine mat dans le côté affecté.

Je l'ai trouvée chez tous les pleurétiques que j'ai observés depuis cinq ans, excepté chez ceux que je n'ai vus que tard, et à l'époque où leur maladie, devenue chronique, commençait à tendre vers la guérison, ainsi que dans quelques cas de pleurésie très-légère dans lesquels l'épanchement était peu de chose; car la respiration n'était pas très-affaiblie et le son ne manquait pas absolument. Je l'ai même rencontrée dans des cas où il n'y avait pas plus de trois à quatre onces de sérosité dans la plèvre.

Il est constant que l'égophonie devient moins

évidente et cesse graduellement à mesure que l'absorption dissipe l'épanchement. Dans les pleurésies très-aiguës, elle ne dure souvent que deux ou trois jours, et disparaît ensuite tout-à-fait. Dans les pleurésies chroniques avec épanchement médiocre, je l'ai vue quelquefois persister pendant plusieurs mois, avec des alternatives d'évidence plus ou moins grande, qui tenaient à des variations dans l'exhalation et l'absorption du liquide épanché.

Lorsque l'épanchement pleurétique devient très-abondant, et surtout lorsqu'il le devient assez pour que la poitrine soit évidemment dilatée, l'égophonie cesse entièrement. Je ne l'ai jamais trouvée dans les empyèmes anciens, et dans lesquels le poumon était refoulé contre le médiastin. J'en ai rencontré seulement des restes assez manifestes dans quelques cas où la plèvre contenait de deux à trois pintes de pus : mais, chez ces sujets, des adhérences anciennes avaient empêché le refoulement complet du poumon. D'un autre côté, les malades qui, au moment où on les voit pour la première fois, présentent tous les signes d'un épanchement abondant dans la plèvre et ne sont point *égophones*, le deviennent à l'époque où la dilatation du côté affecté diminue, et où les autres signes annoncent l'absorption d'une partie du liquide épanché.

Dans deux opérations de l'empyème que j'ai fait faire en 1821 et 1822, l'égophonie est devenue beaucoup plus manifeste après l'écoulement d'une partie du liquide épanché.

L'égophonie s'entend toujours dans une certaine étendue, et non pas dans un seul point, comme la pectoriloquie. Le plus souvent l'égophonie s'entend à la fois dans tout l'espace compris entre le bord interne de l'omoplate et la colonne vertébrale, dans tout le contour de l'angle inférieur de cet os, et dans une zone d'un à trois doigts de largeur, qui se dirige, en suivant la direction des côtes, du milieu de l'omoplate au mamelon. La plupart des malades chez lesquels l'égophonie existe la présentent, d'une manière plus ou moins évidente, dans toute l'étendue de cette bande irrégulière qui correspond évidemment aux points de la poitrine où le liquide épanché forme, à la surface du poumon, une couche de peu d'épaisseur ; car on sait que, dans un épanchement médiocre sous le rapport de la quantité, le liquide se rassemble principalement dans la partie inférieure de la poitrine, lorsque le malade est assis ou couché sur le dos ; que lors même que, dans cette position, la totalité de la surface du poumon est enveloppée par l'épanchement, l'épaisseur de la couche de liquide qui l'environne va en diminuant de bas en haut, et que jamais elle n'est aussi considérable en avant qu'en arrière.

Dans un très-petit nombre de cas, j'ai trouvé, au début d'une pleurésie, l'égophonie dans toute l'étendue du côté affecté. Deux fois j'ai vérifié par l'autopsie que ce phénomène dépendait de ce que le poumon, adhérant çà et là à la plèvre costale par quelques brides médiocrement nombreuses, n'avait pu être refoulé vers le médiastin, et était par conséquent entouré dans toute son étendue par une couche de sérosité peu épaisse. L'égophonie persiste dans ces cas pendant toute la durée de la maladie.

Je pense que l'égophonie est due principalement à la résonnance naturelle de la voix dans les rameaux bronchiques, transmise par l'intermède d'une couche mince et tremblotante de liquide épanché, et devenue plus sensible à raison de la compression du tissu pulmonaire, qui le rend plus dense que dans l'état naturel, et par conséquent plus propre à transmettre les sons.

Beaucoup de faits et de raisons viennent à l'appui de cette opinion. Les points dans lesquels s'observe constamment l'égophonie sont, comme nous venons de le voir, ceux qui indiquent la partie supérieure de l'épanchement et les endroits où il a le moins d'épaisseur, le malade étant assis ou couché sur le dos. Si, au contraire, on le fait coucher sur le ventre, l'égophonie n'a plus lieu dans tout l'espace compris entre l'omoplate et la colonne vertébrale, ou au moins on ne l'y entend plus que très-faiblement, tandis qu'elle persiste dans le côté.

Si l'on fait coucher le malade sur le côté opposé au siége de l'épanchement, l'égophonie devient aussi moins sensible ou disparaît entièrement dans la partie latérale devenue supérieure.

Il m'a paru que l'effet du changement de position sur l'égophonie était beaucoup moins marqué dans les cas où la quantité du liquide épanché était un peu au-dessus ou au-dessous du médiocre, que dans ce dernier cas.

On peut encore remarquer que les points où l'égophonie est le plus distincte, c'est-à-dire les environs de l'angle inférieur de l'omoplate et l'espace compris entre le bord interne de cet os et la colonne vertébrale , correspondent aux parties du poumon où se trouvent les rameaux bronchiques les plus volumineux et les plus rapprochés.

Enfin la cessation du phénomène quand l'épanchement devient très-abondant, et son retour quand cette abondance diminue, sont encore propres à confirmer l'opinion émise ci-dessus sur la cause de l'égophonie ; car, lorsque l'épanchement devient très-considérable, les bronches elles-mêmes se trouvent comprimées comme le tissu pulmonaire ; et quand il diminue, elles doivent nécessairement reprendre leur volume avant ce dernier, à raison de leur plus grande élasticité.

Il m'est arrivé aussi quelquefois d'observer, dans le lieu et l'étendue de l'égophonie, une variation bien remarquable, et dont on peut tirer la même induction. Chez des sujets qui avaient présenté l'égophonie d'une manière très-prononcée, et exactement dans l'étendue de la zone décrite ci-dessus, et qui offraient en même temps, par la percussion, l'exploration de la respiration et les symptômes généraux, des signes certains d'un épanchement pleurétique, à l'époque où les mêmes signes annonçaient une diminution notable dans la quantité de l'épanchement, j'ai trouvé, du jour au lendemain, le changement suivant sous le rapport de l'égophonie : elle était moins bruyante partout ; son siége avait perdu trois pouces d'étendue de haut en bas, entre l'omoplate et l'épine, un pouce dans le côté, et il n'y avait plus du tout d'égophonie en avant ; mais en revanche elle était devenue très-distincte, quoique peu bruyante, dans toute la partie inférieure latérale et inférieure postérieure de la poitrine, où, la veille, elle n'avait nullement lieu.

Je pense que ce changement indiquait que l'épanchement avait abandonné les parties supérieures de la poitrine, et avait beaucoup diminué dans sa partie inférieure.

Il me semble, en effet, tout-à-fait certain que, pour que l'égophonie ait lieu, il faut que le poumon ne soit enveloppé que d'une couche assez mince de liquide, et qu'elle ne s'est manifestée inférieurement, dans les cas dont il s'agit, que parce que la quantité de l'épanchement avait diminué.

Cela me paraît d'autant plus probable que la respiration s'entend toujours assez bien dans les points où l'égophonie a lieu, qu'elle ne s'entend pas ou qu'elle ne s'entend que très-faiblement au-dessous, et que, lorsque l'égophonie descend, comme il vient d'être dit, la respiration devient plus forte dans les points qu'elle abandonne, et redevient sensible dans ceux où l'égophonie se fixe. On peut en outre remarquer, ainsi qu'il a déjà été dit, que dans les épanchemens très-abondans, dans ceux qui sont accompagnés d'une dilatation très-notable de la poitrine, dans les empyèmes anciens, par exemple, il n'y a pas ordinairement d'égophonie, ou que si on la retrouve un peu, c'est seulement aux environs de la racine du poumon, point où, en pareil cas, la sérosité s'accumule toujours moins que partout ailleurs.

Il sera au reste assez difficile de déterminer d'une manière plus exacte que je ne viens de le faire quel est le rapport des bronches avec l'épanchement qui produit l'égophonie ; et cela ne pourra être que le résultat d'observations fréquemment répétées et faites avec beaucoup de soin et d'attention par des hommes habitués aux recherches d'anatomie pathologique ; car il n'est pas aisé de déterminer d'une manière exacte le rapport d'un rameau bronchique avec un point donné de la poitrine sur lequel on aura entendu l'égophonie. D'un autre côté, très-peu de sujets peuvent servir à cette recherche puisque la plupart de ceux qui présentent le phénomène dont il s'agit guérissent. Dans le petit nombre de ceux qui meurent, plusieurs ne succombent que parce que l'épanchement est devenu très-abondant ; et le phénomène ayant disparu chez eux long-temps avant leur mort, on peut être sûr d'avance que l'état et le rapport des parties ne sont plus les mêmes que lorsqu'il existait. Ce ne sont plus par conséquent des sujets propres à l'observation, au moins sous ce rapport.

Le nombre des sujets par l'ouverture desquels on pourra obtenir des lumières sur la cause de l'égophonie se réduit donc aux malades qui sont enlevés par une affection concomitante dans le temps même où ils présentent encore l'égophonie. Ce nombre doit nécessairement être très-petit.

J'ai cherché à déterminer par une expérience directe l'influence que peut avoir l'interposition du liquide dans la production du chevrotement qui fait le caractère propre de l'égophonie. En conséquence, j'ai appliqué une vessie à demi pleine d'eau sur la région inter-scapulaire d'un jeune homme qui présentait en ce point une bronchophonie naturelle bien marquée : la voix transmise à travers ce liquide me parut, ainsi qu'à plusieurs personnes qui assistaient à l'expérience, devenir plus aiguë et légèrement tremblotante, quoique d'une manière moins marquée que dans l'égophonie qui coïncide avec un épanchement pleurétique. La même expérience, faite sur le larynx, m'a donné le même résultat.

Parmi les modifications que l'épanchement pleurétique fait éprouver aux formes du poumon, il en est une qui doit encore contribuer beaucoup à la production de l'égophonie. Le poumon ne peut être refoulé vers la colonne vertébrale par un épanchement pleurétique, sans que les bronches soient comprimées et aplaties à-peu-près comme une anche de basson ou de hautbois. Or, on sait que ces instrumens doivent leur son chevrotant à la forme de l'anche, qui, faite d'un roseau aminci et comprimé, cède à la moindre pression des lèvres, et frémit par le passage du souffle. Les gros troncs bronchiques ne présentent une forme analogue que dans les cas d'épanchemens très-abondans qui ont duré long-temps ; mais dans tout épanchement pleurétique, les rameaux bronchiques d'un moindre diamètre, et surtout tous ceux qui sont dépourvus de cartilages, sont nécessairement plus ou moins comprimés. L'arbre bronchique devient alors une sorte d'instrument à vent terminé par une multitude *d'anches* dans lesquelles la voix frémit en résonnant. La compression du tissu pulmonaire, qui le rend plus dense et par conséquent meilleur conducteur du son, le liquide interposé meilleur conducteur encore, contribuent à faire parvenir la voix à l'oreille.

Si l'épanchement devient très-abondant, l'air ne pénétrant plus que très-peu et difficilement dans des bronches presqu'entièrement aplaties et oblitérées, on conçoit que la résonnance de la voix ne peut plus avoir lieu, d'autant que dans ce cas le poumon, tout-à-fait comprimé et aplati contre le médiastin, ne correspond plus à aucun autre point du dos qu'à la colonne vertébrale. On conçoit également comment dans une pleurésie aiguë, le retour de l'égophonie annonce la diminution de la quantité du liquide épanché, et l'on sent même pourquoi ce retour est beaucoup plus rare dans la convalescence des pleurésies chroniques ; car les bronches et le tissu pulmonaire, long-temps comprimés, ont nécessairement beaucoup perdu de leur ressort, et se dilatent beaucoup plus lentement et plus incomplètement que dans le premier cas.

Au reste, l'aplatissement des bronches ne peut être considéré comme la seule cause de l'égophonie ; l'étendue dans laquelle elle a lieu, l'espèce de zone que l'on décrit en la suivant autour de la partie inférieure de l'omoplate, et qui s'étend souvent jusqu'aux environs du mamelon, me paraissent démontrer, ainsi que je l'ai dit ci-dessus, que l'interposition d'une couche de liquide mince et susceptible d'être agitée par les vibrations de la voix, si elle n'est pas tout-à-fait nécessaire pour la production du phénomène, y contribue au moins beaucoup. Outre que cette opinion s'appuie sur tous les cas de pleurésie que j'ai observés depuis plusieurs années, la transmission de la voix à travers un liquide agité me paraît être l'hypothèse la plus propre à rendre raison de l'extension de l'égophonie aux parties latérales et antérieures de la poitrine, et de son caractère plus frappant aux environs de l'angle inférieur de l'omoplate, que dans les points les plus rapprochés des premiers troncs bronchiques. On peut remarquer, en outre, que si la simple compression des bronches suffisait pour produire l'égophonie, elle persisterait constamment après le rétrécissement de la poitrine qui suit la guérison de la pleurésie dans les cas d'épanchement très-abondans. Chez des sujets qui présentaient ce rétrécissement de la manière la plus prononcée, je n'ai trouvé aucune trace de l'égophonie, et cependant je me suis assuré plusieurs fois par la dissection que, dans ces cas, les bronches conservent jusqu'à la mort leur forme aplatie. Je dois cependant dire que dans quelques cas de ce genre, j'ai vu la bronchophonie naturelle de la région inter-scapulaire conserver une intensité plus grande qu'avant la maladie, et quelque chose du timbre *fêlé* de l'égophonie. Plusieurs sujets même m'ont présenté un timbre semblable dans ce point, quoiqu'ils n'eussent ni pleurésie actuelle, ni rétrécissement évident de la poitrine ; mais les rétrécissemens légers ne sont pas sensibles extérieurement.

Au reste, une bronchophonie aigre, un peu chevrotante ou à *timbre* fêlé, ne suffit pas pour caractériser la réunion de l'égophonie à la bronchophonie, puisque, comme nous l'avons dit, l'égophonie n'est vraie et sûre comme signe que quand elle consiste *dans une résonnance chevrotante, légère et argentine, à la surface du poumon.*

Il me paraît probable que l'existence d'un épanchement solide dans la plèvre ne donnerait pas lieu à l'égophonie, d'autant que dans le grand nombre de phthisiques que renferment habituellement nos hôpitaux, il en est beaucoup chez lesquels des tubercules volumineux compriment plus ou moins les principaux troncs bronchiques, particulièrement aux environs des excavations ulcéreuses, sans que la pectoriloquie présente chez eux le caractère aigre et chevrotant de l'égophonie ; ce qui devrait cependant avoir lieu quelquefois si la seule compression des bronches suffisait pour produire ce phénomène.

Je pense que l'égophonie a lieu dans tous les cas de pleurésie, si l'on en excepte trois : 1°. celui d'un épanchement survenu d'une manière très-rapide, et assez abondant pour refouler tout-à-coup le poumon contre le médiastin, et aplatir complètement les gros rameaux bronchiques, avant que le malade ait été examiné ; 2°. celui d'une pleurésie survenant chez un individu qui, par suite d'une semblable affection plus ancienne, aurait la partie postérieure du poumon assez intimement adhérente à la plèvre costale pour que le liquide épanché ne pût s'insinuer à travers les lames du tissu cellulaire accidentel qui forme cette adhérence ; 3°. enfin les cas de pleurésie avec simple formation de fausse membrane, et sans épanchement liquide notable. Mais, outre que ce dernier cas est rare et peu grave par lui-même, pour peu qu'il y ait de liquide, il y a au moins quelques traces d'égophonie : je l'ai trouvée bien distincte sur des sujets qui n'avaient pas plus de 2 à 3 onces de liquide séro-purulent dans la plèvre.

On peut conclure de ce qui précède que l'égophonie est un signe favorable dans la pleurésie, puisque tout prouve qu'elle indique un épanchement d'une médiocre abondance. Sa persistance pendant plusieurs jours, et au-delà de la période aiguë de la maladie, est d'un favorable augure, puisqu'elle montre que l'épanchement n'augmente pas. Quand le phénomène dure autant que la fièvre et persiste encore après elle, je crois qu'on peut assurer sans crainte que la convalescence est proche, et que la maladie ne deviendra point chronique ; car la pleurésie ne devient chronique que lorsque l'épanchement est extrêmement abondant. J'ai porté fréquemment ce pronostic, et je ne me suis jamais trompé.

Dans tous les cas où j'ai vu passer la pleurésie de l'état aigu à l'état chronique, l'égophonie a cessé ou considérablement diminué avant qu'il y eût aucune diminution des symptômes fébriles.

L'égophonie peut, comme la pectoriloquie, être suspendue pendant quelque temps, et ne reparaître qu'après que le malade a toussé ou craché ; mais cela arrive beaucoup plus rarement que pour la pectoriloquie, et il est surtout très-rare que la suspension soit complète. Cette différence se conçoit d'autant plus aisément, qu'il y a peu de sécrétion bronchique dans la pleurésie, et que par conséquent, il est difficile que les rameaux des bronches dans lesquels se fait le frémissement chevrotant soient complètement obstrués par les crachats.

Plusieurs médecins ont cru, dans ces derniers

temps, avoir trouvé l'égophonie dans des cas de péripneumonie simple, et sans épanchement pleurétique : il me paraît certain qu'ils ont été trompés par la bronchophonie. Ces signes sont, je l'avoue, assez faciles à confondre, et je crois par conséquent utile de comparer ici, sauf à faire quelques répétitions, les trois principaux phénomènes auxquels peut donner lieu la résonnance de la voix dans la poitrine.

La pectoriloquie, due, dans le plus grand nombre des cas, à des excavations tuberculeuses, se rencontre par conséquent presque toujours dans le sommet des poumons. Dans quelque point de la poitrine qu'elle ait lieu, elle sera, d'ailleurs, toujours facile à distinguer par le râle caverneux, et par une toux ou un bruit respiratoire du même caractère. La pectoriloquie peut cependant, dans un cas assez rare, prendre quelque chose du caractère frémissant de l'égophonie : c'est celui d'une excavation de forme aplatie et dont les parois ont une certaine fermeté. Mais l'exacte circonscription du phénomène dans un espace étroit, le lieu où il se passe et les circonstances concomitantes qui viennent d'être indiquées, peuvent rarement laisser quelques doutes sur sa nature.

La bronchophonie, due au simple endurcissement du tissu pulmonaire, ne produit guère la transmission évidente de la voix à travers le tube du stéthoscope, que vers la racine des poumons. Le lieu où se passe le phénomène est toujours plus ou moins étendu ; dans aucun point l'oreille n'en peut mesurer les limites. Il en est de même du bruit respiratoire : l'air semble souvent être attiré de l'oreille dans l'inspiration, et y être repoussé par l'expiration ; mais on sent qu'il se répand au loin dans les canaux bronchiques, et qu'il n'est pas, comme chez les pectoriloques, bourdonnant dans un espace circonscrit. La toux donne la même sensation, et s'il existe quelques crachats dans les bronches, elle détermine un râle muqueux, mais qu'une oreille un peu exercée distinguera toujours du râle caverneux, parce qu'il n'est pas borné. La bronchophonie se suspend moins facilement que la pectoriloquie, mais plus souvent que l'égophonie, parce que la sécrétion bronchique est plus abondante dans la pneumonie que dans la pleurésie. Le timbre de *porte-voix* complète les caractères distinctifs de la bronchophonie.

L'égophonie vraie et simple a pour caractère particulier le timbre aigre, argentin et frémissant de la voix, qui paraît ordinairement plus aiguë que celle du malade, et tout-à-fait superficielle, car elle semble naître à la surface du poumon, y nager en quelque sorte, ainsi que je l'ai dit, plutôt que sortir de sa profondeur comme la pectoriloquie et la bronchophonie. Il semble en outre que ce soit un écho qui répète les mots ou leurs finales avec un timbre aigu, grêle et frémissant, plutôt que la voix elle-même.

Ce caractère de l'égophonie est surtout marqué quand elle existe sur les parties antérieures et latérales de la poitrine, car dans la région inter-scapulaire et dans le contour inférieur de l'omoplate, lieux auxquels elle est le plus ordinairement bornée, elle est presque toujours jointe à la bronchophonie naturelle, rendue plus forte par la compression du tissu pulmonaire, qui en fait un milieu plus dense et meilleur conducteur du son. Aussi n'est-ce guère qu'entre le bord interne de l'omoplate et la colonne vertébrale que la voix chevrotante traverse quelquefois en entier le tube, et imite parfaitement le bredouillement de Polichinelle.

L'égophonie et la bronchophonie se trouvent d'ailleurs nécessairement réunies dans les cas de pleuro-péripneumonie, et l'un des phénomènes peut être plus marqué que l'autre, ainsi que nous le dirons en parlant de cette maladie.

Enfin l'égophonie, la bronchophonie et la pectoriloquie peuvent se trouver réunies lorsqu'il existe une pleuro-péripneumonie avec abcès du poumon.

Lors de la publication de la première édition de cet ouvrage, je n'avais pas suffisamment distingué l'égophonie de la bronchophonie, et j'hésitais en conséquence à affirmer que l'égophonie ne pouvait exister dans la péripneumonie simple. Aujourd'hui je crois, d'après les raisons que je viens d'exposer, et surtout d'après les faits nouveaux que j'ai recueillis, pouvoir l'affirmer positivement. Il serait même fort difficile d'apporter un fait qui prouvât le contraire d'une manière bien certaine : il faudrait d'abord avoir constaté que l'égophonie eût persisté jusqu'à la mort, et qu'il n'existât aucune trace de fausse membrane sur le poumon hépatisé ; car on sait avec quelle rapidité un épanchement, même assez considérable, peut être absorbé, et que quelquefois même l'absorption continue à se faire plusieurs heures après la mort.

Quelque analogie qu'il y ait entre l'égophonie et la bronchophonie, il est facile de les distinguer lorsqu'elles existent séparément, et une oreille exercée distingue même aisément les deux phénomènes réunis dans la pleuro-pneumonie : cependant je dois avouer que dans quelques cas la distinction est plus difficile à faire. Il est un certain nombre de sujets qui présentent à la racine du poumon une bronchophonie naturelle assez aigre et fêlée, sans avoir aucune maladie actuelle des organes respiratoires : on conçoit que chez eux une péripneumonie simple, occupant la partie postérieure des poumons, doit être accompagnée d'une bronchophonie fort analogue à l'égophonie. Je pense que cette variété de l'égophonie est due à un aplatissement plus ou moins marqué des gros troncs bronchiques, effet du rétrécissement de la poitrine qui a succédé à une ancienne pleurésie; mais je n'ai pas assez souvent vérifié cette conjecture pour la donner comme une chose certaine, d'autant que dans d'autres cas j'ai trouvé, comme je l'ai dit plus haut, les bronches aplaties chez des sujets qui n'avaient présenté rien de semblable à l'égophonie.

Au reste, dans ce cas comme dans tous ceux qui présentent quelque incertitude, il faut s'attacher à ce qui est positif, et partant de ce point, pénétrer avec précaution dans les régions du doute.

Ainsi il est certain, 1°. que l'égophonie existe dans la pleurésie simple, et qu'elle n'a jamais un caractère plus tranché que dans ce cas ; 2°. que la bronchophonie se manifeste souvent dans les péripneumonies simples, avec des caractères assez saillans pour ne pouvoir être confondue avec le premier phénomène ; 3°. que les deux signes existent simultanément dans plusieurs des cas où les deux maladies sont réunies, c'est-à-dire dans ceux où elles ont commencé ensemble , et dans ceux où la péripneumonie s'est développée la première : car lorsque la pleurésie est antérieure à la pneumonie, l'aplatissement des rameaux bronchiques dépourvus de cartilages , qui a lieu sur-le-champ à raison de la compression produite par l'épanchement, empêche que la bronchophonie puisse être bien sensible.

D'après ces bases certaines, si l'on rencontre un cas où les données fournies par la percussion de la poitrine et par l'auscultation de la respiration, permettent d'hésiter entre une péripneumonie et une pleurésie , on prononcera que la pleurésie est sinon la maladie unique, au moins la maladie principale, si l'égophonie est parfaite et peu mêlée de bronchophonie ; dans le cas, au contraire, où l'on trouverait une bronchophonie forte, grave, et ayant seulement quelque chose du bredouillement ou du timbre fêlé de l'égophonie, on prononcera qu'il y a péripneumonie avec un léger épanchement pleurétique ; et même sans épanchement, si le timbre fêlé de la voix n'existe que le long du bord interne de l'omoplate , et ne s'étend pas un peu au-delà sans bronchophonie.

Au reste, dans le petit nombre de cas où j'ai conservé, après l'exploration, quelque incertitude sur la réunion des deux maladies, le même doute subsistait encore après l'ouverture du cadavre, et quelques fausses membranes recouvrant un poumon hépatisé montraient que le caractère légèrement chevrotant qu'avait eu la bronchophonie dans les premiers jours de la maladie, avait fort bien pu être l'effet d'un léger épanchement pleurétique qui avait été absorbé avant la mort.

Je me suis étendu un peu longuement sur ces distinctions, parce qu'elles forment, ainsi que je l'avais déjà fait sentir dans la première édition de cet ouvrage, le point le plus difficile peut-être de l'auscultation, et surtout parce que, de tous les signes stéthoscopiques, l'égophonie est le seul dont la valeur ait été contestée par des juges compétens, c'est-à-dire par des hommes qui ont expérimenté réellement de bonne foi, et avec assez de suite pour qu'ils puissent avoir confiance dans le jugement de leurs sens. Des observations de péripneumonies simples dans lesquelles on a cru reconnaître l'égophonie, m'ont été communiquées par plusieurs de mes confrères, et entre autres par M. Cruveilhier, ainsi que par beaucoup d'élèves. Celles de ces observations que j'ai pu vérifier ou sur lesquelles j'ai pu interroger les observateurs, étaient toutes des exemples de bronchophonie prise pour l'égophonie, ou de réunion des deux phénomènes. Tous les jours, dans l'enseignement clinique, je vois les élèves les confondre d'abord, et me prier de vérifier une égophonie qu'ils croient avoir découverte chez un malade, et qui n'est que la bronchophonie ; mais lorsqu'ils ont acquis quelque habitude, ils ne s'y trompent plus, et n'hésitent que dans les cas réellement douteux.

Si, après ce que nous venons de dire, on trouvait encore quelque obscurité dans la distinction des phénomènes donnés par la résonnance de la voix, elle se dissipera par l'application de ces notions générales aux divers cas de diagnostic.

ARTICLE IV.

De l'Auscultation de la toux.

La toux, par elle même, et lorsque les poumons sont tout-à-fait sains, ne fait entendre aucun bruit particulier dans le poumon; on sent seulement la secousse imprimée aux parois thoraciques, et une expiration plus rapide, mais peut-être moins bruyante, que l'expiration naturelle.

Ecoutée sur le larynx et la trachée, et, chez les sujets à poitrine étroite, à la racine des bronches, elle donne, outre la secousse, la sensation du creux, ou du passage de l'air dans un canal. Lorsque le poumon est enflammé au degré d'hépatisation, ces sensations deviennent plus manifestes à la racine du poumon, et quelquefois même dans des points où les plus gros rameaux bronchiques ont à peine le volume d'une petite plume d'oie, qu'ils ne le sont naturellement dans la trachée : je désignerai en conséquence ce phénomène sous le nom de *toux tubaire*. Le même phénomène a quelquefois lieu par suite de la simple compression du tissu pulmonaire, produite par un épanchement pleurétique ; mais alors il n'existe qu'à la racine du poumon, et l'on sent même que la résonnance de la toux ne s'étend pas loin ; tandis que, dans le premier cas, elle s'étend au loin dans les divisions de l'arbre bronchique, à moins, que la péripneumonie ne soit circonscrite et très-peu étendue, ce qui est fort rare. La toux *tubaire* a souvent lieu dans le cas de dilatation des bronches, et elle sert à apprécier le diamètre qu'elles ont acquis.

Lorsqu'il existe une excavation pulmonaire en communication avec les bronches, la toux y retentit à-peu-près comme dans le larynx ; mais la résonnance est moins diffuse et fait parfaitement juger de l'étendue de l'excavation ; elle y détermine le *râle caverneux* plus facilement que ne le fait la respiration, surtout si l'excavation est encore en grande partie remplie par une matière peu liquide. Si elle est vide, cette *toux caverneuse* l'indique plus évidemment qu'aucun autre phénomène.

La toux donne aussi quelquefois le *tintement métallique*, dans des cas où il est peu sensible par la respiration et la voix.

Lorsque la pectoriloquie est suspendue dans une excavation tuberculeuse, à raison de l'obstruction momentanée des bronches par des crachats, la toux les expulse et fait reparaître le phénomène, ou donne au moins le râle caverneux, qui est équivalent comme signe ; elle débouche également les communications fistuleuses qui peuvent exister entre la plèvre et les bronches.

Dans les excavations où la matière tuberculeuse a commencé seulement à se ramollir, et dans les abcès péripneumoniques commençans, la respiration n'est pas toujours assez énergique pour faire pénétrer l'air et produire le râle, et cependant la toux fait déjà entendre un gargouillement très-fort. En général tous les bruits qui seront décrits dans le chapitre suivant s'entendent plus fortement à l'aide de la toux qu'au moyen de la respiration.

Il est cependant des précautions à prendre à cet égard : quelquefois une toux trop forte semble plutôt boucher les communications que les ouvrir, et produit une grande commotion dans les parois thoraciques et le tissu pulmonaire, sans déterminer de gargouillement. D'autres fois, au contraire, un malade pusillanime ne tousse que de la gorge, et sa toux ne retentit nullement dans les bronches : il faut alors lui recommander de faire une forte inspiration et de tousser ensuite.

Un des cas où il est le plus utile de faire tousser le malade est celui d'un catarrhe sec porté assez loin pour que la respiration ne s'entende pas. La toux, ainsi que nous l'avons déjà dit, est toujours précédée ou suivie d'une inspiration énergique qui s'entend mieux que les autres, et permet de juger le degré de perméabilité du tissu pulmonaire.

Ce moyen est encore précieux dans les péripneumonies commençantes, et surtout dans celles qui surviennent chez des sujets attaqués de catarrhe sec chronique. La poitrine rend alors un son douteux ou trompeur ; la respiration est souvent nulle ; la toux seule peut la rendre évidente dans les points où elle existe encore et faire entendre le râle crépitant, signe pathognomonique de la péripneumonie commençante. La toux ne doit être employée comme moyen d'exploration que dans les cas où la respiration ne suffit pas, parce qu'elle peut fatiguer les malades. Cet inconvénient, au reste, est moindre qu'il ne semblerait. Pour peu qu'on ait d'habitude, une seule secousse de toux, et plutôt médiocre que forte, suffit pour faire entendre tous les signes qu'elle peut donner, tandis qu'il faut souvent plusieurs inspirations pour obtenir le même résultat.

ARTICLE V.

De l'Auscultation des bruits étrangers à la respiration et à la voix.

Divers bruits étrangers à celui de la respiration et à la résonnance de la voix peuvent avoir lieu accidentellement dans l'intérieur de la poitrine. Je les diviserai en deux séries, sous les noms de *râle* et de *tintement métallique*.

§ Ier. *De l'Auscultation des diverses espèces de râle.*

On désigne communément sous le nom de *râle*, le murmure bruyant que l'air fait entendre chez les mourans, en traversant avec peine des crachats que les poumons ne peuvent plus expulser. Ce bruit se passe en entier dans le larynx et la trachée, ou tout au plus à l'origine des gros troncs bronchiques, et je l'appelle par cette raison *râle trachéal;* il peut quelquefois exister sans qu'il y ait aucun murmure semblable dans les ramifications des bronches, et beaucoup plus souvent ces dernières donnent sous le stéthoscope un râle très-bruyant, sans qu'on puisse en rien entendre à l'oreille nue. Le râle trachéal est en effet le seul qu'on puisse entendre de cette manière : encore faut-il pour cela qu'il soit très-fort. Lorsqu'on l'explore à l'aide du cylindre, son caractère est presque toujours celui du *râle muqueux* qui sera décrit plus bas ; quelquefois cependant il est mêlé d'une résonnance *sonore grave ;* les bulles paraissent extrêmement nombreuses et très-grosses, Quelquefois le bruit produit par l'air qui les traverse est si fort qu'il imite le roulement d'un tambour ou le bruit d'une voiture qui roule sur le pavé : on l'entend alors avec force dans toute l'étendue du sternum, et il est accompagné d'un frémissement très-sensible à la main, qui indique sa proximité ; on l'entend même quelquefois dans toute l'étendue de la poitrine et à travers les poumons ; mais alors il n'est point accompagné de frémissement, et l'on reconnaît facilement qu'il a son siége dans un point éloigné : alors même il est cependant quelquefois assez fort pour masquer les battemens du cœur et le bruit de la respiration dans une grande partie de la poitrine. Toutes les fois que le râle trachéal existe à un certain degré, on ne peut distinguer les battemens du cœur sous le sternum qu'en recommandant au malade de rester un moment sans respirer, ce qui lui est quelquefois difficile à raison de l'intensité de la dyspnée, qui rend la respiration très-fréquente.

Le râle trachéal ne s'observe guère à un pareil degré que dans les hémoptysies graves et les paroxysmes du catarrhe muqueux des vieillards, qui prend alors le nom de *catarrhe suffocant.* On l'observe aussi chez la plupart des agonisans, et particulièrement dans l'agonie des phthisiques, des péripneumoniques, et des sujets attaqués de maladies du cœur ou de fièvres essentielles graves. Dans tous les cas, on peut le regarder comme d'un mauvais augure lorsqu'il est très-intense. On l'observe à un moindre degré dans les catarrhes pulmonaires aigus, dans les catarrhes chroniques muqueux graves, et dans toutes les maladies qui peuvent être compliquées de l'une ou de l'autre de ces affections.

On peut le ranger au nombre des plus mauvais symptômes qui puissent survenir dans les fièvres.

Lors même que le râle trachéal est trop léger pour être entendu à l'oreille nue, on l'entend parfaitement à l'aide du cylindre.

A défaut de terme plus générique, je prend le mot de *râle* dans une acception plus étendue que celle qu'on lui donne communément, et je désignerai sous ce nom tous les bruits contre nature que le passage de l'air, pendant l'acte respiratoire, peut produire soit en traversant des liquides qui se trouvent dans les bronches ou dans le tissu pulmonaire, soit à raison d'un rétrécissement partiel des conduits aériens. Ces bruits accompagnent également la toux lorsqu'il en existe, et deviennent même plus évidens dans cette circonstance ; mais dans la plupart des cas il suffit de les explorer à l'aide de la respiration.

Ils sont très-variés ; ils ont, pour la plupart, des caractères extrêmement frappans, et les mots me manqueront souvent pour les exprimer, ou du moins il me sera difficile de les décrire d'une manière assez exacte pour en donner une idée juste à celui qui ne les aurait jamais entendus. Les sensations simples ne peuvent se peindre que par des comparaisons ; et quoique celles que j'emploierai me paraissent assez justes, on ne doit pas s'attendre à une similitude parfaite. J'espère cependant que la description que je vais donner de ces bruits suffira pour faire reconnaître chacun d'eux à un observateur un peu attentif; car ils sont beaucoup moins difficiles à distinguer qu'à décrire.

On peut distinguer cinq espèces principales de râle : 1°. le râle humide ou *crépitation ;* 2°. le râle muqueux ou *gargouillement;* 3°. le râle sec sonore ou *ronflement;* 4°. le râle sibilant sec ou *sifflement;* 5°. le râle crépitant sec à grosses bulles ou *craquement.*

Le râle *crépitant humide* est un bruit qui se passe évidemment dans le tissu pulmonaire. On peut le comparer à celui que fait du sel que l'on fait décrépiter à une chaleur douce dans une bassine, à celui que donne une vessie sèche que l'on insuffle, ou mieux encore à celui que fait entendre le tissu d'un poumon sain et gonflé d'air que l'on presse entre les doigts : il est seulement un peu plus fort que ce dernier; et, outre la crépitation, il porte avec lui une sensation d'humidité bien marquée. On sent évidemment que les cellules pulmonaires contiennent un liquide à-peu-près aussi ténu que de l'eau, et qui n'empêche pas l'air d'y pénétrer. Les bulles dont il se forme paraissent extrêmement petites. Cette espèce de râle, au reste, une des plus importantes à connaître, est très-facile à distinguer, et il suffit de l'avoir entendue une fois pour ne pouvoir plus s'y tromper. Il est le signe pathognomonique de la péripneumonie au premier degré ; il cesse de se faire entendre dès que le poumon a acquis la dureté hépatique , et reparaît lorsque la résolution se fait. On l'observe également dans l'œdème du poumon et quelquefois dans l'hémoptysie. Dans ces deux derniers cas, les bulles formées par le déplacement de l'air paraissent ordinairement un peu plus grosses et plus humides que dans le râle crépitant de la péripneumonie : je désigne cette variété sous le nom de *râle sous-crépitant.*

Le *râle muqueux* ou *gargouillement* est celui que produit le passage de l'air à travers des crachats accumulés dans la trachée ou les bronches , ou à travers la matière tuberculeuse ramollie dans une cavité ulcéreuse du poumon : c'est le râle des mourans , et je ne puis en donner une idée plus exacte. Il est le seul que l'on puisse entendre à l'oreille nue : encore cela n'a-t-il lieu, comme nous venons de le dire, que lorsqu'il a son siége dans la trachée ou les gros rameaux bronchiques. Le cylindre le fait entendre comme tous les autres , dans quelque partie du poumon que ce soit.

Le râle muqueux, écouté à l'aide du stéthoscope, présente diverses circonstances plus faciles à reconnaître qu'à analyser et surtout à décrire, et dont on ne peut guère donner l'idée qu'en comparant les perceptions fournies par le sens de l'ouïe avec celles que donnerait la vue. Il offre le plus souvent l'image de bulles analogues à celles que l'on produit en soufflant avec un chalumeau dans de l'eau de savon. L'oreille apprécie de la manière la plus claire la consistance du liquide qui les forme, et qui est toujours évidemment plus grande que dans le râle crépitant. Elle reconnaît d'une manière non moins sûre le volume variable de ces bulles, et, sous ce rapport, on peut dire que le râle est *très-gros, gros, moyen, petit* ou *menu*. Cette dernière expression convient particulièrement au râle crépitant, tel qu'on l'observe dans la péripneumonie au premier degré: il semble, dans ce cas, qu'une multitude de petites bulles très-égales entre elles se dégagent à la fois, et frémissent plutôt qu'elles ne bouillonnent à la surface d'un liquide.

Le râle muqueux, au contraire, paraît toujours plus gros, et le plus souvent d'une grosseur inégale, de sorte que, dans le même point et dans le même moment, il présente l'image d'un liquide que l'on insuffle, et qui forme des bulles, les unes de la grosseur d'une aveline, les autres de celle d'un noyau de cerise, ou même d'un grain de chenevis.

La quantité des bulles peut être estimée aussi exactement, de sorte que l'on peut dire que le râle est tantôt abondant et tantôt rare. Tantôt, en effet, l'espace du tissu pulmonaire correspondant à celui que couvre le cylindre paraît plein de bulles qui se touchent; tantôt, au contraire, on n'entend que quelques bulles çà et là, éloignées les unes des autres par des espaces dans lesquels la respiration se fait sans mélange de râle, ou ne se fait pas du tout, suivant la nature de l'affection pulmonaire existante.

Souvent on entend une bulle se former seule de temps en temps, et dans l'intervalle la respiration est pure ou nulle, suivant l'état du tissu pulmonaire.

Lorsque le râle muqueux est très-gros et peu abondant, on sent évidemment les bulles se distendre par l'effort de l'air qui les gonfle, et lui livrer, en crevant, un libre passage. Quand il est à la fois abondant, gros et continu, il devient quelquefois tellement bruyant qu'il simule le roulement d'un tambour.

Le râle muqueux existe principalement dans le catarrhe pulmonaire avec sécrétion muqueuse abondante, dans l'hémoptysie, et souvent dans la péripneumonie et la phthisie pulmonaire; dans les deux premiers cas, il est dû au passage de l'air au travers de la mucosité ou du sang qui se trouve contenu dans les bronches; dans les deux dernières maladies, il peut également se passer dans ces tuyaux, quand il s'y trouve une certaine quantité de matière muqueuse ou purulente; mais il peut aussi avoir lieu dans des excavations produites par un abcès péripneumonique, par une escarrhe gangréneuse du poumon, ou par des tubercules ramollis. Alors le râle muqueux prend un caractère particulier que je désignerai sous le nom de *caverneux* : il est plus abondant, plus gros, et se fait dans un espace circonscrit, où la toux et la respiration caverneuse, ainsi que la pectoriloquie, se font ordinairement entendre aussi. C'est surtout par la toux que l'on acquiert la conviction que le râle est caverneux; on ne l'entend pas s'étendre au loin dans les bronches; on sent qu'il est en quelque sorte emprisonné dans une cavité, et souvent l'oreille distingue la consistance plus ou moins forte de la matière contenue dans l'excavation, à l'impression qu'elle reçoit de son choc, quand, réunie par les efforts de la toux, elle vient heurter l'extrémité du cylindre.

Dans des cas rares, le râle muqueux pectoral peut être reconnu, ou au moins soupçonné par d'autres moyens que l'auscultation. Il m'est arrivé quelquefois, en percutant la clavicule ou la partie antérieure-supérieure de la poitrine chez des phthisiques, de produire un frémissement analogue à celui que donne un pot fêlé que l'on percute légèrement, et accompagné d'une résonnance *de creux* évidente, et même d'une crépitation humide ou d'un gargouillement manifeste. Ces signes indiquent l'existence d'excavations tuberculeuses ramollies près de la surface du poumon. Je n'ai observé ce phénomène peu commun que chez des sujets dont les parois thoraciques étaient très-grêles et très-élastiques. Il m'a paru aussi que, chez ces sujets, les ligamens qui unissent la clavicule au sternum étaient plus lâches qu'à l'ordinaire. Quelques-uns de ces malades sentent eux-mêmes le gargouillement intérieur de la matière tuberculeuse ramollie sous la main qui percute ou qui presse. Il en est même qui le sentent sans cela, et qui indiquent comme point de départ de leurs crachats le lieu où est réellement située l'excavation; mais cela est fort rare, et le plus grand nombre des malades ne perçoit aucune sensation des mouvemens que la respiration et la toux impriment aux matières contenues dans une excavation (1).

---

(1) J'ai décrit ce phénomène dans la première édition de cet ouvrage, tom. II, pag. 64, § 531. M. Martinet, qui n'a

J'ai entendu quelquefois, dans des excavations tuberculeuses situées au sommet du poumon, un râle muqueux ou gargouillement léger, à la fin de chaque diastole de l'artère sous-clavière, et qui était évidemment déterminé par le choc de l'artère sur les parois de l'excavation. Ce phénomène

---

pas sans doute remarqué ce passage, a donné dernièrement le même signe comme nouveau, sous le nom d'*une espèce nouvelle de tintement métallique* (*Revue médicale*, tom. ii, pag. 253, 1824); et il a oublié de réparer son erreur dans le *Manuel d'exploration* qu'il a publié depuis. J'ai observé pour la première fois cette crépitation en 1816, et je ne crois pas l'avoir rencontrée plus de vingt ou trente fois depuis. On confondrait très-aisément ce bruit avec celui que donne par la percussion un objet susceptible de résonnance que le malade porterait au cou, comme un collier ou une croix : j'y aurais été trompé moi-même dans une circonstance, si un élève ne m'eût fait apercevoir que la malade portait un crucifix métallique dont les diverses parties, mal jointes, donnaient lieu au cliquetis que nous entendions par la percussion. Les phthisiques dont la poitrine *gargouille* présentent ce signe d'une manière beaucoup plus distincte quand on percute doucement et rapidement pendant qu'ils parlent. On peut même obtenir de cette manière ce phénomène chez des sujets qui ne le présentent point sans cela. On le rencontre, mais rarement, dans divers points de la poitrine chez les malades attaqués de dilatation des bronches voisines de la surface du poumon. Il ne faut pas au reste avoir une trop grande confiance à ce signe lorsqu'il est peu marqué. Chez les sujets grêles et lymphatiques, on produit quelquefois, en percutant les clavicules et les premières côtes, la résonnance du pot fêlé, quoique la poitrine soit tout-à-fait saine; et avec un peu d'habitude, on peut même à volonté la produire ou ne la produire pas, selon la manière dont on frappe.

est fort rare , et l'on sent qu'il doit l'être , car
pour qu'il existe, il faut la réunion de beaucoup
de circonstances, savoir l'adhérence du sommet du
poumon aux parois thoraciques , une excavation
remplie par une matière tuberculeuse très-ramollie,
et assez petite pour que la secousse artérielle remue
sensiblement la masse liquide et l'air qu'elle contient. Il faut en outre que les parois de l'excavation,
dans le point correspondant à l'artère , soient assez
minces pour que le coup léger porté par l'artère
n'y épuise pas sa force. Il faut probablement aussi
que l'impulsion artérielle soit plus énergique que
dans l'état naturel, et peut-être que le diamètre de
l'artère soit un peu plus grand que d'ordinaire.

Dans des cas également très-rares, un râle muqueux très-fort ou caverneux peut être entendu à
l'oreille nue , et le gargouillement peut même être
senti à la main. Je n'entends pas parler ici du râle
des mourans , qui, lorsqu'il existe abondamment
dans la poitrine, imprime à ses parois un frémissement sensible à la main ; mais je veux parler d'un
râle local, qui n'existe que dans une portion du
poumon souvent fort éloignée des gros troncs bronchiques. Je n'ai rencontré ce phénomène que dans
les cas suivans : 1°. lorsque la matière contenue
dans une excavation du poumon s'est fait jour à
travers les parois thoraciques, et forme sous la peau
une tumeur où l'emphysème et la fluctuation réunis
donnent en outre, par la plus légère pression, un
gargouillement manifeste ; 2°. lorsque la matière
d'une excavation se fait jour dans une plèvre dont
les deux lames étaient antérieurement réunies par

un tissu cellulaire abondant, mais assez lâche pour se laisser infiltrer fortement de pus et d'air. 3°. Enfin je pense, sans avoir pu encore vérifier suffisamment cette conjecture, qu'une excavation multiloculaire très-étendue, et partout à demi pleine de pus ou de matière tuberculeuse ramollie, peut quelquefois produire un râle sensible à la main, et susceptible d'être entendu à une petite distance, surtout si le poumon est très-adhérent à la plèvre costale.

Quelquefois, quand le bruit respiratoire est suspendu ou très-faible, les bulles du râle muqueux deviennent très-petites, peu nombreuses, se font entendre rarement et seulement dans les grandes inspirations ; d'autres fois, la respiration s'entendant assez bien, on sent surtout qu'elle n'est pas *nette*. Je désigne ces variétés du râle muqueux sous le nom de *râle obscur*. Une oreille peu exercée pourrait quelquefois les confondre avec un râle crépitant faible.

Le *râle sonore sec* ou *ronflement* présente des caractères plus variables que les deux premières espèces. Il consiste en un son grave, et quelquefois extrêmement bruyant, qui ressemble tantôt au ronflement d'un homme qui dort, tantôt au son que rend une corde de basse que l'on frotte avec le doigt, assez souvent au roucoulement de la tourterelle. Cette imitation est quelquefois tellement exacte que l'on serait tenté de croire qu'une tourterelle est cachée sous le lit du malade. Cette dernière variété du râle n'a ordinairement lieu que dans une partie peu étendue du poumon. J'en ai souvent trouvé le siége dans des fistules pulmonaires d'une médiocre capacité ; d'autres fois dans des tuyaux bronchiques dilatés. Il me paraît qu'il ne peut avoir lieu dans ceux qui sont d'un petit diamètre.

Il ne faut pas confondre le râle sonore ou ronflant avec le ronflement guttural dont j'ai parlé ailleurs (pag. 53) : le premier a son siége dans la poitrine, et ne s'entend pas à l'oreille nue ; le second, au contraire, est dû uniquement, comme nous l'avons vu, à la manière dont l'air inspiré et expiré frappe le voile du palais ; et, en appliquant le cylindre sur la poitrine , il est facile de se convaincre qu'il ne se passe point dans cette cavité.

Il est difficile de déterminer quelle peut être la cause du ronflement pectoral et de ses diverses variétés. La nature du bruit entendu n'a rien qui indique qu'il soit dû au passage de l'air à travers une matière quelconque ; et, à l'ouverture des cadavres, on trouve fort peu de mucosités dans les points où il se faisait entendre. Sa nature en quelque sorte musicale porterait plutôt à croire qu'il est dû à un changement quelconque dans la forme des canaux que l'air parcourt dans les poumons.

Quoiqu'il soit assez difficile de reconnaître exactement, par l'autopsie, des altérations d'une espèce aussi mobile, les ouvertures que j'ai faites me portent à croire que le râle ronflant a lieu toutes les fois qu'une cause quelconque, comme le voisinage d'une tumeur ou d'une glande engorgée, la pression exercée par une inflammation locale et peu étendue du tissu pulmonaire, la présence d'une masse un peu volumineuse de mucus bronchique très-tenace et non mêlé d'air, ou un gonflement local de la membrane interne du poumon, rétrécit l'ouverture d'un rameau bronchique, et en rend l'origine plus étroite que le reste de son trajet. Cela me paraît surtout probable pour le roucoulement, qui, comme je viens de le dire, n'a guère lieu que dans des cas où l'air inspiré pénètre à travers un rameau de moindre calibre, dans une fistule pulmonaire ou dans un rameau bronchique dilaté.

Il est assez difficile, d'après ces données, de se rendre raison du caractère plus grave que prend la résonnance bronchique dans ces cas ; car le gonflement de la muqueuse bronchique, et les rétrécissemens dont je viens de parler, tendent à diminuer le diamètre des bronches, et cette diminution semblerait devoir y rendre la résonnance plus aiguë. Mais on pourrait faire la même objection relativement au gonflement catarrhal de la membrane interne du larynx et des bords de la glotte, qui, comme l'on sait, avant de produire l'aphonie complète, rend la voix rauque et plus grave que dans l'état naturel. Peut-être le gonflement des éperons ou points de divisions des bronches, de même que celui de la glotte dans l'enrouement, isole-t-il en quelque manière une portion de l'arbre bronchique, et le transforme-t-il en une sorte d'instrument à vent.

Le *râle sibilant sec* ou *sifflement* a des caractères assez variés. Tantôt il ressemble à un petit sifflement prolongé, grave ou aigu, sourd ou assez sonore ; d'autres fois, au contraire, ce bruit est de très-courte durée, et ressemble au cri des petits oiseaux, à l'espèce de bruit que font entendre deux plaques de marbre enduites d'huile et que l'on sépare brusquement l'une de l'autre, ou au cliquetis d'une petite soupape. Ces diverses variétés du râle sibilant existent souvent à la fois dans diverses parties du poumon, ou se succèdent dans le même point, à des intervalles plus ou moins longs.

La nature du bruit entendu et les résultats de l'ouverture des cadavres me paraissent prouver que le râle sibilant est dû à une mucosité peu abondante, mais très-visqueuse, obstruant plus ou moins complètement les petites ramifications bronchiques. Cela est surtout évident pour le *bruit de soupape*, qui n'est par conséquent qu'une variété du râle muqueux; mais le sifflement proprement dit, c'est-à-dire aigu et prolongé, me paraît plutôt dépendre d'un rétrécissement local produit par le gonflement de la membrane interne d'un rameau bronchique de petit ou de moyen calibre.

Le *râle crépitant sec à grosses bulles* ou *craquement* n'existe guère que dans l'inspiration; il donne la sensation de l'air distendant des cellules pulmonaires sèches et très-inégalement dilatées, ou pénétrant même dans le tissu cellulaire ambiant du poumon. Le bruit est tout-à-fait analogue à celui d'une vessie sèche que l'on insuffle. Ce phénomène est le signe pathognomonique de l'emphysème pulmonaire et de l'emphysème interlobulaire du poumon : il est ordinairement beaucoup plus marqué dans ce dernier cas. On éprouve une sensation analogue dans l'emphysème sous-cutané, en appliquant le stéthoscope sur la partie affectée, et pressant de l'oreille d'une manière interrompue, ou comprimant de la même manière les parties environnantes avec le doigt. Ce signe peut même servir à faire reconnaître l'emphysème inter-musculaire et profond, dans les cas douteux.

On doit distinguer dans chacune des espèces de râle, outre la nature particulière du bruit qui la caractérise, une sorte de léger frémissement qu'il imprime au cylindre toutes les fois que le point où le râle a lieu se trouve situé immédiatement au-dessous de celui où est appliqué le cylindre.

Ce frémissement, fort analogue à celui que produit la voix elle-même sur les parois thoraciques (pag. 62), peut quelquefois, comme ce dernier, être senti à la main, et, dans quelques cas, il est même beaucoup plus sensible. Il est, en général, extrêmement fort dans le râle muqueux et le ronflement, un peu moins dans le râle crépitant, et moins encore dans le râle sibilant, surtout quand ce dernier est lui-même peu bruyant.

Lorsque le râle a son siége dans une partie éloignée du point où est appliqué le cylindre, quoiqu'on l'entende très-distinctement et même fortement, on ne sent point le frémissement dont il s'agit. Quand on ne le sent dans aucun point de la surface de la poitrine, le râle a son siége dans les parties les plus centrales du poumon. Ce signe peut paraître subtil à la lecture; mais je puis assurer que rien n'est plus facile à saisir, et qu'il est à peine besoin de quelques minutes d'étude pour apprendre à distinguer, à l'aide du stéthoscope, le degré d'éloignement du point où le râle a lieu.

Certains râles, quoique très-forts, peuvent n'êtr
pas entendus à un ou deux pouces du point o
ils ont leur siége. Cela a surtout lieu pour le râl
muqueux et le râle crépitant. Le ronflement, a
contraire, et le râle sibilant s'entendent quelque
fois d'un côté à l'autre de la poitrine, et, par cett
raison, ils compliquent souvent les autres espèces
Ainsi, un homme qui présente le râle muqueu
dans le côté droit, peut faire entendre, dans l
même point et dans le même temps, un râle sonor
sec dont le siége réel est dans les gros rameau
bronchiques du poumon gauche. Cette complicatio
est très-facile à distinguer d'un râle muqueux très
bruyant par lui-même.

Les caractères de chacune des espèces de râl
que je viens de décrire sont tellement tranchés, le
bruits qu'ils font entendre sont souvent si sonores
que cette catégorie de signes semblait d'abord,
entre celles que l'auscultation peut fournir, la plu
propre à faire distinguer les diverses maladies d
poumon, ou les accidens notables de ces maladies.
Le râle, cependant, seul et par lui-même, serait
loin de fournir des données aussi importantes et
aussi nombreuses que la respiration et la voix; mais,
jointes aux autres, elles deviennent très-précieuses:
les deux râles crépitans, et le râle caverneux surtout, sont souvent plus positifs qu'aucun autre
signe.

§ II. *Du Tintement métallique.*

Je désigne sous ce nom un phénomène singulier
qui consiste en un bruit parfaitement semblable à

celui que rend une coupe de métal, de verre ou de porcelaine, que l'on frappe légèrement avec une épingle, ou dans laquelle on laisse tomber un grain de sable. Ce bruit, qui se passe dans l'intérieur de la poitrine, ne dépend nullement de la matière dont est formé le stéthoscope, comme on serait tenté de le croire lorsqu'on l'entend pour la première fois : il a lieu, ainsi que l'égophonie, avec le cylindre de papier comme avec celui de bois.

Ce bruit ou *tintement* se fait entendre quand le malade respire, parle ou tousse. Il est beaucoup plus faible lorsqu'il accompagne la respiration que lorsqu'il est déterminé par la voix ou la toux. Le plus souvent même il est si faible dans le premier cas qu'il est très-difficile à reconnaître. J'ai rencontré cependant des sujets chez lesquels on ne le distinguait d'une manière évidente que pendant les mouvemens de la respiration, et nullement lorsque le malade parlait ou toussait ; mais cela n'est pas commun, et la toux surtout fait entendre ordinairement le tintement d'une manière extrêmement frappante ; il est même bon, lorsqu'on l'a entendu d'une manière douteuse par la voix ou la respiration, de faire tousser le malade, afin de s'assurer davantage de l'existence du phénomène.

La voix peut faire entendre le tintement de deux manières différentes, suivant que la pectoriloquie existe ou n'existe pas. Dans le premier cas, le tintement et la voix elle-même traversent le tube du cylindre ; dans le second, on entend simplement retentir dans l'intérieur de la poitrine un bruit léger et aigu, analogue à la vibration d'une corde métallique que l'on touche du bout du doigt.

Le tintement métallique dépend toujours de la résonnance de l'air agité par la respiration, la toux ou la voix, à la surface d'un liquide qui partage avec lui la capacité d'une cavité contre nature formée dans la poitrine. Il ne peut, par conséquent, exister que dans deux cas : 1°. dans celui de la coexistence d'un épanchement séreux ou purulent dans la plèvre avec un pneumo-thorax ; 2°. lorsqu'une vaste excavation tuberculeuse est pleine, en partie seulement, d'un pus très-liquide.

Pour que le pneumo-thorax joint à l'empyème ou à l'hydropisie de la plèvre donne lieu au tintement métallique, il est nécessaire, en outre, que la plèvre communique avec les bronches au moyen d'un conduit fistuleux, tel que ceux qui sont produits par une vomique tuberculeuse, un abcès du poumon, ou une escarrhe gangréneuse, ouverts à la fois, d'un côté dans la plèvre, et de l'autre dans quelque rameau bronchique. Le tintement métallique peut, par conséquent, être regardé comme le signe pathognomonique de cette triple lésion. L'air extérieur communiquant alors librement avec la cavité de la plèvre, frémit et s'agite entre la surface du liquide qu'elle renferme et les parois de la poitrine, toutes les fois que le malade tousse, parle ou respire, et produit l'espèce de résonnance que nous venons de décrire.

Le tintement métallique peut, en outre, servir à faire connaître et la largeur du conduit fistuleux qui fait communiquer la plèvre aux bronches, et la quanlité respective du liquide et de l'air épanché ; car le phénomène est d'autant plus sensible que le diamètre du conduit fistuleux est plus considérable ; et l'on distingue évidemment, par l'étendue des vibrations du tintement, celle de l'espace vide, ou plutôt occupé par l'air.

On peut encore estimer l'étendue de cet espace assez exactement en auscultant à l'aide du stéthoscope, et percutant en même temps dans différens points : on entend alors une résonnance semblable à celle d'un tonneau vide, et mêlée par moment de tintement.

Le tintement est aussi, en général, d'autant plus fort que la quantité de gaz existant dans la poitrine est plus considérable. Ainsi, lorsqu'il est peu marqué, on peut présumer que l'épanchement puriforme est très-abondant, et qu'il y a peu d'air dans la cavité de la plèvre. Je crois cependant (mais je'appuie cette conjecture que sur un petit nombre de faits) que s'il y avait très-peu de pus et beaucoup d'air dans la plèvre, le tintement serait moins fort que dans le cas où la quantité des deux épanchemens est à-peu-près égale.

Quelquefois le tintement métallique se change en un phénomène analogue : c'est un bourdonnement tout-à-fait semblable à celui que l'on produit en soufflant dans une carafe ou dans une cruche : je l'appellerai, par conséquent, *bourdonnement amphorique* : la toux, la respiration et la voix peuvent également le produire. Quelquefois l'une de ces actions produit le tintement métallique, et l'autre le bourdonnement amphorique. D'autres fois, l'un de ces phénomènes succède à l'autre, ou alterne avec lui pendant un temps plus ou moins long ; quelquefois ils s'entendent simultanément.

Les cas où la résonnance amphorique existe seule ou beaucoup plus habituellement que le tintement métallique, m'ont paru coïncider avec les circonstances suivantes : 1°. lorsqu'il existe deux ou plusieurs communications fistuleuses entre la cavité occupée par l'air et les bronches ; 2°. lorsque cette cavité est extrêmement vaste et ne contient qu'une très-petite quantité de liquide.

Le tintement métallique peut encore être déterminé par une circonstance indépendante de la voix, de la toux et de la respiration, et dans des cas où il n'y a aucune communication fistuleuse entre la plèvre et les bronches. Lorsque l'on fait mettre sur son séant un malade attaqué de pneumothorax avec épanchement liquide, il arrive quelquefois qu'une goutte restée au haut de la poitrine tombe au moment où l'on explore, et produit un bruit semblable à celui d'une goutte d'eau qu'on laisserait tomber dans une carafe aux trois quarts vide, et qui est accompagné d'un tintement métallique très-évident.

Je soupçonnais depuis long-temps que le tintement métallique et le bourdonnement amphorique devaient s'entendre dans la cavité de la plèvre après l'opération de l'empyème : j'ai vérifié cette conjecture au mois d'avril 1822, me trouvant présent au pansement d'un malade auquel j'avais fait faire l'opération de l'empyème, environ un mois auparavant, de concert avec mon confrère M. Rullier. Je remarquai que lorsqu'on poussait lentement une injection dans la poitrine, on entendait, à l'oreille nue, le bruit de la chute du liquide qui tombait par goutte sur celui qui existait déjà dans cette cavité. Cette chute déterminait d'une manière très-marquée le tintement métallique (1). J'appliquai ensuite le stéthoscope sur la poitrine : le bruit respiratoire pulmonaire était toujours nul ; mais l'entrée de l'air dans la cavité de la plèvre à chaque inspiration,et sa sortie pendant l'expiration, produisaient un bourdonnement amphorique extrêmement marqué. Une tente ayant été introduite dans la plaie, on n'entendait plus qu'un sifflement sourd et léger produit par le passage moins abondant de l'air; mais alors, à chaque parole que prononçait le malade, le tintement métallique proprement dit se faisait entendre distinctement. Ce dernier fait semble prouver qu'une communication trop large avec l'air extérieur tend à transformer le tintement métallique en un simple bourdonnement amphorique. Il est à remarquer qu'il n'y avait aucune communication fistuleuse entre la plèvre et les bronches; que l'air ne pénétrait dans la poitrine que par la plaie, et que, par conséquent, le tintement métallique était déterminé seulement par les vibrations qu'imprimait à cette masse d'air la résonnance de la voix dans le poumon, qui ce-

---

(1) Ce bruit de la chute du liquide ne peut se faire entendre que quand il est injecté par saccade, et assez faiblement pour qu'il tombe sur celui qui existe déjà dans la poitrine sans toucher les parois de cette cavité.

pendant était fortement comprimé sur le médiastin, et maintenu dans cette position par une fausse
membrane déjà très-consistante.

Le tintement métallique et le bourdonnement
amphorique n'ont jamais lieu quand l'épanchement
aériforme ne communique pas avec l'air extérieur,
si ce n'est dans le cas rare exposé ci-dessus (p. 112).
Je soupçonne néanmoins que si l'épanchement aériforme était très-considérable, on obtiendrait, en
percutant la poitrine et l'explorant en même temps
par le stéthoscope, une résonnance qui aurait quelque analogie avec ces phénomènes; mais depuis longtemps l'occasion de vérifier cette conjecture ne s'est
pas présentée à moi.

Il est un phénomène, de nulle valeur comme
signe, qu'un observateur inexpérimenté pourrait
peut-être prendre pour le tintement métallique en
faisant l'expérience dont il s'agit. Si, le stéthoscope
étant appliqué, on vient à percuter la poitrine, à
peu de distance surtout de l'instrument, on entend
un *cliquetis métallique* fort analogue à celui que
produit le maniement des armes dans l'exercice militaire. Ce cliquetis s'entend même quelquefois,
mais plus légèrement, lorsque les secousses de la
toux ébranlent fortement une poitrine dont les côtes ont beaucoup de mobilité : il est évidemment
déterminé par le froissement des parties semi-dures
les unes contre les autres. Il suffit, pour s'en convaincre, d'obturer son oreille en y appliquant le
poignet, et de frotter un peu fortement le pouce
contre le doigt indicateur.

Je pense que l'observation fera par la suite connaître quelques autres phénomènes étrangers à ceux que donnent naturellement la respiration, la voix ou les battemens du cœur, et propres à constituer, les signes de certains cas particuliers ; mais il est également probable qu'ils seront peu nombreux, puisque, depuis la publication de la première édition de cet ouvrage, les recherches auxquelles je me suis livré, ainsi que celles qui ont été faites dans presque tous les hôpitaux de Paris par un grand nombre de médecins ou d'élèves qui ont bien voulu me faire part de leurs observations, ne m'ont fait connaître qu'un seul fait de ce genre : je le dois à M. le docteur Honoré, mon successeur dans le service de l'hôpital Necker. Dans le cours du printemps de 1824, il me prévint qu'il avait à l'hôpital un homme qui, à la suite d'une pleuro-péripneumonie, présentait dans le côté affecté un bruit semblable à celui de deux corps durs qui se froisseraient l'un contre l'autre dans les mouvemens d'inspiration et d'expiration. Je ne pus voir ce malade, qui sortit peu de temps après de l'hôpital ; mais le même cas s'étant représenté chez un autre sujet, vers la fin de juin, M. Honoré eut la complaisance de me l'envoyer lorsqu'il fut pleinement convalescent. Je trouvai le bruit respiratoire faible dans toute l'étendue de la poitrine, et presque nul dans la partie inférieure et latérale gauche, qui avait été le siége de l'épanchement. En appliquant le stéthoscope sur la quatrième côte, à environ trois pouces de sa réunion avec son cartilage, on entendait dans l'inspiration et l'expiration un bruit sourd semblable à celui que produit sous le stéthoscope le froissement du doigt contre un os , et accompagné de la sensation d'un corps qui semblait monter et descendre en frottant avec un peu d'âpreté contre un autre. Ce phénomène se passait évidemment à très-peu de distance des parois thoraciques. Il n'était bien sensible que dans les grandes inspirations ; le malade en avait alors la conscience, et par l'application de la main , on éprouvait une sensation analogue à celle que donnait le stéthoscope, mais beaucoup plus obscure. J'ai retrouvé depuis le même phénomène chez douze ou quinze autres sujets, et avec des circonstances variées, qui m'ont mis sur la voie pour en reconnaître la cause.

Ce phénomène, que je désignerai sous le nom de *frottement ascendant et descendant* , dépend , au moins dans le plus grand nombre des cas, de l'emphysème interlobulaire du poumon ; il en est, avec le *râle crépitant sec à grosses bulles* , le signe pathognomonique, et peut présenter beaucoup de variétés que nous exposerons en parlant de cette maladie.

En jetant un coup-d'œil sur toutes les lésions organiques connues du poumon et de la plèvre, il est un autre cas dans lequel on pourrait soupçonner l'existence possible d'un phénomène analogue : c'est celui où le poumon contiendrait une tumeur cartilagineuse, osseuse, ou même tuberculeuse ou squirrheuse d'un certain volume, et saillante à sa surface. On conçoit que, dans ce cas, l'abaissement et l'élévation successive du diaphragme, ainsi que la dilatation des côtes, peuvent changer assez les rapports des points opposés de la surface du poumon et de la surface interne des parois thoraciques, pour qu'il y ait réellement frottement; et cet effet doit être plus sensible encore si, par suite d'un épanchement pleurétique nouvellement absorbé, la dilatation du poumon ne se faisant encore qu'incomplètement, la respiration est presqu'entièrement diaphragmatique. Les adhérences pulmonaires encore molles ne peuvent s'opposer à ce mouvement, et plus tard même, lorsqu'elles ont acquis la consistance du tissu cellulaire naturel, il n'est pas probable qu'elles en diminuassent sensiblement l'étendue. Ceci, au reste, n'est qu'une conjecture, mais si elle se réalisait, il est plus que probable que les deux cas seraient encore faciles à distinguer; car celui que je suppose ne pourrait être accompagné des autres signes de l'emphysème interlobulaire, et, de plus, l'humidité des surfaces rendrait, dans le premier cas, le bruit plus sourd, comme le frottement plus doux.

ARTICLE VI.

Application de l'Auscultation à plusieurs cas étrangers aux maladies de la poitrine.

L'exploration du cœur et des vaisseaux ne fournissant de signes diagnostiques que des maladies de ces organes, elle en précédera l'histoire. Nous renvoyons également à la troisième partie l'application faite par M. de Kergaradec, de l'auscultation à l'exploration de la grossesse, parce que les signes qu'elle en donne sont tirés de l'état de la circulation.

J'avais pensé depuis long-temps que l'auscultation pouvait s'appliquer utilement à divers cas chirurgicaux, et particulièrement au diagnostic des calculs de la vessie et des fractures douteuses ; je n'avais pu, faute d'occasions, et entraîné d'ailleurs par des occupations toutes différentes, faire aucune recherche suivie à ce sujet. M. le docteur Lisfranc a publié dernièrement une belle suite d'observations et d'expériences qui ne laissent plus aucun doute à ce sujet, et qui déterminent d'une manière exacte les signes auxquels on peut reconnaître les cas de ce genre qui paraîtraient douteux (1). Nous allons exposer, d'après le Mémoire de M. Lisfranc, ces signes, que nous avons nous-mêmes vérifiés en partie.

§ Iᵉʳ. *Application de l'Auscultation au diagnostic des fractures.*

Le stéthoscope, appliqué sur le lieu d'une fracture, produit, sous l'influence du plus léger mouvement que l'on imprime au membre, une crépitation plus manifeste que ne l'est à l'oreille nue celle que l'on obtient par les mouvemens les plus étendus. Souvent même la légère pression que l'oreille imprime au stéthoscope suffit pour la déterminer ; et, sous ce seul rapport, l'usage du stéthoscope aurait déjà un grand avantage sur l'exploration par la main, puisqu'elle évite aux malades des douleurs souvent très-vives.

La crépitation fournie par les fragmens des os compactes donne un bruit éclatant, et qui a de l'a-

---

(1) *Mémoire sur de nouvelles applications du stéthoscope,* par J. Lisfranc, membre titulaire de l'Académie royale de Médecine, etc.

nalogie avec celui que produit un morceau de bois que l'on rompt sur le genou; elle est accompagnée d'une sensation d'âpreté qui fatigue l'oreille.

La crépitation des fragmens des os spongieux est plus sourde, et donne la sensation de l'action d'une lime sur ces os: de temps en temps seulement, on entend quelques sons plus éclatans, et analogues à ceux de la crépitation des os compactes, mais moins bruyans.

Le bruit de la crépitation n'est nulle part plus fort qu'au lieu même de la fracture : il diminue à mesure qu'on s'en éloigne ; mais il peut être entendu à une grande distance lorsque la fracture intéresse la substance compacte d'un os long. La crépitation, dans les fractures du fémur surtout, peut être entendue jusque sur le crâne. La détermination du lieu précis de la fracture devient, d'après ce qui précède, très-facile à faire, d'autant que le bruit perçu est accompagné de la sensation du point plus ou moins éloigné où il se fait.

La crépitation des fractures obliques est plus forte que celle des fractures transversales ; mais s'il y a chevauchement, elle devient quelquefois plus obscure, et alors une oreille peu exercée ne l'entendrait peut-être distinctement qu'à l'aide d'une extension et d'une contre-extension légères.

Si la fracture est comminutive, le stéthoscope donne distinctement la sensation de plusieurs esquilles séparées.

En général, plus on appliquera l'auscultation à des objets divers, et plus on trouvera que le tact de l'oreille a, dans une multitude de cas, une délicatesse tout-à-fait surprenante. Nous avons déjà vu que, réuni à l'ouïe, il donne dans plusieurs maladies des organes thoraciques les sensations d'humidité et de sécheresse, de forme et d'étendue. J'ai distingué, dans des fractures faites sur des lapins, la forme pointue ou obtuse, et la comminution, lorsque la main, à raison de l'épaisseur des parties molles, ne reconnaissait ces circonstances que d'une manière obscure et douteuse.

Lorsque des liquides sont épanchés autour des fragmens, il se joint à la crépitation un gargouillement que M. Lisfranc compare à celui que produit le pied dans un soulier plein d'eau. Quand la fracture est compliquée d'une plaie des parties molles qui pénètre jusqu'au lieu même où elle existe, à la crépitation se joint un bruit de souffle, analogue à celui que font entendre des inspirations et des expirations fortes, la bouche restant toujours largement ouverte.

Il est impossible de confondre la crépitation des fractures avec la sensation fournie par les surfaces articulaires déplacées dans une luxation : cette sensation est sourde et obscure ; c'est celle de deux surfaces polies et humides glissant l'une sur l'autre.

Il suit de ce que nous venons de dire qu'au moyen du stéthoscope, on peut reconnaître facilement et sans occasioner de douleur aux malades, toutes les fractures, et même celles dont l'existence, habituellement difficile à constater, reste quelquefois douteuse, même après la guérison, pour les plus habiles chirurgiens, et particulièrement les fractures du col et des condyles du fémur ; celles du péroné, surtout à sa partie inférieure ; celles de la malléole interne ; les fractures longitudinales et obliques de la rotule ; celles des os du bassin ; celles du radius et du cubitus, lorsqu'un seul de ces os est cassé ; celles du col de l'humérus et des condyles de cet os ; celles de l'extrémité acromienne de la clavicule ; celles de l'omoplate et des côtes ; celles de la colonne vertébrale ; enfin, les fractures accompagnées d'un gonflement considérable des parties molles environnantes, comme sont surtout celles qui ont lieu dans le voisinage des articulations. Dans tous ces cas, le stéthoscope, appliqué sur le lieu même de la fracture, fera entendre la crépitation à l'aide du plus léger mouvement imprimé au membre fracturé, et le plus souvent même par la simple pression que demande l'application exacte de l'instrument. Lorsqu'une grande épaisseur de parties molles, augmentée encore par le gonflement inflammatoire, rendra le signe plus obscur, on appliquera le stéthoscope sur le point de l'os fracturé le plus voisin de la peau, ou même sur l'un des os qui s'articulent avec lui, la crépitation, comme tous les sons, se propageant mieux à travers des corps un peu denses, tels que des os, qu'à travers des corps mollasses, comme les muscles et le tissu cellulaire : ainsi, pour la fracture du col du fémur, on fera bien d'appliquer le stéthoscope sur le grand trochanter, ou sur la crête de l'os des iles.

§ II. *Application de l'Auscultation au diagnostic des calculs de la vessie.*

Le cathétérisme est sans contredit un excellent moyen de constater l'existence d'un calcul dans la vessie : cependant la sensation que donne le choc du cathéter contre la pierre est quelquefois douteuse ; il n'est arrivé que trop souvent aux plus habiles chirurgiens de tailler des malades qui n'avaient pas la pierre ; et il est peu d'années que ce malheur n'arrive encore dans quelqu'une des capitales de l'Europe. On peut affirmer qu'il n'arrivera plus, au moins aux chirurgiens qui, dans les cas douteux, ne se décideront à opérer qu'après avoir exploré à l'aide du stéthoscope.

Lorsque la vessie contient un calcul, si l'on applique le stéthoscope sur le sacrum ou sur le pubis, pendant qu'un aide promène le cathéter dans la vessie, on entendra le choc de cet instrument sur le calcul, beaucoup plus fortement et plus distinctement qu'on ne le fait à distance et à l'oreille nue; et, dans les cas les plus obscurs, la sensation en sera tout aussi évidente que le serait en plein air le bruit donné par un coup beaucoup plus fort, porté avec la sonde sur une pierre.

Si, au contraire, la vessie ne contient point de calcul, lorsque l'urine qui y est contenue sera presqu'entièrement écoulée, on entendra un gargouillement analogue à celui que produit la salive poussée rapidement entre les dents, la bouche étant fermée. Lorsque la vessie est entièrement vide, les mouvemens réguliers que l'on imprime au cathéter font entendre un bruit qui porte avec lui la sensation du jeu d'une pompe foulante et aspirante. Ces derniers bruits sont sans doute dus à la présence d'une certaine quantité d'air introduite en même temps que le cathéter.

On sait que le célèbre Desault a été trompé lui-même par une tumeur fongueuse de la vessie qu'il prit pour un calcul. M. Lisfranc a voulu vérifier si une production de ce genre pourrait en imposer à l'oreille armée du stéthoscope : il a placé en conséquence dans la vessie des morceaux de muscles et d'autres tissus mous, et il n'a entendu que ce que l'on entend quand la vessie est vide ou ne contient que très-peu d'urine.

Il est une multitude d'autres cas où l'obscurité de la sensation fournie par le choc de la sonde peut cesser à l'aide du stéthoscope appliqué au voisinage du point où on la dirige, et entre autres les corps étrangers introduits dans l'oreille, les fosses nasales, le pharynx, l'œsophage, le rectum, les plaies, et celles d'armes à feu surtout. Je ne doute pas que les bruits différens donnés par le choc de la sonde contre une balle, une pointe d'épée, un éclat d'obus, placés profondément auprès d'un os, ou implantés dans sa substance, ne fassent reconnaître ces corps étrangers beaucoup plus facilement que la sensation transmise à la main par la sonde. Il en doit être de même dans les cas de nécrose et de carie, et, en général, dans tous les cas où la sensation donnée par la sonde laissera encore dans le doute. Si l'on touche ou non une surface osseuse, ou un corps étranger plus dur ou plus mou qu'un os, le stéthoscope appliqué le plus près possible du point frappé, ou sur l'os le plus voisin, donnera une conviction beaucoup plus pleine.

Je pense que les injections que l'on a coutume de faire dans les plaies fistuleuses pourraient quelquefois fournir un nouveau moyen d'exploration propre à faire connaître plus complètement que la sonde, l'étendue et la situation des clapiers et des trajets fistuleux. En effet, une certaine quantité d'air pénètre nécessairement avec l'injection, et il serait facile de l'augmenter en injectant de l'air après avoir injecté de l'eau : le gargouillement qui en résulterait serait tout-à-fait analogue au râle caverneux, qui, comme je l'ai déjà dit, indique l'étendue des excavations ulcéreuses du poumon.

§ III. *Application de l'Auscultation au diagnostic des abcès du foie.*

Je pense que l'application du stéthoscope pourra encore faire reconnaître les abcès du foie, et les kystes hydatiques formés dans ce viscère , lorsqu'ils viendront à s'ouvrir, soit dans l'estomac ou les intestins , soit dans le poumon, comme on en a vu quelques exemples. Dans les deux premiers cas, en pressant l'abdomen dans la portion molle de l'hypochondre droit, on obtiendra probablement un gargouillement manifeste dû à l'introduction des gaz intestinaux dans l'excavation du foie. Dans le dernier, c'est-à-dire, dans le cas de communication fistuleuse de l'abcès du foie avec les bronches, je ne doute pas que l'on n'obtienne la toux et la respiration caverneuse, le râle de même nature, peut-être même la transmission de la voix à travers le tube du cylindre, et, si l'excavation était très-vaste, le tintement métallique.

§ **IV.** *Application de l'Auscultation au diagnostic des maladies de la caisse du tympan, de la trompe d'Eustache, et des sinus des fosses nasales.*

Je n'ai songé que depuis l'année dernière à cette application, qui, je le pense, pourra donner quelques résultats utiles. J'ai seulement constaté les faits suivans : si l'on applique sur la base de l'apophyse mastoïde le stéthoscope garni de son obturateur, ou, mieux encore, muni d'un obturateur d'un demi-pouce seulement de diamètre à son extrémité, qui doit être creusée en forme de pavillon, et si l'on recommande en même temps à la personne sur laquelle on fait cette expérience de boucher avec le doigt la narine du côté opposé, et de souffler un peu fortement par celle qui reste libre, on entend distinctement un souffle qui indique la pénétration de l'air dans les cellules mastoïdiennes.

S'il se trouve un peu de mucosité dans la trompe d'Eustache ou dans la caisse du tambour, on entend un gargouillement fort analogue au râle muqueux, et l'on distingue facilement s'il est dans la trompe d'Eustache, dans la caisse ou les cellules mastoïdiennes. Ce phénomène s'observe fréquemment chez les personnes attaquées d'un coryza, même léger ; il n'est pas toujours accompagné de dureté de l'ouïe.

Si la mucosité vient à obstruer complètement la trompe, on n'entend plus rien jusqu'au moment où elle se débouche par les efforts indiqués ci-dessus.

L'inspiration très-forte faite par le nez remue également la masse d'air contenu dans les sinus des fosses nasales et dans les cavités de l'oreille, et fait entendre un bruit fort semblable à celui de la respiration bronchique.

Lorsque l'on applique le stéthoscope sur l'apophyse mastoïde, le conduit auditif externe, les bosses sourcilières, les os maxillaires supérieurs ou le nez d'un homme sain, et qu'on le fait parler, on entend retentir la voix à-peu-près comme elle le fait dans la trachée, mais avec beaucoup moins de force. Quelquefois cependant elle traverse évidemment le cylindre. Cette résonnance, qu'on pourrait appeler *rhinophonie*, puisqu'elle est due au retentissement de la voix dans les fosses nasales et dans la partie de l'oreille interne qui est en communication avec elles, s'entend plus ou moins sur toute l'étendue du crâne, et cela se conçoit d'autant plus facilement que la substance cérébrale est assez compacte pour être un bon conducteur du son.

De ces faits, on peut conclure que l'auscultation deviendra un moyen sûr de reconnaître l'oblitération permanente de la trompe d'Eustache, et servira à déterminer les cas dans lesquels on peut tenter, pour remédier à la surdité, soit de faire des injections dans ce conduit, soit de perforer le timpan suivant la méthode d'Eli, renouvelée par Astley Cooper (1). Le même moyen d'exploration

(1) Le passage suivant d'une lettre écrite à Haller prouve qu'Eli, chirurgien de Paris, mort vers le milieu du dernier siècle, est le premier qui ait eu l'idée de cette opération et qui l'ait exécutée : *Est Lutetiæ homo quidam* Eli *dictus, qui surditatem curare audet, dummodò malum non à paralysi nervi*

pourra s'appliquer sans doute à l'étude de diverses autres affections de l'oreille interne, et particulièrement des suppurations catarrhales et ulcéreuses qui y ont leur siége.

J'ai exploré l'oreille d'une dame âgée d'environ quarante-cinq ans, dans un moment où elle éprouvait un *tintouin* auquel elle est sujette depuis plusieurs années : je n'ai absolument rien entendu. L'air circulait avec la plus grande liberté dans la caisse du tympan, la trompe d'Eustache et les cellules mastoïdiennes. Ce bruit semblerait par conséquent n'être qu'une illusion d'acoustique. Le *bourdonnement* d'oreille, exploré de la même manière, m'a paru dépendre d'une contraction spasmodique des muscles qui meuvent les osselets.

Le stéthoscope, appliqué sur les bosses sourcilières et à la racine du nez, fait entendre la pénétration de l'air dans les sinus frontaux et éthmoïdaux. En appliquant l'instrument sur l'arcade dentaire supérieure ou sur l'os de la pommette, on entend l'air pénétrer dans les sinus maxillaires. On doit par conséquent penser que le stéthoscope donnera des signes utiles de plusieurs maladies de ces cavités, et particulièrement des collections mu-

---

septimi paris oriatur. En verò ejus methodum : tympanum exscindit et subpositium immittit. Fecit verò experimenta quædam, quæ satis benè ipsi cesserunt (Epistolæ ad Hallerum scriptæ). Les essais d'Eli fixèrent, à ce qu'il paraît, fort peu l'attention des chirurgiens de son temps ; car M. Tenon, mort il y a peu d'années, doyen d'âge des chirurgiens de Paris, et que j'ai interrogé à ce sujet, n'en avait conservé aucun souvenir, quoiqu'il eût connu personnellement Eli.

queuses ou purulentes qui s'y forment. Je ne doute pas que les mouvemens des larves de l'œstre, qui pénètrent si souvent dans les fosses nasales des chevaux et des bêtes à cornes, ne produisent des bruits propres à faire reconnaître leur présence.

Il est une multitude d'autres cas particuliers où l'auscultation, seule ou aidée de quelque autre méthode d'exploration, telle que la pression ou l'action de la sonde, pourra fournir des données utiles: ainsi l'emphysème commençant et profond se reconnaîtra beaucoup plus vite en pressant un peu fortement le stéthoscope sur la partie affectée, que par la simple pression des doigts. Dans les cas où cet accident est la suite d'une plaie pénétrante et fort oblique de la poitrine, on reconnaîtra aisément le point où l'air traverse les parois thoraciques; il en sera de même dans le cas d'un abcès du poumon s'ouvrant à l'extérieur, etc.

J'espère que l'utilité de l'auscultation médiate ne se bornera pas à la médecine humaine, et que l'art vétérinaire pourra en tirer quelque parti. Je ne crois pas cependant qu'elle puisse jamais devenir aussi utile chez les animaux que chez l'homme. Outre les signes tirés de l'exploration de la voix, qui deviennent nuls chez les premiers, et que l'on ne pourra jamais remplacer qu'imparfaitement par ceux que peuvent donner la toux, le hennissement, le mugissement, etc., d'autres obstacles s'opposeront encore à ce qu'on puisse obtenir des résultats aussi étendus que chez l'homme. Mes occupations ne m'ont pas permis de faire beaucoup de recherches de ce genre; mais les premières que j'ai faites m'ont montré tout de suite que, pour appliquer l'auscultation à l'art vétérinaire, il faudrait une étude toute nouvelle et de longues observations comparatives faites sur les animaux sains et malades. Voici les principaux obstacles que j'ai rencontrés : 1°. Chez les grands quadrupèdes, tels que le cheval et le bœuf, le cœur n'est pas facile à sentir, à cause de la position gênante qu'il faut prendre pour le trouver, et de la forme du sternum; 2°. chez le cheval, et probablement chez tous les herbivores, la respiration est si peu bruyante qu'on l'entend à peine, même quand l'animal vient de courir. Je crois cependant que, dans l'état de maladie, elle serait plus facile à entendre dans les parties saines du poumon, dont l'action se trouve, dans ce cas, doublée ou triplée; et j'ai même reconnu une péripneumonie chez une vache aussi facilement que j'eusse pu le faire chez l'homme. Chez le chien, le chat, et probablement chez tous les carnivores, la respiration est aussi facile à entendre que chez l'homme.

Malgré les inconvéniens que je viens d'indiquer, je ne doute pas qu'à l'aide d'observations attentives et suivies, on n'obtienne encore de l'auscultation médiate beaucoup de résultats utiles à l'art vétérinaire, surtout en y joignant la percussion de la poitrine.

Il est encore un autre art aussi étranger à celui dont je viens de parler qu'à la médecine humaine, qui pourra peut-être retirer quelque avantage de l'auscultation médiate : c'est l'éducation des sourds et muets. M. Itard, médecin de l'institution des

I.

Sourds-Muets à Paris, a prouvé dans deux Mémoires lus, il y a quelques années, à la Société de la Faculté de Médecine de Paris (1), que la plupart des sourds et muets ne sont pas complètement sourds; que beaucoup ne le sont qu'à un assez médiocre degré, et qu'une simple dureté d'ouïe qui forcerait à peine un adulte, chez lequel elle surviendrait tout-à-coup, à prêter l'oreille plus attentivement et à faire parler un peu haut, suffit, lorsqu'elle est congénitale, ou lorsqu'elle est survenue dans les premières années et avant que l'enfant ait appris parfaitement à parler, pour produire le même effet que la surdité complète, c'est-à-dire le mutisme. M. Itard est parvenu, à force de soins et de patience, à rendre plus ou moins complètement l'ouïe et la parole à quelques-uns de ces sujets. Le procédé qu'il a employé consiste à faire peu à peu l'éducation de l'ouïe, en faisant entendre d'abord des sons très-forts ou aigus, puis des sons moins bruyans et d'une autre nature, et successivement la voix articulée. Une des expériences consignées dans cet ouvrage me paraît propre à rendre cette éducation plus facile et à en abréger la durée. Je cherchais depuis quelque temps une occasion de faire quelques essais à cet égard, lorsqu'un sourd-muet entra à l'hôpital Necker vers le commencement du mois de mai 1819, pour une indisposition assez légère. Cet homme, naturellement intelligent, a reçu pendant quelque temps les le-

(1) *Bulletin de la Société de la Faculté de Médecine de Paris*, 1808, n° v.

çons de M. l'abbé Sicard, et écrit de manière à se faire bien comprendre. Comme presque tous les sourds-muets, il entend certains bruits très-forts, comme ceux d'un coup de canon ou de fusil, d'une cloche sonnée à peu de distance, etc. J'appliquai sur ma trachée l'une des extrémités du stéthoscope, et posant l'autre sur son oreille, je prononçai quelques mots. Il retira aussitôt la tête, se frotta l'oreille, et témoigna que ce qu'il avait entendu lui produisait la même sensation que plusieurs coups de fusil tirés coup sur coup. Je recommandai à un élève de répéter plusieurs fois l'expérience, et au bout de deux ou trois jours, il y était habitué et n'en éprouvait plus de sensation désagréable. Je mis alors devant lui cinq objets différens : un morceau de *bois,* une *clef,* une pièce d'*argent,* une *plume* et des *ciseaux ;* je lui en prononçai les noms à travers le stéthoscope appuyé sur ma trachée, pendant qu'un élève indiquait les objets, et je lui fis entendre par écrit que je désirais qu'il me les désignât, s'il trouvait quelque différence entre les sons de chacun d'eux. Je les lui fis désigner d'abord dans l'ordre où ils se trouvaient, puis dans l'ordre inverse, et enfin en les nommant dans un ordre variable. Au bout d'un quart d'heure, il distinguait parfaitement *bois* et ne le confondait avec aucun autre mot ; mais il se trompait souvent d'*argent* à *ciseaux* et de *clef* à *plume.* Le lendemain, les erreurs étaient moins fréquentes, et à la troisième leçon, elles étaient plus rares encore. Quoiqu'on ne puisse, à proprement parler, tirer aucune conclusion d'un essai de cette nature, je n'ai pas cru devoir le taire ; je pense qu'il suffit pour engager les hommes qui en auront le temps et l'occasion à répéter la même tentative d'une manière plus suivie, et particulièrement chez les sujets qui, par leur jeunesse et par la persistance d'un reste de la faculté d'entendre, peuvent donner plus d'espérance de succès.

J'emploie habituellement le même moyen pour me faire entendre des malades sourds que je rencontre à l'hôpital, et il équivaut à-peu-près à un cornet acoustique. Le même moyen peut être employé pour obtenir des réponses de certains malades plongés dans un coma que la surdité fébrile fait paraître plus profond qu'il ne l'est réellement.

DEUXIÈME PARTIE.

DES MALADIES DU POUMON.

Je ne chercherai point, sur les pas de Linné, de Sauvages, de Cullen et de M. Pinel, à diviser les maladies en genres et en espèces, à la manière des naturalistes; la nature de la science que nous cultivons ne permet pas, ce semble, d'espérer la résolution d'un semblable problême. Les espèces zoologiques et botaniques sont des êtres, et les maladies ne sont que des modifications dans la texture des organes de l'économie animale, dans la composition de ses liquides ou dans l'ordre de ses fonctions.

Je tenterai encore moins de remonter aux causes premières, ou, pour me servir du terme des écoles, aux *causes prochaines* des maladies. La vanité de ce genre de recherches est suffisamment prouvée par l'oubli profond où sont successivement tombées toutes les théories de ce genre, excepté celles dont les auteurs sont encore vivans: encore subissent-elles chaque jour tant de modifications, que leurs auteurs mêmes montrent assez par là combien ils sont peu sûrs d'avoir trouvé la vérité. Brown pourrait-il reconnaître aujourd'hui ses disciples avoués et sans aveu?

Je me contenterai donc de décrire les maladies des organes thoraciques, c'est-à-dire les cas pathologiques tranchés et distincts les uns des autres. J'exposerai les caractères auxquels on peut les reconnaître sur le vivant et sur le cadavre. J'indiquerai les méthodes de traitement que l'expérience a fait reconnaître pour les plus efficaces. Toutes les fois que le trouble des fonctions, qui constitue, à proprement parler, l'état de maladie, sera évidemment sous la dépendance d'une altération des organes où lui sera lié de manière à être dans un rapport direct d'intensité avec elle, je commencerai la description de la maladie par cette altération, parce qu'elle est alors ce qu'il y a de moins variable et de plus positif dans la maladie. J'examinerai ainsi de suite toutes les lésions organiques dont peut être attaqué chacun des tissus qui composent le poumon.

J'examinerai ensuite les affections de cet organe qui peuvent exister sans aucune altération appréciable de sa structure, et qu'on ne peut, par conséquent, regarder que comme des altérations des liquides, ou bien des altérations de *ce qui imprime le mouvement* (τὰ ὁρμῶντα, HIPP.), c'est-à-dire, pour parler le langage des modernes, des maladies nerveuses.

SECTION PREMIÈRE.

MALADIES DES BRONCHES.

CHAPITRE PREMIER.

DES INFLAMMATIONS DE LA MEMBRANE MUQUEUSE BRONCHIQUE.

Les inflammations de la muqueuse des bronches peuvent être divisées en inflammations *catarrhales,* inflammations *plastiques* ou *couënneuses*, et inflammations *ulcéreuses*. Les catarrhes pulmonaires eux-mêmes présentent un grand nombre de variétés sous les rapports de la nature et de la quantité de la matière expectorée, de l'état aigu ou chronique de la maladie, ou des circonstances concomitantes. Nous décrirons d'abord le catarrhe muqueux aigu; puis, successivement, le catarrhe muqueux chronique, le catarrhe sec et le catarrhe pituiteux. Nous examinerons ensuite plusieurs variétés produites par la différence des causes occasionelles et diverses circonstances accessoires.

Je préfère le nom de *catarrhe* à celui de *bronchite* que quelques médecins emploient aujourd'hui, parce que les catarrhes forment la nuance qui réunit les inflammations aux congestions et aux flux purement passifs, et parce que, dans certains cas de catarrhe chronique, il est au moins fort douteux que la maladie soit réellement de la nature des inflammations.

ARTICLE PREMIER.

Du Catarrhe muqueux aigu.

Le catarrhe pulmonaire est, sans contredit, une des maladies les plus fréquentes ; la plupart des hommes ne passent guère une année sans en être attaqués : cependant il est peut-être moins bien connu que beaucoup de maladies rares. Il est le plus souvent tellement léger , qu'il ne trouble pas d'une manière sensible l'ordre des fonctions: il peut être assez grave pour compromettre l'existence du malade. On peut encore mettre en doute la nature du catarrhe : s'il se rapproche dans certains cas du croup, affection éminemment inflammatoire, il ne présente , dans la plupart des autres, que les caractères d'une simple congestion, et, dans quelques-uns même, ceux d'une conjection passive ou atonique. Ses causes ne sont pas mieux connues : car, pour nous borner à un seul point de cette question fort vaste, le passage du chaud au froid ne le produit pas plus que celui du froid au chaud. Enfin une incertitude toute aussi grande existe encore sur ses effets : car beaucoup de médecins regardent encore , avec les anciens, le catarrhe pulmonaire comme la source et la cause déterminante de la phthisie ; tandis que les recherches récentes d'anatomie pathologique paraissent infirmer entièrement cette opinion.

Caractères anatomiques. Une rougeur plus ou moins marquée, et tout au plus un léger épaississement de la membrane interne des bronches, sont les seules traces que le catarrhe muqueux laisse sur l'organe affecté. On rencontre en outre , dans les bronches, une certaine quantité de crachats semblables à ceux que le malade expectorait. La rougeur et le gonflement occupent très-rarement toute l'étendue de la muqueuse bronchique, ou même un poumon entier : quand cela a lieu, la maladie est très-grave et accompagnée d'une fièvre violente. Le plus ordinairement il n'y a de congestion que dans quelques parties de la muqueuse des poumons, ou même d'un seul poumon, même dans des catarrhes accompagnés de beaucoup de fièvre et d'expectoration. Les parties rouges et gonflées de la membrane muqueuse des bronches paraissent ordinairement plus consistantes que dans l'état naturel; d'autres fois elles semblent un peu plus molles, surtout dans les catarrhes qui accompagnent les fièvres graves ; et quelquefois ce ramollissement est égal à celui que présente, dans certains cas, la membrane muqueuse de l'estomac et des intestins, et qui a fait croire à Hunter que cette membrane pouvait quelquefois être dissoute ou *digérée après la mort* par le suc gastrique.

L'étendue et l'intensité de la rougeur ne sont pas dans un rapport constant avec la violence de l'inflammation, la quantité de l'expectoration et le caractère aigu de la maladie. Ainsi, dans le catarrhe latent ou manifeste qui accompagne les fièvres graves, la membrane muqueuse bronchique est dans presque toute son étendue gonflée et d'un rouge livide ; elle est ramollie par endroits : tandis que, dans un catarrhe idiopathique très-aigu, elle n'offrira de traces de phlegmasie que dans quelques points.

Il y a même une remarque très-importante à faire à cet égard : la rougeur de la membrane muqueuse bronchique, et son degré de ramollissement sont toujours d'autant plus marqués qu'il s'est écoulé plus d'heures après la mort, et que la décomposition est plus avancée. C'est sans doute par cette raison que les sujets qui, pendant les derniers temps de leur vie, ont présenté une altération septique des liquides, comme ceux qui succombent au scorbut ou à une fièvre putride, ont la membrane interne des bronches, et souvent toutes les membranes muqueuses, dans l'état que je viens de décrire.

Le catarrhe pulmonaire est accompagné, dès son début, d'une altération notable dans la sécrétion de la matière muqueuse bronchique. D'abord elle devient moins abondante que dans l'état naturel, presque nulle même ; et alors elle présente les caractères que nous indiquerons plus bas en parlant de ce qui a lieu dans le catarrhe sec. Bientôt après elle devient ténue, transparente, et les malades lui trouvent un goût âcre ou salé. Vers la fin de cette seconde période, et surtout quand elle dure quelques jours, la matière expectorée devient plus épaisse et légèrement visqueuse sans rien perdre de sa transparence, et quelquefois même elle a tout-à-fait l'aspect et la viscosité du blanc d'œuf cru. Enfin les crachats deviennent peu à peu opaques, et prennent une couleur blanchâtre, jaunâtre ou légèrement verdâtre, et une consistance plus forte, mais toujours visqueuse. Dans cet état, elle obstrue plus ou moins les ramifications bronchiques, et particulièrement celles d'un petit ou d'un moyen calibre : l'air ne peut plus y pénétrer et en sortir qu'avec effort, et en produisant un râle muqueux. La respiration est alors suspendue dans les parties du poumon auxquelles se distribuent ces rameaux bronchiques, jusqu'à ce que le déplacement de la mucosité ait eu lieu. La quantité du mucus sécrété et sa consistance varient beaucoup dans les catarrhes bornés. Sa densité est quelquefois presqu'égale à celle d'une concrétion polypiforme. M. Andral rapporte deux cas où la bronche principale qui se distribue au lobe supérieur du poumon était obstruée par du mucus ainsi concrété ; et dans l'un d'eux la concrétion s'étendait dans trois ou quatre des divisions de la bronche (1).

Aucun signe ne peut faire distinguer cet accident des autres causes d'obturation des bronches. Les deux malades cité par M. Andral ont éprouvé une dyspnée subite, et sont morts dans les vingt-quatre heures ; mais il me paraît douteux que l'on puisse attribuer des effets aussi graves à cette cause, d'après tout ce que nous avons rapporté et ce que nous verrons encore du peu d'inconvéniens qu'a la suspension de la respiration dans une partie même étendue du poumon, surtout chez les sujets attaqués

______

(1) *Clinique médicale*, ou *Choix d'observations recueillies à la clinique de M. Lerminier*, médecin de l'Hôpital de la Charité, etc. ; par G. Andral fils, 2ᵉ partie, obs. XI et XII.

de catarrhes chroniques , et les malades dont il s'agit étaient dans ce cas. D'un autre côté, j'ai vu chez des hommes qu'on pouvait à peine regarder comme indisposés , des cas qui me paraissent les mêmes. En voici un exemple. Un homme de quarante ans, sujet depuis l'âge de vingt à un catarrhe sec presque toujours latent, et qui dans cet espace de temps n'avait produit que trois ou quatre légères attaques d'asthme, fut pris, dans l'hiver de 1821, d'un catarrhe aigu léger et qui ne l'empêchait pas de vaquer à ses occupations. Le catarrhe, d'abord sec, était accompagné de peu de toux et de gêne de la respiration. Au bout de huit jours, le malade commença à tousser assez fortement tous les matins, et à éprouver la sensation du besoin d'expectorer un crachat volumineux qui lui semblait se détacher vers la racine du poumon droit. Il sentait en même temps, dans un point peu étendu, correspondant à la partie moyenne du bord interne de l'omoplate, une chaleur cuisante. La quinte revenait moins fortement tous les soirs. Quatre à cinq jours s'écoulèrent, après lesquels, au milieu des efforts d'une quinte violente et accompagnée de nausées et de larmoiement, il expectora tout-à-coup un crachat muqueux, jaune, opaque, visqueux, et d'une consistance moyenne entre celle des crachats muqueux ordinaires et celle d'une fausse membrane albumineuse. Ce crachat, sans mélange de bulles d'air, aurait rempli une cuiller, et pesait plus d'une demi-once. Immédiatement après son expulsion, la chaleur existante dans le point indiqué ci-dessus se changea en une ardeur douloureuse qui dura presque tout le jour , mais n'empêcha pas le sujet de cette observation de sortir. Le lendemain et les jours suivans, il expectora encore, le matin, mais avec facilité , un ou deux crachats muqueux, peu volumineux et d'une consistance ordinaire , et au bout de moins de huit jours , l'expectoration cessa entièrement.

On peut déjà , dans les différens caractères des crachats aux diverses époques de la maladie, reconnaître l'origine des principales variétés du catarrhe pulmonaire. En effet, le catarrhe sec est celui qui reste toujours à la première période. Le catarrhe pituiteux est celui qui s'arrête à la seconde , et le catarrhe muqueux est celui qui , après avoir parcouru plus ou moins rapidement les deux premières phases de la sécrétion catarrhale , arrive ensuite à la troisième.

Symptômes et marche du catarrhe muqueux aigu. Le catarrhe pulmonaire aigu est ordinairement précédé d'un coryza , affection tout-à-fait semblable de la membrane pituitaire. Au bout de quelques jours ou même de quelques heures , et ordinairement lorsque l'enchifrènement ou obstruction des fosses nasales commence à diminuer, l'inflammation gagne la muqueuse bronchique ; son passage au larynx est marqué par un sentiment d'âcreté , d'irritation, ou par une titillation analogue à la démangeaison, et qui porte à tousser ; si la membrane interne du larynx est fortement engorgée , il y a en outre enrouement et quelquefois extinction de voix. Lorsque l'inflammation a gagné la muqueuse pulmonaire, le malade éprouve quelquefois une douleur légère, et plus souvent une sensation de sécheresse et d'âpreté dont il rapporte le siége derrière le sternum, et quelquefois tout-à-fait au bas de cet os. Quand le catarrhe est très-intense, il sent des douleurs plus vives et même assez aiguës, mais ordinairement passagères, dans toutes les parties de la poitrine, surtout après les quintes de toux, qui, lorsqu'elles sont violentes, déterminent même un sentiment de douleur et de lassitude vers les attaches du diaphragme le long des rebords des fausses côtes, et dans le dos, à la hauteur des piliers du même muscle.

La toux, d'abord sèche, amène bientôt une petite quantité de sérosité salée et légèrement filante, que l'on ne peut distinguer au milieu de la salive qui est rendue en même temps. Chez l'adulte, il s'y joint ordinairement quelques petits crachats *nacrés*, plus ou moins teints de matière noire pulmonaire, et qui sont ordinairement moins compactes et plus humides que ceux qui sont rendus dans le catarrhe sec chronique. Plus tard, l'expectoration devient plus épaisse; quelques portions blanchâtres ou laiteuses et à demi opaques s'y font remarquer; une teinte jaunâtre s'y mêle; bientôt enfin tous les crachats deviennent d'un jaune pâle ou légèrement verdâtre, opaques, sans goût ou un peu salés, visqueux et mêlés de quelques bulles d'air. Quelquefois ils sont marqués de points ou de petits filets de sang : la toux alors devient *grasse*, c'est-à-dire qu'elle fait entendre à l'oreille nue le murmure du râle déterminé dans le larynx et la trachée par le passage de l'air brusquement expiré à travers les crachats qui s'y trouvent.

La toux et l'expectoration reviennent par accès connus vulgairement sous le nom de *quintes*, et qui sont plus ou moins fréquens suivant que la sécrétion des crachats est plus ou moins abondante : ils ont surtout lieu au réveil et quelque temps après le repas.

Quand les crachats sont très-volumineux, ils laissent souvent après l'expectoration, vers la racine des bronches, une douleur sourde qui semble indiquer le point d'où ils se sont détachés.

Quelquefois, lorsque le catarrhe pulmonaire commence à diminuer, une affection analogue se manifeste sur la muqueuse intestinale et détermine la diarrhée. Cette marche du catarrhe, qui tend toujours à descendre, n'avait pas échappé aux anciens, et c'est sans doute ce qui lui a fait donner son nom (de ῥεω, *fluo*, κάτω, *deorsum*).

Dans la plupart des rhumes, les symptômes du catarrhe pulmonaire se bornent à ce qui précède, ou il s'y joint tout au plus, et dans les premiers jours seulement, un léger mouvement fébrile remarquable surtout le soir, et qui finit vers le matin avec une moiteur légère et un dépôt briqueté dans les urines. Assez souvent des pollutions nocturnes ont lieu dans cette période du catarrhe ; quelquefois les urines contiennent un nuage muqueux abondant ou un sédiment de même nature, qui semblent indiquer, ainsi que la chaleur qu'elles produisent au passage, que la membrane interne de la vessie participe, quoiqu'à un degré très-léger, à l'affection de la muqueuse pulmonaire.

Si le catarrhe est plus intense, il y a fièvre continue, ordinairement accompagnée de sueurs, de dyspnée, et qui peut durer plusieurs semaines ; s'il est très-étendu , s'il occupe tout un poumon et une portion de l'autre, il y a une oppression marquée. La fièvre devient aiguë, peut prendre les caractères des fièvres continues les plus graves , et déterminer les congestions cérébrales et intestinales et l'altération des liquides , qui surviennent ordinairement dans leur cours. Ce sont ces cas que l'on désigne communément sous le nom de *fièvres catarrhales*. Quand ces fièvres ont des paroxysmes très-marqués, le catarrhe semble recommencer avec chacun d'eux. Dans les premiers surtout, le retour du coryza, la sensation de resserrement de la poitrine , et l'expectoration pituiteuse marquent le commencement du redoublement ; et les crachats ne redeviennent muqueux que vers le moment de sa terminaison.

Causes occasionelles. La cause occasionelle la plus commune du catarrhe pulmonaire est l'impression subite ou prolongée du froid lorsque le corps est échauffé : cependant le passage un peu brusque d'une température froide à une température plus douce produit, surtout au commencement du printemps, un grand nombre de rhumes. Cette influence des variations de température est beaucoup plus marquée chez les personnes amollies par une vie sédentaire et l'habitude de toutes les commodités que donne l'aisance ; et on les voit s'enrhumer au coin de leur feu, et dans leur lit , beaucoup plus souvent que ne le font les ouvriers qui travaillent en plein air.

L'inspiration des vapeurs âcres et particulièrement de celle du chlore, du vinaigre et des autres acides, détermine quelquefois un catarrhe pulmonaire ; mais il est à remarquer que ces catarrhes produits par une irritation directe de la membrane muqueuse pulmonaire sont ordinairement légers, et d'une durée beaucoup plus courte que les autres.

Parmi les symptômes locaux et généraux que nous avons exposés ci-dessus, il n'en est aucun qui puisse être regardé comme pathognomonique. La toux est commune à presque toutes les affections du poumon. Les crachats, quoique moins équivoques, le sont pourtant assez pour ne pouvoir faire distinguer le catarrhe de certains cas de péripneumonie, de pleurésie ou de phthisie pulmonaire. Les autres symptômes peuvent se rencontrer presque tous dans toutes les maladies. L'auscultation, par elle-même et par la comparaison de ses résultats avec ceux de la percussion, fournit au contraire plusieurs signes propres à caractériser le catarrhe, à indiquer ses divers degrés de gravité, et à le faire distinguer de toutes les maladies avec lesquelles on pourrait le confondre.

Signes pathognomoniques du catarrhe pulmonaire. Lorsque le catarrhe est simple, quelqu'intense qu'il soit, la poitrine résonne bien dans toute son étendue.

Le râle est un des principaux signes du catarrhe pulmonaire. Au début de la maladie, et lorsqu'il n'existe encore qu'un coryza, presque sans toux ou accompagné seulement d'une légère irritation à la gorge, si l'on applique le cylindre sur la poitrine, on entend déjà un râle souvent très-bruyant. Ce râle est ordinairement sonore-grave, quelquefois sibilant ; le frémissement qui l'accompagne indique le point du poumon où il existe. Quand il est très-bruyant, on l'entend, quoique d'une manière plus faible et sans frémissement, dans des points très-éloignés de celui où il a lieu. Assez souvent le râle le plus grave, lorsqu'on l'explore dans le point le plus éloigné où l'on puisse l'entendre, prend un caractère plus aigu et se rapproche un peu du râle sibilant.

Quand le râle sonore-grave a son siége dans un rameau bronchique voisin de la surface du poumon, en appliquant la main sur le point correspondant des parois de la poitrine, on sent souvent un frémissement analogue à celui que donnerait une corde tendue qui vibre. Le râle est d'autant plus grave et plus sonore qu'il y a moins de sérosité sécrétée, et que la membrane interne des gros troncs bronchiques est plus tuméfiée. Lorsque le râle sonore-grave est assez fort pour imiter le bruit d'un coup d'archet prolongé sur une grosse corde de violoncelle, on trouve ordinairement la muqueuse bronchique rouge et gonflée à quelqu'une des bifurcations des principales divisions des bronches. Le râle sonore produit par cette cause ressemble aussi quelquefois au chant de la tourterelle.

A mesure que la maladie fait des progrès et que la sécrétion muqueuse devient plus abondante, le râle prend peu à peu le caractère que j'ai décrit sous le nom de *gargouillement* ou de *râle muqueux*, et il devient enfin semblable au râle des mourans, ou à celui des excavations tuberculeuses.

Il en diffère seulement en ce qu'il n'est jamais aussi bruyant ni aussi étendu, et qu'il permet d'entendre encore distinctement le bruit de la respiration.

Il est facile de s'assurer, par le râle, du siége et de l'étendue du catarrhe pulmonaire.

Quand le catarrhe est partiel, comme il arrive le plus souvent, le râle est borné au lieu affecté. Le danger de la maladie et la gravité des symptômes généraux sont toujours proportionnés à l'étendue du catarrhe : lorsque le râle s'entend dans toute l'étendue d'un poumon, ou dans la plus grande partie des deux poumons, le cas est toujours grave. Si le catarrhe est aigu, il est alors accompagné d'une fièvre violente ; s'il est chronique, il y a orthopnée et prostration des forces : ces symptômes sont d'autant plus marqués que le malade est plus avancé en âge. Quand le râle s'entend dans toute l'étendue des deux poumons, la maladie est presque toujours mortelle, à moins que le sujet ne soit très-jeune : ce cas n'a guère lieu que dans les catarrhes qui compliquent une fièvre essentielle grave. Quand le catarrhe est léger et borné à une petite partie de la membrane muqueuse bronchique, le râle muqueux ne s'entend guère qu'avant l'expectoration du matin, et disparaît ensuite pendant toute la journée.

Une des choses les plus remarquables que présente le catarrhe pulmonaire étudié à l'aide du cylindre, est la suspension de la respiration dans le lieu affecté. Cette suspension, que l'on peut regarder comme un signe pathognomonique du catarrhe, arrive souvent tout-à-coup, et cesse de même après quelques efforts de toux ou l'expectoration d'un crachat. Elle est due à l'obstruction momentanée d'un rameau bronchique par une matière muqueuse assez abondante ou assez épaisse pour intercepter le passage de l'air, et elle cesse dès que l'obstacle est détruit par le déplacement de cette matière.

Quelquefois il n'y a pas suspension absolue de la respiration, mais seulement une diminution tellement grande dans l'intensité du bruit qu'elle produit, qu'on ne l'entend presque plus, et qu'on ne la distingue pour ainsi dire qu'à l'aide d'un léger râle muqueux et sibilant *obscur* qui se fait alors entendre de temps en temps. Les bulles sont aussi petites que celles du râle crépitant, et en diffèrent seulement par leur *isolement,* et la viscosité évidemment plus grande de la matière qui les forme. Elles donnent de temps en temps un petit bruit de soupape. Cette variété de la suspension du bruit respiratoire est due à l'engorgement des petites bronches par le gonflement de leur membrane interne. Dans les cas même où la respiration est tout-à-fait suspendue, elle n'est en quelque sorte que suffoquée, et non pas tout-à-fait nulle, comme dans la péripneumonie. Ces sensations, quoique négatives, sont différentes, et l'habitude apprend à les distinguer l'une de l'autre. Un reste de respiration faible et comme étouffée, que l'on entend par intervalles, lève quelquefois toute espèce de doute à cet égard.

Cette suspension de la respiration pourrait facilement induire en erreur un observateur peu attentif, et lui faire croire à l'imperméabilité du poumon ou à un épanchement dans les plèvres. Mais la méprise est facile à éviter, car, en percutant la partie de la poitrine où la respiration est ainsi suspendue, on trouve qu'elle résonne parfaitement. Ce signe, suffisant pour faire distinguer le catarrhe pulmonaire de la péripneumonie et des épanchemens pleurétiques, lui est commun d'ailleurs avec le pneumothorax et l'emphysème du poumon. Nous verrons ailleurs comment on peut distinguer le catarrhe de ces deux dernières maladies.

Traitement du catarrhe pulmonaire aigu. Quoique le catarrhe pulmonaire aigu dépende d'une inflammation de la membrane muqueuse pulmonaire, la saignée est rarement utile dans cette affection, si ce n'est chez les sujets très-robustes, et dans les cas où la violence de la congestion sanguine peut faire craindre qu'une péripneumonie ne vienne se joindre au catarrhe, ainsi que dans ceux où les crachats contiennent une certaine quantité de sang. Hors de là, les bons praticiens ont toujours rejeté la saignée : elle rend la marche de la maladie plus longue, diminue et arrête même quelquefois l'expectoration. Les sangsues ont les avantages et les inconvéniens de la saignée, mais à un moindre degré. Les ventouses scarifiées sont, en général, plus utiles. En les multipliant sur les parois thoraciques et en tirant peu de sang à la fois, et surtout en les laissant appliquées assez long-temps pour que la tuméfaction qu'elles déterminent ne s'affaisse pas trop promptement, on obtient souvent, dans les cas graves, une diminution notable de l'oppression et des autres symptômes nés de la congestion de la muqueuse bronchique.

Les vésicatoires sont moins souvent utiles; ils nuisent même quelquefois, et augmentent la fièvre et la congestion bronchique, lorsqu'on les applique dans la période aiguë de la maladie, et surtout sur la poitrine ; mais quand le catarrhe a duré un certain temps, et qu'on a lieu de craindre qu'il ne tende à devenir chronique ou qu'il ne soit *greffé* sur une affection tuberculeuse encore latente, un vésicatoire au bras peut être utile, en entretenant la suppuration pendant un certain temps. Chez les femmes, il est, en général, préférable de l'appliquer à la cuisse, à cause de la disposition qu'ont les règles à se supprimer dans de semblables circonstances.

Il est peu de médicamens dont on ait fait plus d'usage que des vomitifs dans le catarrhe pulmonaire. L'ipécacuanha et l'émétique (tartrate d'antimoine et de potasse) surtout sont très-communément employés et de diverses manières : on les donne soit à doses suffisantes pour exciter le vomissement, soit à une dose plus faible, et même telle qu'il n'en résulte aucun effet immédiat apercevable. On se propose, en général, par cette dernière méthode, ou de favoriser l'expectoration, ou de déterminer quelque tendance à la moiteur. Il est certain que le vomissement est souvent utile au début du catarrhe pulmonaire, à moins qu'une inflammation réelle de l'estomac ne le contre-indique : il est nécessaire lorsque le catarrhe est compliqué d'une affection bilieuse, ce qui arrive presque toujours dans les temps où règnent de semblables affections. Il est également d'observation que le vomissement est ordinairement suivi d'une tendance à la moiteur, et même d'une expectoration plus facile. Quant aux vomitifs donnés comme *incisifs*, c'est-à-dire, à dose faible, et aux préparations simplement nauséabondes qu'on leur substitue quelquefois, telles que l'oxymel scillitique, le kermès minéral (oxyde d'antimoine hydro-sulfuré brun) et le soufre doré d'antimoine (oxyde d'antimoine hydrosulfuré orangé), leur effet thérapeutique est plus rarement bien marqué.

L'efficacité des vomitifs est beaucoup plus grande chez les enfans, qui supportent, en général, beaucoup mieux que l'adulte ce genre de médicamens. On peut les répéter sans inconvéniens, chez eux, tous les deux jours et même tous les jours pendant une semaine et plus s'il est nécessaire. C'est le meilleur moyen d'empêcher les rhumes qui surviennent dans la première enfance de prendre le caractère de la coqueluche.

On donne communément dans tout le cours d'un catarrhe pulmonaire des boissons adoucissantes variées, dont le sucre, la gomme et l'infusion des plantes les plus inertes font la base. La plupart des rhumes étant des affections peu graves, on n'emploie, dans le plus grand nombre des cas, aucun autre traitement, ou plutôt on n'en emploie aucun; car ces substances, alimentaires plutôt que médicamenteuses, ne sont au fond qu'un moyen d'expectation, vérité sentie du peuple même, et exprimée par le proverbe qui dit : « *qu'un rhume bien pansé*

*dure quarante jours , et un rhume négligé six se-
maines.* C'est peut-être accorder trop encore à ce
genre de traitement; mais le plus souvent la maladie
est trop peu grave pour en demander un plus efficace.

Il est une autre méthode également populaire
et connue de temps immémorial, quoique les médecins s'en soient peu occupés, peut-être à cause
des inconvéniens qu'elle semble devoir faire craindre : c'est l'usage des spiritueux : le vin chaud,
l'eau-de-vie brûlée, le punch, sont les moyens
communément employés. Ce traitement est tout-
à-fait héroïque dans un grand nombre de cas. On
voit souvent un rhume qui paraissait devoir être fort
intense, arrêté ainsi tout-à-coup dans l'espace d'une
seule nuit. La crainte de changer le rhume en péripneumonie est sans doute ce qui empêche les
praticiens de faire un usage habituel de cette méthode. J'avoue que j'ai eu moi-même autrefois cette
crainte ; mais je n'ai rien vu qui puisse la justifier,
et, en conséquence, j'emploie aujourd'hui les spiritueux toutes les fois qu'il n'existe pas de contre-
indications évidentes, comme seraient une inflammation bien marquée de l'estomac ou des intestins, une
constitution éminemment sanguine ou trop irritable
par les boissons alcooliques, ou une affection catarrhale assez violente pour faire craindre qu'elles n'a-
mènent la péripneumonie ou le croup.

Je fais prendre communément au malade, au moment où il se couche, une once ou une once et demie
de bonne eau-de-vie étendue dans le double d'une
infusion très-chaude de violette édulcorée avec suffisante quantité de sirop de guimauve.

L'administration de ce médicament est ordinairement suivie, vers le matin, d'une sueur assez abondante ; mais souvent le rhume est guéri dès le premier jour sans que la sueur ait lieu. S'il ne l'est pas entièrement, on continue plusieurs jours de suite.

C'est surtout au début des rhumes que cette méthode est héroïque : elle est beaucoup moins efficace dès que l'expectoration grasse a commencé.

Je ne crois pas qu'on puisse sans inconvéniens étendre cette méthode, comme le fait le peuple dans certaines provinces, à la diarrhée et même à celle qui, produite par l'impression du froid comme le catarrhe pulmonaire, ne paraît en différer que par le lieu affecté. J'ai vu des diarrhées suivies de péritonite, de dysenterie grave, ou d'arachnoïdite, après leur suppression par l'usage du vin chaud uni à la cannelle. Cette extension imprudente donnée à une pratique utile vient de ce que le peuple, voyant que l'occasion de la maladie a été l'impression du froid, pense pouvoir la détruire, dans tous les cas, en déterminant de la sueur. Cette théorie, au reste, n'est que celle de Van-Helmont, et il serait facile de prouver que tous les préjugés et toutes les erreurs populaires en médecine doivent leur origine à quelques médecins, dont les opinions théoriques ont été pendant quelque temps généralement admises.

ARTICLE II.

Du Catarrhe muqueux chronique.

Les caractères anatomiques du catarrhe muqueux chronique sont à-peu-près les mêmes que ceux du catarrhe aigu; et, dans la plupart des cas, il ne serait même pas possible de distinguer ces deux affections sur le cadavre : seulement on peut remarquer que, dans le catarrhe chronique, la muqueuse des bronches est plus souvent d'une couleur violette, inégalement pâle ou foncée par endroits; et que, dans le catarrhe aigu, cette rougeur est plus vive, et tire sur le pourpre ou sur le brun. Ces nuances, au reste, ne peuvent être bien facilement appréciées que quand la congestion sanguine cadavérique, qui existe toujours plus ou moins dans les poumons, n'est pas très-forte ou très-étendue. Il n'est pas très-rare, chez les vieillards surtout, et lorsque le catarrhe existe depuis un grand nombre d'années, de trouver la membrane muqueuse très-pâle dans toute l'étendue des bronches, ou d'une couleur jaunâtre à peine mêlée de quelques nuances de rouge (1).

Le catarrhe chronique est quelquefois accompagné d'une dilatation générale ou partielle des bronches, affection dont nous parlerons séparément.

Les crachats, dans le catarrhe muqueux chronique, sont quelquefois tout-à-fait semblables aux crachats

---

(1) On trouve plusieurs faits à l'appui de cette assertion dans le Recueil de MM. Andral et Lerminier : il est d'ailleurs facile de la vérifier dans les hôpitaux de vieillards.

cuits du catarrhe aigu ; mais le plus souvent ils sont moins visqueux, plus opaques, et presque puriformes. Quelquefois ils prennent une teinte grisâtre ou verdâtre sale, due au mélange d'une certaine quantité de matière noire pulmonaire : dans cet état il n'y a aucun moyen de les distinguer des crachats des phthisiques. Rarement ils sont teints de sang, et cette circonstance n'indique ordinairement qu'une pléthore accidentelle peu grave, ou un catarrhe aigu qui vient se greffer sur un catarrhe chronique. Ces crachats sont ordinairement inodores, mais quelquefois ils deviennent plus ou moins fétides, et prennent même l'odeur ainsi que les autres caractères physiques du pus et de toutes ses variétés : ainsi les uns donnent l'odeur du pus louable d'une plaie récente ou d'un vésicatoire ; les autres l'odeur forte du pus d'un vaste abcès ; quelquefois même ils se rapprochent de la fétidité gangréneuse. Au bout de quelque temps, les crachats redeviennent inodores, et ils présentent ces vicissitudes plusieurs fois dans l'année chez quelques sujets. La quantité des crachats expectorés chaque jour est plus variable, mais presque toujours plus considérable que dans le catarrhe aigu : il n'est pas rare qu'elle soit portée à une ou deux livres en vingt-quatre heures; elle augmente toutes les fois que le malade s'enrhume de nouveau, ou plutôt, dans ce cas, l'expectoration muqueuse moindre, plus difficile et accompagnée d'une grande quantité de sécrétion pituiteuse pendant plusieurs jours, devient ensuite plus abondante. Dans quelques cas rares, l'expectoration devient tout-à-coup, et ordinairement sans cause connue, tellement abondante et puriforme qu'on pourrait croire à la rupture d'une vomique dans les bronches. L'erreur serait encore fortifiée par la sensation d'étouffement qui précède et accompagne ordinairement cet accident, qui n'est pourtant que le résultat d'une sécrétion beaucoup plus abondante que de coutume ; mais qui, quand l'expectoration est difficile par défaut de force ou autrement, constitue l'une des variétés du catarrhe suffocant (1).

Il est beaucoup plus rare de voir survenir une hémoptysie grave chez un sujet attaqué de catarrhe chronique simple, que chez un homme sain et vigoureux.

Le catarrhe muqueux chronique est très-commun chez les vieillards, et il est même l'infirmité la plus fréquente dans une vieillesse avancée. Il n'est pas très-rare dans l'enfance, surtout à la suite de la coqueluche ; et quelquefois alors le malade le conserve pendant toute la suite d'une longue vie. Mais il commence rarement dans la force de l'âge. La répercussion des éruptions cutanées aiguës ou chroniques, la suppression d'un flux habituel, ont souvent une influence marquée sur le développement de cette maladie, comme sur celui de beaucoup d'autres.

Symptômes et marche de la maladie. Cette maladie succède le plus souvent à un catarrhe aigu grave. La fièvre cesse sans que la toux et l'expectoration diminuent, ou se change en une fièvre lente qui n'est guère sensible que vers le soir, ou même dans les redoublemens du catarrhe. Le malade re-

----

(1) On trouve un exemple remarquable de ce dernier cas dans le Recueil de MM. Lerminier et Andral, obs. XVII.

prend de l'appétit et des forces ; mais il reste ordinairement plus pâle qu'avant la maladie et perd un peu de son embonpoint. Dans l'état de repos, il n'éprouve point de gêne de la respiration ; mais il s'essouffle facilement par l'exercice. Quelquefois la maladie, après avoir duré plusieurs mois, et même un an ou deux, disparaît peu à peu et sans qu'il en reste aucune trace : cela arrive surtout chez les jeunes sujets. Plus souvent l'expectoration et la toux diminuent et même disparaissent en été ; mais alors même le malade conserve un catarrhe sec et latent, de l'espèce de ceux qui seront décrits plus bas. En hiver, le catarrhe redevient muqueux et manifeste, et souvent son retour est accompagné de fièvre, surtout quand l'expectoration est abondante. Après plusieurs retours semblables, le catarrhe finit par devenir habituellement muqueux : dans cet état, la plupart des malades conservent un pouls d'une fréquence médiocre, et une chaleur cutanée tout-à-fait naturelle, malgré une expectoration suffisante pour les affaiblir et les amaigrir notablement.

Dans quelques cas rares, une fièvre hectique s'établit ; l'amaigrissement, ordinairement médiocre et momentané dans cette maladie, augmente rapidement, et la maladie se termine par la mort, après avoir présenté des symptômes tellement semblables à ceux de la phthisie pulmonaire ou tuberculeuse, qu'il a été jusqu'ici impossible de l'en distinguer autrement que par l'ouverture du cadavre (1).

-----

(1) Voy. *Recherches sur la Phthisie pulmonaire*, par M. Bayle, pag. 75, et obs. XLVIII et XLIX.

La similitude la plus parfaite existe, en effet, entre ces deux maladies, sous le rapport des crachats, de l'amaigrissement et de tous les autres symptômes. La percussion ne peut lever la difficulté, puisque, dans beaucoup de cas, la poitrine résonne parfaitement chez les phthisiques. Le cylindre donne des renseignemens beaucoup plus sûrs à cet égard. Si, après avoir observé le malade plusieurs fois à des heures différentes et pendant un certain temps, on ne trouve ni la pectoriloquie, ni le gargouillement de la matière tuberculeuse ramollie, ni la respiration *caverneuse* des excavations pulmonaires, ni l'absence constante de la respiration et du son, qui indique les engorgemens tuberculeux un peu étendus, on a déjà une forte présomption que la maladie n'est autre chose qu'un catarrhe chronique. Si, après avoir suivi le malade pendant un certain temps, pendant deux ou trois mois, par exemple, on obtient toujours le même résultat, cette présomption se change en certitude.

Le stéthoscope, en effet, dans le catarrhe muqueux, ne donne d'autres signes qu'un râle muqueux, quelquefois assez fort et assez abondant, mais très-rarement continu, et plus rarement encore général. Assez ordinairement on entend encore bien la respiration malgré le râle, et presque jamais il n'y a suspension totale du bruit respiratoire comme dans le catarrhe aigu, à moins qu'il n'existe, en même temps que le catarrhe muqueux, un catarrhe pituiteux ou sec, accompagné d'un engorgement intense de la muqueuse bronchique.

Souvent même, dans ces catarrhes chroniques,

le bruit respiratoire acquiert le caractère puéril dans presque toute l'étendue du poumon ; et cependant, malgré cette respiration énergique qui, ici, ne peut être considérée comme supplémentaire, ces sujets éprouvent constamment une dyspnée qui quelquefois devient extrême même dans l'état d'immobilité, et constitue alors l'asthme humide des praticiens ; il y a par conséquent chez eux une augmentation du besoin de respirer évidente, et telle que la capacité des poumons n'y peut suffire.

Traitement du catarrhe muqueux chronique. Le traitement qu'emploient la plupart des praticiens contre le catarrhe muqueux chronique, et surtout contre celui des vieillards, consiste dans l'application d'un exutoire permanent au bras ou à la cuisse, et dans l'usage de l'infusion de quelques plantes aromatiques amères, ou même à-peu-près inertes, telles que l'hysope, le lierre terrestre, le marrube, la sauge, la véronique, etc. Si l'expectoration se suspend, ils ont recours à l'oxymel scillitique ou au kermès à petites doses. Si la toux devient dure et quinteuse, ils y ajoutent quelques légers parégoriques. Ce traitement n'est au fond que l'expectation appliquée à une maladie chronique, qui, loin de tendre naturellement à la guérison, s'aggrave au contraire en raison de sa durée et des progrès de l'âge.

On doit convenir qu'il est des cas où l'ancienneté de la maladie, l'âge et la débilité du sujet ne permettent guère de fonder quelque espérance sur un traitement plus actif ; mais il en est beaucoup d'autres où le médecin perd, trop facilement peut-être, la confiance dans la possibilité du succès, et

renonce trop tôt à l'usage des moyens réellement efficaces. Parmi ces moyens, aucun n'est plus souvent
utile que les vomitifs, répétés autant que le permettent
la force du sujet et la manière dont il les supporte.
J'ai guéri par ce seul moyen des catarrhes déjà
fort anciens chez des vieillards, et surtout chez les
adultes et les enfans. J'ai fait prendre dans l'espace
d'un mois, avec un succès complet, quinze vomitifs à
une dame de quatre-vingt-cinq ans, maigre, mais qui
d'ailleurs ne ressentait aucune des infirmités de la
vieillesse, si ce n'est un catarrhe muqueux qui durait depuis dix-huit mois, et qui était tellement abondant qu'elle rendait chaque jour environ deux livres
de crachats : elle a vécu huit ans après sa guérison.
Après l'emploi des vomitifs, les toniques, donnés
à une dose médiocre, sont souvent utiles. Le kina
et les autres amers, et les préparations ferrugi-
neuses, enlèvent souvent les dernières traces du catarrhe, ou contribuent à le modérer beaucoup.

Les spiritueux, et particulièrement le punch,
réussissent quelquefois parfaitement dans les mêmes
circonstances ; mais il faut en continuer l'usage
beaucoup plus long-temps que dans le catarrhe aigu.

Les balsamiques atteignent assez souvent le même
but, lorsque l'estomac du malade peut les supporter ; mais il faut les donner à une dose plus forte
qu'on ne le fait communément : le baume de Tolu,
celui de copahu, la térébenthine, doivent être donnés à la dose de 18 à 36 gouttes par jour, et
quelquefois il est nécessaire de l'augmenter et de la
porter au-delà. L'usage intérieur de l'eau de goudron pour boisson habituelle a quelquefois suffi

pour guérir des catarrhes chroniques; il en est de même d'une atmosphère remplie des vapeurs sèches ou aqueuses du goudron que l'on fait bouillir lentement, seul ou mêlé à de l'eau, dans l'appartement du malade.

Lorsqu'un catarrhe aigu vient se joindre à l'affection chronique et en aggraver les symptômes, on est quelquefois obligé d'avoir recours aux moyens indiqués ci-dessus contre cette affection, et particulièrement aux vésicatoires, aux ventouses sèches et même scarifiées, et aux autres dérivatifs; mais dans l'état habituel du malade, je ne me suis jamais aperçu que les vésicatoires et les cautères permanens fussent d'aucune utilité. Dans ce cas et dans beaucoup d'autres maladies chroniques, je suis convaincu qu'ils ne sont qu'un mal ajouté à d'autres maux. Sans doute il serait imprudent de les supprimer lorsqu'ils existent depuis plusieurs années; mais je pense qu'il est de la prudence, et on pourrait dire de l'humanité, de ne pas leur laisser acquérir sur l'économie la puissance d'un flux habituel, quand au bout d'un certain temps leur suppuration n'a amené aucun résultat utile.

Si la gêne de la respiration devient excessive, les narcotiques, et particulièrement la poudre récemment préparée de belladone ou de *datura stramonium*, donnée à la dose d'un demi-grain à un grain, sont les meilleurs moyens de la diminuer. Leur administration est souvent suivie de la cessation subite, mais momentanée, de la dyspnée. Si l'on explore dans ce moment la respiration à l'aide du stéthoscope, on voit qu'elle n'est ni plus libre ni plus étendue qu'auparavant; et cependant le malade n'éprouve plus d'oppression; le besoin de respirer est par conséquent diminué.

Si l'expectoration diminue, ou se suspend entièrement par la conversion du catarrhe muqueux en un catarrhe sec, accident qui a lieu surtout lorsqu'il survient un nouveau rhume, la tuméfaction de la muqueuse bronchique augmente ordinairement, ce qui produit une dyspnée plus ou moins intense. L'oxymel scillitique, l'ipécacuanha et le kermès minéral, à petites doses, sont alors utiles lorsque les accidens sont peu intenses; mais lorsque la dyspnée est très-marquée, l'émétique, donné à dose vomitive, doit être employé de préférence. Si les accidens se prolongent, on doit recourir aux moyens qui seront indiqués à l'article du catarrhe sec.

ARTICLE III.

Du Catarrhe pituiteux, ou de la Phlegmorrhagie pulmonaire.

J'appelle *catarrhe pituiteux* celui qui est accompagné d'une expectoration incolore, transparente, filante, spumeuse à la surface, et qui, lorsqu'on a enlevé cette écume, ressemble à du blanc d'œuf délayé dans de l'eau. Nous avons déjà vu que cette espèce d'expectoration paraît ordinairement au début des rhumes, mais en petite quantité; elle reparaît quelquefois vers la fin de la maladie. On la retrouve souvent mêlée à des crachats cuits dans les catarrhes muqueux chroniques, et particulièrement aux époques où ils reprennent un caractère aigu. Elle se manifeste quelquefois dans la période de résolution des péripneumonies ; enfin elle accompagne assez souvent l'œdème du poumon. Dans tous ces cas, le flux pituiteux pulmonaire n'a lieu que momentanément et pour un certain nombre de jours ou de semaines seulement ; mais il en est deux autres où il affecte une marche très-chronique : je désignerai le premier sous le nom de *catarrhe pituiteux idiopathique ;* le second est celui de l'existence d'un grand nombre de tubercules miliaires dans les poumons.

Catarrhe pituiteux idiopathique. Les caractères anatomiques de cette affection sont un gonflement médiocre de la membrane muqueuse pulmonaire, qui semble légèrement ramollie et ne présente que peu de rougeur et seulement çà et là. Sous ces rapports, l'affection dont il s'agit semble être sur la limite qui sépare les congestions séreuses des congestions sanguines, et appartenir plutôt aux premières qu'aux dernières.

Les signes de cette affection sont les suivans : l'expectoration présente les caractères décrits ci-dessus ; la poitrine est parfaitement sonore ; le bruit respiratoire dans les quintes de toux est plus faible que dans leurs intervalles, mais il est rarement complètement suspendu dans quelques points ; il est accompagné, ainsi que la toux, d'un râle sonore, grave ou sibilant, qui imite tantôt le chant des oiseaux, tantôt celui d'une corde de violoncelle que l'on frotte légèrement avec l'archet, quelquefois le roucoulement de la tourterelle. Souvent même un râle muqueux se joint au précédent ; mais on sent

que ses bulles sont formées par un liquide moins
consistant que la mucosité des crachats cuits. Dans
les intervalles des attaques, ces diverses espèces de
râles existent encore souvent, mais à un bien moindre degré : quelquefois même on entend seulement
un sifflement sourd et très-léger qui semble se prolonger dans toute l'étendue des bronches, au lieu
des sifflemens locaux et aigus qui constituent le râle
sibilant. Cette nuance du phénomène peut être exprimée par le nom de *respiration subsibilante*. Le
bruit respiratoire est plus énergique que pendant
les quintes, quelquefois même il est presque puéril.
Si l'affection, déjà ancienne, a produit un certain
degré de dilatation des bronches, le bruit respiratoire prend plus ou moins le caractère de la respiration bronchique. Dans tous les cas, il est toujours
plus faible dans quelques points, mais qui varient
d'un jour à l'autre.

Le catarrhe pituiteux idiopathique peut être aigu
ou chronique.

Le *catarrhe pituiteux aigu* constitue une des variétés les plus graves du catarrhe suffocant. Il est
caractérisé par une oppression extrême accompagnée d'une expectoration pituiteuse abondante. La
maladie débute quelquefois comme un simple rhume ; mais au bout de peu d'heures ou même de quelques minutes, la violence de la toux, l'intensité de
la dyspnée, l'état d'angoisse extrême dans lequel se
trouve le malade, et souvent la lividité de la face,
les signes de congestion cérébrale, le désordre de
la circulation, le refroidissement des extrémités, ne
permettent pas de méconnaître la gravité de la ma-

ladie. Chez les enfans, on la prend quelquefois pour le croup. J'ai assisté, il y à quelques mois, à l'ouverture du corps d'un enfant qu'on disait mort de cette dernière maladie. Les bronches ne contenaient autre chose qu'une sérosité un peu filante et à peine spumeuse, qui les remplissait presque en entier. Leur membrane interne présentait à peine çà et là quelques légères rougeurs.

Les signes stéthoscopiques de cette affection sont les rhonchus variés que nous avons déjà décrits.

Quelquefois on entend, en outre, un rhonchus crépitant plus ou moins marqué, parce qu'un certain degré d'œdème du poumon se joint à l'afflux séreux dans les bronches; la poitrine reste parfaitement sonore. Cet accident, quelque grave qu'il soit, n'est ordinairement que passager. Chez quelques sujets cependant il se reproduit au bout d'un certain temps et revient ensuite de temps à autre. Robert Bree (1) rapporte un cas remarquable de ce genre. Une femme, jusque là bien portante, est prise tout-à-coup d'une oppression avec anxiété extrême et d'une toux peu forte mais continue, qui lui fait rendre une énorme quantité de sérum écumeux. Au bout de quelques heures l'accident cesse. Six mois après, nouvel accès beaucoup plus violent, invasion subite après un sommeil tranquille, suffocation imminente, perte de connaissance, lividité de la face, refroidissement des extrémités, pouls insen-

____

(1) *Recherches sur les Désordres de la Respiration*, trad. de l'angl. par Ducamp.

sible, toux violente et convulsive, pendant laquelle la malade rendit quatre pintes de sérum écumeux légèrement teint de sang.

Ces phlegmorrhagies passagères semblent pouvoir être regardées comme le résultat d'un mouvement critique par lequel la nature cherche à se débarrasser d'une cause morbifique saisissable ou non pour nos sens. Ainsi l'on voit de temps en temps des accidens de ce genre, et plus souvent encore des vomissemens séreux ou des flux de ventre de même nature, faire disparaître en quelques jours, ou même en peu d'heures, une leucophlegmatie, une ascite ou un épanchement dans les plèvres.

Le traitement qui convient dans les phlegmorrhagies pulmonaires aiguës est celui que nous indiquerons en parlant des catarrhes suffocans.

Le *catarrhe pituiteux idiopathique chronique* n'attaque guère que les vieillards ou les adultes déjà sur le retour, et particulièrement ceux qui sont d'un tempérament lymphatique, ou dont la constitution a été débilitée par des excès de tout genre ou par une vie trop sédentaire. Les récidives fréquentes des catarrhes muqueux aigus prédisposent évidemment à cette affection. Elle n'est pas rare chez les goutteux qui avancent en âge et chez lesquels la maladie a perdu sa forme régulière et semble devenue moins intense.

Le catarrhe pituiteux chronique a rarement une invasion brusque, et ne succède guère à la phlegmorrhagie aiguë que nous venons de décrire. Il s'établit ordinairement peu à peu à la suite de plusieurs attaques de catarrhes aigus, secs ou muqueux.

Lorsque l'expectoration pituiteuse est bien établie, elle devient le plus souvent intermittente et d'une manière à-peu-près régulière. Il y a ordinairement deux attaques de toux et d'expectoration dans les vingt-quatre heures, l'une au moment du réveil et l'autre vers le soir. Chez quelques malades, au contraire, l'attaque a lieu immédiatement après les repas. La quantité de pituite expectorée est toujours assez considérable. J'ai vu quelques malades en rendre de deux à trois livres dans chaque accès, dont la durée n'était cependant que d'environ une heure ou deux. C'est sans doute cette éruption subite et momentanée qui a porté Junker et Salmuth à donner à des flux semblables, qui se font quelquefois par les narines, le nom de *phlegmatorrhagie*, nom que M. Alard a dernièrement étendu aux flux analogues qui se font par les muqueuses gastrique, intestinale, utérine, etc. (1). Je préfère à ce mot celui de *phlegmorrhagie*, comme plus euphonique et plus conforme à l'analogie (2).

---

(1) *Du Siége et de la Nature des Maladies*, tom. ii, Paris, 1821.

(2) Ce mot vient de φλεγμα, ατος, et du verbe ῥηγνυμι, *je romps, je fais éruption*. Or, dans les auteurs les plus anciens, les noms en μα, dont le génitif est en ατος, n'entrent point en composition par le génitif; mais bien en changeant leur dernière lettre en o : ainsi l'on dit *hémorrhagie* et non pas *hématorrhagie*.

Le peu de mots composés comme *phlegmatorrhagie* que l'on trouve dans les dictionnaires, sont presque tous évidemment d'une mauvaise époque, et, parmi eux, je ne connais guère que le mot *onomatopée* qui soit usité.

Pendant l'attaque, il y a toujours une dyspnée qui diminue ou cesse avec elle.

Lorsque la maladie a duré un certain temps, le teint du malade devient d'une pâleur blafarde ; il maigrit ; mais cette maigreur s'arrête à un certain degré, et n'arrive jamais jusqu'au marasme. Sa constitution devient évidemment plus lymphatique qu'elle ne l'était ; son sang devient plus ténu, et, lorsque quelque circonstance oblige à en tirer, il ne forme qu'un caillot peu consistant. Cependant le malade conserve encore assez de force pour pouvoir se livrer à beaucoup d'occupations, et son état est seulement celui d'un valétudinaire. Cet état persiste souvent ainsi pendant un grand nombre d'années ; mais à mesure que la vieillesse avance, les quintes sont plus longues et plus rapprochées ; la dyspnée devient habituelle, et arrive enfin au degré que les praticiens désignent sous le nom d'*asthme*. L'œdème du poumon ou la suffocation, déterminée par l'impossibilité d'expectorer, sont alors les terminaisons les plus ordinaires de la maladie.

C'est une chose fort remarquable que l'énorme déperdition journalière qui peut avoir lieu par des flux pituiteux, et le nombre d'années qu'ils peuvent durer sans que le malade succombe. M. Alard a réuni plusieurs faits intéressans de ce genre. Je connais moi-même, à Paris, deux vieillards qui ont joué l'un et l'autre un grand rôle sur la scène politique, et qui sont sujets à des flux abondans de cette espèce. L'un d'eux, plus que septuagénaire, expectore, depuis dix à douze ans, tous les jours, dans deux accès phlegmorrhagiques, environ quatre livres d'un liquide incolore, filant et spumeux. L'autre rend tous les matins, par des vomissemens faciles, et qui se répètent à de courts intervalles pendant quelques heures, de trois à six livres d'un liquide tout-à-fait semblable à du blanc d'œuf mêlé à un tiers d'eau : quoique âgé de plus de soixante ans, il se porte assez bien, et peut encore se promener à pied pendant plusieurs heures.

Cependant quelques sujets meurent d'épuisement au bout d'un temps beaucoup plus court et par des flux pituiteux beaucoup moins abondans. On trouve, dans le recueil de MM. Lerminier et Andral, deux cas de ce genre : l'un est celui d'un vieillard qui fut emporté au bout de cinq mois par une expectoration pituiteuse d'environ deux livres chaque jour; l'autre est celui d'un homme de quarante-cinq ans, qui mourut dans un grand degré d'épuisement et d'émaciation après avoir expectoré chaque jour, pendant trois ans, environ trois livres d'un liquide semblable. Chez ce dernier, les bronches étaient extrêmement pâles. On ne trouva ni chez l'un ni chez l'autre aucune autre cause (1) de maladie ou de mort : tant il est vrai qu'outre les lumières, très-grandes sans doute, que peut donner l'anatomie pathologique sur ces causes, il en faut chercher d'un autre ordre.

Il est assez rare de rencontrer des phlegmorrhagies idiopathiques et chroniques aussi caractérisées que celles que nous venons de décrire; mais cette affection se rencontre souvent à un haut de-

______

(1) *Op. citat.*, obs. xiv et xvi.

gré de développement lorsqu'un grand nombre de tubercules miliaires se sont développés à la fois dans les poumons, et restent long-temps en cet état. M. Bayle a même regardé les flux pituiteux pectoraux abondans et habituels comme le signe pathognomonique de cette forme de la phthisie pulmonaire (1); mais, dans ce cas, les quintes de toux sont moins régulières, et l'on peut d'ailleurs souvent le distinguer du précédent par les signes qui indiquent l'existence de tubercules crus dans les poumons, et qui seront exposés plus bas.

Traitement du Catarrhe pituiteux. Le catarrhe pituiteux idiopathique peut être regardé comme le plus rebelle à toute espèce de traitement, lorsque, par sa longue durée, il a acquis sur la muqueuse pulmonaire et sur l'économie la puissance de l'habitude. En conséquence, lorsqu'un catarrhe muqueux ou sec est accompagné d'une expectoration phlegmorrhagique qui se fait ordinairement sur d'autres points de la muqueuse pulmonaire, on doit s'attacher à la combattre jusqu'à ce qu'il n'en existe plus de traces. Les moyens indiqués contre le catarrhe muqueux chronique, et particulièrement les vomitifs répétés, sont souvent utiles dans ces circonstances; les balsamiques le sont moins, et ne doivent être employés que lorsque la maladie a déjà pris un caractère chronique. Les vésicatoires appliqués sur le thorax et ensuite sur les extrémités, sont plus utiles dans ce cas que

______

(1) Voyez *Recherches sur la Phthisie pulmonaire.* Paris, 1810.

dans le catarrhe muqueux. Il en est de même de l'opium donné à petites doses fréquemment répétées.

ARTICLE IV.

Du Catarrhe sec.

L'expression de *catarrhe sec* renferme une contradiction, si l'on a égard à l'étymologie, puisque le mot *catarrhe* indique un écoulement; mais ce nom n'indiquant plus chez les modernes qu'une forme particulière de l'inflammation dans les membranes muqueuses, je n'en emploierai pas un autre pour désigner les inflammations des bronches qui existent sans expectoration, ou avec une expectoration trèspeu abondante.

Le catarrhe sec est une affection extrêmement commune, à l'état chronique; on l'observe, à l'état aigu, au début des rhumes et vers leur fin; mais presque toujours, dans ce dernier cas, il est accompagné d'un catarrhe pituiteux, qui paraît avoir son siége sur d'autres points de la membrane muqueuse pulmonaire. Souvent encore il existe, tout-à-fait latent, dans le cours des fièvres continues.

Le catarrhe sec chronique est le plus souvent une affection idiopathique. Il est commun chez les goutteux, les hypochondriaques, les dartreux surtout, et les sujets dont la constitution a été détériorée par des excès quelconques. Il existe souvent à un léger degré chez des sujets d'ailleurs sains et même robustes. Presque tous les habitans des côtes maritimes et froides, ceux des vallées humides, en sont perpétuellement attaqués à un degré quelconque; et dans les parties les plus sèches même de la France, la moitié au moins des adultes les mieux portans présentent, sous le stéthoscope, les traces d'un léger engorgement habituel dans quelques parties de la muqueuse bronchique.

Les caractères anatomiques de cette affection sont un gonflement avec rougeur obscure ou violette de la membrane interne des bronches. Ce gonflement est surtout remarquable dans les petits rameaux, qui en sont quelquefois presque entièrement obstrués. Lorsqu'ils ne le sont pas complètement, ils sont souvent bouchés par une matière très-visqueuse, de consistance d'empois ou un peu plus forte, disposée en globules de la grosseur d'un grain de chenevis ou de millet. Ces globules, qui ne sont jamais mêlés d'air, sont demi-transparens, et ont une teinte gris-de-perle, due sans doute au mélange d'une petite quantité de matière noire pulmonaire, qui s'y trouve même quelquefois en plus grande abondance et sous la forme de petits points noirs. Ces crachats, qu'un grand nombre de personnes qui ne se croient point enrhumées rendent tous les matins en petite quantité, ont été désignés par Fourcroy (*Chimie animale*) sous le nom de mucus bronchique : je les nommerai *crachats perlés* (*sputa margaritacea*), pour les distinguer de l'expectoration muqueuse et pituiteuse.

Quelquefois une portion d'une bronche un peu volumineuse présente, dans l'étendue de quelques lignes, un gonflement de sa membrane interne qui obstrue presque complètement le passage de l'air, la même membrane étant d'ailleurs beaucoup moins tuméfiée dans les ramifications de cette bronche : M. Andral a publié deux exemples de cette variété du catarrhe sec. Mais il est beaucoup plus commun de trouver, comme nous l'avons dit, l'engorgement de la membrane muqueuse bronchique plus intense dans les petits rameaux que dans les troncs dont ils partent. Dans l'un des cas rapportés par M. Andral, le tronc bronchique d'un poumon était tellement rétréci par le gonflement de sa muqueuse, que l'air pouvait à peine y pénétrer ; dans l'autre, les troisième et quatrième divisions bronchiques étaient rétrécies par la même cause ; les divisions plus petites reprenaient leur calibre naturel, et quelques-unes d'entre elles se rétrécissaient de nouveau un peu plus loin (1).

L'affection est ordinairement d'autant plus étendue qu'elle est plus ancienne : cependant on voit des enfans en bas âge dont toute la muqueuse pulmonaire est ainsi affectée. Lorsque le catarrhe sec est universel ou même très-étendu, il finit toujours par déterminer l'emphysème du poumon.

Les signes pathognomoniques du catarrhe sec sont une sonoréité parfaite de la poitrine et un bruit respiratoire nul ou presque nul dans les points actuellement affectés. Ces points varient souvent, surtout lorsque le catarrhe est universel; et souvent les parties où, à la première exploration, on avait trouvé l'absence la plus complète de la respiration, deviennent, au bout de quelques heures, celles où on l'entend le mieux, tandis qu'elle n'existe plus

____

(1) *Op. cit.*, obs. II et III.

dans celles où on l'avait d'abord entendue. Ces variations s'expliquent par celles de l'engorgement de la muqueuse bronchique, qui peut être plus fort tantôt dans un point, tantôt dans un autre, et par la sécrétion et l'expectoration des crachats perlés.

Si l'engorgement des petits rameaux bronchiques n'est pas porté à un très-haut degré, la respiration s'entend encore, mais d'une manière beaucoup plus faible que la résonnance des parois thoraciques ne devrait le faire présumer. On entend dans les points correspondans à la partie affectée un léger râle sibilant ou un cliquetis analogue à celui d'une petite soupape : ce dernier bruit est rare, et ne se fait guère entendre que dans les inspirations profondes qui précèdent ou suivent la toux : à la nature de ce bruit, on juge aisément qu'il est dû au déplacement d'un crachat perlé par le passage de l'air.

La respiration s'entend bien dans les parties du poumon restées saines ; mais rarement elle acquiert le caractère puéril, comme elle le fait chez les péripneumoniques ou les pleurétiques : et cela sans doute parce que les progrès du catarrhe sec étant fort lents, les malades sont habitués depuis long-temps à respirer peu, et n'ont pas besoin que les parties du poumon restées saines suppléent par l'énergie de leur action à l'imperfection avec laquelle la respiration se fait dans les autres.

Le bruit de la respiration pulmonaire étant presque nul dans le catarrhe sec, il semblerait assez naturel de penser que la respiration bronchique pourrait quelquefois être entendue dans cette maladie. Cependant je ne l'ai jamais entendue ; il me semble même difficile que cela puisse arriver : car si, d'un côté, l'absence du bruit de la respiration pulmonaire est une condition propre à faire entendre le bruit de la respiration bronchique ; d'un autre côté, il existe habituellement dans le catarrhe sec une condition extrêmement défavorable à l'audition, non-seulement de la respiration bronchique, mais de tous les autres bruits qui peuvent se passer dans le poumon. En effet, le plus grand nombre des vésicules aériennes, habituellement distendues par l'air qui y est incarcéré, rendent le tissu du poumon plus rare, et par conséquent moins propre à la propagation du son ; et de plus, un grand nombre de rameaux bronchiques, parmi lesquels il s'en trouve quelquefois d'assez volumineux, sont habituellement oblitérés, soit par le gonflement de leur membrane interne, soit par la viscosité muqueuse et tenace de la matière qu'elle sécrète.

Le catarrhe sec habituel est quelquefois, mais rarement, accompagné d'un catarrhe muqueux ou pituiteux, aigu ou chronique ; car on trouve souvent les signes de chacune de ces affections dans des parties séparées du poumon , et l'expectoration simultanée des crachats muqueux, perlés et phlegmatiques ne laisse d'ailleurs aucun doute sur la réunion des trois formes du catarrhe.

Symptômes et marche de la maladie. Le catarrhe sec reste souvent à un degré médiocre et tout-à-fait latent pendant une longue suite d'années: les sujets qui en sont affectés s'aperçoivent seulement qu'ils ont l'haleine plus courte que les autres hommes, quand ils veulent monter ou courir. Lorsque l'en-

gorgement des bronches gagne en étendue, la dyspnée a lieu même dans l'état de repos, et surtout
après les repas : quelques malades n'en rapportent
le sentiment qu'à un seul côté de la poitrine, et
quelquefois au côté le moins affecté. Plus tard surviennent des accès d'oppression assez graves pour
mériter le nom d'*asthme*, et qui durent ordinairement plusieurs jours. Vers la fin de ces attaques,
la toux se manifeste et dès-lors l'oppression diminue;
mais au bout de quelques jours, les efforts de la toux
amènent, vers le matin surtout, quelques crachats
perlés, souvent mêlés d'un peu de pituite, dont
l'expectoration produit une diminution plus notable
encore de la dyspnée. Dans les cas les plus légers,
les crachats perlés perdent leur forme globuleuse et
leur densité, deviennent plus abondans, légèrement
nacrés, par le mélange intime d'un peu de mucosité
jaunâtre ou blanchâtre et opaque. D'autres fois ils sont
vitriformes, et un peu plus ou moins consistans que
l'humeur vitrée de l'œil. C'est là sans doute la *pituite
vitrée* des anciens.

Une expectoration semblable a lieu habituellement chez beaucoup de personnes attaquées à un
médiocre degré de catarrhe sec ; et, à moins qu'elle
ne se suspende, ces sujets n'éprouvent jamais d'attaques d'asthme. Souvent la quantité de ces crachats
est si petite que les malades eux-mêmes ne s'aperçoivent pas qu'ils crachent et qu'ils toussent ; chez d'autres, il n'y a réellement ni toux ni expectoration ; et
chez beaucoup, il n'y a qu'une petite toux tout-à-fait
sèche, et quelquefois tellement rare, que le malade
tousse à peine une fois dans les vingt-quatre heures,

et même tous les deux ou trois jours. Cette toux, lorsque le catarrhe sec est survenu lentement et n'a point été précédé d'un catarrhe aigu, est connue par la plupart des praticiens sous le nom de *toux nerveuse*. Trop souvent on la regarde comme sympathique, et l'on va en chercher la cause dans une affection réelle ou supposée de l'estomac, du foie, des reins même, et de l'utérus : de là les toux dites *gastrique*, *hépatique* et *hystérique*, qui toutes n'indiquent que la co-existence d'un catarrhe sec et d'une affection des organes dont il s'agit. Assez souvent la toux cesse entièrement pendant l'été, et alors l'oppression devient moindre, sans doute parce que l'augmentation de la transpiration cutanée diminue l'engorgement des bronches et la sécrétion des crachats perlés.

Lorsque, chez un sujet attaqué de catarrhe sec habituel, il survient un catarrhe aigu, rarement il suit sa marche complètement, et jusqu'à donner lieu à une expectoration de crachats muqueux abondans ou volumineux; presque toujours il s'arrête à la première période, c'est-à-dire à celle où le catarrhe aigu est sec et consiste seulement dans l'engorgement de la membrane interne des bronches : mais, au bout de quelques jours, la toux, devenue plus fréquente, amène un peu d'expectoration pituiteuse, et des crachats perlés en plus grand nombre qu'à l'ordinaire et moins consistans. Quelquefois même ils le sont assez peu pour perdre leur forme ronde et devenir diffluens : ils sont alors souvent nacrés, vitrés, et mêlés d'un mucus jaunâtre et visqueux, qui n'est autre que celui des crachats cuits, mais qui est quelquefois souillé de beaucoup de matière noire pulmonaire , qui en détruit la demi-transparence , et lui donne une teinte grisâtre.

L'apparition du catarrhe aigu détermine ordinai-rement une attaque d'asthme ou au moins une aug-mentation de la dyspnée habituelle. Quand l'ex-pectoration arrive, la dyspnée diminue ; mais souvent elle reste encore un peu plus forte qu'avant l'inva-sion du nouveau catarrhe.

Si la fièvre survient dans le cours du catarrhe aigu , elle diminue notablement l'oppression. Il en est de même du sommeil ; et , lorsque le malade peut dormir dans une attaque d'asthme, le moment qui suit son réveil est le seul où il croye respirer li-brement.

La respiration, examinée à l'aide du stéthoscope, ne se fait cependant pas plus parfaitement dans ces momens, ni dans l'accès de fièvre , que lorsque le malade éprouve de la manière la plus pénible le sentiment de la suffocation, et par conséquent le som-meil et la fièvre doivent être rangés au nombre des circonstances qui diminuent le besoin de respirer.

La position verticale n'est pas aussi constamment nécessaire aux asthmatiques par catarrhe sec que dans les dyspnées produites par les maladies du cœur, ou par les épanchemens thoraciques.

Lorsqu'un catarrhe sec étendu a duré un certain temps , et surtout lorsqu'il a été aggravé par des ca-tarrhes aigus avortés, tels que celui que nous venons de décrire, l'emphysème du poumon survient, et ses signes se joignent aux symptômes précédens. Sous ce rapport, le nom de *rhume négligé*, que le peuple donne à la phthisie pulmonaire, conviendrait beaucoup mieux à l'emphysème du poumon.

Traitement du catarrhe sec. Les moyens qui réussissent le mieux contre le catarrhe muqueux aigu ou chronique sont sans effets contre le catarrhe sec, ou, s'ils ont quelque utilité, c'est en détruisant quelques accidens ou quelques complications après la cessation desquels le catarrhe sec rentre dans son état primitif. Ainsi, la saignée générale ou locale peut être nécessaire pour faire cesser une congestion sanguine vers le poumon. Les vomitifs peuvent être utiles au début d'un nouveau rhume qui vient se joindre au catarrhe sec chronique. Les parégoriques, et particulièrement ceux que nous avons indiqués plus haut (*voy.* pag. 161), doivent souvent être employés dans la vue de diminuer le besoin de respirer. Ils sont encore très-utiles lorsque le malade est fatigué par une toux sèche et dure ou quinteuse. L'opium, donné à très-petites doses répétées, suffit ordinairement pour débarrasser les malades de cet accident incommode. La préparation que j'emploie le plus souvent dans cette vue, est le sirop de diacode donné par cuillerées à café, de manière à en faire prendre une once ou deux dans les vingt-quatre heures.

Le kermès minéral et les autres préparations antimoniales, non plus que l'oxymel scillitique, ne m'ont jamais paru bien utiles dans le catarrhe sec, si ce n'est chez quelques sujets dartreux.

Les indications qui se présentent le plus naturellement dans le catarrhe sec, sont de combattre la congestion sanguine ou l'engorgement sub-inflammatoire qui existe habituellement dans la muqueuse bronchique , et de faciliter l'expectoration des crachats perlés.

Relativement à la première indication , nous venons de dire que les évacuations sanguines sont sans effets; les dérivatifs , et particulièrement les ventouses sèches , surtout lorsqu'on les laisse assez long-temps appliquées pour qu'elles produisent la vésication; l'emplâtre épispastique , les vomitifs et les purgatifs même , produisent bien quelque soulagement ; mais il est de peu de durée , et l'intensité réelle de la maladie n'est pas diminuée. Chez les dartreux , on est cependant obligé d'avoir recours de temps en temps à des moyens de ce genre. Celui que je préfère alors est l'emplâtre de poix de Bourgogne saupoudré d'émétique et appliqué entre les épaules , en ayant soin d'éviter l'épine dorsale, parce que les pustules qui s'élèvent dans les points correspondans aux apophyses épineuses occasionent une douleur excessive.

Quant à la seconde indication , il est évident que la viscosité tenace des crachats perlés qui obstruent les petits rameaux bronchiques , est la principale cause qui empêche leur facile expulsion. L'art possède des moyens , sinon infaillibles , au moins souvent efficaces, de diminuer cette viscosité des sécrétions muqueuses , et de les rendre plus liquides. Cette assertion paraîtra peut-être reposer sur une théorie humorale surannée , et il est vrai qu'elle n'est ni de moi ni de notre temps. *Sarcone* (1) et

(1) *Istoria ragionata de Morbi osservati in Napoli, nell' intero corso dell'anno 1764. Napoli , 1765 , in-8°.*

Morgagni, après beaucoup d'autres, en ont fait une des bases de leur pratique. Je m'en sers comme d'un x algébrique, pour examiner quelques-unes des propriétés d'une cause de maladie, chose qui de sa nature peut bien passer pour une *inconnue*, et pour arriver, s'il se peut, à la *dégager* de l'économie. Je n'y attache d'ailleurs aucune importance ; mais je puis assurer qu'à l'aide des médicamens que les médecins humoristes et chimistes des trois derniers siècles regardaient comme propres à corriger la viscosité des humeurs, j'ai procuré un soulagement très-grand et durable à beaucoup de personnes attaquées de catarrhes secs intenses et très-anciens. Les moyens que l'on emploie dans cette vue sont principalement les alcalis légers ou très-étendus : ceux que j'emploie le plus communément sont les suivans :

1°. Le savon amygdalin, pris sous forme pilulaire en même temps que les alimens, à la dose d'un demi-gros à un gros par jour. Si le catarrhe sec est compliqué de spasme des rameaux bronchiques, affection dont nous parlerons plus bas, je fais entrer quelquefois dans les pilules la gomme ammoniaque, à la dose de 8 à 24 grains par jour.

2°. Les bains d'eau de mer, chauffés à la température de 27 à 30° ; les bains alcalins artificiels avec 4 onces de carbonate de potasse ou de soude ; les bains sulfureux naturels ou artificiels. Je préfère ces derniers quand le sujet est dartreux.

3°. L'usage interne du carbonate de soude, de potasse ou d'ammoniaque, à la dose de 12 à 36 grains par jour, étendus dans toutes les boissons que prend le malade ; ou celui des eaux minérales salines et sulfureuses, et particulièrement les eaux de Bonnes et de Cauterets.

L'usage de ces moyens doit être continué pendant plusieurs mois, lors même qu'ils produisent le plus promptement du soulagement. Je n'en ai jamais observé d'inconvéniens notables, et j'ai souvent employé le savon médicinal, en particulier, pendant deux ou trois ans de suite.

J'ai vu un grand nombre de sujets chez lesquels existaient déjà l'emphysème du poumon et une oppression constante, ou des attaques d'asthme rapprochées, revenir, sous l'influence de cette médication, à un état tellement supportable qu'on ne peut plus le regarder comme une maladie, et qu'ils se croient entièrement guéris. Au bout d'un certain temps de l'usage de ces moyens, les crachats perlés deviennent plus abondans qu'auparavant, et si le malade n'en avait point encore expectoré, il commence à en rendre quelques-uns. Leur viscosité, notablement diminuée, fait qu'ils s'étalent, et ne conservent plus leur forme globuleuse ; en même temps l'oppression diminue.

Je puis assurer que cette médication a souvent une grande efficacité, surtout dans les cas où le catarrhe sec est le plus intense. Je ne sais ce que vaut la théorie sur laquelle elle repose : la chimie animale est encore trop peu avancée pour nous donner la solution d'un problème de ce genre.

Sans doute il vaudrait mieux pouvoir se passer de toute espèce de théorie ; mais cela est impossible : les faits nombreux et disparates dont se composent la science et l'art du médecin ne se classent dans la

mémoire qu'à l'aide d'un lien systématique quelconque. Il serait seulement à désirer qu'on mît moins
d'importance à des idées qui ne sont, en quelque
sorte, que l'échafaudage de la science, et surtout
qu'on ne s'y attachât pas tellement qu'on en vînt,
comme il arrive trop souvent, à rejeter, avec les
théories anciennes ou modernes étrangères à celles
dont on se sert, les faits mêmes sur lesquels elles
s'appuient.

Le solidisme exclusif, trop commun de nos jours,
est, chez la plupart des médecins, l'effet du penchant
naturel qu'ont les hommes pour les opinions dans
lesquelles ils ont été élevés. Bien peu de médecins, même après une longue pratique, envisagent
les objets sous un autre aspect que leurs maîtres.
Les esprits d'un ordre plus élevé, et capables de
voir par leurs propres yeux dès leurs premiers pas
dans la carrière de l'observation, ne le sont pas toujours de redresser les idées de leur jeunesse : tel
a été frappé par le caractère inflammatoire des premières épidémies qu'il ait observées, qui, toute sa
vie, continuera d'employer, dans presque toutes les
maladies, des saignées copieuses et répétées. Les revers ne l'éclaireront point ; il les attribuera à la violence de la maladie ou à la faiblesse du malade ; et
quelques succès inespérés, tels qu'on en obtient de
temps en temps par l'emploi même le moins rationnel des méthodes perturbatrices, le confirme-
ront dans son erreur : tant est puissante la force des
premières impressions.

On a souvent reproché aux médecins de changer
fréquemment de méthodes de traitement, et de com-

battre la même maladie par des moyens tout-à-fait opposés : jamais reproche ne fut plus mal fondé. Les bons praticiens seuls , dans tous les temps , ont changé quelquefois de méthode, et l'ont fait à propos : la foule a toujours suivi le sentier tracé devant elle par l'école de son temps, et s'est toujours attachée de préférence aux doctrines les plus exclusives et par conséquent les plus simples.

Pendant la longue constitution bilieuse qui a régné à la fin du siècle dernier, presque tous les médecins étaient devenus humoristes : Dehaën combattait la bile et la saburre par la diète et les délayans à haute dose ; Stoll, par des émétiques répétés ; et, dans le même temps, Finke (1) employait avec succès ce dernier moyen dans la péripneumonie, la pleurésie et les autres affections inflammatoires. Mais ces habiles praticiens savaient modifier leurs méthodes suivant les indications ; et si la constitution régnante eût changé brusquement, ils auraient aussi su reconnaître que les maladies avaient changé de nature , quoiqu'elles n'eussent pas changé de nom. Un grand nombre de leurs disciples, au contraire, ont continué de faire un emploi abusif des purgatifs et des vomitifs jusque dans ces dernières années, et malgré le caractère éminemment inflammatoire qu'ont pris , depuis 1804, les maladies régnantes.

Il est des esprits qui, lors même qu'ils ne manquent ni d'étendue ni de pénétration, semblent destinés , en quelque sorte, à se mouvoir dans une seule

____

(1) *De Morb. bilios. anomal.*

ligne, et à qui il est impossible de voir le même objet de plus d'un point de vue. Brown, frappé sans
doute par le caractère d'une épidémie qui régnait
sous une influence adynamique, s'écrie : « Qui a ja-
» mais vu un péripneumonique cracher du sang (1)? »
et il prescrit les toniques et les excitans dans les maladies inflammatoires. Plus souvent encore, et dans
des temps divers, on a vu des praticiens du nombre
de ceux qu'un plaisant qualifiait du titre de *Lanio-
Doctores*, continuer, sous une constitution asthénique, le fréquent usage de la saignée, qui leur
avait réussi sous une constitution inflammatoire. Aucune méthode n'est blâmable absolument et en elle-
même : il est certain que l'alcool est quelquefois un
excellent anti-phlogistique, et que les saignées générales ou locales sont souvent fort utiles dans les
fièvres dites *putrides ;* mais combien peu d'esprits
sont capables de s'élever au sage tâtonnement de
Sydenham, et d'abandonner leurs théories au moment où change le génie propre des constitutions
médicales ! Sans doute il serait plus commode de
pouvoir s'en tenir avec sécurité à une seule méthode ; l'*art* ne serait plus *long,* et l'expérience aurait enfin donné un démenti à cette sagesse antique
dont le mépris est un caractère commun à tous les
hérésiarques de la médecine.

____

(1) *Élémens de Médecine.*

ARTICLE V.

Du Catarrhe convulsif ou coqueluche.

Cette variété du catarrhe pulmonaire a beaucoup occupé les praticiens, à raison de sa fréquence et des accidens assez graves dont elle est quelquefois accompagnée. Elle tient le milieu entre la phlegmorrhagie et le catarrhe muqueux, pour la nature des crachats et de l'engorgement bronchique; elle présente en outre dans sa marche et ses symptômes plusieurs caractères particuliers.

La coqueluche attaque surtout les enfans et reparaît rarement deux fois chez le même sujet: de là, sans doute, l'opinion assez répandue qui veut que cette maladie soit contagieuse. Sa propagation par contagion n'est cependant rien moins que prouvée; et le passage brusque d'une température chaude à une température froide, ou l'impression long-temps continuée du froid, sont ses seules causes occasionelles évidentes et bien connues.

La toux, dans cette affection, revient par accès ou quintes qui durent un quart d'heure et quelquefois plus. Chaque quinte se compose de saccades de toux sonores, précipitées, sans intervalles, et entre lesquelles on a de la peine à apercevoir quelques mouvemens inspiratoires; de temps en temps seulement les expirations de la toux sont interrompues brusquement par une inspiration très-profonde, comme convulsive, bruyante et accompagnée d'un sifflement prolongé qui fait le caractère pathognomonique de cette variété du catarrhe pulmonaire. La face se gonfle et devient livide dans les secousses de la toux, et surtout au moment qui précède l'inspiration sonore. Une pituite lentescente, incolore, à peine spumeuse, coule en filant de la bouche plutôt qu'elle n'est rejetée, à la fin des saccades, et le malade se courbe en avant pour la laisser tomber.

Les quintes reviennent d'abord plusieurs fois par jour; mais elles sont presque toujours plus fortes le soir; la nuit, au contraire, est ordinairement assez calme. Au bout de quelque temps les quintes ne reviennent guère que le soir et le matin; et vers la fin, le soir seulement. Le retour de la toux a une périodicité plus marquée dans cette affection que dans les autres variétés du catarrhe pulmonaire. Vers la fin de la maladie, il se règle quelquefois en tierce.

La durée de la coqueluche varie de quelques semaines à plusieurs mois. Vers la fin, les quintes sont moins longues, perdent leurs caractères propres, et l'expectoration devient plus muqueuse; mais on peut rarement reconnaître ce changement parce que les enfans avalent au lieu de cracher. Quelquefois la coqueluche dégénère en un catarrhe muqueux chronique, accompagné d'amaigrissement et d'autres symptômes qui peuvent simuler la phthisie pulmonaire.

Dans les intervalles des quintes, le malade tousse peu et se porte assez bien, il conserve de l'appétit et des forces, et n'a pas ordinairement de fièvre, si ce n'est dans les commencemens d'une coqueluche très-intense, ou dans le dernier cas dont je viens de parler.

Lorsqu'on explore à l'aide du stéthoscope la poitrine d'un enfant attaqué de la coqueluche, on ne trouve dans l'intervalle des quintes que les signes ordinaires des catarrhes, c'est-à-dire un bruit respiratoire plus faible ou même nul dans quelques points bien résonnans d'ailleurs, une respiration puérile dans d'autres points, et quelquefois un peu de râle muqueux ronflant ou sibilant. Dans les quintes, au contraire, on ne sent que l'ébranlement imprimé au tronc par les secousses de la toux, et l'on n'entend un peu de rhonchus ou de bruit respiratoire que dans les très-courts intervalles qui existent entre les saccades expulsives de la toux; mais l'inspiration sifflante et prolongée qui fait le caractère pathognomonique de la coqueluche paraît se passer en entier dans le larynx et la trachée. On n'entend ni le bruit de la respiration pulmonaire, ni même le bruit respiratoire bronchique, même dans les parties du poumon qui, quelques instans avant et après la quinte, donnent la respiration puérile.

Ce phénomène ne peut se concevoir que de deux manières, ou par une congestion sanguine ou séreuse momentanée, qui produit un gonflement de la membrane muqueuse des rameaux bronchiques suffisant pour obstruer ces canaux, ou par une contraction spasmodique des bronches qui produirait le même effet. La découverte faite par M. Reisseissen (1), d'un appareil musculeux circulaire dans les rameaux d'un diamètre inférieur à celui des bronches où les cerceaux cartilagineux cessent d'être visi-

____

(1) *De Fabricâ pulmonis*, in-fol. atlant. *Berlin*, 1822.

bles, rendrait bien raison de ce spasme admis par beaucoup de praticiens sans autre preuve que les symptômes des diverses maladies du poumon. J'avoue que j'ai inutilement cherché à vérifier sur les petits rameaux bronchiques de l'homme les observations de M. Reisseissen; mais l'existence manifeste de ces fibres circulaires sur les rameaux d'une grosseur moyenne, les faits dont j'ai parlé plus haut (*voy*. p. 45) et les phénomènes de plusieurs sortes d'asthmes, me portent à regarder comme une chose certaine la possibilité de l'occlusion momentanée des petits rameaux bronchiques par une contraction spasmodique de leurs parois.

Quoi qu'il en soit, je remarquerai que le caractère spasmodique de la coqueluche est très-évident dans les phénomènes qui se passent quelquefois dans la glotte, le larynx, et même le voile du palais. J'ai dit précédemment que les bruits extraordinaires que font entendre certains malades en toussant ou en respirant, sont dus à une contraction spasmodique ou volontaire de ces parties. (*Voy*. p. 53.) Les sons bruyans et bizarres qui accompagnent la toux de la coqueluche sont dans ce cas. Il en est de même de celle des catarrhes secs, communément désignée sous le nom de *toux nerveuse* ou *gastrique*. J'ai entendu dans l'un ou l'autre cas des sujets qui imitaient très-bien le cri du coq ou l'aboiement d'un petit chien. Mon confrère, M. le docteur Bally, envoya il y a quelques mois à ma clinique un jeune homme atteint de la coqueluche, et dont les quintes étaient accompagnées d'un roucoulement analogue à celui d'un pigeon ramier, et assez fort pour être entendu à cinquante pas de distance. D'après cette dernière circonstance, je n'hésitai pas à affirmer que ce bruit se passait tout entier dans l'arrière-gorge, et était particulièrement dû à la contraction spasmodique du voile du palais et des bords de la glotte, ce que le stéthoscope démontra immédiatement. Une angine tonsillaire qui survint quelques jours après confirma encore ce diagnostic. Tant que l'inflammation dura, le roucoulement ne se fit point entendre ; il reparut, mais à un moindre degré, après la guérison de cette affection intercurrente.

Traitement de la Coqueluche. La saignée est aussi rarement utile dans la coqueluche que dans les autres variétés du catarrhe pulmonaire ; les boissons mucilagineuses et sucrées ne sont non plus, dans ce cas , qu'un moyen d'expectation et d'adoucissement pour le sentiment d'âpreté que la toux laisse dans l'isthme du gosier. Cependant, il est une circonstance dans laquelle elles peuvent avoir une action plus directe et plus puissante sur la maladie. Lorsqu'on peut parvenir à faire boire le malade à petits coups pendant la quinte, on en abrège sensiblement l'intensité et la durée. Le mouvement de la déglutition favorise l'inspiration et en produit de plus profondes et de plus réelles, probablement en combattant le spasme des bronches. On sait que plusieurs espèces d'animaux, tels que les tortues, les grenouilles et les autres animaux à thorax immobile, n'inspirent qu'à l'aide de la déglutition.

Aucun moyen n'est plus utile, au début de la coqueluche, que les vomitifs répétés tous les jours ou tous les deux jours pendant une ou deux semaines. Les enfans supportent, d'ailleurs, le vomissement beaucoup mieux que les adultes. Je préfère même chez eux l'émétique à l'ipécacuanha, à raison de l'extrême inégalité de force des ipécacuanha que l'on trouve dans le commerce, et qui appartiennent à des plantes diverses, ainsi que l'a prouvé M. Decandolle. L'émétique, d'ailleurs, à raison de sa solubilité, est beaucoup plus facile à fractionner en doses aussi petites que peuvent le demander l'âge et la faiblesse de l'enfant.

Après l'emploi de ce moyen, les narcotiques à petites doses sont ordinairement fort utiles. On a beaucoup vanté, depuis quelques années, l'extrait et la poudre récente de *belladona,* et j'avoue qu'ils me semblent préférables aux autres plantes de la même famille. La dose doit varier d'un huitième de grain à un demi-grain, donnés matin et soir, suivant l'âge de l'enfant. La belladone m'a toujours paru, après l'action des vomitifs, être l'un des moyens qui contribuent le plus efficacement à calmer la violence des quintes et à abréger la durée de la maladie. Ses effets, au reste, se peuvent concevoir de plusieurs manières : elle diminue le besoin de respirer, et, par cela même, la dyspnée, plus constamment qu'aucune autre plante narcotique ; elle paraît propre, comme tous les moyens du même genre, à combattre le spasme des bronches, et même à diminuer l'irritation qui produit la congestion sanguine et séreuse, ainsi que la sécrétion augmentée des bronches.

L'extrait de narcisse des prés (*narcissus pseudo-*

narcissus, L.) a été proposé, il y a quelques années, comme une sorte de spécifique contre la coqueluche, ainsi que l'infusion des pétales de la même plante. J'ai beaucoup employé cet extrait et j'ai quelquefois obtenu, par son seul usage, des guérisons d'une rapidité surprenante, en cinq ou six jours, par exemple; mais ce résultat est rare, et habituellement, je trouve cette plante beaucoup moins efficace que la *belladona*. La manière la plus usitée d'employer l'extrait de narcisse des prés consiste à le donner à la dose d'un demi-grain, d'un grain ou de deux grains, à deux, quatre ou six heures d'intervalle, suivant la force du sujet. Nous avons, au reste, peu de données encore sur la manière d'agir de cette plante narcotico-âcre. Lorsqu'on la donne à dose un peu forte, elle a une influence très-marquée sur le système nerveux et peut même produire des convulsions.

Lorsque les quintes de la coqueluche prennent une forme périodique, le quinquina ou le sulfate de quinine, donnés de la même manière et à la même dose que dans les fièvres intermittentes, sont souvent tout aussi efficaces que dans ces dernières maladies.

J'ai rarement trouvé les vésicatoires bien utiles dans la coqueluche. M. Autenrieth a proposé de leur substituer une pommade préparée avec 1 gros d'émétique et 3 gros d'axonge, dont on fait des frictions ou des applications successives sur diverses parties de la poitrine. Ce moyen, qui détermine une éruption locale de boutons fort semblables à ceux de la petite-vérole, m'a paru quelquefois diminuer l'intensité de la toux et la congestion pectorale plus efficacement que les vésicatoires. Les frictions huileuses, faites sur toute la surface du corps, ont été conseillées, dans les mêmes vues et comme moyen principal à opposer à la coqueluche, par M. Poutingon de Montpellier. Je les ai quelquefois employées utilement. J'en ai aussi obtenu de bons effets chez les sujets attaqués d'un catarrhe sec chronique, avec de fréquentes recrudescences de catarrhe aigu se renouvelant aux moindres vicissitudes de l'atmosphère. Ce moyen de favoriser la transpiration cutanée, qui faisait une partie considérable de l'hygiène des anciens, a sans contredit été beaucoup trop négligé dans les temps modernes.

ARTICLE VI.

Des Catarrhes symptomatiques.

Le catarrhe pulmonaire complique habituellement un grand nombre d'affections de la plèvre et du tissu pulmonaire, et la plupart des maladies générales, telles que les fièvres de toute espèce, la goutte, le scorbut, etc.

Une observation attentive, et long-temps suivie avec un soin égal sur le vivant et sur le cadavre, donnera, je pense, à celui qui voudra la répéter, le résultat suivant que j'en ai obtenu moi-même. Rien ne prouve que le catarrhe le plus intense ou le plus prolongé ait de la tendance à produire une autre affection de poitrine, si ce n'est, et bien rarement encore, l'emphysème du poumon ou la dilatation des bronches; tandis qu'il n'est presqu'aucune affection du poumon et de la plèvre qui, dès les premiers momens de son invasion, ne détermine de la toux et de l'expectoration, et par conséquent un catarrhe.

La plupart des péripneumonies surviennent brusquement. Quelques-unes se greffent sur un catarrhe aigu ou chronique; mais rien n'est plus rare que de voir survenir une péripneumonie à la suite d'un catarrhe assez intense pour qu'on puisse attribuer, avec quelque apparence, l'inflammation du tissu pulmonaire à l'extension de celle qui occupait la membrane muqueuse bronchique. Il est plus rare encore de voir une pleurésie survenir chez un sujet atteint de catarrhe pulmonaire, et avec quelques symptômes qui puissent faire croire que la première de ces affections est une suite et un effet de la seconde. Il n'est, au contraire, presque aucune pleurésie ou péripneumonie, même latente, qui ne soit accompagnée, vers la fin au moins, d'une expectoration catarrhale. Dans la péripneumonie surtout, cette expectoration est quelquefois si abondante et les signes du catarrhe si prononcés, qu'ils obscurcissaient les symptômes de la péripneumonie aux yeux des praticiens qui n'en connaissaient pas d'autres signes; et c'est à ce cas que doivent se rapporter la *peripneumonia notha* de Sydenham, l'*angine bronchiale* de Stoll, et la *fausse fluxion de poitrine* des praticiens français du dernier siècle.

La phthisie pulmonaire a été regardée jusqu'à nos jours comme une suite fréquente du catarrhe pulmonaire. M. Bayle a attaqué le premier cette antique opinion. M. Broussais, qui l'avait soutenue à une époque où personne ne songeait à l'attaquer, la défend encore aujourd'hui (1). Cette question est assez importante pour mériter un examen particulier, et nous y reviendrons en parlant de la phthisie pulmonaire. Nous nous contenterons de remarquer, pour le moment, que l'on voit mille catarrhes pour une phthisie pulmonaire, et que l'on rencontre à peine de loin en loin quelques sujets atteints de tubercules du poumon qui arrivent au terme fatal sans avoir eu, dans la période manifeste de leur maladie, une expectoration catarrhale abondante. Nous remarquerons, en outre, que cette expectoration forme toujours la plus grande partie des crachats de tous les phthisiques.

Un des résultats les plus intéressans que m'ait donnés l'auscultation, est l'existence constante d'un catarrhe pulmonaire latent ou manifeste pendant toute la durée des fièvres continues. Au début, et le plus souvent pendant tout le cours de la maladie, le catarrhe est latent, sans toux et sans expectoration, et ne peut être reconnu qu'à l'aide du stéthoscope. Il se démasque quelquefois aux approches des crises. Les crises par les crachats, observées par les anciens praticiens et que j'ai eu souvent occasion de voir moi-même, ne sont pas autre chose.

Les *fièvres catarrhales* sont celles où ce catarrhe inséparable des fièvres continues se démasque de bonne heure et produit une expectoration muqueuse abondante. On a aussi appelé ainsi des ca-

____

(1) *Traité des Phlegmasies chroniques.* Paris, 1821.

tarrhes pulmonaires intenses et accompagnés d'une fièvre symptomatique ; mais , dans ce dernier cas, la fièvre, quoique vive au début et souvent assez longue, perd promptement le caractère des fièvres aiguës, cesse long-temps avant le catarrhe, et ne présente point cet ensemble de congestions cérébrales et d'affections abdominales plus ou moins graves que présentent les fièvres réellement essentielles, et qu'on doit considérer comme des affections générales, frappant à la fois un grand nombre d'organes, et peut-être plus spécialement encore les liquides.

Dans les fièvres exanthématiques, le catarrhe pulmonaire est également constant, et il est plus souvent manifeste. Dans la rougeole , il l'est toujours, comme l'on sait ; et il persiste souvent longuement après la guérison de cette maladie. La même chose arrive aussi quelquefois après les simples fièvres continues ; mais , d'un autre côté , j'ai souvent admiré, dans des fièvres qui se terminaient par une crise parfaite, qu'au moment même où un dépôt briqueté paraissait dans les urines, tous les signes, même stéthoscopiques, d'un catarrhe très-intense et très-étendu se dissipaient à la fois avec le coma, le météorisme, la fréquence du pouls, la chaleur et l'enduit terreux de la peau.

Pendant l'accès des fièvres intermittentes , le stéthoscope donne également des signes de catarrhe ordinairement sec et latent, dont il existe encore quelques traces dans les intervalles des accès.

Les fièvres le plus évidemment symptomatiques, celles, par exemple, qui sont déterminées par une blessure, présentent le plus souvent la même chose. Il semble que le premier effet du mouvement fébrile soit de produire une congestion dans la membrane muqueuse bronchique ; et cet effet se conçoit facilement d'après l'énergie des mouvemens de concentration et d'expansion qui constituent la fièvre.

La fièvre inflammatoire des nosologistes, c'est-à-dire, celle qui est caractérisée par la teinte rosée de la face, l'humidité et la netteté de la langue, et la chaleur modérée et halitueuse de la peau, est de toutes les fièvres celle dans laquelle les signes du catarrhe sec sont le moins marqués. J'en ai même vu deux pendant toute la durée desquelles le bruit respiratoire fut constamment fort et *pur*, c'est-à-dire sans mélange de râles, dans toute l'étendue des poumons. Il est à remarquer d'ailleurs que cette forme des fièvres continues est celle qui se change le moins souvent en une autre ; qu'elle est rarement accompagnée de symptômes d'une congestion cérébrale un peu grave ; que presque jamais elle n'est accompagnée de signes d'irritation, d'éruptions ou d'ulcérations de la membrane muqueuse intestinale, non plus que de météorisme ; et qu'enfin elle est presque la seule dans laquelle le sang tiré de la veine soit plastique, et présente la couënne inflammatoire. Sous tous ces rapports, la fièvre inflammatoire paraît différer par sa nature ou par sa cause des autres fièvres continues, et est sans contredit la plus simple de toutes, et celle que l'on peut le moins regarder comme une affection primitive des solides.

Le catarrhe pulmonaire devient quelquefois le

symptôme insigne d'une fièvre rémittente pernicieuse. Ce cas paraît s'être présenté endémique-
ment pendant l'épidémie catarrhale de 1778, puisque une Société médicale française proposa vers
cette époque un prix sur cette question : *Etablir
les rapports des fièvres rémittentes catarrhales et
pernicieuses.*

Les goutteux sont très-sujets aux catarrhes pulmonaires, surtout lorsque la goutte a cessé d'être régulière. Le catarrhe prend ordinairement chez eux
la forme de catarrhe muqueux chronique ou de
phlegmorrhagie, et devient quelquefois suffocant.

Le scorbut, les dartres, et en général toutes les
maladies dans lesquelles il existe une cachexie prononcée, sont souvent accompagnés de catarrhe latent ou manifeste.

ARTICLE VII.

Des Catarrhes latens.

J'appelle *catarrhe latent* celui qui existe sans toux
ni expectoration notables : on le reconnaît à une faiblesse très-grande, mais ordinairement inégale, du
bruit respiratoire dans la plus grande partie de la
poitrine, qui est parfaitement sonore ; un peu de
rhonchus sibilant ou muqueux obscur, ou un bruit
de soupape très-léger, se joignent quelquefois au premier signe, mais rarement, et à des intervalles quelquefois si éloignés qu'on peut explorer la poitrine
du malade plusieurs jours de suite sans les entendre.

Nous avons vu que le catarrhe sec est presque

toujours latent, surtout lorsqu'il est léger et peu étendu : à ce degré, le catarrhe sec et latent est une affection extrêmement commune, et dans les villes de nos climats tempérés, au moins la moitié des adultes en présentent des traces plus ou moins marquées. Il ne devient une incommodité que quand l'engorgement des bronches gagne assez en étendue ou en intensité pour rendre plus difficile le développement de la respiration nécessité par l'exercice. C'est une des causes de la dyspnée qu'éprouvent la plupart des adultes lorsqu'ils veulent se livrer à des exercices inaccoutumés.

Les dartreux et les hypochondriaques sont très-sujets aux catarrhes secs et latens, et ils finissent ordinairement par devenir assez graves chez eux. Les habitans des pays humides et des bords de la mer m'ont paru y être beaucoup plus sujets que ceux des pays secs et du centre de la France, et le catarrhe y arrive beaucoup plus facilement au degré qui produit l'asthme.

Le catarrhe symptomatique des fièvres est presque toujours latent, surtout dans les premiers jours de la maladie. Ce n'est pas que les malades ne toussent quelquefois; mais cette toux est si rare et si peu forte que le médecin n'y fait le plus souvent aucune attention, ou ignore entièrement cette circonstance. Il y a quelques mois, je fus appelé en consultation avec un de mes confrères pour une fièvre continue grave, dont étaient attaquées un assez grand nombre de personnes à la fois dans un établissement public. Interrogé par moi, il me répondit qu'aucun de ses malades ne toussait ; la garde-malade l'interrompit, et lui dit que tous toussaient, mais rarement.

C'est après les fièvres continues et les catarrhes muqueux de longue durée, ou fréquemment réitérés, que restent souvent des catarrhes secs et latens habituels, qui finissent par produire l'asthme et l'emphysème du poumon.

La fréquence du catarrhe sec, la lenteur insidieuse de ses progrès, la gravité de ses effets lorsqu'il est parvenu à un degré intense, doivent faire sentir de quelle importance il est de ne pas regarder comme une affection légère les toux sèches de longue durée, quelque rares et légères qu'elles soient. Ces toux, que l'on regarde trop souvent comme *nerveuses*, *gastriques*, *hépatiques*, *hystériques*, *etc.*, et dont on va chercher la cause dans une *sympathie* inconnue dans sa nature comme dans ses moyens, et le plus souvent supposée d'une manière tout-à-fait gratuite, ne sont réellement que l'effet d'un catarrhe sec, quand elles ne sont pas produites par des tubercules miliaires développés dans le poumon.

ARTICLE VIII.

Des Catarrhes suffocans.

Les praticiens désignent communément sous ce nom un cas commun surtout chez les vieillards attaqués depuis long-temps de catarrhe muqueux chronique, qui meurent souvent suffoqués par une sécrétion muqueuse tellement abondante que les poumons ne peuvent s'en débarrasser.

Le catarrhe, examiné sous ce point de vue, présente une question plus étendue qu'elle ne le semble d'abord. Le catarrhe suffocant n'est point une espèce particulière, mais un accident qui peut arriver dans plusieurs cas très-divers.

Les caractères anatomiques de cette affection varient un peu suivant ses causes ; mais, dans tous les cas, les bronches sont en grande partie remplies par une matière muqueuse ou pituiteuse abondante.

Ses signes sont un râle laryngé et trachéal extrêmement fort, que l'on entend à l'oreille nue et à la distance de plusieurs pieds. La respiration est fréquente, les mouvemens du thorax plus étendus et plus apparens que dans l'état naturel, si ce n'est aux approches de la mort. Le stéthoscope fait entendre, dans toute l'étendue de la poitrine, un rhonchus muqueux dont les bulles sont les unes grosses, les autres petites. S'il y a de la toux, elle est accompagnée d'un rhonchus sibilant humide ; mais le plus souvent il y en a fort peu, et son absence même, ainsi que les circonstances dans lesquelles survient le plus souvent le catarrhe suffocant, porteraient à croire que, dans cette affection, il y a paralysie de quelqu'une des puissances qui, dans l'état naturel, produisent l'excrétion du mucus pulmonaire. Il me paraît probable qu'il faudrait rechercher le siége de cet affaiblissement dans les bronches ou le tissu pulmonaire lui-même ; car, comme nous venons de le dire, l'action des muscles inspirateurs est plutôt augmentée que diminuée, au moins dans les commencemens de l'attaque.

La poitrine, percutée, résonne bien dans toute son étendue, si ce n'est aux approches de la mort, où le son diminuant à la racine ou vers la base du poumon, indique la congestion cadavérique séreuse ou sanguine.

C'est particulièrement dans le catarrhe suffocant que l'application de la main donne souvent la sensation du mouvement de la mucosité qui remplit les bronches. Je connais quatre cas dans lesquels le catarrhe peut devenir suffocant : 1°. chez les vieillards, 2°. chez les sujets attaqués d'œdème du poumon, 3°. chez les mourans, 4°. enfin chez l'adulte même et les enfans, un catarrhe aigu peut quelquefois avoir ce caractère avec des circonstances qui diffèrent de la phlegmorrhagie pulmonaire dont nous avons déjà parlé.

Catarrhe suffocant des vieillards. Cet accident, presque toujours mortel, survient surtout en hiver et à l'occasion d'un catarrhe aigu, qui se greffe sur un catarrhe muqueux chronique, ou sur une phlegmorrhagie pulmonaire. Pour peu que l'attaque se prolonge, l'œdème du poumon vient aggraver la maladie et en précipiter la terminaison funeste.

Catarrhe suffocant avec œdème du poumon. L'œdème du poumon est presque toujours accompagné d'une phlegmorrhagie qui peut facilement devenir suffocante, à raison du flux pituiteux qui se fait dans les bronches et de l'abattement des forces du malade, surtout s'il est avancé en âge.

Catarrhe suffocant des mourans. L'agonie, dans presque toutes les maladies, est accompagnée d'un râle trachéal abondant, et par conséquent d'un véritable catarrhe suffocant, si ce n'est dans les cas où le râle est dû à du sang épanché dans les bronches. L'œdème du poumon, et plus souvent encore une congestion séro-sanguinolente dans le tissu pulmonaire, se joint au flux de même nature qui se fait dans les bronches ; et c'est à cet accident des derniers momens de la vie que l'on doit rapporter l'infiltration séro-sanguinolente que les poumons présentent chez presque tous les cadavres dans leurs parties postérieures et inférieures.

Catarrhe suffocant aigu des adultes et des enfans. Cette variété du catarrhe pulmonaire aigu ne me paraît pas avoir fixé jusqu'ici l'attention des médecins. Elle est très-rare chez l'adulte. Chez les enfans en bas âge, elle est plus commune, et souvent on la confond avec le croup. On la reconnaît au râle trachéal que l'on entend à l'oreille nue, et à une suffocation imminente et telle que la face devient souvent livide. Le stéthoscope fait reconnaître, dans toute l'étendue de la poitrine, un râle muqueux bruyant, et dont la matière est très-liquide, et un mouvement du cœur très-fréquent et ordinairement irrégulier. Cet accident est dû à un catarrhe aigu qui attaque la totalité ou une très-grande partie de la membrane muqueuse pulmonaire. Sa durée est de vingt-quatre à quarante-huit heures, ou, au plus, de quelques jours. Au bout de ce temps, ou le malade succombe, ou l'expectoration commence et fait cesser la suffocation, et le catarrhe prend alors la marche d'un catarrhe aigu ordinaire. Tant que la suffocation dure, il y a peu de toux, et l'expectoration, presque nulle , est entièrement pituiteuse ; elle conserve encore ce caractère, au moins pendant les premiers jours , lorsqu'elle devient plus abondante; et quelquefois la résolution se fait sans que les crachats prennent le caractère muqueux. Ces cas ne constituent par conséquent qu'une variété de la phlegmorrhagie bronchique aiguë. Quand, au contraire, l'expectoration devient muqueuse, la maladie est réellement un catarrhe aigu ordinaire, dans lequel la suffocation a été imminente au début à cause de l'étendue de la tuméfaction de la membrane bronchique, et de la quantité de pituite sécrétée à la fois.

Traitement des catarrhes suffocans. Nous parlerons ailleurs du catarrhe qui complique l'œdème du poumon : celui des agonisans est trop évidemment au-dessus des ressources de l'art pour que nous nous y arrêtions. Le catarrhe suffocant muqueux ou pituiteux des vieillards peut être quelquefois, mais bien rarement, combattu avec succès à l'aide des moyens qui réussissent dans le catarrhe suffocant aigu des adultes et des enfans.

Le premier et le plus efficace de ces moyens est le vomitif, qu'il faut répéter plusieurs jours de suite si l'on n'obtient du premier qu'un simple soulagement, et si l'expectoration ne devient pas sur-le-champ abondante.

L'application de larges vésicatoires à la cuisse, faite en même temps que l'on donne le vomitif, produit souvent une dérivation salutaire. Je préfère ce moyen aux vésicatoires appliqués sur la poitrine même, parce qu'il m'a paru plusieurs fois, chez les vieillards surtout, que la suffocation en était augmentée plutôt que diminuée ; et d'un autre côté, outre le danger commun à tous les dérivatifs appliqués près du lieu affecté, d'augmenter la congestion au lieu de la diminuer, le vésicatoire appliqué sur la poitrine a encore l'inconvénient d'en gêner les mouvemens, et cela dans un moment où le malade a besoin de toutes ses forces inspiratrices pour ne pas suffoquer.

Je n'ai jamais trouvé l'indication de la saignée dans les catarrhes suffocans des enfans, et dans le petit nombre de cas de même nature que j'ai observés chez l'adulte. Je pense cependant que ce moyen pourrait être quelquefois utile chez les sujets d'une constitution sanguine. La saignée favorise l'absorption, et diminue, au moins momentanément, la plupart des sécrétions et des exhalations. Sous ces rapports elle peut être utile ; mais si l'on en abuse, il est à craindre qu'elle n'affaiblisse assez le malade, non-seulement pour empêcher l'expectoration, mais même pour que les muscles inspirateurs ne puissent plus suffire aux mouvemens énergiques nécessités par l'embarras des bronches.

On ne doit pas négliger de diminuer le besoin de respirer par les parégoriques, entre lesquels je préfère la poudre de racine de *belladona*, donnée à la dose d'un demi-grain à un grain, et à des intervalles plus ou moins rapprochés, suivant l'intensité de la suffocation et la force du sujet.

Dans deux cas de ce genre, je n'ai employé aucun autre remède que le tartre stibié, donné à haute dose, et de la manière qui sera indiquée à l'article de la péripneumonie. Chez l'un de ces sujets, le catarrhe suffocant était compliqué de l'œdème du poumon; l'autre était une femme de vingt-quatre ans, d'une constitution robuste, malade depuis trois jours, et qui paraissait prête à expirer lorsqu'elle entra à l'hôpital : au bout de douze heures elle était hors de danger. La première malade guérit également, mais plus lentement.

CHAPITRE II.

DE LA DILATATION DES BRONCHES.

L'ALTÉRATION organique dont je vais parler dans ce chapitre n'avait pas plus fixé l'attention des anatomistes que celle des médecins praticiens. Cela dépend sans doute de ce que, ayant rarement lieu dans toute l'étendue des bronches, on peut facilement la rencontrer sans l'apercevoir, lors même qu'elle est portée à un degré très-marqué. Car un rameau bronchique dilaté ressemble souvent à une bronche plus volumineuse, et en incisant simplement le poumon, on le prendra nécessairement pour tel. Il faudrait, pour reconnaître la dilatation et constater que le rameau a un plus grand diamètre que la bronche qui lui donne naissance, suivre toutes les divisions de l'arbre bronchique, ce qui se fait très-rarement dans les ouvertures des cadavres.

Caractères anatomiques. La dilatation des bronches se présente sous des formes très-variées : souvent elle existe dans un ou plusieurs rameaux , et même dans la presque totalité d'un poumon, sans autre changement dans l'aspect des bronches, qui conservent leur forme cylindrique: seulement des ramifications qui, dans l'état naturel, pourraient à peine recevoir un stylet très-fin, acquièrent un diamètre égal à celui d'une plume de corbeau ou d'oie, ou même à celui du doigt. Les rameaux ainsi dilatés naissent souvent d'un tronc dont le diamètre est beaucoup moindre. Quelquefois on voit le rameau dilaté reprendre immédiatement au-dessous son diamètre naturel; plus ordinairement il semble se terminer en un cul-de-sac anfractueux, à la surface duquel on distingue l'ouverture de plusieurs petits rameaux bronchiques d'un diamètre naturel, dont les embranchemens ont été confondus par la dilatation. Je n'ai jamais pu voir bien distinctement une dilatation qui me parût appartenir aux dernières divisions bronchiques, et qui pût servir à éclairer sur la manière dont se terminent les bronches.

Dans d'autres cas, les bronches dilatées perdent en même temps leur forme, et présentent celle d'une cavité capable de loger un grain de chenevis, un noyau de cerise, une amande ou même une noix. Plusieurs renflemens successifs semblables peuvent exister dans le trajet du même rameau ; quelquefois un ou deux rameaux bronchiques seulement, dilatés dans le sommet du poumon, sembleraient indiquer la transformation d'une excavation tuberculeuse en fistule ; souvent encore plusieurs bronches continues ou contiguës inégalement dilatées, et formant par leurs communications entre

elles une sorte de clapier plein de mucosités puriformes, présentent au premier aspect l'apparence
d'une excavation tuberculeuse multiloculaire. Un
anatomiste peu exercé pourrait s'y tromper, dans
les cas où une dilatation peu étendue est bornée à
un petit nombre de rameaux, et surtout lorsqu'elle
existe dans le sommet du poumon. Il pourrait au
moins hésiter et regarder comme incertain si cette
cavité est due à une dilatation bronchique, ou à
une excavation tuberculeuse guérie par sa transformation en une fistule tapissée par une membrane muqueuse accidentelle. J'ai moi-même éprouvé quelquefois de l'embarras à cet égard. J'exposerai, dans le chapitre de la phthisie pulmonaire,
les caractères qui peuvent toujours faire distinguer
ces deux cas l'un de l'autre, excepté dans quelques
circonstances très-rares.

L'épaisseur et la consistance des parois des bronches dilatées est extrêmement variable ; le plus
souvent la membrane muqueuse a une épaisseur
d'un quart à un tiers de ligne, et sa surface interne, inégale et plus molle que dans l'état naturel, présente une couleur rouge-violette foncée,
qui pénètre profondément dans son épaisseur. Le
ramollissement de cette membrane est quelquefois
tel qu'on peut l'enlever avec le dos ou le manche
du scalpel. Autour de la muqueuse se trouve une
enveloppe blanche, très-ferme et à-peu-près d'é-
gale épaisseur, qui est formée en partie par un tissu
cellulaire très-dense, et en partie par un tissu fibreux. Les cerceaux cartilagineux s'y distinguent
quelquefois encore dans les bronches qui en sont

pourvues ; mais on n'y distingue plus rien de l'appareil musculaire jaunâtre qu'on remarque autour des bronches saines. Dans les divisions bronchiques d'un ordre inférieur, cette enveloppe a aussi, par endroits, une texture cartilagineuse ; mais alors elle n'a plus la forme régulière que nous venons d'indiquer, elle s'étend plus ou moins loin dans la substance pulmonaire environnante, qui semble dans ces points se transformer de proche en proche en cartilage. Cet envahissement peut gagner une grande partie et même la totalité du tissu pulmonaire comprimé entre les bronches dilatées. Nous en rapporterons un exemple remarquable à la fin de ce chapitre.

D'autres fois, les parois des bronches dilatées sont d'une ténuité extrême, et qui ne permet d'y distinguer aucune trace de leur organisation primitive ; elles ont un peu plus de fermeté que la membrane muqueuse dans l'état sain. Elles sont alors ordinairement rouges, sans injection apercevable, et leur surface interne est très-lisse. Quelquefois leur ténuité est telle qu'on peut la comparer à celle d'une pellicule d'ognon. Je n'ai jamais trouvé les bronches dilatées en entier de cette manière, et la plus étendue des dilatations partielles de ce genre que j'aie vues, très-anfractueuse, parce qu'elle affectait plusieurs divisions bronchiques voisines et communiquant ensemble, aurait pu contenir tout au plus autant d'eau qu'une noix. L'aspect de ces dilatations avec amincissement, au moment où le scalpel les met à découvert, a une singulière ressemblance avec celui des poumons vésiculeux des animaux de la famille des batraciens.

Cette lésion organique peut exister dans toutes les parties du poumon ; mais elle est plus commune dans le lobe supérieur et vers le bord antérieur. Ordinairement elle n'affecte qu'un petit nombre de ramifications bronchiques ; quelquefois cependant elle existe dans un lobe entier du poumon et dans tous les rameaux bronchiques qui s'y distribuent. Dans ce cas, la dilatation est toujours beaucoup plus grande, non-seulement proportion gardée, mais encore absolument parlant, dans les petites ramifications que dans les rameaux dont elles prennent naissance, et dans ceux-ci que dans leurs troncs. Le tronc commun des bronches est rarement dilaté d'une manière sensible, lors même que ses subdivisions le sont assez pour que quelques-unes d'entre elles égalent ou surpassent son diamètre.

Lorsque la dilatation des bronches est aussi étendue, le tissu pulmonaire intermédiaire est flasque, privé d'air, évidemment comprimé, et tout-à-fait dans le même état que celui d'un poumon refoulé vers la colonne vertébrale par un épanchement séreux ou purulent dans la plèvre.

Dans les cas où la dilatation bronchique est légère et n'affecte que les petits rameaux, par lesquels elle semble toujours commencer, il est très-facile de la méconnaître à l'ouverture des corps. Un des signes qui peuvent le plus facilement éveiller l'attention à cet égard, est l'écoulement d'un mucus puriforme qui sort par gouttelettes des petites ramifications bronchiques, à l'incision des poumons.

Causes occasionelles de la dilatation des bronches. La dilatation des bronches, telle que nous venons de la décrire, ne se rencontre guère que chez des sujets attaqués de catarrhes muqueux chroniques ; et ce seul fait peut nous conduire à concevoir la manière dont ils se forment, si l'on se rappelle ce que nous avons dit du séjour très-prolongé que font quelquefois les crachats muqueux dans les points des bronches où ils se forment. Une masse de crachats volumineux ne peut se former et séjourner dans un point des bronches sans les dilater ; et si, après avoir été expectorée, une nouvelle sécrétion la reproduit dans le même lieu, il est évident que la dilatation tendra à devenir permanente, et qu'elle déterminera l'hypertrophie ou l'amincissement permanent de la membrane affectée, suivant des circonstances que, dans l'état actuel de la science, nous ne pouvons guère approfondir, puisque nous ne savons pas pourquoi le même obstacle mécanique produit, tantôt la dilatation, et tantôt l'hypertrophie des parois des ventricules du cœur.

Les ramifications bronchiques qui s'ouvrent dans une excavation tuberculeuse ou gangréneuse sont assez ordinairement dilatées, et restent dans cet état lorsque ces excavations viennent à se transformer en fistules. Cette dilatation a presque toujours lieu sans altération de la forme cylindrique des rameaux dilatés, et cela probablement parce que la force qui tend à faire passer à travers ces rameaux la matière tuberculeuse ou gangréneuse ramollie, c'est-à-dire l'expiration forte qui constitue la toux, agit assez fréquemment et assez énergiquement pour ne pas permettre un long séjour à la matière qui les traverse. Je crois que c'est à la même cause que l'on doit attribuer la rareté plus grande et l'intensité moindre de la dilatation des gros troncs bronchiques, qui conservent aussi toujours leur forme dans cet état.

Signes et symptômes de la dilatation des bronches. Les signes physiques auxquels on peut reconnaître la dilatation des bronches sont assez nombreux et varient suivant l'étendue de l'affection. Quand la totalité d'un poumon est affectée, le son donné par la percussion est quelquefois moindre que dans l'état naturel, sans doute à raison de la compression du tissu pulmonaire ; mais ce signe est ordinairement peu sensible, à moins que d'autres circonstances ne contribuent à produire le même effet.

Dans les points où existent les dilatations les plus fortes, on entend une pectoriloquie plus ou moins parfaite, accompagnée d'un râle muqueux à grosses bulles, tout-à-fait semblable au râle caverneux des phthisiques. On entend dans les mêmes points une respiration bronchique, qu'un observateur inexpérimenté confondrait assez facilement avec la respiration puérile, à raison de l'intensité du bruit, et qui devient caverneuse dans les points correspondans aux dilatations les plus vastes. La toux et le râle muqueux ont également le caractère bronchique ou caverneux dans les dilatations les plus voisines de la surface du poumon. La voix, la respiration et la toux, y donnent souvent la sensation du *souffle voilé*; c'est-à-dire qu'un voile mince, une membrane humide, semble seule empêcher la colonne d'air de pénétrer dans l'oreille et flotter à chaque vibration. Ce dernier signe peut servir à faire reconnaître que, dans ce point au moins, et probablement dans les autres, le tissu pulmonaire n'a pas passé à l'état cartilagineux.

Quelquefois tous ces phénomènes disparaissent pendant quelque temps, surtout lorsqu'ils ont lieu vers les parties inférieures du poumon, à raison de l'accumulation des crachats muqueux dans les points les plus déclives; et ils ne reparaissent qu'après une abondante expectoration, ou un changement de position.

Lorsque la dilatation des bronches n'a lieu que dans un point, ou une partie peu étendue du poumon, les phénomènes indiqués ne s'observent que là, et ordinairement à un moindre degré.

Si la dilatation est médiocre et à-peu-près égale dans un certain nombre de bronches, on aura une *bronchophonie diffuse* au lieu de la pectoriloquie. Quand la dilatation est étendue on trouve, dans toute la partie correspondante des parois thoraciques, la bronchophonie et la respiration bronchique, et dans quelques points seulement la pectoriloquie parfaite.

Dans les cas même où la dilatation est le plus étendue, les symptômes de la maladie indiquent rarement sa gravité. Le plus souvent il n'y a ni fièvre, au moins continue, ni amaigrissement. Si le malade n'est pas obligé à des travaux pénibles, il s'aperçoit à peine de quelque diminution dans ses forces;

la respiration n'est gênée qu'autant qu'il se livre à des mouvemens rapides et trop répétés.

L'expectoration n'est nullement caractéristique; son abondance seule est remarquable dans les dilatations très-étendues. Elle a toujours le caractère muqueux; mais tantôt elle ressemble aux *crachats cuits* d'un catarrhe aigu, tantôt elle est tout-à-fait puriforme. Ordinairement inodore, elle donne dans d'autres cas, habituellement ou par momens seulement, l'odeur du pus d'un abcès, et même celui d'une plaie de mauvais caractère. Comme dans tous les catarrhes muqueux chroniques, la sécrétion de ces crachats puriformes peut augmenter quelquefois avec une telle rapidité qu'elle simule la rupture d'une vomique.

On voit, d'après ce que nous venons de dire, que la dilatation des bronches a des signes communs avec plusieurs autres cas, et particulièrement avec la phthisie tuberculeuse, la péripneumonie et les excavations gangréneuses du poumon; mais l'ensemble des signes et des symptômes ne peut laisser aucun doute à un observateur exercé, que dans les cas peu graves et dans lesquels, comme nous le verrons ailleurs, le même doute peut encore subsister quelquefois après l'examen anatomique de la lésion.

Traitement. La dilatation des bronches n'étant qu'une suite et une complication du catarrhe chronique muqueux, il est évident que le seul moyen que nous ayons pour resserrer les bronches dilatées, est de tâcher de diminuer la sécrétion de leur membrane muqueuse. S'il est un cas où les toniques amers et aromatiques, et principalement les balsamiques, puissent être utiles, c'est celui-ci. S'il y a en même temps cachexie générale, il est bon d'y joindre les ferrugineux et les anti-scorbutiques.

La dilatation des bronches est un accident qui, sans être très-commun, est beaucoup moins rare que je ne l'ai cru long-temps. On le rencontre assez communément chez les enfans à la suite de la coqueluche, et chez les vieillards. J'en ai vu un assez grand nombre d'exemples depuis six ans. M. Andral a consigné dans son recueil quatre exemples de dilatation partielle plus ou moins étendue (1). Je joins ici une analyse de deux de ces observations. Je donnerai ensuite moi-même quatre exemples de dilatation générale des bronches : les deux premiers m'ont été communiqués par M. le professeur Cayol, qui les recueillit étant étudiant en médecine, et qui, frappé de la nouveauté d'une lésion jusqu'alors non décrite, m'engagea à examiner avec lui le poumon qui la présentait, dans le premier de ces cas qui s'offrit à lui. Les deux dernières observations sont également remarquables sous le rapport anatomique, et la dernière pourra le paraître en outre sous celui de l'exactitude avec laquelle les circonstances les plus minutieuses de l'état du poumon avaient été indiquées par le stéthoscope.

Observations de M. Andral. — (VIe Observation du recueil de M. Andral, page 21). Un porteur

---

(1) *Clinique médicale*, etc., tome II, obs. V, VI, VIII, IX.

à la halle succomba, en janvier 1822, à une maladie du cœur; il avait présenté, au-dessous de la clavicule droite et dans la fosse sous-épineuse du même côté, une bronchophonie diffuse et une respiration bronchique et soufflante. Les rameaux bronchiques du lobe supérieur droit étaient manifestement dilatés, et, à ce qu'il paraît, sans déformation, mais avec épaississement de leurs parois, qui présentaient, dans les divisions bronchiques d'un ordre inférieur, des cerceaux cartilagineux aussi manifestes qu'à la bifurcation de la trachée. — (VIIIe Observation de M. Andral, page 24). Un perruquier, âgé de quarante-six ans, mourut à la Charité, en juin 1822, après avoir présenté les symptômes généraux de la phthisie pulmonaire. Ses crachats étaient puriformes, la voix résonnait avec force dans tout le côté gauche, où, à la hauteur du sein et un peu au-dessus de l'angle inférieur de l'omoplate, il y avait une pectoriloquie évidente. A l'ouverture du corps, on trouva dans la partie correspondante du poumon une bronche dilatée de manière à égaler la capacité d'une noix ; plusieurs autres rameaux bronchiques du même poumon étaient dilatés dans des points successifs et peu étendus de leur trajet, de manière à avoir acquis dans ces points un diamètre triple ou quadruple. Le tissu intermédiaire était flasque et comprimé.

Obs. Ire. *Dilatation aiguë des bronches à la suite de la coqueluche.* —H. A. Lajoie, âgé de trois ans et demi, assez gras, ayant les cheveux blonds, entra à l'hôpital des Enfans le 30 janvier 1808. Il avait la coqueluche depuis trois mois; la toux revenait par quintes à des intervalles de plusieurs heures, et était suivie d'une expectoration abondante, liquide, jaune, excessivement fétide, et tout-à-fait puriforme; quelquefois cependant il s'y joignait un peu de mucosités. Cette matière avait à-peu-près la même odeur que le pus qui sort d'un abcès par congestion. Ce n'était point des crachats, mais des gorgées de ce liquide qui coulaient pendant plusieurs secondes de sa bouche, après une quinte de toux assez forte, pénible, et dans laquelle le visage devenait très-rouge.

Le 3 février, on remarqua que le malade était toujours couché sur le côté gauche; on percuta ce côté de la poitrine, qui rendit un son mat; on y appliqua un vésicatoire.

Le 14 février, comme le vésicatoire n'avait pas produit de soulagement marqué, on appliqua un large cautère au bras : depuis ce jour, l'enfant dépérit très-rapidement. Il était toujours couché, ou au moins penché, sur le côté gauche. Dans les intervalles de la toux, il n'éprouvait aucune douleur; le sommeil était bon. La face, ronde et fleurie lors de l'entrée du malade, devint, ainsi que les mains, un peu bouffie. A ce symptôme se joignit un dévoiement très-fort; la peau devint chaude, le pouls petit et plus fréquent, la soif plus intense. Depuis deux jours, l'expectoration diminuait; le 15 février, elle se supprima entièrement; l'enfant fut tout le jour dans un état d'accablement; le soir, il commença à pousser des cris aigus ; à onze heures il se tut; un moment après, on le trouva mort.

Ouverture faite trente-six heures après la mort. — Léger amaigrissement, plus apparent aux membres qu'à la face ; chairs molles, sans infiltration sensible ; face pâle, sans altération notable des traits. Le vésicatoire était livide.

Il n'y avait aucun épanchement dans les cavités séreuses. Les poumons s'affaissèrent peu après l'ouverture de la poitrine. Le gauche était faiblement adhérent à la plèvre costale dans toute sa moitié inférieure ; son lobe supérieur, de couleur fauve claire, était libre, léger et crépitant ; mais le lobe inférieur était dur, pesant, d'une couleur violacée, livide à l'extérieur. Par une incision longitudinale profonde et une légère pression, il en sortit au moins une once et demie de liquide purulent et fétide, semblable à celui que le malade expectorait, si ce n'est qu'au lieu d'être jaune il tirait un peu sur le grisâtre (différence qui pouvait dépendre de l'altération cadavérique). Ce liquide était contenu dans une multitude de cavités rondes, lisses, très-rapprochées, communiquant fréquemment entre elles, et séparées par des cloisons minces. Les plus grandes de ces cavités auraient pu loger l'extrémité du doigt ; d'autres, plus nombreuses, auraient contenu un gros pois.

Un examen attentif nous convainquit, M. Laennec et moi, que toutes ces cavités se prolongeaient en conduits qui aboutissaient, par un trajet plus ou moins long et dans des directions différentes, jusque dans les bronches, dont elles étaient évidemment la suite. Avec le bistouri, conduit par la sonde cannelée, j'ouvris huit ou dix de ces ramifications dans toute leur longueur, et je vis distinctement que chaque rameau bronchique , après un trajet d'environ un demi-pouce dans le poumon, se dilatait considérablement, augmentait de diamètre en s'éloignant du tronc, et enfin se terminait, par un large cul-de-sac, à une ligne ou deux de la surface du poumon. Vers leur terminaison, la plupart auraient pu admettre le petit doigt; d'autres pouvaient contenir un tuyau de plume ordinaire. Dans leur trajet, ils donnaient quelques rameaux qui se terminaient aussi en culs-de-sac, après une étendue de deux pouces au plus : tous contenaient plus ou moins du liquide purulent dont j'ai parlé. La membrane muqueuse était partout d'un rouge foncé et livide, qui n'était point affaibli lorsqu'on avait enlevé la couche de sang dont elle était enduite; cette membrane était notablement amincie. Examinée partout avec le plus grand soin, elle n'offrit pas la moindre altération, et il était évident que le pus expectoré par le malade avait été sécrété par elle. Jusqu'à environ deux pouces des premières divisions bronchiques, on distinguait les cerceaux cartilagineux; mais au-delà ils semblaient dégénérer en tissu cellullaire dense, et se confondre avec la membrane muqueuse , qu'on pouvait à peine séparer, par la dissection, du tissu pulmonaire dense qui l'environnait.

Les conduits que je viens de décrire formaient au moins les trois quarts du volume de cette portion du poumon: on ne pouvait faire une incision sans en diviser un grand nombre. Le tissu pulmonaire intermédiaire, réduit à un très-petit volume, était compacte et d'une couleur grisâtre, mais flasque et non pas dur comme celui qu'on trouve souvent autour des tubercules. Il ne présentait aucune trace de son organisation et de sa structure celluleuse. La surface de l'organe offrait une couche d'une ou deux lignes d'épaisseur de tissu pulmonaire sain et seulement gorgé de sang.

On voyait aussi çà et là, dans cette portion du poumon, au moins dix ou douze glandes lymphatiques rougeâtres, de grosseur variable depuis celle d'un pois jusqu'à un volume double et triple : la plupart avaient toutes les apparences des glandes lymphatiques qu'on trouve dans le reste du corps; quelques-unes présentaient à leur centre une substance molle et grise, semblable à du mucilage; toutes étaient appliquées sur des ramifications bronchiques, et pénétraient avec elles jusqu'au milieu du poumon.

De plus, il y en avait à-peu-près un égal nombre de plus volumineuses, situées à la racine du poumon, autour de la division des bronches, des vaisseaux et de la terminaison de la trachée. Parmi ces dernières, quelques-unes avaient la couleur noire et le volume ordinaire des glandes bronchiques; deux ou trois seulement étaient rougeâtres et du volume d'une petite noix. —On ne put suivre les divisions de l'artère et de la veine pulmonaire, parce que ces vaisseaux n'étaient pas injectés; mais elles n'étaient bien visibles qu'à la surface du poumon, qui était probablement la seule partie qui servait à la respiration, avec le lobe supérieur. Ce dernier, quoique crépitant et sain dans son tissu, offrait néanmoins deux ou trois rameaux bronchiques dilatés à leurs extrémités, et terminés en culs-de-sac comme ceux du lobe inférieur. Ces renflemens ne contenaient pas de pus : la membrane muqueuse y était rouge et enduite de sang.

Le poumon droit n'offrit rien de semblable. Il adhérait un peu à la plèvre par ses faces postérieure et inférieure, qui étaient d'un rouge livide. La partie antérieure et supérieure était légère et de couleur fauve ; mais tout le lobe inférieur était pesant, rouge, violacé, se précipitait au fond de l'eau, et ne conservait pas d'apparence celluleuse, si ce n'est un peu à la surface. Il était très-gorgé de sang (1). La membrane muqueuse de la trachée était d'un rouge livide, surtout inférieurement ; l'intérieur du larynx était au contraire fort pâle.

Le foie, très - volumineux, remontait jusqu'à la sixième côte, descendait à droite jusqu'à deux ou trois lignes de la crête iliaque, et occupait tout l'épigastre. Son tissu était jaune, de consistance pâteuse, et couvrait de graisse la lame du scalpel. La vésicule était médiocrement distendue par de la bile filante, d'un vert foncé, qui avait coloré les parois de son réservoir.

La rate, l'estomac et tout le canal digestif étaient tout-à-fait sains, ainsi que l'appareil urinaire.

Le mésentère ne contenait pas de graisse, et ses glandes étaient un peu gonflées, mais sans altération.

____

(1) Ceci est l'engorgement sanguin cadavérique, et non pas la péripneumonie.

Dans le crâne, il n'y avait rien de remarquable.

Obs. II. *Dilatation chronique des bronches.* — Mademoiselle M***, âgée de soixante-douze ans, maîtresse de piano, était affectée depuis l'âge d'environ seize ans, et par conséquent depuis plus de cinquante ans, d'une maladie de poitrine qui offrait la plupart des symptômes de la phthisie pulmonaire: hémoptysies très-fréquentes, renouvelées par les causes les plus légères ; toux habituelle avec expectoration de crachats jaunes, opaques, ayant les caractères tantôt du pus, et tantôt du mucus puriforme ; respiration courte, souvent un peu gênée. Ces symptômes variaient très-souvent ; ils avaient des rémissions très-marquées, mais presque pas d'intermission. Se croyant d'une santé trop délicate pour se marier, elle se voua au célibat, et eut constamment des mœurs très-pures. Comme ce qu'elle éprouvait ne l'avait presque jamais empêchée de se livrer à ses occupations, elle ne s'était jamais regardée comme malade. Quoique déjà cassée de vieillesse lorsqu'elle vint à l'hôpital de la Charité, on pouvait encore juger qu'elle était assez bien prise dans sa taille, qui était au-dessous de la moyenne ; sa poitrine, sans être ample, n'était pas mal conformée ; en un mot, elle n'avait pas la *structure phthisique.* Son embonpoint était médiocre, et tout son extérieur annonçait un tempérament nerveux lymphatique. Sa physionomie avait une expression de douceur et une sérénité que sa conversation et ses manières ne démentirent jamais, même au plus fort de ses souffrances. Quoiqu'elle ne parût pas fort malade lors de son entrée, et qu'elle ne présentât d'autres symptômes que ceux qu'elle disait éprouver depuis long-temps, aggravés seulement par un peu de dévoiement et un léger œdème aux jambes, elle se regardait comme touchant à la fin de sa carrière, et elle en voyait approcher le terme avec le calme le plus parfait. Elle arrangeait, jusque dans les moindres détails, ses affaires temporelles et spirituelles ; elle s'informait souvent, même pendant son agonie, qui fut longue et douloureuse, du temps qui lui restait encore à vivre, et elle ne paraissait éprouver d'autre sentiment que l'espérance d'être bientôt délivrée de ses souffrances.

Depuis son entrée jusqu'à sa mort, accroissement progressif de l'œdème, qui devint très-volumineux aux membres tant supérieurs qu'inférieurs et au tronc. La dyspnée augmentait en proportion de l'œdème. La malade restait presque toujours sur son séant; souvent elle s'endormait dans cette position, et alors sa tête tombait en avant et venait presque s'appuyer sur ses genoux. Les derniers jours, l'œdème fit de tels progrès, que la malade ne pouvait exécuter aucun mouvement; ses bras et ses mains étaient gonflés, luisans, et comme transparens; les déjections devinrent involontaires. Plusieurs excoriations considérables se formèrent sur le sacrum. Cependant la toux et l'expectoration n'augmentaient pas; les crachats étaient toujours jaunes, épais et opaques, et nullement sanguinolens; de sorte que, selon la remarque de M. Bayle, qui faisait alors le service de l'hôpital, la malade paraissait succomber à l'hydropisie plutôt qu'à la phthisie.

Ouverture du cadavre faite environ quarante-quatre heures après la mort. — OEdème universel, mais surtout très-marqué aux membres tant supérieurs qu'inférieurs et aux parois abdominales. En faisant abstraction de l'œdème, le corps était encore assez éloigné du marasme.

Les poumons s'affaissèrent peu à l'ouverture de la poitrine; ils adhéraient aux côtes et au médiastin par un tissu cellulaire lâche et d'ancienne formation. Ce tissu cellulaire était le siége d'une infiltration séreuse considérable, qui lui donnait une apparence gélatineuse. En palpant les poumons, on sentait à travers leur tissu, qui était mollasse et sans ressort, des portions durcies de diverses grosseurs: on en rencontrait surtout dans le lobe supérieur du poumon droit. En incisant ce lobe, on trouva dans son intérieur un grand nombre de cavités arrondies, à parois lisses et rougeâtres, d'un aspect un peu analogue à celui de certains trajets fistuleux. Ces cavités, dont les unes étaient vides et les autres renfermaient une matière purulente, jaune, épaisse, semblable à celle que la malade avait expectorée, étaient d'un volume fort inégal : les plus grandes auraient pu contenir l'extrémité du pouce. Elles étaient séparées les unes des autres par des cloisons assez fermes, formées par le tissu pulmonaire condensé. Ces cavités ne ressemblaient en aucune manière à celles qui résultent de la fonte des tubercules, non plus qu'à celles qu'on trouve dans la *phthisie ulcéreuse* (1). En les examinant avec attention, on reconnaissait qu'elles communiquaient avec les bronches, dont elles étaient évidemment la continuation.

Ces conduits, à peu de distance de leur origine, et à-peu-près vers l'endroit où ils cessent d'être cartilagineux, se dilataient considérablement, et conservaient le même diamètre, ou devenaient de plus en plus larges jusqu'à leur terminaison au voisinage de la surface du poumon. Dans leur trajet, ils donnaient, de distance en distance, des rameaux dont les uns étaient dilatés et les autres ne l'étaient point. Les parois des portions dilatées présentaient çà et là de petits points cartilagineux, et quelques points osseux, qui existaient pour la plupart sur les petits éperons que forme, à l'intérieur des conduits bronchiques, l'origine des branches collatérales. Il fut impossible de distinguer dans ces parois plusieurs membranes : elles ne paraissaient formées que d'une seule, beaucoup plus dure et plus lisse que les parois saines des bronches dépourvues de cartilages ; mais cette membrane ne pouvait être isolée du tissu pulmonaire. On ne put découvrir nulle part la moindre ulcération, de sorte que le pus que ces cavités contenaient paraissait avoir été exhalé. Tel était l'état de presque tous les vaisseaux bronchiques appartenant au lobe supérieur du poumon droit. Les plus dilatés pouvaient avoir acquis sept à huit fois leur volume ordinaire ; il y en avait qui l'étaient

____

(1) M. Bayle appelait ainsi la gangrène partielle du poumon.

I.   15

beaucoup moins, et d'autres l'étaient d'une manière à peine sensible. Toutes ces cavités réunies occupaient environ les trois quarts du lobe supérieur du poumon. Quelques-unes n'étaient séparées que par des cloisons très-minces, formées par le tissu pulmonaire condensé et réduit à l'état d'une véritable membrane. Dans ces cloisons, de même que dans presque tout le reste de ce lobe, le tissu pulmonaire était noirâtre, compacte, et parsemé de beaucoup de points noirs, parmi lesquels on distinguait quelques portions de *mélanose* de la grosseur d'une lentille et plus ; le tissu pulmonaire paraissait plutôt condensé par la pression que réellement endurci. Quelques portions, vers la surface, étaient seulement flasques et un peu engouées, mais d'ailleurs encore perméables à l'air. Dans les lobes moyen et inférieur du même poumon, il n'y avait que quelques bronches dilatées, dont aucune ne formait de cavité bien considérable. Il y avait çà et là quelques portions de tissu pulmonaire noir ou noirâtre et dur ; tout le reste était mou, sans ressort, et un peu engoué de sérosité sanguinolente, surtout postérieurement.

Dans le lobe supérieur du poumon gauche, il y avait deux ou trois bronches sensiblement dilatées, rouges, dures, et enfin dans l'état décrit ci-dessus ; mais elles ne formaient pas de cavité considérable. On n'aperçut aucune bronche dilatée dans le lobe inférieur de ce poumon ; son tissu était d'ailleurs semblable à celui du poumon droit.

La membrane muqueuse du larynx et de la trachée était saine.

Le cœur était sain. Quelques points osseux existaient à la surface interne de l'aorte , à son origine.

Le foie était sain. La vésicule biliaire renfermait une bile verte et épaisse , et de plus deux calculs dont l'un du volume d'une grosse aveline, l'autre un peu moindre. Les conduits biliaires étaient sains.

La matrice était volumineuse , bosselée à sa surface, ce qui était dû à plusieurs corps fibreux renfermés dans son tissu, et dont le plus gros avait le volume d'une noix. Le col de l'utérus formait dans le vagin un bourrelet épais, qui paraissait dû à l'infiltration de son tissu. La membrane hymen existait dans toute son intégrité.

Obs. III. *Dilatation générale des bronches dans un poumon. Transformation de la substance pulmonaire en fibro-cartilage.* — Un malade entré à l'hôpital Necker dans l'hiver de 1821 à 1822, toussait et crachait une matière mucoso-puriforme abondante, depuis une pleuro-péripneumonie qu'il avait eue vingt ans auparavant. Il avait de l'oppression et présentait une résonnance bronchophonique assez marquée autour de la pointe de l'omoplate gauche : ce côté de la poitrine était rétréci d'un tiers. Il mourut subitement avec des symptômes d'apoplexie , après avoir passé seulement quelques heures à l'hôpital. Des circonstances particulières ne permirent pas d'ouvrir la tête.

Le poumon gauche , réduit au volume des deux poings , adhérait de toutes parts au moyen d'une membrane fibro-cartilagineuse, excepté vers la région de l'omoplate, où cette membrane était séparée de la plèvre costale par des lames d'un tissu séro-fibreux longues d'un pouce. Cet espace contenait environ trois onces de sérosité sanguinolente, et la surface des membranes accidentelles et de la plèvre costale y présentait une teinte livide. La totalité de ce poumon était transformée en une substance dont l'aspect et la consistance annonçaient un état moyen entre celui du cartilage et celui du tissu fibreux. Les deux lobes, réunis entre eux par des adhérences intimes, étaient cependant faciles à distinguer. Le supérieur offrait une teinte grise ardoisée, uniforme dans toute son étendue ; l'inférieur, au contraire, était aussi blanc qu'un tendon. Coupé par tranches minces, ce tissu était légèrement demi-transparent ; il n'avait rien de la flaccidité d'un poumon simplement privé d'air par la compression. Les rameaux bronchiques étaient pour la plupart évidemment dilatés ; car leur diamètre ne variait guère que de deux à trois lignes depuis les premières divisions jusqu'aux dernières, qui se terminaient en culs-de-sac. Les ramifications plus petites étaient oblitérées et confondues avec le tissu pulmonaire devenu demi-cartilagineux. On les y distinguait cependant en quelques points à leur direction et à leur texture plus fibreuse. La plupart des rameaux bronchiques dilatés contenaient une matière jaunâtre, opaque, d'un aspect moyen entre celui des crachats muqueux opaques, et celui d'un fromage très-mou. On y reconnaissait un mélange de matière crétacée plus blanche, et qui criait sous le scalpel. Cette matière était évidemment sécrétée par la muqueuse bronchique, qui, dans presque tous les rameaux dilatés, était d'un rouge lie de vin et légèrement épaissie. On ne trouvait aucune trace de tubercules dans ce poumon. Le poumon droit était parfaitement sain et très-ample.

Obs. IV. *Dilatation chronique des bronches. Double pneumonie aiguë.* R.-M. Chopinet, cocher, âgé de quarante et un ans, fut admis dans les salles de clinique de la Faculté le 27 mars 1825. Il toussait depuis son enfance, et expectorait habituellement quelques crachats jaunâtres ou grisâtres, ce qui ne l'empêchait nullement de se livrer à son travail : mais depuis six mois cet état s'était aggravé ; la toux était devenue tout-à-coup très-fréquente ; une expectoration abondante de crachats jaunes, opaques, épais et *très-fétides*, s'y était jointe. En même temps il était survenu une petite fièvre redoublant de temps en temps ; des sueurs nocturnes et une diarrhée plus ou moins abondante s'étaient manifestées ; le malade avait maigri et avait senti ses forces diminuer de jour en jour. Enfin six semaines avant son entrée à l'hôpital, il avait éprouvé deux hémoptysies assez abondantes. Il n'avait jamais eu d'ailleurs de point de côté à gauche, et toutes les fois qu'il souffrait de la poitrine, c'était à droite que répondait la douleur.

Il n'avait opposé à tous ces accidens d'autres remèdes que l'usage d'une tisane pectorale, et il n'avait cessé de travailler que quelques jours avant son entrée à l'hôpital. Lors de son entrée, il était dans l'état suivant : amaigrissement peu considérable, teinte légèrement jaunâtre de la peau; pouls fréquent, plein, peu fort; toux assez fréquente, crachats épais, jaunes et opaques, un peu fétides; dyspnée nulle, appétit médiocre, aucun trouble des fonctions digestives. La poitrine résonnait assez bien à droite, beaucoup moins à gauche, où elle était évidemment rétrécie, et surtout dans toute la partie inférieure. La respiration, bonne à droite, s'entendait à peine dans le côté et en arrière, à gauche, et y était accompagnée d'un râle muqueux obscur. En haut et tant en avant qu'en arrière du même côté, elle était remplacée par un râle caverneux assez distinct; on entendait un râle muqueux très-fort vers l'angle inférieur de l'omoplate. Une pectoriloquie imparfaite était perçue sous toute l'omoplate gauche. Je portai en conséquence le diagnostic suivant: *excavation dans le sommet du poumon gauche, rétrécissement du même côté, par suite d'une pleurésie ancienne.* Je laissai dans le doute pour le moment la question de la nature de l'excavation, des probabilités presque égales indiquant qu'elle pouvait provenir de la fonte d'une masse tuberculeuse, ou d'une eschare gangréneuse. (*Infusion pectorale avec eau de chaux ʒij, — potion avec éther et extrait de kina ʒ ß.*)

Dans les premiers jours d'avril, le malade allait mieux, n'avait pas de fièvre sensible; sa figure avait repris de la coloration, et annonçait la santé; l'appétit était bon. En percutant la poitrine un peu au-dessus du mamelon gauche, on déterminait un *gargouillement* distinct, accompagné de frémissement et d'*une résonnance de creux* locale, qui ne permettaient pas de méconnaître une cavité à parois flexibles et un peu élastiques, contenant une matière demi-liquide. Lorsque le malade parlait, chaque coup porté sur ce point imprimait à la voix une saccade très-marquée.

10 *avril.* — Crachats plus abondans, puriformes, fétides; haleine très-fétide; fièvre à peine sensible; appétit médiocre, sans aucun trouble des fonctions digestives.

Une exploration plus complète de la poitrine donna les résultats suivans : la pectoriloquie était évidente en avant à gauche, depuis la clavicule jusqu'à la 3ᵉ ou 4ᵉ côte; dans le côté, depuis le creux de l'aisselle jusqu'à la 5ᵉ côte; en arrière, depuis le sommet de l'épaule jusqu'à l'angle inférieur de l'omoplate et au-dessous. M. le professeur Pelletan fils, qui assistait ce jour à ma visite, remarqua qu'en faisant coucher le malade sur l'hypochondre droit, on trouvait dans la partie postérieure-inférieure et latérale-inférieure du côté gauche une pectoriloquie très-évidente, qui n'existait plus quand il était assis. Un râle caverneux, plus marqué encore que la pectoriloquie, existait dans les mêmes points. Ces signes ne permettant que deux suppositions, celle d'une *dilatation générale et très-considérable des bronches* dans le poumon gauche, ou celle d'une excavation tuberculeuse *multiloculaire* occupant la presque totalité de ce poumon, je me déterminai pour le premier diagnostic d'après l'état général du malade et la marche de la maladie, laissant cependant en doute l'existence simultanée d'une eschare gangréneuse du poumon.

18 avril. — Fièvre assez forte depuis deux jours; toux plus fréquente et surtout pendant la nuit; crachats très-abondans, tout-à-fait grisâtres et très-fétides; retour de la diarrhée, que le malade n'avait pas eue depuis son entrée à l'hôpital; perte de l'appétit. (*Même prescript. Diascordium* ʒ ß *bis.*)

22 avril. — Augmentation de tous les accidens; fièvre très-forte; toux fréquente; crachats d'un gris cendré, puriformes, liés, exhalant une odeur plus fétide encore que de coutume; abattement, râle trachéal. La poitrine résonnait bien à droite; la respiration était forte et accompagnée d'un râle sonore grave en avant et dans le côté à droite; en arrière, elle était bronchique et accompagnée dans quelques points d'un râle muqueux fort. On entendait, en outre, un léger râle crépitant vers la partie antérieure de la sixième côte et vers la racine du poumon, points où la respiration était bronchique. Léger râle crépitant vers la racine du poumon gauche. Un râle sonore et grave avait lieu dans toute la trachée.

D'après ces signes, j'annonçai une *pneumonie centrale* n'ayant pas encore gagné la surface du poumon à droite, et une inflammation se développant également dans le tissu pulmonaire à gauche, quoiqu'il fût comprimé par la dilatation des bronches. (*Émulsion* 3 verres, avec *tartre stibié* gr. vj; *décoction blanche, diascordium* ʒ ß *ter.*)

23 avril. — Respiration toujours bronchique à la racine du poumon droit; râle crépitant à peine sensible vers le bord interne de l'omoplate; poitrine résonnant toujours bien à droite; un ou deux vomissemens ; diarrhée toujours la même ; fièvre forte ; prostration ; affaiblissement de la voix ; râle trachéal. (*Même prescription ; vésicatoires aux jambes.*)

24 avril. — Même état. — Mort à onze heures du soir (1).

Ouverture du cadavre faite trente-huit heures après la mort. — Cadavre d'un homme de quarante ans, taille moyenne, cheveux entièrement gris, teinte légèrement jaunâtre de la peau, amaigrissement peu prononcé.

Les méninges n'offraient aucune altération. Les vaisseaux de la pie-mère étaient légèrement injectés à la partie postérieure du cerveau, partie qui avait été déclive depuis la mort. La substance cérébrale était médiocrement ferme et parfaitement saine.

Le poumon droit adhérait à la plèvre costale par quelques lames cellulaires lâches, mais très-consistantes. Il était volumineux, pesant, et ne s'affaissa

(1) Cette observation, sous le rapport de l'exacte conformité que l'on trouvera entre le diagnostic et les lésions observées à l'ouverture du corps, offrira un exemple du degré de certitude auquel on peut parvenir dans ce genre avec de l'attention et de l'habitude. J'en citerai par cette raison les témoins. Outre les élèves de la Faculté, plusieurs médecins français ou étrangers ont suivi la maladie et assisté à l'ouverture du corps, que j'ai fait précéder, suivant mon usage, de la répétition du diagnostic. Ceux de ces médecins dont je connais les noms sont MM. les docteurs Flandin, Lenormand, Viau de la Garde, Gellibert, médecin à Angoulème ; Barry, Crawfort, Carswel, Grégory (fils du célèbre professeur d'Edimbourg) et Townsend, médecins anglais ; Falliner et Lebrun, médecins polonais.

presque point à l'ouverture de la poitrine. En l'incisant, on y voyait, au milieu d'un tissu en général crépitant quoique un peu flasque, et dont la couleur était d'un rose pâle, un grand nombre de petites portions d'un rouge plus ou moins foncé, presque toutes isolées les unes des autres, d'une forme irrégulière, et dans lesquelles le tissu pulmonaire était dense, compacte, offrait une surface *grenue* après l'incision, et laissait suinter sous la plus légère pression, un liquide d'un jaune fauve, fort analogue, pour la couleur et pour la consistance, à un bouillon de viande.

Tous ces lobules pulmonaires ainsi engorgés ne l'étaient pas au même degré. Quelques-uns étaient encore crépitans, soit à leur circonférence, soit dans un quart, un tiers ou même la moitié de leur étendue. Leur couleur n'était pas non plus uniforme. La plus grande partie offrait une couleur rouge foncée tirant sur le violet, et c'étaient les plus durs; quelques-uns étaient d'un rouge grisâtre, jaunâtre ou légèrement violacé, moins denses et d'un tissu moins *grenu;* d'autres, enfin, moins fermes et en plus petit nombre, étaient d'un gris cendré, très-légèrement demi-transparent. La surface des incisions que l'on y faisait, examinée à un beau jour, ne présentait presque plus rien de *grenu,* et permettait de reconnaître par endroits la texture cellulaire du poumon. Ces diverses nuances d'induration se trouvaient quelquefois réunies dans le même lobule endurci, et la dernière se confondait insensiblement avec le tissu pulmonaire crépitant, qui lui-même, cependant, paraissait plus compacte aux environs des lobules endurcis. Ces lobules, ainsi endurcis, formaient à la surface du poumon des bosselures légères qui, lorsqu'on les touchait, semblaient dues à des productions accidentelles développées dans cet organe. Ils étaient très-nombreux et très-peu volumineux dans le lobe supérieur; moins nombreux, plus gros et plus écartés les uns des autres dans le lobe inférieur; plus gros encore et beaucoup plus rapprochés dans le lobe moyen. Dans ce dernier même, ils formaient, par leur juxtà-position vers la racine des bronches, une masse compacte, de deux pouces de diamètre à-peu-près, et dans laquelle on ne les distinguait plus les uns des autres que dans quelques points, où l'on pouvait reconnaître encore les intersections cellulaires blanchâtres et très-minces formées par le tissu cellulaire interlobulaire (1).

Près de cette masse et vers la face postérieure du poumon, existait une petite excavation entièrement pleine d'une matière bourbeuse, noirâtre et exhalant une odeur très-fétide. Les parois de cette

(1) Ces diverses nuances d'induration et de coloration rouge, violet-pâle, gris-violet ou lilas, et gris-jaunâtre, indiquent, comme nous le dirons en décrivant la pneumonie, la progression rétrograde d'une inflammation pulmonaire arrêtée dans son cours, avant d'être parvenue à la période d'infiltration purulente. Je ne pense point, en conséquence, que ce sujet présente un argument contre l'efficacité du tartre stibié dans la pneumonie. Il me paraît au contraire, comme tous les pneumoniques, en très-petit nombre, que ce moyen n'a pu ramener à la santé, avoir succombé à l'affaiblissement résultant de plusieurs affections graves réunies, et cela, la pneumonie étant en voie de résolution.

excavation n'étaient tapissées par aucune fausse membrane. Elles étaient formées par un tissu pulmonaire condensé, noirâtre, qui devenait de plus en plus dur à mesure qu'on s'éloignait de l'excavation, et reprenait ensuite un peu de l'élasticité et de la couleur ordinaires au tissu pulmonaire (1).

On voyait près de cette excavation deux ou trois rameaux bronchiques, du diamètre d'une plume d'oie, qui se portaient vers la surface du poumon, en conservant toujours le même diamètre, et même, en s'élargissant encore pour se terminer en culs-de-sac d'une manière brusque.

Plusieurs autres rameaux semblables, mais plus volumineux encore, traversaient la masse du tissu compacte dont il a été parlé plus haut. Ceux-ci s'élargissaient d'une manière très-sensible à leur terminaison, et y formaient de petites cavités capables de loger un pois. La membrane interne de tous ces rameaux bronchiques était, ainsi que dans la bronche principale et ses premières divisions, lisse et d'un rouge violet foncé. On n'apercevait aucun tubercule dans toute l'étendue de ce poumon.

Le poumon gauche adhérait de toutes parts à la plèvre costale, au moyen d'un tissu cellulaire très-court, très-serré et très-ferme. Il s'affaissa peu, après son extraction de la poitrine ; il était lourd, flasque, peu crépitant, et d'un volume beaucoup moindre que le droit. En l'incisant, on remarqua d'abord un grand nombre de cavités ovoïdes, tapissées par la membrane muqueuse des bronches,

---

(1) Ceci est évidemment une eschare gangréneuse ramollie.

dont la surface boursoufflée , mais cependant lisse , avait une couleur rouge livide très-foncée, et plus de mollesse que dans l'état naturel. Ces cavités, vides pour la plupart , ou contenant seulement une petite quantité d'un liquide bourbeux, sale, d'un rouge jaunâtre et noirâtre , et qui ressemblait à du pus de mauvaise qualité et mêlé de sang, exhalaient une odeur fétide et à-peu-près gangréneuse. Elles étaient d'une capacité fort différente, suivant qu'on les examinait vers le sommet ou vers la base du poumon. Très-nombreuses, très-rapprochées, et presque toutes capables de loger une amande enveloppée de son brou dans le lobe inférieur, elles étaient plus rares, plus écartées et beaucoup plus petites dans le lobe supérieur. Elles communiquaient toutes avec les bronches, et en étaient évidemment la continuation; car en portant un stylet dans la bronche principale , dont la membrane interne offrait exactement la même couleur et le même aspect que celle des excavations, on arrivait successivement dans toutes, et en incisant ensuite sur le trajet du stylet, on trouvait les troncs et les premiers rameaux bronchiques un peu plus amples qu'ils ne le sont ordinairement, et conservant leur forme cylindrique , mais évidemment hypertrophiés, car leurs cerceaux cartilagineux et la totalité de leurs parois offraient une épaisseur et une fermeté insolites. On les voyait ensuite pour la plupart se dilater brusquement à une certaine distance de leur origine , et, en général , au point où les cerceaux cartilagineux cessent d'exister. Quelques rameaux cependant, surtout dans le lobe supérieur, pré-

sentaient une dilatation progressive en forme de ca-
lebasse, de leur origine aux environs de la surface du
poumon. Des rameaux bronchiques de différens diamètres, mais presque tous petits, s'ouvraient, soit
dans le trajet des bronches ainsi dilatées, soit dans
les culs-de-sac par lesquels elles se terminaient.

L'ensemble des cavités dont il vient d'être parlé
occupait près de la moitié du poumon; elles étaient
plus nombreuses précisément dans les portions correspondantes aux points où l'on avait entendu la
pectoriloquie pendant la vie, c'est-à-dire, vers le
sommet du poumon et vers la partie moyenne inférieure et postérieure. Elles étaient tellement rapprochées dans le lobe inférieur, qu'il n'existait
entre elles que des cloisons fort minces et très-fermes. Dans ces cloisons, le tissu pulmonaire était
compacte et d'un gris cendré tirant sur le noir. Partout ailleurs il était également grisâtre, un peu dense
et flasque, et laissait suinter sous une forte pression
un liquide séreux légèrement jaunâtre. On y apercevait, dans le lobe supérieur surtout, où les excavations étaient plus espacées, quelques points rouges
et compactes comme ceux du poumon droit. Les parois des culs-de-sac formés par les bronches dilatées avaient une épaisseur égale à celle des gros
troncs bronchiques, et qui était due pour moitié à
la membrane muqueuse épaissie, et pour le reste
à l'enveloppe fibro-celluleuse des bronches devenue plus ferme, et dans beaucoup d'endroits évidemment cartilagineuse. Dans quelques-uns de ces
derniers points, la transformation cartilagineuse
avait gagné irrégulièrement et d'une manière non

circonscrite, la cloison formée par le tissu cellulaire condensé, de manière à réunir dans quelques points deux bronches dilatées contiguës, dont les membranes internes restaient seules distinctes, leurs enveloppes fibro-cartilagineuses étant confondues.

Outre les cavités décrites ci-dessus, ce poumon offrait encore, vers la racine des bronches, une petite excavation ovalaire, aplatie, d'un aspect fort différent de celui des autres. Les parois, adhérentes en plusieurs points l'une à l'autre, étaient tapissées par une fausse membrane un peu plus consistante que du blanc d'œuf cuit, inégale, d'un jaune trèssale et un peu grisâtre, au-dessous de laquelle on trouvait le tissu pulmonaire un peu ramolli et légèrement noirâtre, auquel elle adhérait intimement. Cette excavation contenait une très-petite quantité d'une matière pultacée exhalant une odeur bien évidemment gangréneuse. Elle ne paraissait pas communiquer avec les bronches; elle était entourée de plusieurs glandes bronchiques tuméfiées, un peu plus molles, plus rougeâtres que dans l'état naturel, et semblait avoir succédé à la gangrène d'une de ces glandes.

Le cœur était au moins du volume du poing du sujet, mais d'ailleurs sain.

Le péritoine était sain.

Le foie était volumineux, d'un jaune un peu pâle, et ne graissait pas évidemment la lame du scalpel.

La muqueuse gastrique offrait, dans plusieurs endroits, des traînées de petites taches irrégulièrement arrondies, très-rapprochées les unes des autres, et dont la couleur était d'un rouge foncé qui tranchait sur la couleur rosé pâle du reste de la membrane. Ces taches, assez semblables aux ecchymoses de la peau, s'observaient aussi dans le duodénum, et même en plus grand nombre que dans l'estomac. Elles diminuaient ensuite d'étendue et de nombre dans le jéjunum, et cessaient tout-à-fait vers la moitié de cet intestin. Une transsudation assez marquée existait autour des vaisseaux de l'estomac (1). Dans le reste du canal alimentaire, la muqueuse offrait toutes les conditions naturelles, ténuité, légère transparence, couleur rose pâle. Les autres viscères abdominaux étaient sains.

Je fis mettre les poumons dans l'eau afin de les examiner de nouveau le lendemain. Au bout de vingt-quatre heures, la macération avait blanchi les surfaces en contact avec l'eau, et ramené au gris violet très-pâle les noyaux pneumoniques les plus rouges la veille. La muqueuse bronchique, dans les rameaux incisés et lavés, était encore d'un violet foncé, mais cependant plus clair que la veille; mais dans trois ou quatre rameaux dilatés progressivement en forme de massue de la racine à la surface du poumon, qui n'avaient pas été ouverts, et dans lesquels l'eau n'avait pas pénétré, la muqueuse

______

(1) Cette transsudation est évidemment un effet de la décomposition cadavérique. Quant aux petites ecchymoses, il est probable que cette congestion sanguine était un accident de l'agonie. On ne peut l'attribuer au tartre stibié; car la plupart des sujets qui en ont pris à des doses beaucoup plus fortes ne présentent rien de remarquable ni dans l'estomac ni dans les intestins.

bronchique présentait des signes non équivoques d'une décomposition qui avait fait de rapides progrès depuis la veille. Elle exhalait une odeur tout-à-fait semblable à celle de la gangrène, et sa couleur violette foncée au moment de l'ouverture (au moins aux orifices), comme dans les bronches examinées, était devenue rougeâtre, verdâtre ou noirâtre. Elle s'était en outre évidemment ramollie (1).

CHAPITRE III.

DE L'INFLAMMATION PLASTIQUE DE LA MEMBRANE MUQUEUSE DES VOIES AÉRIENNES, OU DU CROUP.

Le croup n'est bien connu que depuis un petit nombre d'années. Les médecins grecs et arabes ne paraissent point l'avoir connu : ce qui doit d'autant

----

(1) Cette rapide décomposition de la membrane muqueuse bronchique après la mort me paraît due à la disposition à la gangrène qui existait chez ce sujet et se renouvelait de temps en temps avec plus de force, ainsi qu'on peut en juger par l'odeur des crachats à diverses époques de la maladie et par l'ouverture du corps. Nous ferons remarquer ici que ce point du diagnostic, le seul que l'exploration n'a pas pu résoudre complètement pendant la vie, laisse encore quelque chose d'obscur après une dissection attentive des organes affectés. Car il est certain que les bronches trouvées, le 27 avril à midi, dans un état de décomposition semblable à la gangrène, étaient le 26 dans le même état que les autres, au moins dans leurs troncs accessibles à la vue, qui cependant étaient gangrenés le lendemain. Qui pourrait, d'après ce fait, affirmer que le ramollissement gangréneux trouvé dans un point du poumon droit fût aussi caractérisé au moment de la mort? Quant à l'espèce d'eschare pseudo-membraneuse tapissant

moins étonner qu'il doit être extrêmement rare dans les pays chauds ou très-tempérés qu'ils habitaient.

Baillou, en 1576, signala le premier cette maladie (1). Il n'est cependant nullement probable que le croup ait paru pour la première fois à cette époque. L'état peu avancé de l'anatomie pathologique, et la rareté des cas dans lesquels l'expectoration des fausses membranes donne un caractère tranché à la maladie, avaient sans doute empêché jusque là de distinguer le croup de beaucoup d'autres maladies du larynx et des poumons. Plus tard même, les prétendues membranes internes des bronches, les veines et les artères pulmonaires, que Tulpius (2) et d'autres observateurs du dix-septième siècle (3) ont dit avoir vu rendre par l'expectoration, doivent évidemment se rapporter au croup.

---

une sorte de cavité aplatie et dont les bords semblaient s'être rapprochés, il est très-probable qu'elle remplaçait une eschare gangréneuse plus ancienne qui comprenait seulement une glande bronchique ; mais cela n'est que probable.

Ce fait est, au reste, du nombre de ceux qui doivent porter les médecins qui s'occupent d'anatomie pathologique à se tenir en garde contre les altérations qui se font après la mort ; car si quelque circonstance eût forcé à retarder l'ouverture du corps de vingt-quatre heures, il est évident qu'on eût cru que le malade avait succombé à une gangrène universelle de la muqueuse bronchique, et il est même probable que plusieurs des lobules engorgés du poumon eussent présenté un aspect gangrénoïde.

(1) *Oper.*, T. 1; *Epidem. et Ephemer.*, lib. 11; *Constit. Hiemal.*, ann. 1576, *in annotationib.*

(2) N. Tulpii *Obs.* Leidæ, 1641, obs. ix, xii et xiii.

(3) *Collect. acad.*, tom. vii, pag. 394.

La première bonne description que nous ayons de cette maladie est due à Ghisi, médecin de Crémone (1), vers le milieu du dernier siècle. Quelques années après, les médecins écossais et anglais s'en occupèrent beaucoup. Les Allemands et les Français ne tardèrent pas non plus à fixer leur attention sur cet objet ; et tout récemment, les recherches de M. Bretonneau, médecin à Tours, ont fait connaître cette affection plus complètement qu'elle ne l'avait été jusqu'ici.

Caractères anatomiques du croup. Le croup est une inflammation de la membrane muqueuse des voies aériennes, avec exsudation d'un pus plastique qui, se concrétant au moment même de sa formation, enduit la surface interne de cette membrane dans une étendue plus ou moins considérable. Lorsqu'on a enlevé cette fausse membrane, la muqueuse des voies aériennes présente une couleur rouge vive et foncée, quelquefois livide, et un peu d'épaississement. Cette rougeur, ordinairement assez uniforme dans tous les points couverts par la fausse membrane, est cependant assez souvent inégale, et quelquefois même manque presque entièrement (2). Dans la plupart des cas, l'intensité de la rougeur et du gonflement est moindre que dans beaucoup de catarrhes secs.

On ne peut par conséquent attribuer la plasticité du pus, caractère par lequel le croup diffère du catarrhe muqueux, à une inflammation plus intense.

____

(1). MARTIN. GHISI, *Lettere medich.* In Cremona, 1749.
(2) *Journal de Hufeland*, VI. B., p. 559.

Il est d'ailleurs beaucoup d'exemples d'inflammations plastiques chroniques de la muqueuse intestinale et de celle de la vessie, qui ont existé presque sans douleurs ou sans accidens notables. J'ai
vu moi-même un croup chronique borné au larynx,
et survenu pendant la suppuration d'une tumeur
scrophuleuse de la thyroïde, se présenter avec ces caractères. Un peu de toux presque sèche pendant plus
de deux mois amena, sans aucun autre accident, l'expectoration de la fausse membrane, dont rien n'avait
fait soupçonner l'existence. La fausse membrane qui
se forme si fréquemment sur les vésicatoires prou-
verait seule que c'est bien moins à l'intensité qu'à la
nature de l'inflammation qu'il faut attribuer cette
concrétion du pus, dont la cause est probablement
due à une disposition particulière des liquides, beaucoup plus qu'à l'affection des solides.

La fausse membrane croupale représente exactement la forme des conduits qu'elle revêt. Son épaisseur, ordinairement un peu plus grande dans le larynx et la trachée que dans les ramifications bronchiques, varie d'une ligne à moins d'une demi-ligne.
Sa consistance, analogue à celle du blanc d'œuf
cuit, est ordinairement moindre vers ses extrémités
où elle se résout quelquefois en une mucosité à peine
plus forte que celle des crachats cuits. Sa couleur
est d'un blanc tirant quelquefois sur le jaune. Elle
est presque entièrement opaque.

Quelques jours ou même quelques heures après
sa formation, la fausse membrane se détache peu à
peu de la muqueuse, à laquelle elle était intimement adhérente, et les efforts de la toux la divisent

quelquefois en fragmens qui sont rendus par l'expectoration. Une sécrétion plus liquide est l'agent de cette séparation. Cette sécrétion venant aussi à se concréter, forme une nouvelle fausse membrane, qui peut se renouveler ainsi plusieurs fois de suite ; mais ordinairement elle perd à chaque fois quelque chose de sa consistance.

La fausse membrane croupale n'occupe le plus souvent que le larynx et la partie supérieure de la trachée-artère, dégénérant en haut et en bas, comme nous venons de le dire, en une matière muqueuse plus molle et flottante, qui est la principale cause de la suffocation imminente qui a lieu quelquefois dès les premières heures de la maladie. Plus tard, la fausse membrane, en se détachant de la muqueuse, vient accroître le danger.

Dans d'autres cas, la fausse membrane tapisse une grande partie ou même la totalité des rameaux bronchiques, d'où l'on peut quelquefois, à l'ouverture du cadavre, l'extraire en entier par une traction assez légère.

Quelquefois la maladie est bornée aux bronches et à leurs divisions, sans qu'il en existe aucune trace dans le larynx et la trachée. Plus communément, comme l'a montré M. Bretonneau (1), l'inflammation plastique commence sur les amygdales ou la muqueuse du pharynx, et s'étend à la fois au larynx et aux fosses nasales, qu'elle envahit même quelquefois en entier. La fausse membrane s'arrête ordinairement à l'œsophage ; mais quelquefois on la

---

(1) Mémoire lu à l'Académie royale de Médecine.

retrouve dans l'estomac. M. Bretonneau a vu, chez un enfant attaqué du croup, une fausse membrane de même nature se former derrière l'oreille. M. Bourgeoise, médecin de Paris, a publié l'observation d'une angine plastique dont il a été lui-même attaqué, et pendant laquelle une fausse membrane se forma sur le pourtour de l'anus.

Le croup qui commence dans les bronches ou dans le larynx, comme il arrive presque toujours chez les enfans, s'étend bien rarement au-delà de la glotte. Chez l'adulte, au contraire, le croup commence le plus souvent, ainsi que l'a dit M. Bretonneau, par une angine plastique tonsillaire ou pharyngée, et acquiert fréquemment l'extension que nous venons de décrire. Cet observateur habile a rendu un véritable service à la science en montrant que l'on prenait souvent des angines plastiques pour des angines gangréneuses. Peut-être même a-t-il été un peu trop loin à cet égard, ou du moins beaucoup de lecteurs pourraient-ils conclure de l'excellent article qu'il a publié conjointement avec M. le docteur Guersent (1), que l'angine gangréneuse simple n'existe pas. Cependant, il est hors de doute qu'on en a vu des exemples, soit sans fausses membranes, soit avec fausses membranes. Dans un cas de ce dernier genre que j'ai observé il y a trois ans à l'hôpital Necker, chez un homme dans la force de l'âge, attaqué de la scarlatine, il m'a paru évident que des eschares gangréneuses de la mem-

____

(1) *Dictionn. de Médecine*, par MM. Adelon, Béclard, etc., art. *Angine couenneuse*.

brane tonsillaire avaient précédé l'apparition de la fausse membrane, qui gagna ensuite le larynx. On conçoit en effet que l'inflammation par laquelle la nature cherche à borner la gangrène, ou si l'on veut que l'eschare gangréneuse détermine comme corps irritant, puisse être plastique et produire une fausse membrane; de même qu'il est possible que l'intensité de l'inflammation puisse amener la gangrène. Le premier cas sera un exemple de gangrène essentielle ; le second, que MM. Bretonneau et Guersent se sont surtout attachés à décrire, sera une angine plastique accompagnée de gangrène. Au reste, les faits exposés ci-dessus montrent suffisamment que l'exsudation plastique ou pseudo-membraneuse n'est point un effet de l'intensité de l'inflammation.

Quoi qu'il en soit, je ne connais point d'exemple de croup ayant commencé par le larynx ou les bronches, et qui fût accompagné de gangrène ; mais quand le croup est l'effet de l'extension d'une angine gangréneuse et plastique, j'ai vu moi-même des eschares gangréneuses dans la muqueuse du larynx et du pharynx. Dans ces cas, la fausse membrane a une teinte grisâtre ou verte sale, et exhale l'odeur horriblement fétide propre à la gangrène.

Symptômes du croup. Quand la maladie commence par le larynx, son invasion est souvent tout-à-fait semblable à celle d'un rhume ordinaire ; mais au bout de quelques heures, quelquefois d'un jour ou de deux jours seulement, la toux devient plus forte ; elle retentit dans le larynx et la trachée comme dans un tube d'airain, et son bruit a un caractère particulier que l'on a comparé au chant du coq. La voix même, et surtout les inspirations bruyantes qui se font de temps en temps au milieu des secousses de la toux, ont quelque chose d'analogue. Ce bruit particulier est connu sous le nom de *voix croupale*. Il y a en même temps une oppression très-grande qui, surtout lorsque la fausse membrane commence à se détacher, se change en une suffocation imminente, que déterminent également l'inspiration, l'expiration et la toux, et qui devient bientôt réelle si le malade n'expectore pas les fragmens pseudo-membraneux détachés et flottans dans les voies respiratoires.

Si la maladie est bornée aux bronches, la voix croupale n'existe pas ou est beaucoup moins caractérisée : les autres symptômes locaux sont d'ailleurs les mêmes. Si la maladie commence par l'isthme du gosier, on la reconnaît à des taches jaunâtres ou légèrement grisâtres, qui se développent sur les amygdales, les piliers du voile du palais et la paroi postérieure du pharynx. Une rougeur foncée de la membrane muqueuse se remarque autour de ces fausses membranes, qui bientôt s'étendent, se réunissent, s'épaississent, et forment enfin une sorte de couenne analogue à celle du sang, qui tapisse tout l'isthme du gosier, et s'étend plus ou moins profondément dans le larynx, la trachée et les bronches.

Si l'inflammation pseudo-membraneuse est déterminée par une gangrène essentielle ou primitive, on distingue quelquefois les eschares avant que la fausse membrane se forme; et dans tous les cas, la gangrène se reconnaît à sa fétidité spéciale, avant qu'aucun autre signe l'indique encore.

Si la maladie se termine d'une manière favorable, on peut reconnaître jour par jour les progrès de la résolution, en examinant l'intérieur de la gorge. La fausse membrane se détache, et est remplacée par une exsudation moins épaisse, moins plastique, ou même tout-à-fait semblable au mucus catarrhal. D'autres fois, ainsi que l'a observé M. Bretonneau, la fausse membrane ne tombe point, mais elle est peu à peu absorbée; elle devient d'abord plus mince, moins opaque, puis assez transparente pour laisser apercevoir la rougeur de la membrane muqueuse, et elle disparaît enfin tout-à-fait.

Le croup, même le plus borné, est presque toujours accompagné d'un trouble très-marqué dans tout l'ensemble de l'économie; et dans la plupart des cas, d'une fièvre symptomatique aiguë et très-intense. Les battemens du cœur présentent souvent des irrégularités.

Dans quelques cas, et surtout quand la maladie s'est développée dans un hôpital, l'état général du malade présente un aspect tout différent, et des signes évidens d'une altération septique des liquides. Le pouls est peu fréquent, la peau sale et terreuse, la faiblesse extrême, l'haleine fétide, même lorsqu'il n'existe aucun point gangréneux dans la muqueuse du larynx et du gosier. MM. Guersent et Bretonneau ont désigné cette variété du croup et de l'angine plastique sous le nom d'*asthénique*. Dans ce cas, la fausse membrane, et surtout la portion qui tapisse le gosier, a souvent une consistance molle et friable analogue à celle du fromage mou.

Les symptômes que nous venons d'indiquer suffisent pour faire reconnaître la maladie lorsqu'ils sont réunis en certain nombre ; mais on doit avouer que si l'on en excepte l'expectoration des fragmens pseudo-membraneux, ou l'apparition d'une fausse membrane dans l'isthme du gosier, il n'en est aucun que l'on puisse regarder comme pathognomonique.

La voix croupale elle-même, outre qu'elle n'existe pas toujours d'une manière bien marquée, ne paraît que quand la maladie a déjà fait de grands progrès. La toux présente d'ailleurs un caractère à-peu-près semblable dans d'autres affections, et particulièrement dans certaines variétés de la coqueluche, où l'*inspiration sonore* surtout ressemble quelquefois parfaitement au chant du coq.

Je n'ai eu, depuis plusieurs années, qu'une seule occasion d'observer un croup bronchique, que son intensité fit connaître dès le commencement de la maladie, et qui devint bientôt évident par l'expectoration de fragmens pseudo-membraneux moulés sur des bronches de grosseurs différentes. Chez ce malade, qui était un enfant âgé de six ans, je n'ai entendu, pendant toute la durée de la maladie, d'autres bruits respiratoires qu'une respiration sèche, évidemment tubaire ou bronchique, et sans aucun mélange de cette dilatation crépitante des cellules pulmonaires si énergique dans l'enfance. Ce signe, coïncidant avec une résonnance parfaite de la poitrine, suffirait, s'il est constant, comme je le présume, pour faire reconnaître le croup bronchique : car il n'existe dans aucun autre cas, si ce n'est quelquefois, et à un bien moindre degré, dans la dilatation des bronches, affection chronique rarement étendue, et que l'observateur le moins attentif ne pourrait jamais confondre avec le croup.

Causes occasionelles du croup. Cette maladie est sans contredit beaucoup plus commune dans l'enfance que chez les adultes ; elle règne souvent épidémiquement, surtout dans les lieux exposés aux vents du nord et du nord-est, et lorsque ces vents soufflent avec le plus de violence ou de continuité. Les fièvres exanthématiques, et surtout la scarlatine, en sont assez souvent compliquées pour que l'on doive reconnaître dans ces maladies, ou dans leurs causes, une action sur l'économie propre à produire le croup. Au reste, la grande extension que prend souvent l'inflammation plastique des membranes muqueuses, et son apparition sur des points séparés et très-distans les uns des autres, doivent faire au moins soupçonner que sa cause est plutôt une altération spéciale des liquides qu'une irritation primitive des tissus sur lesquels se développe la fausse membrane. Le croup asthénique se développe particulièrement dans les hôpitaux, et semble quelquefois s'y propager par voie d'infection. Beaucoup de praticiens ont considéré le croup et l'angine maligne, c'est-à-dire plastique, comme des affections contagieuses. Cette question peut être regardée comme encore douteuse : cependant l'observation de M. le docteur Bourgeoise, que nous avons citée plus haut, suffirait pour faire penser qu'il n'est pas prudent de respirer de trop près l'haleine de ceux qui sont atteints de cette maladie.

Traitement du croup. A moins que le croup ne soit accompagné d'une diathèse asthénique bien marquée, ou que le malade ne soit un enfant en très-bas âge, il est utile de commencer le traitement par une ou deux saignées du bras ou du pied. Dans le doute, il y aurait moins d'inconvénient à négliger la saignée qu'à détruire, en tirant mal-à-propos du sang, les forces nécessaires pour la séparation et l'excrétion de la fausse membrane. La saignée, dans cette maladie comme dans toutes les inflammations arrivées à la période de la suppuration, est plutôt un moyen d'empêcher le mal d'augmenter en intensité ou en étendue, que de diminuer celui qui existe déjà. Le danger, en effet, dans le croup, vient bien moins de l'inflammation que de l'obstacle mécanique que la fausse membrane met à la respiration.

Chez les enfans, des applications de sangsues sur le cou, répétées plus ou moins suivant la force du sujet et l'intensité de la maladie, remplacent utilement les saignées. Chez l'adulte, même après l'emploi de cette dernière, des applications réitérées de sangsues peuvent être encore utiles. Les sangsues ont l'avantage de produire, outre le dégorgement des capillaires voisins de la partie enflammée, une sorte d'éruption locale dont l'effet dérivatif est quelquefois incontestable.

Les dérivatifs les plus énergiques, et particulièrement les vésicatoires et les sinapismes, ne doivent pas être négligés dans un cas aussi grave. Il vaut mieux, en général, les appliquer sur les extrémités inférieures que sur un point plus rapproché de l'organe malade. On a cependant obtenu de bons effets de l'application, sur la partie antérieure du larynx, d'un cataplasme arrosé d'acide hydro - chlorique (acide muriatique), qui peut-être agit dans le croup d'une autre manière que comme rubéfiant; car le topique que l'expérience a montré être le plus utile pour hâter la séparation de la fausse membrane dans les points de l'arrière-bouche où l'on peut l'atteindre, est celui de Van-Swiéten, c'est-à-dire, un mélange d'une partie d'acide hydro-chlorique et de trois de miel, dont on enduit la fausse membrane à l'aide d'un pinceau.

Tous les praticiens qui ont eu occasion de voir un peu fréquemment le croup, conviendront aisément que ces moyens, quoique très-rationnels, puisqu'ils sont conformes à l'expérience dans le traitement des maladies inflammatoires en général, sont cependant bien rarement suffisans, et qu'on a vu bien peu de croups bien caractérisés céder à leur seule administration. On en a en conséquence tenté beaucoup d'autres. Je n'indiquerai que ceux qui ont eu des succès incontestables.

Les vomitifs, réitérés tous les jours et même deux fois dans les vingt-quatre heures, sont sans contredit un des moyens dont on a retiré les meilleurs effets. Ils hâtent évidemment la séparation de la fausse membrane, et favorisent son expulsion. Mais quoique j'aie obtenu moi-même des guérisons que je ne puis attribuer qu'à ce moyen, il a été assez généralement employé pour pouvoir être jugé; et il n'est que trop certain qu'en le joignant aux précédens, le plus grand nombre des malades encore périssent.

L'usage interne du foie de soufre (hydro-sulfure de potasse) a été vanté il y a quelques années comme une sorte de spécifique contre le croup. On le donnait uni au miel ou sous forme de sirop. Cette médication, qui parut d'abord singulière et purement empirique, eut ensuite un succès de vogue, comme tous les remèdes encore inusités que l'on propose contre une maladie difficile à guérir. Ce médicament n'est au fond qu'un des moyens de remplir une indication puisée dans la théoric des médecins-chimistes disciples de Sylvius de Leyde. Il appartient à la catégorie des fondans alcalins, par lesquels ces médecins se proposaient de corriger la trop grande plasticité ou viscosité des liquides, ou même de dissoudre les concrétions déjà formées. Nous avons parlé plus haut de cette méthode alcaline (*voyez* pag. 181), mais les effets en sont trop lents pour qu'elle soit de quelque utilité contre une maladie aussi rapide dans sa marche que le croup. Si l'on donne le foie de soufre à doses faibles, le moyen est nul; si on le donne à doses un peu fortes et rapprochées, il nuit plus comme substance irritante âcre et presque caustique, qu'il n'est utile comme substance alcaline.

On a obtenu des succès assez nombreux par l'usage des frictions mercurielles faites à doses assez fortes pour produre promptement la salivation; et je crois que, dans l'état actuel de la science, aucun médecin prudent ne doit négliger d'employer ce moyen, concurremment avec la saignée et les vo-

mitifs. Son efficacité, et même au degré héroïque,
ne peut d'ailleurs être contestée dans beaucoup d'autres maladies inflammatoires, et particulièrement
dans l'hépatite et dans la péritonite.

Cependant les guérisons opérées par le mercure
ne sont pas encore assez nombreuses et assez pro-
bantes pour qu'on ne doive pas chercher de nouvelles ressources contre le croup ; et si l'occasion
de traiter cette maladie s'était offerte à moi depuis
que j'ai acquis l'expérience de l'efficacité de l'é-
métique à hautes doses dans le traitement de beaucoup de maladies inflammatoires, j'aurais tenté ce
moyen avec quelque confiance dans le croup.

CHAPITRE IV.

DE L'HÉMORRHAGIE BRONCHIQUE.

J'appelle *hémorrhagie bronchique* celle qui dépend d'un simple suintement du sang à la surface
interne des bronches.

Les anciens attribuaient l'hémoptysie à la rupture des vaisseaux du poumon, et cette opinion, devenue populaire, est peut-être encore celle de certains médecins qui tiennent à prudence de n'ac-
cueillir les doctrines nouvelles que lorsqu'elles sont
si généralement reçues qu'on se trouve en quelque
sorte obligé de les admettre sans les examiner. Quoi
qu'il en soit, cette théorie, adoptée sans preuves
suffisantes, a peut-être été abandonnée de même, et
d'une manière trop absolue par les médecins instruits, depuis que les lois de l'exhalation dans l'état

de santé et de maladie sont mieux connues. Il n'est point impossible qu'un anévrysme d'un des rameaux de l'artère pulmonaire, ou des varices des veines, se développent et donnent lieu à une hémorrhagie, quoiqu'il n'existe, au moins à ma connaissance, aucun fait bien décrit de ce genre. D'un autre côté, lors de la rupture des excavations tuberculeuses dans les bronches, il se fait souvent des hémorrhagies peu considérables, à la vérité, mais qui n'en sont pas moins l'effet de la rupture de quelques petits vaisseaux. Enfin, des hémorrhagies beaucoup plus considérables, et même mortelles, peuvent avoir lieu, comme nous le verrons, par la rupture d'un vaisseau qui traverse une excavation tuberculeuse. Les anévrysmes ouverts dans la trachée, dans les bronches ou dans le tissu pulmonaire, offrent encore des exemples d'hémoptysies promptement mortelles dues à la rupture d'un vaisseau. Toutefois, dans l'état actuel de la science, on peut affirmer que le plus grand nombre des hémoptysies légères ou médiocres ont lieu par suite d'une simple diapédèse ou exhalation de sang à la surface de la muqueuse bronchique; et que les hémoptysies graves, au contraire, ont leur source principale dans le tissu vésiculaire du poumon, et constituent l'affection que nous décrirons plus bas sous le nom d'*apoplexie pulmonaire.*

Caractères anatomiques de l'hémorrhagie bronchique. A l'ouverture des sujets qui ont succombé à une hémorrhagie bronchique, ou dans le temps où ils en étaient attaqués, on trouve dans les bronches une plus ou moins grande quantité de sang liquide ou coagulé. A la surface de ce dernier se re-marque quelquefois des concrétions fibrineuses po-lypiformes ; la muqueuse bronchique est imprégnée de sang, et teinte dans toute son épaisseur. Elle est ordinairement un peu ramollie.

Signes et Symptômes de l'hémorrhagie bronchique. On reconnaît l'hémorrhagie bronchique à un cra-chement de sang peu abondant ou médiocre, spu-meux, quelquefois caillé, vers la fin de l'attaque surtout. Les crachemens très-abondans que le peuple désigne communément sous le nom de *vomissement de sang,* sont, au contraire, presque toujours dus à l'apoplexie pulmonaire.

Quand l'hémorrhagie est médiocre, on a donc déjà une forte probabilité que l'hémoptysie est l'ef-fet d'une simple exhalation sanguine. L'absence des signes stéthoscopiques de l'apoplexie pulmonaire ajoute un nouveau degré de certitude au diagnostic. Dans l'hémorrhagie bronchique, la poitrine est par-faitement sonore ; on n'entend pas de rhonchus cré-pitant , mais seulement un rhonchus muqueux dont les bulles inégales sont en général plus gros-ses que celles du catarrhe, semblent formées par une matière plus liquide, et *crèvent* plus fréquem-ment. Ce rhonchus est plus ou moins abondant suivant la quantité de sang qui se trouve dans les bronches. Quand l'hémoptysie est peu abondante, il n'y a aucun trouble général sensible dans l'é-conomie ; le pouls même ne s'éloigne pas de son état naturel. Mais quand elle est un peu forte, il y a un mouvement fébrile bien marqué ; le pouls devient fréquent, et présente une sorte de vibration indépendante de sa fréquence comme de sa force.

Les *causes occasionelles* de l'hémorrhagie bronchique sont en général celles qui produisent la pléthore sanguine, et celles qui déterminent des congestions de même espèce vers le poumon, et en particulier l'abus des spiritueux, les exercices, et surtout ceux des organes de la voix et de la respiration portés à l'excès; la suppression d'une hémorrhagie habituelle, l'existence de tubercules crus et nombreux dans le poumon. On voit souvent l'hémoptysie remplacer les règles, et avec une périodicité aussi exacte. On a vu ces hémoptysies périodiques durer trente ans (1) et même quarante ans (2) de suite. La suppression des hémorrhoïdes me paraît produire bien plus souvent l'apoplexie pulmonaire.

Les épileptiques et les sujets qui éprouvent de fortes convulsions rendent souvent par la bouche une écume sanguinolente. Dans ce cas, le sang est exhalé, au moins en partie, par la membrane muqueuse des bronches; mais la membrane interne de la bouche participe souvent à l'hémorrhagie.

Les bronches d'un grand nombre de sujets morts de différentes maladies sont tapissées çà et là d'une certaine quantité de sang évidemment exhalé dans les derniers momens de la vie, et de la même manière que celui qui constitue la congestion cadavérique pulmonaire dont nous parlerons plus tard.

____

(1) TULPIUS, liv. II, cap. II.
(2) *Nov. Act. Nat. Cur.*, vol. I, obs. I.

Traitement de l'hémorrhagie bronchique. Le traitement de l'hémorrhagie bronchique consiste le plus ordinairement dans l'emploi plus ou moins répété de la saignée. Celle du pied est en général préférable, chez les femmes, lorsqu'il y a suppression des règles. L'application des sangsues à la partie interne des cuisses ou sous les malléoles peut y être substituée lorsqu'il n'est pas besoin de tirer une grande quantité de sang. J'ai très-rarement recours aux applications de sangsues à la vulve, et jamais chez les jeunes personnes. Les démangeaisons très-incommodes qui résultent de cette application sont fréquemment chez elles l'occasion d'habitudes funestes, et ce danger est d'autant plus à craindre qu'elles sont plus innocentes. Je me suis d'ailleurs convaincu par beaucoup d'expériences comparatives, que l'application des sangsues à la vulve n'a pas un effet dérivatif plus constant que celle qui se fait à la partie interne des cuisses ou au-dessous des malléoles, et surtout dans ces deux derniers points à la fois. Les ventouses sèches ou scarifiées, les sinapismes, les bains de pieds irritans, peuvent encore être employés utilement après la saignée, et dans les cas où celle-ci n'est pas nécessaire.

Le repos et le silence absolu, une température fraîche, l'abstinence du vin et des alimens épicés ou excitans, une diète dont on proportionne la sévérité à l'intensité de l'hémorrhagie, sont des moyens accessoires qu'on ne doit point négliger. Il en est de même de l'usage des boissons mucilagineuses, telles que les décoctions de racines de grande consoude ou de guimauve, l'eau de riz, les solutions de gomme arabique ou adragant, etc.

Les acides et les astringens ont été souvent employés dans cette affection, et particulièrement l'eau de Rabel, ou l'acide sulfurique étendu dans une potion convenable, l'alun, les racines de tormentille ou de bistorte, le sang-dragon, l'écorce de grenade, et, depuis quelques années, la racine de rathania et son extrait. Ces moyens sont plus nuisibles qu'utiles au début de l'hémoptysie; mais on peut quelquefois les employer avec avantage dans les hémoptysies anciennes, et qui sont liées à un état d'atonie, à une altération septique évidente des liquides, ou quand le sang est peu concrescible et peu coloré. J'ai employé quelquefois avec avantage le safran de mars astringent dans ce dernier cas. Pour que les astringens aient une efficacité bien marquée, il faut les employer à plus forte dose que ne le font la plupart des praticiens. J'emploie, par exemple, l'alun à la dose d'un à quatre gros dans une livre de boisson mucilagineuse sucrée.

Lorsqu'une hémoptysie active est arrêtée, Sydenham recommande de purger le malade, et regarde cette précaution comme le meilleur moyen d'empêcher la récidive. J'ai toujours suivi cette pratique, excepté dans les cas de contre-indication évidente, et elle m'a paru fréquemment utile. Les crachemens de sang opiniâtres, et qui ont résisté à des émissions sanguines répétées, s'arrêtent même souvent merveilleusement sous l'influence d'un purgatif.

CHAPITRE V.

DES POLYPES DE LA MEMBRANE MUQUEUSE BRONCHIQUE.

Il est très-rare que des excroissances polypeuses naissent sur la membrane muqueuse des bronches ; je n'en connais que trois exemples (1). Il paraît que ces excroissances étaient de la nature des polypes vésiculaires des narines, des oreilles et du col de l'utérus, c'est-à-dire, formées par un tissu analogue à celui des membranes muqueuses, et renfermant de petits kystes séreux.

J'ai trouvé dernièrement, dans la bronche gauche d'une phthisique, une concrétion d'environ un pouce et demi de longueur, et de quatre à cinq lignes de diamètre, qui la remplissait presque entièrement, et que l'on aurait pu facilement prendre pour un polype. Elle adhérait intimement à l'éperon ou point de division des bronches, de manière que son extrémité droite, arrondie en forme de champignon, faisait quelquefois bascule sur l'éperon dans les quintes de toux, et oblitérant ainsi la bronche droite, occasionait une suffocation imminente. Quoique cette concrétion ne laissât pas plus d'une demi-ligne d'intervalle entre elle et les parois de la bronche gauche, dans les points où elle en était le plus distante, elle n'empêchait ni la respiration, ni même la pectoriloquie, qui était évidente dans une exca-

______

(1) *Voyez* MURRAY, *Nov. Comm.*, Gœtting., iv, p. 44. — CHEYNE, *Med. and Surgical,* journ., iv. — *Horn. Arch.*, 1811, jan., pag. 176.

vation située au sommet de ce poumon (1). Le tissu de cette concrétion était compacte, et tout-à-fait semblable à celui des concrétions polypiformes du cœur et des artères, mais il avait déjà évidemment un commencement d'organisation , car il était beaucoup plus ferme et moins humide. Sa couleur intérieure était blanche avec quelques nuances jaunâtres ou rougeâtres. On y distinguait déjà quelques petits vaisseaux sanguins bien formés et finement ramifiés. On en voyait en plus grand nombre à la surface extérieure , qui était en outre teinte , surtout vers l'extrémité renflée, d'un rouge violet assez foncé.

Cette concrétion m'a paru être évidemment le produit de la décomposition d'un caillot de sang qui se sera arrêté dans la bronche gauche lors de quelques-unes des hémoptysies dont la malade avait été attaquée à plusieurs reprises. Beaucoup d'autres faits prouvent la possibilité de l'organisation de la fibrine séparée du sang dans le corps humain vivant. Nous en rapporterons plusieurs en traitant des maladies des organes circulatoires. Les môles utérines, dites *charnues,* ne sont également autre chose que de la fibrine mêlée d'albumine, telle que celle qui constitue la couenne inflammatoire du sang : seulement elles se rapprochent davantage , par leur consistance et un commencement d'organisation, de l'aspect des tissus fibreux.

Je pense que les *morceaux de chair* que quelques observateurs anciens ont vu expectorer n'avaient pas une autre origine que la concrétion

____

(1) Voyez *Revue médicale* , mars , 1824, pag. 384.

que je viens de décrire (1). Cela est même tout-à-fait évident pour quelques-uns de ces cas dans lesquels les *masses de chair* ont été rendues pendant la durée ou à la suite d'hémoptysies graves (2), et pour ceux où ces concrétions avaient la *forme d'un vaisseau* pulmonaire (3), c'est-à-dire, d'une concrétion sanguine polypiforme des bronches, telle qu'on en rencontre quelquefois chez les hémoptysiques.

CHAPITRE VI.

DES ULCÈRES DES BRONCHES.

L'inflammation ulcéreuse est extrêmement rare dans la membrane muqueuse bronchique ; peut-être le serait-elle moins si l'on examinait plus habituellement les bronches avec soin et dans une certaine étendue. Il est probable que l'on trouverait de temps en temps chez les phthisiques, et particulièrement chez ceux qui ont des ulcères du larynx, une affection semblable de la muqueuse bronchique due au ramollissement de petits tubercules qui se développent quelquefois dans son épaisseur. Quoi qu'il en soit, la partie de la muqueuse bronchique où l'on a observé le plus souvent des ulcères idiopathiques est celle qui est comprise depuis le point où la trachée s'enfonce dans la poitrine jusqu'à la bifurcation des bronches et la partie inférieure de la tra-

---

(1) *Act. Nat. Cur.*, vol. v, obs. lxxiv.

(2) *Comm. litterar. Norimb.*, 1745, p. 215.

(3) *Act. Nat. Cur.*, vol. vii, obs. xliv. — Tohn, *in Act. erud.*, 1683.

chée. M. le professeur Cayol a donné le premier, dans sa Dissertation inaugurale (1), une description exacte de cette affection, sur laquelle il n'existait jusque là d'autres notions que quelques faits rapportés par Morgagni.

Caractères anatomiques. L'étendue de ces ulcères de la trachée varie de quelques lignes à un pouce et demi. Leur fond est grisâtre et sale; leurs bords, un peu gonflés, sont remarquables par une rougeur qui s'étend à quelque distance; leur surface est baignée par une mucosité puriforme, ordinairement abondante; les cerceaux bronchiques et l'appareil musculeux et ligamenteux qui les réunit sont quelquefois rongés en entier; rarement l'ulcère existe ou s'étend au-delà de la bifurcation des bronches.

M. Andral rapporte deux cas d'ulcération des bronches (2). Dans le premier, comme dans les observations de M. le professeur Cayol, les ulcérations occupaient le voisinage de la bifurcation de la trachée; dans le second, de petites ulcérations circulaires, à bords livides et tuméfiés, et dont le fond aurait été couvert par un grain de millet, existaient dans les petites ramifications bronchiques. Le malade avait été tourmenté par des quintes de toux fréquentes et très-pénibles. Les crachats étaient ordinairement un peu teints de sang. Il succomba à un anévrysme du cœur. Chez un troisième sujet, il a vu, avec M. Magendie, la surface interne de la

---

(1) *Recherches sur la Phthisie trachéale.* Paris, 1810.
(2) *Oper. citat.*, pag. 7 et suiv.

trachée-artère véritablement criblée , depuis son origine jusqu'un peu au-dessus de sa bifurcation , par une foule d'ulcérations tellement multipliées et pressées les unes contre les autres, qu'elles occupaient plus d'étendue que les espaces interposés entre elles. Cette affection avait été accompagnée d'un sentiment de chaleur habituel plutôt que de douleur dans la trachée. L'*inspiration était accompagnée d'un sifflement remarquable,* probablement parce que la glotte tendait continuellement à s'abaisser à raison de l'irritation occasionée par le passage de l'air.

Je ne connais aucun exemple de perforation complète du tronc bronchique par suite d'un ulcère né dans sa membrane interne , entre la bifurcation de la trachée et son entrée dans le poumon. M. Andral rapporte deux cas de perforation de la trachée elle-même produite de cette manière : dans l'un, l'ulcère s'était ouvert dans l'œsophage sans qu'il en résultât d'autre inconvénient qu'un peu de gêne et de toux lorsque le malade avalait; dans l'autre, l'ulcère avait perforé la paroi postérieure de la trachée ; mais il est probable que la perforation n'était pas tout-à-fait complète, ou que les bords en étaient déjà adhérens à la colonne vertébrale , car il ne paraît pas qu'il y eût d'emphysème dans le voisinage.

Symptômes. Les symptômes auxquels on peut reconnaître cette affection sont une douleur d'abord légère, ou un simple sentiment d'irritation qui se fait sentir au bas de la trachée, par momens, et quelquefois seulement quand le malade chante, crie, ou élève la voix en parlant. La maladie peut quelquefois rester très-long-temps dans cet état. Je connais une dame qui, depuis dix ans, présente ce symptôme sans aucune autre altération apparente de la santé, et qui, après avoir usé inutilement de toutes les ressources de l'art, et en particulier des exutoires les plus énergiques, n'a trouvé de soulagement que dans le silence absolu.

Au bout d'un certain temps, la douleur devient constante, même dans l'état de repos des organes de la voix, qui d'ailleurs n'est pas toujours sensiblement altérée quand le malade se détermine à parler malgré la douleur. Bientôt la toux se manifeste et amène une expectoration filante, incolore, pituiteuse, mêlée de stries opaques et puriformes. Quand cette sécrétion devient abondante, un râle sensible à l'oreille nue se fait entendre dans la trachée. Dans des cas où il n'existait pas encore, je l'ai entendu très-distinctement à l'aide du stéthoscope. Il existait en même temps dans diverses parties des poumons, et le murmure respiratoire était très-faible dans beaucoup de points, probablement à raison du reflux de la mucosité dans les petites ramifications bronchiques ; car lorsque le malade avait expectoré, la respiration redevenait forte et pure. Une dyspnée intense se joint bientôt à ces symptômes : le malade est forcé de se tenir assis nuit et jour ; lorsqu'il se réveille après un sommeil imparfait, il est pris d'une toux suffocante qui ferait croire qu'un corps étranger a été introduit dans la trachée, et qui ne se calme qu'après l'expectoration d'une certaine quantité de mucosités. L'amaigrissement, jusque là très-lent, fait alors des progrès rapides, et quelquefois arrive jusqu'au marasme. Enfin le malade meurt avec tous les symptômes du catarrhe suffocant.

Des efforts de voix très-intenses, des cris aigus, un renversement violent du cou en arrière, ont paru quelquefois être la cause occasionelle du développement des ulcères de la trachée. Les dartres, la syphilis, paraissent y prédisposer. Quoique ces ulcères se rencontrent quelquefois chez les phthisiques, il est plus commun de les voir se développer chez des sujets dont les poumons sont d'ailleurs tout-à-fait sains. Il faut cependant en excepter les cas dans lesquels l'ulcération de la trachée ou de la partie supérieure des bronches est déterminée par la rupture d'une excavation tuberculeuse formée dans une glande cervicale ou bronchique. Au reste, les ulcères déterminés de cette manière ne sont plus, à proprement parler, idiopathiques, et sont tout-à-fait analogues aux ouvertures fistuleuses qui résultent de l'ouverture d'une excavation tuberculeuse, d'un abcès, ou d'une eschare gangréneuse du poumon dans les ramifications bronchiques. Or, ces dernières ont une grande tendance à la cicatrisation, et, au bout de peu de temps, on les trouve lisses, polies, et sans aucune apparence d'ulcération. L'ulcère de la trachée, au contraire, ne paraît avoir aucune tendance à la cicatrisation, et je ne connais même aucun exemple bien constaté de guérison.

Traitement. L'indication la plus évidente que présente cette affection est sans contredit l'emploi des exutoires, et les plus énergiques ne doivent pas être épargnés, à raison de la tenacité du mal. Les vésicatoires et les cautères appliqués sur un point éloigné ne m'ont jamais paru d'aucune utilité ; l'application fréquemment répétée de petits moxas sur la partie antérieure-inférieure du cou, et le silence absolu, sont les moyens que j'ai vu produire le plus de soulagement dans cette affection heureusement très-rare.

CHAPITRE VII.

DES AFFECTIONS DES CERCEAUX CARTILAGINEUX ET AUTRES PARTIES CONSTITUANTES DES BRONCHES.

Les cerceaux cartilagineux des bronches s'ossifient quelquefois chez les vieillards, et même chez des sujets moins avancés en âge. Ils se carient souvent dans le voisinage des ulcères des bronches et de la trachée. Cette ossification est rarement parfaite, et a plus souvent les caractères d'une ossification pétrée, c'est-à-dire où la base terreuse des os prédomine.

Les rameaux bronchiques, naturellement dépourvus de cerceaux cartilagineux, en présentent quand ils sont dilatés et hypertrophiés ; ils peuvent même passer en entier à l'état cartilagineux ou osseux avec ou sans dilatation du conduit aérien. Ces transformations rares n'ont ordinairement qu'une petite étendue, et la membrane muqueuse reste intacte au milieu de la gaîne osseuse ou cartilagineuse qui la revêt.

Aucune altération remarquable dans les fonctions du poumon ne se lie à cet état des bronches.

CHAPITRE VIII.

DES CORPS ÉTRANGERS INTRODUITS DANS LES BRONCHES.

Des fragmens d'alimens, des épingles, des aiguilles, des morceaux de bois, des noyaux de difrens fruits s'introduisent quelquefois dans les bronches. Une vive irritation, une toux convulsive, et, si le corps étranger est un peu volumineux, une suffocation imminente sont la suite immédiate de cette introduction, qui n'a cependant un danger réel et présent que lorsque le corps étranger est assez volumineux pour s'arrêter dans le larynx ou la trachée, et les obstruer complètement ou à-peu-près. Une toux accompagnée d'expectoration pituiteuse , et quelquefois de crachement de sang, est le symptôme qui persiste le plus communément après les premiers momens de l'accident; mais au bout de quelque temps, la nature s'habitue à la présence du corps étranger , surtout s'il est peu volumineux et descendu dans les rameaux bronchiques, et il n'en résulte plus aucun inconvénient.

Les accidens qui peuvent donner lieu à l'introduction des corps étrangers dans les bronches sont extrêmement variés. J'ai été témoin d'un cas fort singulier de ce genre. Le professeur Corvisart voulant exercer une surveillance inattendue sur quelque partie du service de l'hôpital de clinique , y vint un soir contre sa coutume ; il entre chez le concierge, qui dans ce moment digérait péniblement un dîner trop bacchique. Cet homme, surpris, éprouve des nausées, fait un violent effort pour ne pas vomir, tombe à terre et expire. A l'ouverture du corps, on trouva les bronches, la trachée-artère et le larynx remplis d'alimens à moitié digérés.

Les anciens pathologistes ont regardé les corps étrangers pulvérulens qui s'introduisent dans les bronches comme la cause de plusieurs maladies graves de ces canaux et du tissu pulmonaire lui-même, et, entre autres, de la phthisie pulmonaire, des productions crétacées du poumon et des glandes bronchiques, de l'*infarctus* de même nature qui remplit quelquefois un certain nombre de ramifications des bronches, ainsi que des corps ostéo–pétrés qui se développent au milieu du tissu pulmonaire. Cette opinion me paraît tout-à-fait sans fondement. On pense que les marbriers et les lapidaires sont surtout sujets aux productions de ce genre, et en doivent l'origine à la poussière qu'ils avalent nécessairement, et qui est formée par le détritus des pierres qu'ils travaillent et par les poudres dont ils se servent pour les polir. J'ai trouvé bien souvent des productions crétacées dans les poumons, et je n'ai jamais eu occasion d'ouvrir un lapidaire ou un marbrier. La poussière au milieu de laquelle ils vivent n'a d'ailleurs aucune analogie avec les productions crétacées du poumon, qui sont formées par du phosphate calcaire, tandis que la poussière dont il s'agit est composée de fragmens très-divisés de pierre à base de carbonate de chaux, de silice et d'alumine, et de quelques oxydes métalliques. On peut d'ailleurs observer que les voituriers, qui passent leur vie au milieu de la poussière, bien autrement abondante, des grands chemins, dont la nature chimique est à-peu-près la même, jouissent ordinairement d'une très-bonne santé, et ne sont guère sujets à d'autres maladies qu'à celles qui naissent des intempéries excessives de l'atmosphère et de l'intempérance. C'est même une chose fort remarquable que le peu de sensibilité de la membrane muqueuse bronchique pour les corps solides pulvérisés d'une manière impalpable, tandis que l'introduction d'un corps un peu plus volumineux, d'un fragment de sucre, par exemple, du liquide même le plus analogue à la mucosité elle-même, comme serait une solution de gomme ou d'albumine, produit une irritation vive et une toux suffocante. Il n'est personne à qui il n'arrive fréquemment de respirer au milieu d'un nuage de poussière, et tout ce qu'on en éprouve est une forte gêne dans la respiration sans aucune envie de tousser. On sait que, lorsqu'on a respiré pendant un certain temps au milieu de la poussière ou de la fumée des lampes, ces corps étrangers sont expulsés au bout de quelques heures avec le produit de la sécrétion muqueuse des bronches.

Je regarde en conséquence comme chose certaine que l'*infarctus* crétacé des bronches est, de même que toutes les productions accidentelles qui peuvent se développer dans l'économie animale, le produit d'une perversion des sécrétions. Je n'ai d'ailleurs rencontré cet *infarctus* que dans des rameaux bronchiques dilatés (*voy.* un exemple pag. 228) ou placés dans le voisinage d'anciennes excavations tuberculeuses guéries par la formation d'une fistule ou d'une cicatrice cartilagineuse, et nous verrons, en parlant de la phthisie, que le développement des productions crétacées succède fréquemment à celui des tubercules.

CHAPITRE IX.

DES AFFECTIONS DES GLANDES BRONCHIQUES.

Les glandes bronchiques diffèrent des autres glandes lymphatiques en ce qu'elles présentent chez l'adulte une couleur noire foncée qui existe au moins au centre de la glande, et le plus souvent dans sa totalité. La matière colorante est évidemment combinée avec le suc lymphatique. Si l'on applique une gouttelette de ce suc sur la peau, et qu'on la laisse sécher, la tache noire qui en résulte s'enlève difficilement par le lavage. Cette couleur des glandes bronchiques ne doit point être regardée comme un état pathologique, puisqu'elle existe chez les adultes dont les poumons sont les plus sains. La nature de la matière colorante est évidemment la même que celle de la matière noire pulmonaire dont nous parlerons ailleurs.

L'inflammation des glandes bronchiques est très-peu connue, et paraît être très-rare. On les trouve assez souvent plus grosses que dans l'état ordinaire, et d'un rouge pâle ou légèrement brunâtre chez les péripneumoniques ; mais leur fermeté n'est pas augmentée. Je n'ai rencontré qu'un bien petit nombre de fois de véritables abcès dans les glandes bronchiques : cela doit sembler d'autant plus remarquable que les glandes lymphatiques s'enflamment ordinairement par extension de l'inflammation de l'organe aux fonctions duquel elles sont associées.

Ainsi les glandes axillaires et inguinales s'enflamment par suite d'une inflammation placée aux extrémités; les glandes mésentériques, lors de l'inflammation, même légère, des intestins; les glandes cervicales, par l'effet d'un vésicatoire à la nuque; les glandes bronchiques, au contraire, participent rarement à l'inflammation catarrhale ou péripneumonique.

Deux espèces de productions accidentelles sont très-communes dans les glandes bronchiques; savoir, la matière crétacée et les tubercules.

La matière crétacée se trouve ordinairement au centre de la glande, dont elle infiltre le tissu; elle est souvent assez humide pour en sortir par la pression; d'autres fois elle est sèche ou même d'une consistance pétrée. Il est rare qu'elle envahisse la totalité de la glande. Je ne l'ai jamais vue acquérir la consistance et les caractères de la substance osseuse. Le plus souvent cette matière n'existe point seule, mais avec la matière tuberculeuse. La matière crétacée occupe alors le centre de la glande, et tranche par son blanc mat sur le jaune pâle et citrin de la matière tuberculeuse. Souvent l'une et l'autre, et surtout la dernière, sont souillées par une traînée de matière noire bronchique qui semblerait avoir été appliquée à la surface des incisions avec un pinceau. Quelquefois cette traînée, formée de points noirs disséminés, ressemble parfaitement à un *grainé* au crayon. Elle indique évidemment les restes du tissu de la glande bronchique pénétré dans tous les sens par les productions accidentelles qui y sont infiltrées.

La matière tuberculeuse se trouve plus fréquemment encore seule dans les glandes bronchiques, et quelquefois dans des cas où il n'y a ni tubercules dans les poumons, ni signes d'une affection grave de ces organes. C'est surtout chez les enfans scrophuleux que ce cas se rencontre. La matière tuberculeuse est presque toujours déposée par infiltration dans le tissu des glandes bronchiques; très-rarement elle forme des masses isolées dans ce tissu. Les glandes bronchiques ainsi infiltrées peuvent acquérir le volume d'un œuf de pigeon ou de poule. Lorsque plusieurs glandes voisines sont affectées simultanément, elles se réunissent et se conglutinent souvent en une seule masse.

La matière tuberculeuse, dans les glandes bronchiques, se ramollit de deux manières, tantôt en se séparant en deux parties, dont l'une ressemble à du caséum, et l'autre à un petit-lait visqueux, ce qui n'a lieu que chez les scrophuleux; tantôt sous forme d'un pus épais et grumeleux. Cette matière ainsi ramollie est enlevée par l'absorption, ou se fait jour dans les bronches. Dans ce dernier cas, la glande reste quelquefois excavée, et la surface de cette excavation se tapisse d'une membrane accidentelle analogue aux membranes muqueuses, qui se joint par continuité de substance avec celle des bronches, au moyen de l'ouverture de communication qui reste fistuleuse. M. Guersent médecin de l'hôpital des Enfans, a rencontré assez souvent ce cas, qui est beaucoup plus rare chez l'adulte; il a même vu des fistules semblables communiquer avec l'œsophage (1).

---

(1) *Diss. inaugurale* de M. Gédéon-le-Elend. *Paris*, 1824.

Il n'est nullement douteux que l'excavation des glandes bronchiques en communication avec les bronches ne doive donner la pectoriloquie ; mais à raison du lieu où se passerait le phénomène, il serait difficile de ne le pas confondre avec la bronchophonie, qui, comme je l'ai dit, est extrêmement forte, chez les enfans surtout, à la racine du poumon. Si cependant elle était jointe à un râle caverneux bien circonscrit, le diagnostic serait à-peu-près certain.

Tout annonce que le développement des tubercules dans les glandes bronchiques est une affection assez peu grave lorsqu'une ou deux glandes seulement sont affectées, à moins qu'il n'en existe en même temps dans les poumons ou dans les glandes cervicales ou mésentériques. Nous reviendrons, au reste, sur cette question en traitant de la phthisie pulmonaire.

Treutler, médecin allemand, a trouvé, en 1789, dans les glandes bronchiques d'un phthisique, une nouvelle espèce de vers intestins qu'il a désignée du nom de *hamularia lymphatica,* et à laquelle il assigne les caractères suivans : ver long d'un pouce, d'une couleur fauve marquetée de blanc ; corps mince, cylindroïde, aplati sur les côtés ; tête obtuse, au-dessous de laquelle proémine deux petits crochets ou tentacules (1). Ce ver n'a pas été retrouvé depuis. Cette circonstance et l'existence des deux crochets ou tentacules placés à l'extrémité du corps, pourraient faire soupçonner que l'observateur s'est

____

(1) Treutler, *Obs. patholog. anatom.*

trompé, et a pris peut-être pour des vers intestins des larves d'insectes. La méprise est facile à faire, surtout à un homme qui ne s'est pas livré spécialement à l'helminthologie, et il paraît que Treutler était dans ce cas. Je crois moi-même avoir commis une erreur semblable : j'ai décrit dans ma jeunesse (1), sous le nom de *distomus intersectus*, et comme un nouveau genre de vers, un animalcule qu'une de mes malades croyait avoir rendu par les selles, et que je soupçonne fort aujourd'hui n'avoir été qu'une larve de quelque espèce de mouche tombée par hasard dans le vase de nuit.

On rencontre tous les jours, dans les recueils périodiques de médecine qui se publient à Paris, des observations d'après lesquelles il semblerait que rien ne fût plus commun que la transformation des glandes bronchiques en mélanose. Nous dirons, dans le chapitre des *Mélanoses du poumon*, notre sentiment à cet égard; nous nous contenterons de rappeler en attendant un fait connu depuis long-temps des anatomistes, c'est que la couleur ordinaire des glandes bronchiques, chez l'adulte, est un noir plus ou moins général et foncé.

____

(1) Voyez *Bull. de la Société de Médecine*.

SECTION DEUXIÈME.

AFFECTIONS DU TISSU PULMONAIRE.

Avant d'exposer les altérations organiques de la substance pulmonaire, il convient de jeter un coup-d'œil sur les opinions diverses qui ont été émises relativement à la structure intime du poumon, et d'examiner ce que l'observation a appris de plus positif à cet égard.

Malpighi pensait que les cellules aériennes étaient formées par la membrane interne des bronches, qui, en se terminant, se divisait en cellules analogues à celles d'une éponge (1). Helvétius crut avoir établi par des expériences directes que les vésicules aériennes étaient formées par un simple tissu cellulaire disposé sans ordre régulier et né des enveloppes celluleuses de tous les vaisseaux qui parcourent le poumon. Haller a adopté à-peu-près cette opinion, qui est celle de la plupart des anatomistes.

M. Reisseissen, après un grand nombre d'observations microscopiques et d'injections au mercure, a trouvé (2) que les bronches, à leurs extrémités, se subdivisent en une multitude de petits canaux terminés par des culs-de-sac globuleux dont le rappro-

---

(1) Epist. I, *de Pulmone.*

(2) *De Fabricâ pulmonum à reg. Acad. Scient. Berolin. præm. ornata.* Berolini, 1822, in-fol.

chement présente un aspect analogue à celui de la terminaison des rameaux du chou-fleur.

Un élève de la Faculté de Paris a émis, en 1823, dans sa *Dissertation inaugurale,* une opinion tout-à-fait nouvelle sur la structure du poumon. Il pense que le ramuscule bronchique principal qui se distribue à chaque lobule pulmonaire se divise à son entrée dans le lobule en deux rameaux qui en donnent quatre, lesquels en donnent huit (1), et que cette bifurcation, répétée ainsi plusieurs fois, donne lieu à des conduits qui se croisent dans tous les sens possibles, et dont chacun marche accompagné d'un ramuscule des veines et de l'artère pulmonaire. Il veut que les ramifications bronchiques se terminent à la superficie du lobule sur la membrane celluleuse qui l'enveloppe, sans former aucun renflement, et sans s'anastomoser entre elles. Le procédé qui l'a conduit à adopter cette opinion consiste à faire dessécher un poumon après l'avoir insufflé, et à le couper ensuite avec un bistouri bien tranchant. Il affirme que, dans quelque direction qu'on fasse les coupes, on aperçoit des canaux perpendiculaires et d'autres obliques à leur surface.

J'ai répété cette expérience sans pouvoir en tirer la même conclusion; j'ai toujours aperçu, au contraire, outre les ramuscules bronchiques très-ténus reconnaissables à leur forme allongée, un grand nombre de petites vésicules ou qui m'ont paru telles. La dessiccation d'ailleurs, avec quelque soin qu'ait

---

(1) PICARD, *Dissertation sur la Pneumonie aiguë.* Paris, 1823.

été faite l'insufflation, est toujours accompagnée d'un racornissement qui diminue la régularité des formes des vésicules aériennes et des ramuscules bronchiques, et empêche de rien voir bien distinctement.

L'injection ne présente pas non plus des résultats pleinement satisfaisans. On sait que, soit que l'on injecte les bronches, les veines ou les artères, la matière injectée passe toujours plus ou moins dans ces trois ordres de vaisseaux, et ne présente souvent plus qu'une masse confuse. Cependant je dois dire que les injections les plus heureuses que j'ai pu faire m'ont paru confirmer les observations de M. Reisseissen. Il m'a paru aussi que l'insufflation faisait pénétrer l'air dans les petits vaisseaux sanguins, ce qui a pu contribuer à induire en erreur le jeune médecin dont j'ai exposé l'opinion.

Les caractères que présente le tissu pulmonaire endurci, dans l'hépatisation inflammatoire et dans l'engorgement hémoptoïque, ainsi que son aspect dans l'emphysème pulmonaire, nous paraissent aussi plus en rapport avec l'opinion de M. Reisseissen qu'avec aucune autre.

Nous pourrions remarquer ici que la structure intime de tous les organes est à-peu-près aussi insaisissable pour nos yeux et pour nos instrumens d'investigation que celle du poumon, et que par conséquent rien n'est certain en anatomie pathologique au-delà des lésions tranchées qui tombent d'abord sous les sens, et qui altèrent la substance d'un organe d'une manière évidemment incompatible avec l'exercice de ses fonctions. Il faut en outre, pour affirmer qu'une lésion est une cause de maladie et de mort, qu'elle ne puisse être regardée comme un effet de la décomposition cadavérique, ou des congestions qui se font pendant les maladies , dans l'agonie surtout, et qui s'accroissent encore immédiatement après la mort.

Si l'on s'écarte de ces règles, si l'on cherche les causes de maladies graves dans des altérations microscopiques des organes , il est impossible de ne pas tomber dans des conséquences absurdes, et l'anatomie pathologique , ainsi que celle de l'homme sain, cultivée de cette manière, perdraient bientôt le rang qu'elles occupent parmi les sciences physiques, pour se changer. en un vaste champ d'hypothèses fondées sur des illusions d'optique et des spéculations, sans aucune utilité réelle pour la médecine.

Quoi qu'il en soit de la structure intime du tissu pulmonaire , si l'on examine à un beau jour la surface d'un poumon sain , la transparence de la plèvre qui en forme l'enveloppe intérieure permet de reconnaître, même à l'œil nu , que son parenchyme est formé par l'agrégation d'une multitude de petites vésicules irrégulièrement sphéroïdes ou ovoïdes, pleines d'air, et séparées par des cloisons blanches et opaques. Ces vésicules , qui se présentent à la surface du poumon sous l'apparence de petits points transparens , ne paraissent pas absolument égales entre elles. Les plus vastes présentent le tiers ou le quart du volume d'un grain de millet; elles sont groupées par masses ou lobules que séparent des cloisons plus épaisses et plus opaques que celles des cellules aériennes, quoique fort minces encore, et formées de tissu cellulaire fortement condensé. Ces cloisons, qui pénètrent le poumon dans tous les sens, forment en se coupant sous divers angles à sa surface, des espèces de losanges, de carrés, de trapèzes ou de triangles irréguliers. C'est le long des lignes qui dessinent ces figures que se dépose le plus abondamment la matière noire pulmonaire dont nous avons déjà parlé (p. 276), et sur laquelle nous donnerons tous les détails nécessaires en traitant des *mélanoses* du poumon, avec lesquelles on la confond souvent. Nous remarquerons seulement ici que c'est à cette matière noire pulmonaire., dont l'existence ne peut être regardée comme un état pathologique, puisqu'elle est constante chez l'adulte, que sont dus les petits points noirs que l'on observe quelquefois dans les crachats *perlés* du catarrhe sec, la couleur noirâtre ou grise de beaucoup de crachats muqueux, et la couleur grisâtre qu'a quelquefois la suppuration pulmonaire, et qui semblerait due à un mélange de pus et de cendre.

Cette matière noire n'existe point chez les enfans en bas âge ; dans l'âge adulte et au commencement de la vieillesse elle est plus ou moins abondante. Sa quantité diminue peut-être chez les vieillards très-avancés en âge, dont les poumons présentent d'ailleurs un caractère très-remarquable : le calibre de tous leurs vaisseaux paraît rétréci ; ils deviennent en quelque sorte exsangues ; les parois des vésicules aériennes semblent plus minces que dans l'état naturel ; leur tissu, rendu par là plus rare, n'a plus la moindre élasticité, et s'affaisse sous la pression atmosphérique à l'ouverture des cadavres, de manière à n'occuper plus qu'un tiers de la cavité de la plèvre. Ils sont en quelque sorte aux poumons d'un adulte ce qu'un morceau de mousseline est à une toile d'un tissu fin, fort et serré à la fois. Ces caractères se remarquent surtout dans les poumons des octogénaires.

La matière noire pulmonaire n'est pas la seule cause qui puisse changer l'aspect d'une altération organique du poumon, et la rendre quelquefois méconnaissable au moment de l'ouverture du cadavre. Les engorgemens séreux, sanguinolens ou sanguins, que l'on rencontre vers la racine et les parties postérieures des poumons chez presque tous les cadavres, sont une cause plus fréquente encore d'erreurs. L'engorgement sanguin est très-variable quant à son intensité et à son aspect. Extérieurement, le poumon présente, dans les parties engorgées, une couleur violette plus ou moins foncée, qui, plus intense et presque noire dans quelques points très-bien circonscrits pourrait être prise, par un observateur peu expérimenté, pour des eschares gangréneuses. J'ai vu de semblables taches qualifiées ainsi dans des procès-verbaux rapportés en justice. Intérieurement, le tissu pulmonaire, plus dense et moins crépitant que dans l'état naturel, est infiltré d'une plus ou moins grande quantité de sang. Assez souvent ce sang paraît à demi caillé, et il est assez difficile de l'exprimer en entier en pressant la partie engorgée ; mais il n'est pas à beaucoup près aussi concret et aussi intimement combiné avec le tissu pulmonaire que dans l'engorgement hémoptoïque. S'il s'est écoulé un certain nombre d'heures après la mort, et que la décomposition cadavérique ait déjà commencé, la partie infiltrée se ramollit de manière à se réduire entre les doigts en une sorte de bouillie brunâtre ou violette foncée. Cette dernière couleur se remarque particulièrement quand l'infiltration sanguine a commencé avant la mort, et se trouve jointe à un certain degré de la *péripneumonie des agonisans,* dont nous parlerons plus bas.

L'espèce d'engorgement que nous venons de décrire est celle que l'on rencontre chez les sujets dont les vaisseaux et le système capillaire contiennent beaucoup de sang, et particulièrement chez ceux qui ont succombé à une fièvre aiguë ou à une affection scorbutique.

Chez les sujets exsangues, au contraire, et particulièrement chez ceux qui sont morts dans le marasme à la suite d'une affection cancéreuse, l'engorgement des parties postérieures du poumon se réduit à une simple teinte vermeille du tissu pulmonaire, sans qu'il en soit moins crépitant, et sans qu'il laisse rien suinter à l'incision.

Chez les hydropiques, les parties postérieures du poumon contiennent souvent, au lieu de sang, une sérosité très-spumeuse et plus ou moins sanguinolente. Quelquefois elle est à peine fauve. Dans ces cas, l'engorgement cadavérique ressemble quelquefois beaucoup à la péripneumonie au premier degré ou à l'œdème du poumon ; et le seul moyen de les distinguer est que ces dernières affections occupent indifféremment diverses parties du poumon, sans égard aux lois de la pesanteur, tandis que l'engorgement cadavérique est toujours plus considérable dans les parties les plus déclives.

Bichat, qui le premier a fixé sur ce point l'attention des médecins qui cultivent l'anatomie pathologique, assimilait avec raison l'engorgement cadavérique des poumons aux vergetures et aux taches violettes que l'on remarque ordinairement sur le dos et les parties postérieures des membres chez presque tous les cadavres ; et pensait que l'un et l'autre phénomène étaient dus à l'habitude de coucher les cadavres sur le dos. Son opinion était fondée sur des expériences que j'ai plusieurs fois répétées en faisant coucher des cadavres sur le ventre au lieu de les poser sur le dos comme on le fait ordinairement. Mais de même que l'on observe quelquefois des taches violettes très-étendues sur les parties postérieures du corps un ou deux jours avant la mort, chez les malades dont les forces sont très-abattues, et particulièrement dans les fièvres graves , de même aussi l'engorgement sanguin ou séreux des parties postérieures des poumons commence souvent quelques heures avant la mort. La crainte de tourmenter inutilement des moribonds m'a empêché de vérifier habituellement ce fait ; mais je l'ai rencontré presque chaque fois que je l'ai cherché. Un râle *sous-crépitant* et muqueux dans les parties inférieures du dos et à la racine des poumons, accompagne presque constamment l'agonie et le râle trachéal. Ainsi l'oppression que l'on observe chez la plupart des mourans, lors même que les organes respiratoires ont été parfaitement intacts pendant tout le temps de la maladie, s'explique par le même fait.

CHAPITRE PREMIER.

DE L'HYPERTROPHIE DU POUMON.

L'hypertrophie ou surcroît de nutrition, qui s'annonce par une augmentation de volume et quelquefois de consistance d'un tissu, est la plus simple des altérations que peuvent subir nos organes. Elle est sans inconvénient, à moins qu'elle n'affecte une partie dont l'énergie augmentée puisse troubler l'équilibre des fonctions; dans certains cas même elle est évidemment la suite des efforts de la nature médicatrice : c'est ce qui arrive pour le poumon et la plupart des organes pairs. On sait que lorsque quelqu'un de ces organes est détruit ou rendu, par une cause quelconque, inhabile à l'exercice des fonctions, l'organe congénère acquiert une énergie double, et par suite de cet accroissement d'activité un surcroît de nutrition, et au bout d'un certain temps un volume plus considérable. C'est ce que l'on voit fréquemment pour les reins et les testicules.

La même chose a lieu pour les poumons. Morgagni avait déjà remarqué que, dans des cas d'empyème avec refoulement considérable du poumon vers le médiastin, le poumon du côté sain prend quelquefois un volume évidemment plus grand que celui qu'il avait primitivement. Ce fait est beaucoup plus général qu'il ne le pensait. Il a lieu constamment dans tous les cas où un des poumons est rendu inutile pour un temps un peu considérable, quelques mois, par exemple. On le rencontre, non-seulement à la suite des empyèmes, mais encore après le pneumo-thorax, l'hydrothorax, et surtout après le rétrécissement de la poitrine qui succède aux pleurésies graves ou aux vastes excavations pulmonaires.

Le poumon sain acquiert, dans tous ces cas, des dimensions plus considérables que dans l'état naturel. Son tissu devient en même temps plus ferme, plus élastique, et pour ainsi dire plus compacte, et au lieu de s'affaisser à l'ouverture de la poitrine, il arrive quelquefois qu'il s'en échappe en partie au moment où l'on enlève le sternum, comme s'il eût été contenu dans un espace trop étroit.

On ne peut douter que dans ces cas les vésicules aériennes ne s'agrandissent, et que leurs parois ne prennent une épaisseur insolite ; mais cela est fort difficile à constater faute de terme de comparaison, et d'ailleurs, dans des objets aussi petits, la loupe même ne peut rendre sensibles des différences de moitié.

Cette hypertrophie a lieu quelquefois dans un espace de temps fort court : je l'ai rencontrée au plus haut degré chez un homme dont le côté droit était rétréci de moitié, par suite d'une pleurésie déterminée par la rupture, dans la plèvre, d'une vaste excavation tuberculeuse. Il avait eu le rare bonheur d'échapper à cette double affection ; la maladie n'avait duré que six mois, et il mourut peu de temps après sa guérison par suite d'un coup porté sur la tête.

L'emphysème du poumon, comme nous le verrons, est aussi accompagné, dans la plupart des cas, de l'hypertrophie du tissu pulmonaire.

Les derniers caractères d'hypertrophie dont nous venons de parler, c'est-à-dire la fermeté et l'élasticité d'un tissu pulmonaire parfaitement crépitant, se remarquent encore quelquefois immédiatement après la résolution d'une pneumonie. Mais il est à croire, dans ce dernier cas, que cet état n'est pas durable, et qu'il tient à une infiltration séreuse interstitielle. Nous reviendrons sur ce point en traitant de la péripneumonie.

CHAPITRE II.

DE L'ATROPHIE DU POUMON.

Le poumon est du nombre des organes qui ne participent pas, au moins d'une manière sensible, aux effets d'un amaigrissement général. Son volume ne diminue que par l'effet d'une pression extérieure ou du développement de productions accidentelles nombreuses qui pressent son tissu de dedans en dehors. Ainsi, les épanchemens séreux-sanguins, et surtout purulens de la plèvre, refoulent le poumon contre le médiastin, où on le retrouve aplati et formant une lame moins épaisse quelquefois de moitié que la main du sujet. Après la guérison des épanchemens thoraciques moins considérables, le poumon, devenu adhérent aux côtes, ne reprend presque jamais, comme nous le prouverons, son volume primitif, même lorsque la respiration s'y rétablit de la manière la plus parfaite.

On ne peut méconnaître non plus une atrophie réelle du tissu pulmonaire dans les cas où un grand nombre de tubercules ou autres productions accidentelles sont développés dans un poumon dont la substance, dans les interstices de ces tumeurs, ne paraît nullement condensée et refoulée sur elle-même. On voit souvent des poumons, farcis en quelque sorte de tubercules de toutes les grosseurs, et qui, loin d'occuper un plus grand espace à raison de cet infarctus, paraissent au contraire en devenir moins volumineux, de sorte que si le poumon droit, par exemple, contient beaucoup plus de tubercules que le gauche, il aura presque toujours un volume moindre. Bayle avait déjà fait cette remarque, et il l'avait peut-être même un peu trop généralisée, car il pensait que, dans tous les cas, la poitrine se rétrécit chez les phthisiques. Nous indiquerons plus bas deux autres causes du rétrécissement de la poitrine chez les phthisiques; mais dans celui dont il s'agit, il est évident que la diminution du volume du poumon, qui a lieu malgré la quantité considérable des productions accidentelles qui y sont surajoutées, suppose une nutrition moins abondante ou une absorption interstitielle plus énergique, et peut-être les deux, et par conséquent une véritable atrophie.

CHAPITRE III.

DE L'EMPHYSÈME DU POUMON.

On peut distinguer deux sortes d'emphysèmes du poumon, l'emphysème vésiculaire ou *pulmonaire* proprement dit, et l'*emphysème interlobulaire du poumon*. La première est, après l'hypertrophie, la plus simple des altérations organiques du tissu pulmonaire, puisqu'elle consiste dans la simple dilatation des vésicules ou cellules dont il se compose. Par cela même elle est restée long-temps inconnue, et n'a été jusqu'ici exactement décrite par aucun auteur. Je l'ai cru long-temps très-rare, parce que je ne l'avais rencontrée ou remarquée qu'un petit nombre de fois. L'usage du cylindre m'ayant conduit à en soupçonner l'existence chez plusieurs malades, et l'autopsie ayant vérifié ce diagnostic, je me suis convaincu qu'elle est assez commune; que beaucoup d'asthmes regardés comme nerveux dépendent de cette cause, et qu'elle n'a échappé presque entièrement aux recherches des anatomistes que parce qu'elle n'est en quelque sorte qu'une *exagération* de l'état naturel du poumon.

Caractères anatomiques de l'emphysème. Dans l'emphysème du poumon, la grandeur de ses vésicules devient beaucoup plus considérable et moins uniforme; celle du plus grand nombre égale ou surpasse un peu le volume d'un grain de millet; quelques-unes atteignent celui d'un grain de chenevis, d'un noyau de cerise ou même d'une fève de haricot. Ces dernières sont probablement dues à la réunion de plusieurs cellules aériennes par suite de la rupture de leurs cloisons intermédiaires; quelquefois cependant elles semblent évidemment formées par la dilatation d'une cellule unique.

Les vésicules les plus dilatées ne dépassent souvent nullement la surface du poumon; d'autres fois elles y forment une légère saillie. Dans ce dernier cas, elles donnent au tissu pulmonaire une ressemblance frappante avec les poumons vésiculeux des animaux de la famille des batraciens.

Quelquefois, quoique plus rarement, on voit des vésicules aériennes distendues jusqu'à la grosseur d'un noyau de cerise et même au-delà, tout-à-fait saillantes à la surface du poumon, assez exactement globuleuses, et comme pédiculées. Si on les incise, on reconnaît qu'elles n'ont point de pédicules réels, mais seulement un simple étranglement au point où elles commencent à s'élever au-dessus de la surface du poumon. Leur cavité, d'ailleurs, s'étend au-dessous de ce point; elles forment en cet endroit un creux dont les parois ne s'affaissent point par l'incision, comme la partie saillante; et au fond de ce creux on aperçoit de petites ouvertures par lesquelles la cellule aérienne ainsi dilatée communique avec celles qui l'avoisinent et avec les bronches. On reconnaît que les vésicules ainsi saillantes sont dues à la dilatation d'une cellule aérienne, et non point à l'*extravasation* de l'air sous la plèvre, non-seulement à la prolongation de leur cavité dans la substance du poumon, mais encore à ce que l'on ne peut les déplacer et les faire voyager sous cette membrane en les poussant avec le doigt.

Tant que la maladie se borne là, l'air est encore renfermé dans ses vaisseaux propres, et la maladie consiste uniquement en une distension permanente, excessive et contre nature des cellules aériennes; mais lorsque cette distension devient trop considérable ou se fait d'une manière trop rapide, les cellules aériennes se rompent dans quelques points, et il se fait dans le tissu cellulaire ambiant du poumon une véritable infiltration d'air tout-à-fait semblable à celle qui a lieu dans l'emphysème sous-cutané.

On trouve alors, à la surface du poumon, des vésicules de forme irrégulière, et qu'on peut facilement déplacer en les poussant avec le doigt. Leur volume varie depuis celui d'un grain de chenevis jusqu'à celui d'une noix ou même d'un œuf. Ces vésicules, de même que les cellules aériennes dilatées, ne contiennent absolument que de l'air, qui s'en échappe lorsqu'on les perce avec la pointe d'une aiguille.

Quelquefois l'air, quoique réellement *extravasé* sous la plèvre, ne peut être déplacé avec le doigt, ainsi que nous l'avons dit plus haut. Cela arrive quand l'*extravasation* a lieu au point de réunion des cloisons qui séparent les diverses masses de cellules aériennes, et dessinent à la surface du poumon des espèces de losanges. L'air sorti des cellules aériennes rompues se creuse alors en cet endroit une petite cavité ; l'ampoule qui en résulte affecte une forme triangulaire, et ne fait pas de saillie notable à la surface du poumon.

Il est très-rare que, dans l'espèce d'emphysème dont il s'agit, l'infiltration de l'air pénètre plus loin dans l'épaisseur de ces cloisons interlobulaires, ou qu'elle s'étende dans le tissu cellulaire qui accompagne les gros troncs sanguins et bronchiques ; mais j'ai vu des ruptures intérieures du tissu pulmonaire occasionées par l'excès de distension des cellules bronchiques. Cette lésion présente les caractères suivans : dans le point du poumon correspondant à la rupture, on voit une bosselure irrégulière et de grandeur variable, sur laquelle les cellules aériennes présentent d'ailleurs le même état de dilatation que dans les autres points de la surface du poumon. En incisant en cet endroit, on trouve, à une profondeur variable, une cavité proportionnée à la grandeur de la bosselure, et d'où il s'échappe de l'air. Cette cavité contient quelquefois, en outre, un peu de sang, tantôt caillé, tantôt comme décomposé, mais toujours en petite quantité, comparativement au volume de la cavité et à ce que l'on trouve dans les cas d'*apóplexie pulmonaire* dont il sera parlé par la suite. Les cellules aériennes qui forment immédiatement les parois de l'excavation sont affaissées, et ne présentent plus, ni à l'œil nu ni à la loupe, la forme globuleuse qui leur est naturelle. A une très-petite distance, au contraire, on trouve toutes les cellules aériennes distendues par l'air.

Les rameaux bronchiques, et particulièrement ceux d'un petit calibre, sont quelquefois dilatés d'une manière évidente dans les parties du poumon où l'emphysème existe. On conçoit sans peine cette disposition, et il est même difficile de comprendre qu'elle ne soit pas plus commune, puisque la cause qui dilate les cellules aériennes doit également agir sur les bronches. Néanmoins elle est assez rare.

Pour bien voir les caractères de l'emphysème pulmonaire, il faut insuffler le poumon et le faire sécher ensuite : lorsqu'il est sec on le coupe par tranches à l'aide d'un rasoir bien affilé. On reconnaît facilement, par l'inspection de ces coupes, que les cellules aériennes sont presque toujours plus dilatées qu'elles ne le paraissent extérieurement ; que celles, par exemple, qui forment à la surface du poumon une saillie de la grosseur d'un grain de chenevis sont souvent capables de loger un noyau de cerise. On reconnaît également que quelques-unes sont simplement dilatées, et que leurs cloisons sont intactes, tandis que les cloisons de plusieurs autres sont détruites ou qu'il n'en reste que de simples filamens.

Quand on insuffle un poumon emphysémateux, les cellules aériennes, dilatées et saillantes, semblent rentrer dans le niveau de la surface du poumon, et s'aplatir en se distendant. Cette distension est très-notable ; mais il est évident que les cellules aériennes saines sont susceptibles d'une dilatation proportionnellement plus grande, quoique très-difficile à reconnaître en raison de leur petitesse naturelle, puisqu'elles atteignent le niveau des cellules dilatées ; et qu'elles ont plus d'élasticité, puisqu'elles ne le gardent pas. Cette différence peut aussi venir en partie de la sortie plus difficile de l'air des cellules dilatées, surtout quand le catarrhe sec est la cause première de la maladie.

L'emphysème peut attaquer les deux poumons à la fois, un seul, ou une partie seulement de l'un d'eux ou de chacun d'eux. Dans ce dernier cas, et même dans tous ceux où la lésion n'est pas très-considérable, et où il n'existe pas de vésicules d'un certain volume saillantes à la surface du poumon, il est très-facile de méconnaître la maladie à l'ouverture des cadavres, et je regarde comme certain que les médecins qui se sont le plus livrés à l'étude de l'anatomie pathologique ont rencontré souvent des poumons dans cet état sans y faire attention. J'ai la certitude presque entière que pareille inadvertance m'est arrivée à moi-même plusieurs fois.

Je ne doute même nullement que, si l'on examinait avec beaucoup d'attention les poumons des sujets qui ont éprouvé, par quelque cause que ce soit, une grande et longue gêne de la respiration, on trouverait chez presque tous, çà et là, quelques vésicules aériennes dilatées. J'en ai quelquefois aperçu deux ou trois seulement dilatées au point d'égaler la grosseur d'un grain de chenevis, dans des poumons remplis de tubercules, et qui ne présentaient d'ailleurs aucune trace d'emphysème.

Mais lorsque la maladie existe à un haut degré et occupe un poumon entier ou les deux poumons, ces organes, de même que lorsqu'ils sont affectés d'hypertrophie simple, semblent gênés dans la capacité de la poitrine; et au moment où l'on ouvre cette cavité, au lieu de s'affaisser, comme dans l'état naturel, sous la pression de l'air extérieur, ils s'échappent de la poitrine à mesure que le scalpel leur en donne la liberté, et viennent faire saillie à l'extérieur. Si, dans cet état, et sans déplacer les poumons, on les presse entre les doigts, leur tissu paraît plus ferme que dans l'état naturel, et il est plus difficile de les aplatir et de les rendre flasques par la pression. La crépitation qu'ils produisent sous les doigts ou lorsqu'on les incise est moindre et d'une nature un peu différente; elle se rapproche davantage du bruit que produit l'air qui s'échappe lentement d'un soufflet; et en somme, le déplacement de l'air paraît se faire beaucoup plus difficilement que dans l'état naturel. Si l'on détache le poumon, la crépitation devient moins sensible encore, et la sensation que l'on éprouve en le pressant entre les doigts ressemble beaucoup à celle que l'on éprouverait en maniant un oreiller de duvet.

Ces phénomènes semblent indiquer, ou une communication, plus difficile que dans l'état naturel, de l'air contenu dans les vésicules bronchiques avec celui qui remplit les bronches, ou une flexibilité moindre des lamelles qui forment les parois des vésicules aériennes. Les deux causes réunies concourent probablement ici à produire le même effet. La première est évidente dans un grand nombre de cas, puisque le catarrhe sec et l'obstruction des petits rameaux bronchiques qui l'accompagne sont la cause la plus ordinaire de l'emphysème. La seconde cause est également très-probable, car l'épaississement d'une membrane est une suite très-fréquente de sa distension habituelle, et l'emphysème paraît, dans le cas indiqué, amener un certain degré d'hypertrophie.

Si l'on met un poumon emphysémateux dans un vase plein d'eau, il s'y enfonce beaucoup moins qu'un poumon sain, et souvent même il reste à la surface du liquide sans y plonger sensiblement.

Le tissu pulmonaire est moins humide dans un poumon emphysémateux que dans un poumon sain, et on n'y trouve souvent, même vers la racine, aucune trace de l'engorgement cadavérique séreux ou sanguin. Je ne parle que de ce qui est le plus ordinaire ;

car, dans quelques cas rares, une infiltration séreuse, sanguine ou sanguinolente, très-étendue, peut coïncider avec l'emphysème pulmonaire le plus intense : on en verra un exemple dans les observations particulières qui suivent cet article. On trouve dans le *Recueil périodique de la Société de Médecine de Paris*, t. XI, pag. 375, une observation de M. *Taranget,* qui me paraît, autant qu'on en peut juger d'après le peu de détails descriptifs qu'elle renferme, devoir aussi être rapportée à cette complication. Au reste, il est probable que, dans ces cas, comme dans la plupart de ceux où l'on trouve une infiltration séreuse ou sanguinolente considérable du tissu pulmonaire, cet accident n'a précédé la mort que de peu d'instans. Quoi qu'il en soit, cette infiltration cadavérique, l'œdème et la péripneumonie, rendent quelquefois l'emphysème pulmonaire difficile à reconnaître sur le cadavre, quand il est peu étendu.

Lorsqu'un poumon seul est affecté, il est beaucoup plus volumineux que l'autre ; quelquefois même il l'est au point de déjeter de côté le cœur et le médiastin. La cage osseuse de la poitrine est en outre évidemment dilatée du côté affecté.

De ce qui précède, il résulte que l'emphysème du poumon consiste essentiellement dans la dilatation des cellules aériennes, et que l'extravasation de l'air qui forme les vésicules volumineuses et saillantes à la surface du poumon n'est qu'un accident consécutif, indépendamment duquel la maladie peut exister ; il est d'ailleurs fort peu grave comparativement à la dilatation des cellules bronchiques : car, comme nous le verrons en parlant de l'emphysème interlobulaire, l'air extravasé dans le tissu cellulaire ambiant du poumon ou de toute autre partie, peut être facilement éliminé par l'absorption. La facilité avec laquelle disparaissent les emphysèmes du tissu cellulaire sous-cutané suffit pour le prouver, tandis que l'on ne voit pas trop par quels moyens et jusqu'à quel point la nature et l'art peuvent remédier à la dilatation des cellules pulmonaires. Je ne crois pas cependant qu'on doive regarder cette affection comme tout-à-fait incurable ; j'ai cru plusieurs fois trouver des traces de la cicatrisation de crevasses pulmonaires semblables à celles que j'ai décrites ci-dessus. J'ai vu plusieurs sujets qui, dans des attaques d'asthme, ont présenté sous le stéthoscope le râle crépitant à grosses bulles, et ont senti eux-mêmes, dans le point affecté, une sorte de craquement analogue, et qui, après la cessation de l'accès, n'ont plus rien éprouvé ni présenté de semblable ; et enfin l'on conçoit que si l'on peut parvenir à diminuer l'intensité d'action de la cause qui maintient les cellules pulmonaires dans un état de distension habituelle, on peut espérer que leurs parois se resserront à la longue sur elles-mêmes.

L'emphysème des poumons, tel que je viens de le décrire, me paraît être, ainsi que je l'ai déjà dit, une maladie jusqu'ici inconnue. Il n'en existe aucune description générale : on trouve, il est vrai, dans divers observateurs, quelques faits qui se rapportent à cette maladie, mais dont aucun n'est assez bien décrit pour qu'on puisse voir en quoi elle consiste.

Bonet (1) et Morgagni (2) donnent quelques exemples de poumons très-volumineux et distendus par de l'air. Van-Swiéten (3) et Stork (4) rapportent quelques cas dans lesquels il y avait en outre des vésicules pleines d'air sous la plèvre. Floyer (5) a vu la même chose chez une jument poussive. L'auteur de l'article *Emphysème* du *Dictionnaire des Sciences médicales* rapporte une observation tout-à-fait semblable à ces dernières, qui lui a été communiquée par M. Magendie; mais les auteurs d'aucune de ces observations ne paraissent avoir aperçu ce qui constitue réellement la lésion anatomique primitive dans ces cas, c'est-à-dire la dilatation des cellules bronchiques : tous paraissent avoir cru, comme l'auteur de la dernière, qui exprime son opinion à cet égard d'une manière positive, que la lésion dont il s'agit consiste uniquement dans une infiltration de l'air dans le tissu cellulaire intersticiel du poumon, et s'ils ont bien vu, leurs observations se rapporteraient par conséquent à l'*emphysème interlobulaire* dont nous parlerons plus bas.

Ruisch et Valsalva sont les seuls auteurs, à ma connaissance, qui aient aperçu dans des cas particuliers la dilatation des cellules bronchiques. L'observation du dernier, fort incomplète d'ailleurs, présente un exemple d'emphysème partiel des poumons joint à un empyème. Elle a été employée par Mor-

----

(1) *Sepulchretum,* tom. i, pag. 408.
(2) *Epist.* iv, § 24, et *epist.* xviii, § 14.
(3) *Comment. in Boerh.,* aph. 1220.
(4) *Ann. med. prim.,* p. 114; *Ann. med. secund.,* p. 239.
(5) *Traité de l'Asthme.*

gagni, qui ne l'a envisagée que sous le rapport de l'empyème, et ne paraît pas avoir bien compris la nature de la première lésion : il semble porté à croire qu'elle était la source du pus épanché dans la plèvre. La description de cette altération est, au reste, assez exacte pour ne laisser aucun doute sur sa nature.

« *Sinistri pulmonis lobus superior...... quâ claviculam spectabat, vesiculas ex quibus constat mirum in modum auctas habebat; ut nonnullæ avellanæ magnitudinem æquarent ; cæteræ multò minores erant. Quædam globuli figurâ, reliquæ oblongâ et ovali : omnes plenæ erant aeris.... una insuper minima quædam foraminula per interiorem faciem hiantia ostendit* (1) ».

Le cas vu par Ruisch est évidemment aussi un emphysème partiel du poumon : *In aliquâ autem pulmonis parte inveni vesicularum pellucidarum acervum, ab aere expansarum et ita obstructarum ut levi compressione eas ab aere evacuare haud potuerim. Impulsum per asperam arteriam flatum nullum commercium cum hisce expansis vesiculis ampliùs habere propter earum obstructionem expertus sum. Post, aere per asperam arteriam vehementer adacto disrumpebantur nonnullæ ex his vesiculis* » (2). Le même auteur a peut-être une seconde observation semblable (obs. 20); mais elle est trop mal décrite pour qu'on en puisse rien conclure.

Le docteur Baillie, auteur d'un *Traité d'Ana-*

----

(1) *De Sed. et Caus. Morb.*, lib. II, epist. XXII, nᵒˢ 12 et 13.
(2) RUISCH, *Obs. anat. centur.*, obs. XIX.

tomie pathologique très-succinct, publié il y a quelques années en Angleterre, a bien vu les trois circonstances principales qui constituent l'emphysème du poumon, c'est-à-dire, l'ampleur de l'organe, la dilatation des cellules aériennes et les vésicules formées par l'extravasation de l'air sous la plèvre; mais il n'a pas connu la dépendance réciproque de ces trois dispositions, et il les a considérées comme trois affections différentes, ainsi qu'on peut s'en convaincre par les passages suivans, qui renferment tout ce qu'il dit à ce sujet.

« SECT. VI. *Poumons distendus par de l'air.* —
» L'ouverture de la poitrine laisse souvent apercevoir les poumons dans un état de dilatation et
» remplissant exactement la cavité du thorax de
» chaque côté. Lorsqu'on examine ces organes dans
» cet état, on trouve leurs cellules pleines d'air, de
» manière qu'on peut apercevoir à leur surface, im-
» médiatement au-dessous de la plèvre, un nombre
» prodigieux de petites vésicules blanches. Les bron-
» ches contiennent souvent en même temps beau-
» coup de liquide muqueux (1).

» SECT. VII. *Cellules aériennes des poumons aug-*
» *mentées.* — Les poumons sont quelquefois parta-
» gés en un petit nombre de grandes cellules, en
» sorte qu'ils ressemblent à l'organe pulmonaire
» de quelques animaux amphibies. Quoique j'aie vu
» trois exemples de ce phénomène, je le crois ce-
» pendant très-rare. Cet élargissement contre na-

____

(1) *Traité d'Anatomie pathologique*, par Baillie, traduit de l'anglais par Ferrall, D. M. *Paris*, 1803, p. 72.

» ture des cellules ne peut être vraisemblablement
» attribué qu'à quelque empêchement à la sortie de
» l'air, d'où suit son augmentation dans les cellules,
» et probablement la rupture de leurs cloisons, en
» sorte que plusieurs cellules contiguës n'en forment
» plus qu'une seule dans cet état contre nature.

» SECT. VIII. *Vésicules aériennes attachées aux*
» *bords des poumons.*— De pareilles vésicules ont été
» trouvées quelquefois complètes en elles-mêmes,
» et sans faire partie des poumons. Au premier coup-
» d'œil, on pourrait croire qu'elles étaient des cel-
» lules aériennes agrandies; mais puisqu'elles ne
» communiquent avec aucune cellule aérienne, cette
» opinion ne paraît pas fondée. Il paraît plus pro-
» bable qu'elles constituent un état pathologique,
» et qu'elles se forment de la même manière que les
» vésicules aériennes que l'on trouve attachées aux
» intestins et au mésentère de quelques quadru-
» pèdes, et que les très-petits vaisseaux sanguins
» qui se ramifient sur ces vésicules ont la faculté de
» sécréter de l'air (1). »

Plus loin, l'auteur ajoute : « Quand les cellules
» des poumons ont été distendues ou augmentées
» en capacité, les personnes ont resté long-temps
» sujettes à une grande difficulté de respirer; mais
» je ne crois pas qu'on reconnaisse aujourd'hui au-
» cun symptôme par lequel on puisse distinguer
» cette maladie de quelques autres qui attaquent la
» poitrine (2). »

---

(1) *Op. cit.*, pag. 74.
(2) *Op. cit.*, pag. 81.

Causes occasionelles de l'emphysème pulmonaire. L'emphysème pulmonaire se développe presque toujours à la suite des catarrhes secs intenses et étendus, et presque tous les sujets asthmatiques par cette cause présentent à l'ouverture une dilatation plus ou moins marquée d'un certain nombre de cellules bronchiques. Cette observation conduit, ce me semble, à concevoir d'une manière toute physique le mécanisme de la dilatation des cellules pulmonaires. Nous avons vu que, dans le catarrhe sec, les petits rameaux bronchiques sont souvent complètement obstrués, soit par les crachats *perlés* ou *nacrés*, soit par le gonflement de leur membrane muqueuse. Or, comme les muscles qui servent à l'inspiration sont forts et nombreux ; que l'expiration, au contraire, n'est produite que par l'élasticité des parties et la faible contraction des muscles intercostaux, il doit souvent arriver que, dans l'expiration, l'air, après avoir forcé la résistance que lui opposait la mucosité ou la tuméfaction de la membrane muqueuse bronchique, ne peut la vaincre dans l'expiration, et se trouve emprisonné par un mécanisme analogue à celui de la crosse du fusil à vent. Les inspirations suivantes, ou au moins les plus fortes d'entre elles, amenant dans le même lieu une nouvelle quantité d'air, produisent nécessairement la dilatation des cellules aériennes auxquelles se rend la bronche oblitérée ; et pour peu que l'accident soit durable, cette dilatation doit devenir un état fixe et permanent. D'un autre côté, l'air est introduit froid dans les vésicules aériennes, et il y acquiert promptement une température de trente à trente-deux degrés ; ce qui ne peut se faire sans qu'il se dilate ou tende fortement à se dilater, et par conséquent il doit continuellement aussi tendre à dilater les cellules (1). Il suit de ce que nous venons de dire que le catarrhe sec doit produire l'emphysème du poumon aussi naturellement que le catarrhe muqueux chronique conduit à la dilatation des bronches.

Quelques faits que j'ai plutôt entrevus que je ne les ai observés attentivement, me feraient cependant soupçonner que, dans certains cas, la dilatation des cellules aériennes est primitive, et le catarrhe consécutif. J'ai remarqué constamment, ce me semble, que, chez les sujets asphyxiés par le gaz des fosses d'aisances, les poumons sont très-volumineux, et que, quoique parfaitement crépitans, ils ne s'affaissent pas

---

(1) J'ai donné cette explication au Collége royal de France, dans l'année scolaire 1823-1824. Un des élèves qui suivaient mon cours, assistant quelque temps après, à la clinique de la Faculté, à l'examen d'un cas d'emphysème du poumon, me demanda si on ne pouvait pas concevoir de la même manière, c'est-à-dire par la dilatation nécessaire de l'air inspiré, une partie du phénomène de l'expiration. Cette remarque ingénieuse, et qui me semble très-bien fondée, est due à M. Legallois, fils du physiologiste de ce nom ; elle ne contrarie point ce que je dis de l'emprisonnement de l'air produit par le catarrhe sec, car dans des canaux étroits, mous, entourés d'un tissu rare comme les petits rameaux bronchiques, la dilatation de l'air incarcéré, loin de pouvoir toujours lui procurer une libre issue, ne doit souvent aboutir qu'à rendre l'obstruction plus forte en imprimant un mouvement flexueux à la bronche oblitérée. Dans un hiver froid surtout, la dilatation de l'air inspiré peut être portée assez loin, puisqu'elle est de $\frac{2}{266\frac{2}{3}}$ par degré réaumurien.

à l'ouverture de la poitrine. J'avais fait peu d'attention à cette circonstance avant l'époque où j'ai commencé à distinguer la dilatation des cellules aériennes, et je n'ai pas eu occasion de revoir depuis des sujets asphyxiés par ces gaz; mais il me paraît très-probable que la disposition que je viens de décrire est l'effet d'une dilatation générale des cellules aériennes.

Si la cause exposée dans la note ci-dessus contribue réellement au phénomène de l'expiration, comme on n'en peut guère douter, il s'ensuivrait que l'asphyxie par le gaz acide carbonique surtout devrait produire la dilatation dont il s'agit, puisque, étant plus pesant que l'air atmosphérique, il serait plus difficilement expiré.

Quelques autres causes occasionelles peuvent encore déterminer l'emphysème du poumon : ainsi l'on conçoit que chez les joueurs d'instrumens à vent, l'air retenu trop long-temps dans les cellules aériennes par la nécessité de ménager le souffle, puisse à la longue produire la dilatation des bronches. Il en est de même de tous les efforts violens qui obligent à retenir long-temps dans les poumons l'air inspiré, et dont nous parlerons plus en détail en traitant de l'emphysème interlobulaire qu'ils produisent plus communément.

On peut regarder encore comme des causes, rares il est vrai, de l'emphysème du poumon, toutes celles qui peuvent comprimer ou rétrécir fortement les gros troncs bronchiques, et particulièrement les tumeurs développées dans les glandes bronchiques ou dans le médiastin, les anévrysmes de l'aorte et les polypes des bronches. Les tumeurs variées développées dans le poumon lui-même, lorsqu'elles ont un volume un peu considérable, comme les kystes ou les grosses masses tuberculeuses, peuvent encore produire partiellement cet effet. Il n'est pas rare de trouver quelques cellules dilatées çà et là dans les poumons farcis de tubercules un peu volumineux.

Nous verrons ailleurs qu'un resserrement spasmodique des bronches se joint souvent au catarrhe sec, et contribue à produire l'emphysème du poumon.

Signes et Symptômes de l'emphysème pulmonaire. Les symptômes locaux et généraux sont assez équivoques : la dyspnée en faisant le principal caractère, elle est du nombre de celles que l'on confond sous le nom d'*asthme*. La gêne de la respiration est habituelle ; mais elle augmente par accès qui n'ont rien de régulier pour le retour et la durée ; elle s'accroît encore par l'effet de toutes les causes qui influent sur la dyspnée, quelle que soit la lésion à laquelle elle est due, comme le travail de la digestion, les vents existant en grande quantité dans l'estomac ou les intestins, la contention d'esprit, l'habitation des lieux élevés, les exercices pénibles, l'action de courir ou de monter, et surtout l'invasion d'un catarrhe pulmonaire aigu. Il n'y a point de fièvre ; le pouls est, en général, régulier.

La couleur de la peau et l'habitude du corps ne présentent rien de particulier quand la lésion est peu intense ; mais pour peu qu'elle le soit, la peau offre ordinairement un aspect terne et comme terreux, avec une légère nuance de violet par endroits.

I.

Les lèvres sont violettes, grosses, et paraissent gonflées.

Je n'oserais assurer que l'emphysème du poumon ne puisse jamais exister sans toux; mais tous
les malades chez lesquels j'ai rencontré cette affection étaient sujets à une toux habituelle, tantôt
rare, peu forte et sèche, ou suivie seulement de
l'expectoration d'un peu de mucus bronchique grisâtre, très-visqueux et transparent; tantôt plus forte,
revenant par quintes, et amenant des crachats muqueux. J'ai vu quelques malades qui assuraient n'a-
voir ni toux ni expectoration habituelles; mais en
les observant avec soin, j'ai trouvé que ceux-là même
toussaient légèrement une ou deux fois par jour au
moins, et qu'ils expectoraient tous les matins un
peu de matière visqueuse bronchique.

La maladie commence souvent dans l'enfance,
peut durer un très-grand nombre d'années, et n'empêche pas toujours le malade d'arriver à un âge
avancé, quoique la complication fâcheuse qu'une
respiration habituellement imparfaite établit relativement à toutes les maladies intercurrentes un peu
graves, paraisse devoir rendre la probabilité de durée de la vie beaucoup moindre.

Les efforts habituels et souvent très-grands que
le malade est obligé de faire pour respirer, déterminent souvent à la longue l'hypertrophie ou la dilatation du cœur.

Lorsque l'emphysème n'occupe qu'un seul côté,
ou existe à un degré beaucoup plus considérable
dans un côté que dans l'autre, ce côté est évidemment plus volumineux; les espaces intercostaux sont

plus larges ; le côté affecté ou le plus affecté rend un son plus clair par la percussion, quoique l'autre résonne bien. Si les deux côtés sont affectés également, la poitrine rend partout un son très-clair, et présente une forme presque cylindrique ou comme globuleuse, bombée en avant et en arrière, au lieu de la forme déprimée qui lui est naturelle. Cette conformation de la poitrine est assez remarquable pour que j'aie pu quelquefois annoncer l'emphysème du poumon d'après cette seule forme.

Les caractères pathognomoniques de l'emphysème du poumon se tirent de la comparaison des signes donnés par la percussion, et de ceux que fournit l'auscultation médiate.

Si l'on applique le cylindre sur la poitrine d'un homme attaqué d'un emphysème du poumon, la respiration ne s'entend pas dans la plus grande partie de cette cavité, quoiqu'elle rende un son très-clair par la percussion; et le bruit respiratoire est très-faible dans les points où il s'entend encore. On entend en outre de temps en temps, par la respiration ou par la toux, comme dans le catarrhe sec, un léger râle sibilant ou le cliquetis de soupape, indice du déplacement des crachats perlés.

Jusqu'ici ces signes ne sont, comme l'on voit, que ceux du catarrhe sec (*voy*. p. 174), et cela ne doit pas étonner, puisque l'emphysème du poumon est presque toujours dû à cette affection. Dans les cas douteux, l'ancienneté seule de la maladie, l'intensité de la dyspnée habituelle et des accès d'asthme qui surviennent de temps en temps peuvent seuls servir d'indices, et suffisent même pour que l'on

puisse affirmer avec sûreté que les vésicules aériennes sont dilatées, au moins dans quelques points
du poumon. L'extrême faiblesse du bruit respiratoire, sa nullité absolue dans beaucoup de points,
ajouteront encore à la valeur de ces signes. On
sent, en effet, que les cellules aériennes les plus
dilatées compriment celles qui les environnent,
empêchent l'air d'y pénétrer et d'en sortir facilement, et doivent par conséquent rendre la respiration beaucoup plus imparfaite que dans le simple catarrhe sec. La forme arrondie de la poitrine
et la lividité légère de la peau rendront encore
le diagnostic plus certain ; si l'emphysème occupe
principalement un des poumons, une différence
notable de sonoréité et de volume dans les deux
côtés de la poitrine le rendra tout-à-fait sûr,
ou au moins ne permettra plus de le confondre
qu'avec le pneumothorax. Nous indiquerons, en
parlant de cette dernière maladie, les moyens de
la distinguer de l'emphysème pulmonaire.

Enfin, quand l'emphysème pulmonaire est très-
prononcé, on peut le reconnaître à un signe tout-
à-fait pathognomonique : c'est une sorte de crépitation sèche que j'ai décrite dans la première partie
de cet ouvrage, sous le nom de *râle crépitant à
grosses bulles* (pag. 1o6) : on entend alors, lorsque le malade inspire ou tousse, un bruit semblable à celui que produirait l'air insufflé dans un
tissu cellulaire à demi desséché. Ce bruit, analogue
à celui du *râle crépitant* ordinaire, s'en distingue
très-aisément en ce qu'il porte avec lui la sensation
du sec, tandis que le premier donne celle de l'hu-

mide, et en outre en ce que les bulles du râle crépitant semblent petites et à-peu-près égales entre elles, et que celles du *râle crépitant sec* paraissent grosses et inégales.

Ce phénomène est assez rare et de courte durée dans l'emphysème pulmonaire ; il ne s'entend ordinairement que quelques instans, de loin en loin, et dans des points peu étendus. Il est, comme nous le verrons, beaucoup plus commun et plus durable dans l'emphysème interlobulaire. J'ai vu quelques malades qui éprouvaient la sensation d'un craquement dans le point et dans le moment où le râle crépitant sec se faisait entendre ; j'ai même quelquefois, mais très-rarement, chez des sujets maigres, senti dans ces cas une crépitation évidente en pressant du doigt la partie correspondante de la poitrine pendant que le malade inspirait ou toussait.

Marche de l'emphysème pulmonaire. L'altération organique qui constitue l'emphysème pulmonaire survient ordinairement à l'occasion du catarrhe sec aigu greffé sur un catarrhe chronique de même nature. Le catarrhe sec étant, de toutes les variétés des phlegmasies des bronches, celle qui est accompagnée d'une plus grande tuméfaction de leur membrane interne, on conçoit que l'augmentation de l'obstruction des petits rameaux bronchiques doit favoriser singulièrement la dilatation des cellules aériennes pour les raisons exposées ci-dessus.

Ce sont ces retours de catarrhes secs aigus et souvent latens, c'est-à-dire, presque sans toux et sans coryza, qui occasionent la plupart des asthmes secs ; mais je suis loin de croire qu'il n'en existe pas d'autre nature, ainsi que je le dirai en parlant des dyspnées nerveuses.

Quoi qu'il en soit, les attaques d'asthme dues à un catarrhe sec aigu venant compliquer un catarrhe sec chronique, sont remarquables par une oppression suffocante, et qui cependant n'oblige pas toujours les malades à se coucher dans la position verticale. Si le catarrhe aigu amène de la fièvre, l'oppression diminue; s'il se termine par un peu d'expectoration pituiteuse ou muqueuse, l'accès d'asthme cesse promptement et la respiration devient même quelquefois plus libre qu'avant le catarrhe; il semble que le mucus visqueux qui obstrue ordinairement les bronches et qui constitue les crachats perlés, devienne moins tenace, ou soit entraîné par la sécrétion plus liquide et moins adhérente aux bronches qu'occasione l'affection catarrhale.

Si au contraire le catarrhe récent n'amène aucune amélioration, l'attaque d'asthme se prolonge long-temps, le malade ne revient que peu à peu à son état ordinaire, et reste même souvent plus habituellement oppressé qu'il ne l'était auparavant. Les fortes attaques d'asthme n'ont lieu pendant les premières années qu'à de très-longs intervalles, et la plupart des catarrhes ne produisent qu'une augmentation légère et passagère de la gêne habituelle de la respiration. Mais lorsque la maladie est très-invétérée et le malade fort âgé, les accès se rapprochent et deviennent plus graves. Chacun d'eux augmente alors l'étendue de l'emphysème pulmonaire; c'est alors qu'arrivent les crevasses du tissu pulmonaire, et l'emphysème interlobulaire vient quelquefois s'y joindre.

De tout ce que nous avons dit jusqu'ici, on peut conclure que l'emphysème du poumon, à un médiocre degré, n'est pas une maladie très-grave ; c'est, sans contredit, de tous les asthmes celui qui peut le plus permettre au malade l'espoir d'une longue vie. La durée de la maladie, la lenteur de ses progrès et la nature de la cause donnent la possibilité de lutter efficacement contre la lésion organique, et de réduire le trouble des fonctions à des incommodités très-supportables.

Traitement. L'emphysème pulmonaire étant presque toujours la conséquence du catarrhe sec, présente pour principale indication d'attaquer cette dernière affection par les moyens que nous avons indiqués. (*Voyez* pag. 179.)

Les frictions huileuses sont souvent fort utiles pour diminuer la susceptibilité à contracter de nouvelles affections catarrhales. Chez les sujets pâles et cachectiques, le safran de mars apéritif (sous-carbonate de fer) m'a paru quelquefois produire le même effet, et contribuer en outre à résoudre l'engorgement de la muqueuse bronchique et à diminuer le spasme des bronches.

Dans les fortes attaques d'asthme, il est souvent nécessaire de combattre par la saignée la congestion sanguine qui se fait sur les poumons, et il l'est toujours d'insister sur les narcotiques pour diminuer le besoin de respirer.

Les observations suivantes fourniront des exemples de la plupart des faits exposés dans cet article.

Obs. V. *Emphysème pulmonaire partiel.* — Une femme âgée de cinquante ans, d'une taille moyenne, d'une bonne constitution, d'un tempérament bilioso-sanguin, entra à l'hôpital Necker le 21 décembre 1818, après la visite, et mourut avant la suivante. M. Rault, élève interne de l'hôpital, qui l'avait examinée à son arrivée, recueillit les renseignemens suivans.

Depuis trois semaines, et surtout depuis huit jours, elle éprouvait une grande dyspnée, et les pieds s'enflaient. La malade assurait n'avoir jamais éprouvé de palpitations. Elle présentait d'ailleurs les symptômes suivans : embonpoint médiocre, peau d'une couleur brune foncée, ongles violets, décubitus en supination, vaisseaux capillaires veineux des conjonctives injectés, lèvres violettes, respiration courte, accélérée, quintes de toux médiocrement fortes. La poitrine résonnait très-bien partout, même à la région du cœur ; la langue était humide et d'un rouge violet ; la soif et l'appétit nuls ; le ventre un peu ballonné, mais non douloureux à la pression ; les selles dans l'état naturel ; la chaleur de la peau était plutôt diminuée qu'augmentée. Les battemens du cœur se faisaient facilement sentir à la main, dans la région précordiale et sous les clavicules ; le pouls était mou et très-faible. La poitrine ne fut point examinée avec le cylindre. Quoique les accidens ne parussent pas devoir se terminer d'une manière aussi promptement fâcheuse, l'intensité de la dyspnée détermina M. Rault à appliquer six sangsues à l'épigastre. La malade mourut pendant la nuit.

Ouverture du cadavre faite trente - six heures après la mort. — Embonpoint médiocre, face violette et très-gonflée, ce qui dépendait en partie de la position déclive dans laquelle se trouvait la tête depuis plusieurs heures.

Beaucoup de sang s'écoula à l'incision des tégumens du crâne. Les vaisseaux de la pie-mère étaient gorgés de sang. Les circonvolutions cérébrales du côté gauche étaient un peu aplaties. Une plaque rouge, produite par du sang infiltré dans la pie-mère, se remarquait à la partie antérieure et supérieure de l'hémisphère droit du cerveau. Quelques plaques semblables existaient à la base du cerveau, principalement vers la commissure des nerfs optiques. La substance cérébrale était assez ferme, et laissait suinter une grande quantité de gouttelettes de sang. Environ six gros de sérosité étaient contenus dans les ventricules latéraux. Il s'en trouvait une quantité à-peu-près égale à la base du crâne (1).

Le cœur surpassait le volume des deux poings réunis du sujet. Cette augmentation de volume dépendait en grande partie de la distension de l'oreillette droite, exactement remplie de sang noir coagulé. Les parois de cette cavité étaient très-minces; les autres cavités étaient bien proportionnées entre elles, mais un peu grandes relativement à la taille du sujet.

Les poumons étaient libres dans la cavité du tho-

______

(1) Ces signes de congestion dépendaient évidemment en très-grande partie de la position déclive de la tête, et pouvaient en dépendre en entier, quoiqu'il soit probable que l'agonie avait été accompagnée de congestion cérébrale.

rax ; leur volume était assez considérable ; leur pesanteur spécifique paraissait moindre que dans l'état naturel ; une grande partie du poumon droit et presque tout le lobe inférieur du gauche offraient une surface lisse et brillante quoiqu'un peu inégale. Ces parties s'affaissèrent très-peu après que les poumons furent détachés, et formaient par là un contraste sensible avec le reste de l'organe.

On distinguait, au premier coup-d'œil, sur ces surfaces brillantes, un grand nombre de petites vésicules transparentes, de la grosseur d'un grain de millet ou de chenevis, ou même d'un noyau de cerise. Ces dernières étaient un peu saillantes ; les autres ne dépassaient pas le niveau de la surface du poumon ; et, en les examinant avec attention, il était facile de les reconnaître pour des cellules aériennes dilatées par l'air qu'elles contenaient. Les cellules qui les environnaient, ou plutôt toutes les cellules aériennes, dans toutes les parties non affaissées du poumon, étaient plus faciles à distinguer que dans l'état naturel : cette disposition donnait à ces parties du poumon un aspect analogue à celui des poumons vésiculeux des animaux à sang froid.

On remarquait en outre, en deux ou trois endroits, sous la plèvre pulmonaire, des bulles d'air de la grosseur d'une petite aveline, et faciles à distinguer des cellules aériennes dilatées, en ce qu'on pouvait facilement les déplacer avec le doigt.

En pressant les parties du poumon où existait cette dilatation des cellules aériennes, elles présentaient une résistance molle, différente de la crépitation naturelle du poumon, et l'on sentait fuir sous les doigts un fluide élastique qui se dégageait en produisant un petit sifflement. En y pratiquant des ponctions, on voyait le tissu pulmonaire s'affaisser et perdre l'aspect que nous venons de décrire. En l'incisant, la résistance et le bruit qu'il produisait sous le scalpel différaient aussi un peu de ce qui s'observe sur un poumon sain. Du reste, le parenchyme pulmonaire n'offrait aucune autre altération.

Les ramifications bronchiques, et particulièrement les plus petites, présentaient une dilatation très-marquée dans les parties ainsi affectées. Elles étaient remplies par une mucosité très-visqueuse, presque incolore, ou légèrement jaunâtre ou blanchâtre : leur membrane interne était uniformément teinte d'un rouge très-foncé.

Tous les organes contenus dans la cavité abdominale étaient sains.

Obs. VI. *Emphysème total des poumons.* — J.-B. Cocard, cultivateur à Courbevoie, âgé de trente-sept ans, entra à l'hôpital Necker le 25 mai 1818, pour s'y faire traiter d'une infiltration aux extrémités inférieures qui durait seulement depuis quelques jours.

Cet homme, d'une constitution assez robuste, d'un tempérament bilioso-sanguin, était affecté depuis l'âge de trois ans d'une toux habituelle avec expectoration muqueuse. Cette affection, qu'il attribuait à ce que sa nourrice l'avait fait coucher pendant un an dans une cave froide et humide, l'incommodait fort peu dans sa première jeunesse. Il avait seulement la respiration courte et gênée; mais cela ne l'empêchait pas de continuer de se livrer aux travaux de la campagne.

Jusqu'à l'âge de seize ans, il fut en outre sujet à des éruptions cutanées que l'on qualifiait de *gourmes*. Pendant l'hiver, la toux augmentait, et il était toujours obligé de garder le lit pendant quelques jours.

A l'âge de trente-trois ans, à la suite de quintes de toux plus fortes qu'à l'ordinaire, il fut pris d'une hémoptysie ou d'un *vomissement* de sang qui n'eut pas de suites.

A trente-six ans, dans un moment où la toux l'incommodait également plus que de coutume, il s'aperçut que son ventre était un peu enflé. Cet accident le détermina à interrompre ses travaux; mais, malgré le repos, le volume du ventre augmenta, et il se manifesta un peu d'infiltration au prépuce. Le malade se décida à entrer à l'hôpital, où, examiné le jour de son entrée, il présenta les symptômes suivans :

Peau d'une couleur terreuse et brunâtre, avec mélange d'une nuance de violet à la figure et aux mains. Face portant l'empreinte de la stupidité, quoique la conversation du malade prouvât un développement ordinaire des facultés intellectuelles; lèvres bleuâtres ; respiration courte et très-gênée; toux assez fréquente, sonore et assez forte, suivie de l'expectoration d'un liquide filant, incolore, spumeux et peu abondant; voix très-sonore et un peu rauque, naturellement grave, mais passant quelquefois comme involontairement à l'aigre; peau d'une chaleur naturelle; pouls fréquent, régulier; infiltration des tégumens du ventre, des parties génitales et des extrémités inférieures.

La poitrine résonnait très-bien dans toute son étendue; mais le cylindre faisait à peine entendre la respiration au-dessous des clavicules, quoique le malade inspirât avec de grands efforts et avec un soulèvement très-grand des parois thoraciques. On ne l'entendait pas dans tout le reste de la poitrine : seulement on pouvait par momens la soupçonner en quelque sorte plutôt que l'entendre, et alors elle était accompagnée d'un léger râle sibilant, ou semblable au cliquetis de quelques petites soupapes qui auraient été placées dans les bronches.

Le sternum, bombé dans toute sa longueur, donnait antérieurement à la poitrine une forme cylindrique ; postérieurement elle était en outre voûtée et régulièrement arrondie, de manière que l'angle inférieur de l'omoplate, immédiatement appliqué aux côtes, était plus saillant, c'est-à-dire plus en arrière que l'épine transverse de cet os.

Le cœur donnait peu d'impulsion et de bruit. (*Tisane apéritive.*)

Du 27 au 29 mai, même état.

Le 30, soulagement marqué; le ventre et les cuisses étaient moins infiltrés, l'appétit avait reparu, la soif était presque nulle.

Le 31, céphalalgie. L'état de la poitrine était toujours le même; elle résonnait très-bien dans tous les points; la respiration ne s'entendait qu'auprès de la région du cœur ; l'oppression était assez forte ; les lèvres et la face conservaient leur couleur bleuâtre.

J'étais fort incertain sur le diagnostic de cette maladie : la lividité d'une partie de la peau pouvait faire soupçonner la non oblitération du trou de Botal ; mais le peu de trouble de la circulation m'empêchait de m'arrêter à cette idée.

Le 8 juin, le malade se trouvait très-bien ; l'infiltration des extrémités et des parties génitales était dissipée ; la toux était rare, l'appétit bon ; la respiration était toujours très-courte ; mais l'oppression était beaucoup plus sensible pour les assistans que pour le malade, qui considérait cette disposition comme une chose qui lui était naturelle. Il demanda sa sortie le 9 juin 1818.

Le 1ᵉʳ juillet suivant, il rentra à l'hôpital, et nous apprit qu'après s'être assez bien porté pendant environ quinze jours, il avait été pris d'un rhume avec augmentation de gêne dans la respiration, ce qu'il attribuait à ce qu'il avait un jour dormi quelques heures en plein air. L'infiltration des extrémités et des parties génitales avait reparu. L'exploration de la poitrine donnait les mêmes signes.

(*Quatre sangsues à l'épigastre, tisane apéritive, looch avec deux gros de terre foliée de tartre.*)

Le 2 juillet, toux fréquente, expectoration abondante, orthopnée, sommeil court ; même état de la peau, de la respiration et de la circulation que lors de la première entrée. La persistance de l'état de ces fonctions et la comparaison de quelques cas analogues que j'avais vus depuis peu ou antérieurement, ainsi que les signes exclusifs de toute autre affection de poitrine, me portèrent alors à penser que le malade était attaqué d'*emphysème total des deux poumons*, et, en conséquence, je fis porter ce diagnostic sur la feuille d'observation.

Du 3 au 6 juillet, même état.

Le 7, toux très-fréquente, suivie d'une légère hémorrhagie nasale, urines peu abondantes, diminution de l'infiltration des tégumens du ventre et des extrémités, œdème plus considérable au scrotum.

Le 8, le malade reprend de la gaîté et demande des alimens.

(*Infusion de baies de genièvre avec dix grains de sel de nitre, looch avec deux gros de terre foliée de tartre.*)

Le 11, mieux sensible depuis quelques jours; l'infiltration des extrémités et de l'abdomen est tout-à-fait dissipée; la toux est encore fréquente, l'expectoration peu abondante; le pouls est petit, mais régulier; la chaleur de la peau naturelle.

Le 14 juillet, le malade se trouve très-bien.

Le 19, il sort de l'hôpital, conservant seulement la dyspnée et la petite toux auxquelles il était sujet depuis l'enfance.

Pendant tout le temps de son séjour à l'hôpital, le cylindre ne fit jamais entendre la respiration que dans quelques points variables, et encore très-faiblement. L'espace compris entre les clavicules et la troisième côte était celui où on la distinguait le plus souvent et le mieux.

Vers la fin de septembre 1818, Cocard rentra à l'hôpital Necker pour la troisième fois. J'étais absent à cette époque, et mon confrère M. Cayol me remplaçait dans le service de cet hôpital. Le reste de l'observation et les résultats de l'ouverture ont été recueillis sous ses yeux par M. Rault, élève interne. Le malade présentait absolument les mêmes symptômes sous le rapport de la respiration et de la circulation ; il était, en outre, affecté d'une diarrhée assez forte, qu'il attribuait à l'usage du vin nouveau.

(*Eau de riz édulcorée avec deux onces de sirop des cinq racines apéritives, looch gommeux.*)

Au bout de quelques jours , la diarrhée cessa (*l'eau de riz fut remplacée par les diurétiques déjà indiqués*);l'infiltration diminua, la respiration devint plus libre, l'appétit se fit sentir. Le malade se considérait déjà comme convalescent, lorsque, le 8 octobre, il fut pris de fièvre avec céphalalgie, perte d'appétit et de sommeil, nausées et vomissemens: les yeux devinrent larmoyans, la diarrhée reparut.

Le 12, apparition de boutons rougeâtres au front et sur les membres. Le malade n'avait point eu la petite-vérole et n'avait point été vacciné.

Le 15, il n'y avait plus de doute sur l'existence de la variole ; les boutons étaient petits et aplatis.

Les 16 et 17, les boutons étaient blancs, la fièvre modérée ; la respiration, très-gênée, ne s'entendait nullement au moyen du cylindre; la peau paraissait plus rembrunie.

Le 18, assoupissement, parole lente et difficile, pouls petit et très-faible.

(*Infusion de serpentaire de Virginie, sinapismes aux cuisses.*)

Le 19, affaissement des boutons, respiration très-difficile, lente; la poitrine résonne bien partout; le passage de l'air n'est point entendu au moyen du cylindre; mort pendant la nuit.

M. Cayol fut curieux de vérifier le diagnostic établi précédemment sur ce malade, d'autant que, ne connaissant pas les inductions qui m'avaient déterminé à le porter, il devait lui paraître au moins hasardé. Il assista en conséquence à l'ouverture, qui fut faite vingt-quatre heures après la mort et présenta les faits suivans :

Couleur brune de toute la surface du corps; thorax présentant la conformation indiquée ci-dessus; embonpoint médiocre, muscles assez développés.

Le cerveau et les méninges étaient un peu injectés; il n'y avait point d'épanchement dans les ventricules.

Le cœur avait le double de son volume naturel; le ventricule gauche avait une grande capacité et des parois d'une bonne épaisseur, d'un tissu rouge et ferme; le ventricule droit, très-vaste, était rempli de sang noir coagulé; ses parois étaient beaucoup plus épaisses que dans l'état naturel; le trou de Botal était oblitéré (1). Les deux poumons étaient sans

____

(1) Ce sujet offre un exemple d'une hypertrophie avec dilatation du cœur, qui n'a donné aucun signe de son existence, ni par le cylindre, ni par la percussion, ni par les symptômes généraux. L'œdème des pieds et la coloration de la peau faisaient cependant soupçonner une maladie organique du cœur; mais tous les autres signes, excepté la dyspnée, étant négatifs, ceux-ci sont trop équivoques pour qu'on en pût rien conclure. Nous verrons, en traitant des maladies

aucune adhérence ; ils remplissaient exactement la cavité du thorax, et y semblaient en quelque sorte gênés ; ils ne s'affaissèrent nullement par l'introduction de l'air extérieur. Leur surface était lisse, brillante, plus sèche que dans l'état naturel, et en quelque sorte onctueuse. Ils offraient, vers leur bord antérieur et leur sommet, des vésicules transparentes, évidemment formées par la plèvre soulevée et distendue par un fluide aériforme ; leur grosseur variait depuis celle d'une aveline jusqu'à celle d'une amande ou même d'une noix.

La pesanteur spécifique des poumons était moindre de moitié au moins que dans l'état naturel : placés dans un vase rempli d'eau, ils se tenaient à la surface du liquide, sans s'y enfoncer même de quelques lignes ; en les comprimant avec les doigts, on sentait le déplacement d'un fluide élastique, plutôt que la crépitation naturelle au tissu pulmonaire. Les poumons restaient flasques en cet endroit. Incisés, ils faisaient entendre un sifflement léger produit par le fluide élastique mis en liberté. Le tissu pulmonaire était plus sec que dans l'état naturel : seulement, en quelques points moins emphysémateux, et situés dans le centre ou vers la racine des pou-

---

du cœur, à quoi tient cette absence de leurs signes chez quelques sujets : absence, au reste, qui n'est pas continuelle. Je pense qu'aujourd'hui l'hypertrophie du cœur ne m'eût pas échappé ; mais je n'avais alors ni les mêmes données, ni autant d'habitude de l'exploration. Il est évident que, dans le cas dont il s'agit, la maladie du cœur n'était que consécutive, puisque le malade ne s'était jamais plaint que de dyspnée et de toux.

mons, il suintait de la surface des incisions un peu de sérosité très-spumeuse et légèrement sanguinolente. Du reste, le tissu pulmonaire n'offrait aucune altération (1).

Le foie était d'un bon volume et assez gorgé de sang; l'estomac et les intestins offraient intérieurement une rougeur assez foncée; la membrane muqueuse de l'estomac s'enlevait facilement dans plusieurs points. Tous les autres organes étaient dans l'état naturel.

OBS. VII. *Emphysème des poumons à un médiocre degré; catarrhe suffocant et péripneumonie légère.* — C***, charretier, âgé de trente ans, d'une petite taille, ayant la colonne vertébrale déviée à gauche, les membres assez grêles, quoique les muscles fussent bien développés, avait été valétudinaire pendant son enfance; mais depuis l'âge de puberté sa santé s'était fortifiée et n'avait plus été troublée que par des incommodités légères et de peu de durée : seulement, depuis l'âge de vingt-huit ans, il était devenu sujet à une petite toux avec gêne habituelle de la respiration.

Vers le commencement de décembre 1818, il fut

(1) L'état des cellules aériennes n'est pas décrit dans cette observation. L'auteur de cette description voyait pour la première fois cette altération, et n'a pu la voir et surtout la décrire dans tous ses détails. Au reste, en lui faisant examiner, quelque temps après, les poumons du sujet de l'observation V, il a reconnu qu'ils étaient absolument dans le même état, à l'étendue de la lésion près, que ceux dont on vient de lire la description.

pris d'un catarrhe pulmonaire qu'il négligea d'abord et qui ne l'empêcha pas de vaquer à ses travaux. Mais au bout de quinze jours , la gêne de la respiration et l'augmentation de la toux le forcèrent à garder le repos. Quelques jours après , la dyspnée ayant considérablement augmenté, C*** entra à l'hôpital Necker , et présenta , le 4 janvier 1819, les symptômes suivans : amaigrissement médiocre, thorax bombé et presque cylindrique antérieurement, voûté postérieurement ; muscles de l'abdomen rétractés et rendant par là les fausses côtes saillantes, décubitus horizontal difficile. Le malade se tenait presque assis dans son lit , le tronc un peu fléchi en avant. La chaleur de la peau était modérée ; la respiration était haute, courte et entre-coupée par des quintes de toux suivies de l'expectoration d'un mucus filant , demi-transparent et un peu spumeux ; les pommettes, les lèvres et les ongles étaient d'une couleur violette.

Le thorax donnait un son très-clair dans toute son étendue , excepté postérieurement et inférieurement à droite , où il était presque nul. La respiration, explorée par le cylindre , était à peine sensible et mêlée d'un peu de râle , tantôt muqueux, tantôt sibilant, dans toute l'étendue du côté gauche de la poitrine. La partie supérieure du côté droit présentait les mêmes phénomènes ; mais, dans la partie inférieure de ce côté , *on n'entendait qu'un léger râle crépitant*, sans mélange du bruit naturel de la respiration. Les battemens du cœur étaient faibles et s'entendaient à peine. Le pouls, peu fréquent et faible , présentait quelques intermittences. Les jugulaires externes étaient gonflées, mais elles n'offraient point de pulsations. Le ventre n'était nullement douloureux à la pression. La soif et l'appétit étaient nuls ; les facultés intellectuelles intègres.

Diagnostic : *Emphysème du poumon, avec catarrhe suffocant et légère péripneumonie de la partie inférieure du poumon droit.*

(*Infusion béchique avec une once d'oxymel scillitique, looch gommeux incisif, sinapismes aux cuisses.*)

Le 5, couleur violacée de la face plus marquée, orthopnée ; mêmes observations par le cylindre ; pouls très-faible, yeux entr'ouverts, parole difficile.

(*Vésicatoires aux jambes.*)

Le soir, le malade tomba dans une espèce de coma ; la peau était froide, le pouls à peine sensible. On entendait, à l'oreille nue, un râle très-fort dans la trachée-artère. Mort pendant la nuit.

Ouverture du corps faite trente-six heures après la mort. —Cadavre d'un homme de trente ans, présentant les apparences indiquées ci-dessus.

Il coula peu de sang à l'incision des tégumens du crâne. L'hémisphère gauche du cerveau avait un peu plus d'étendue d'avant en arrière que le droit. Cette disposition était évidemment originelle. Une assez grande quantité de sérosité était infiltrée sous la pie-mère. Les ventricules latéraux en contenaient à-peu-près un gros chacun. Les veines des méninges étaient gorgées de sang.

A l'ouverture de la poitrine, le poumon gauche

vint faire saillie au-devant du médiastin ; sa surface était unie , lisse , un peu luisante et comme onctueuse ; il remplissait exactement la cavité de la plèvre , et adhérait en deux points à cette membrane par une bride celluleuse transparente et bien organisée ; il donnait au tact une sensation en quelque sorte moyenne entre celle d'une vessie humide à demi pleine d'air que l'on presse entre les doigts et la crépitation naturelle au tissu pulmonaire sain. L'air semblait se déplacer sous la pression plus facilement que dans l'état naturel, et en plus grande quantité à la fois.

Les vésicules aériennes , évidemment dilatées, présentaient à l'œil nu, dans presque toute la surface du poumon, la grandeur qu'elles offrent ordinairement à la loupe, c'est-à-dire, celle d'un pepin de raisin pour les plus grosses, et celle d'un grain de millet pour les plus petites. Leur figure était globuleuse ou ovoïde.

En outre, aux points de réunion des intersections qui séparent les diverses masses des cellules aériennes et dessinent à la surface du poumon des espèces de losanges, on voyait çà et là des ampoules trois ou quatre fois plus grandes et de forme à-peu-près triangulaire, mais également sans saillies , quoiqu'elles fussent produites par l'air placé entre la plèvre et le tissu pulmonaire. En les ouvrant avec la pointe d'un scalpel, on trouvait une cavité capable de loger un grain de chenevis ou même un noyau de cerise, formée par l'écartement de trois ou quatre masses ou lobules de cellules aériennes qui se réunissaient au même point. Les parois de cette cavité, excepté celle qui était formée par la plèvre, ne s'affaissaient pas par la piqûre, et laissaient voir à la loupe, et même à l'œil nu, qu'elles étaient formées par les cellules aériennes dont les bosselures étaient plus saillantes qu'à la surface du poumon; d'ailleurs, l'air extravasé ne paraissait pas pénétrer plus loin dans le tissu des intersections dont il s'agit, car elles étaient aussi minces et aussi denses que dans l'état naturel.

Le tissu pulmonaire, incisé, crépitait moins sous le scalpel que dans l'état naturel; il ne laissait suinter ni sang ni sérosité, et était moins humide que le poumon le plus sain, partout ailleurs que vers la racine. Les bronches étaient très-rouges, et remplies d'un mucus blanc et filant. Les tuyaux bronchiques paraissaient plus dilatés que dans l'état naturel.

Le poumon droit présentait, dans ses lobes supérieur et moyen, le même état que le gauche; inférieurement il offrait une dureté plus grande dans son tissu, et, à la partie postérieure-inférieure surtout, il avait une fermeté égale à celle du foie. Dans cet endroit, son tissu était d'un rouge violet, mêlé de teintes jaunâtres, et offrait à l'incision une surface grenue. Un peu plus haut et plus en avant, il était encore un peu crépitant quoique très-gorgé de sang et de sérosité sanieuse, qui suintait en grande quantité des incisions faites dans toute la partie durcie.

Le cœur, d'un volume naturel, avait des cavités bien proportionnées; son tissu était rouge et ferme. Le péricarde contenait une petite quantité de sérosité.

L'estomac et les intestins étaient un peu dilatés par des gaz; ils n'offraient d'ailleurs aucune altération dans leurs membranes.

Les organes urinaires et reproducteurs étaient sains.

OBS. VIII. *Emphysème du poumon, avec crevasses du tissu pulmonaire, chez une femme guérie depuis long-temps de la phthisie pulmonaire.* — Jeanne Jolivet, veuve Cherouge, femme-de-chambre, âgée de cinquante-deux ans, d'une taille ordinaire, d'un tempérament lymphatico-sanguin, entra à l'hôpital Necker le 7 janvier 1819. Depuis l'âge de trente-quatre ans, elle avait la respiration courte et une toux habituelle sans beaucoup d'expectoration, qui était souvent assez fréquente pour la priver du sommeil. Elle éprouvait aussi de temps en temps des palpitations. Ces incommodités l'obligeaient pour la première fois d'interrompre son travail.

Examinée le 8 janvier, elle présentait l'état suivant: amaigrissement médiocre, teint de la face et du tronc un peu brunâtre, lèvres légèrement violettes, position horizontale impossible, figure morose, fonctions intellectuelles lentes quoique intègres, respiration courte et difficile, toux assez fréquente, forte et en quelque sorte convulsive, se rapprochant de celle qui a lieu dans la coqueluche, c'est-à-dire qu'une inspiration sonore et prolongée était suivie de plusieurs expirations; expectoration d'une matière filante et transparente, assez liquide, dans laquelle nageaient quelques crachats jaunes et opaques; chaleur de la peau à-peu-près naturelle; pouls faible, un peu fréquent.

La poitrine résonnait bien ; la respiration était nulle sous les clavicules et sur les côtés ; elle s'entendait très-peu postérieurement à gauche et à droite.

La pectoriloquie était parfaite dans l'espace compris entre la clavicule droite et le bord supérieur du trapèze, douteuse à la racine de chaque poumon.

Les ventricules du cœur donnaient une impulsion médiocre, presque sans son, et la contraction des oreillettes était également peu sonore. Les jugulaires externes étaient très-gonflées, mais elles n'offraient point de pulsations (1).

D'après ces signes, je fis porter sur la feuille de diagnostic : *Excavation au sommet du poumon droit, dilatation des bronches, et particulièrement des gros troncs bronchiques.* J'attribuai à cette dernière cause la pectoriloquie douteuse que l'on trouvait vers la racine des poumons. L'état de la respiration, la comparaison des signes donnés par la percussion et par le cylindre et l'ensemble des symptômes indiquaient aussi l'emphysème du poumon ; mais, étonné en quelque sorte du nombre de malades chez lesquels je trouvais les signes de cette maladie depuis que j'y portais une attention particulière, je

______

(1) Il y avait encore chez cette femme, comme on le verra par l'ouverture, une légère hypertrophie avec dilatation du ventricule droit, et une dilatation médiocre du gauche. L'examen des battemens du cœur n'indiquait pas non plus ces lésions dans le moment où je l'ai fait. On verra, comme je l'ai déjà dit, dans la dernière partie de cet ouvrage, la cause de cette intermission des signes des maladies du cœur. Au reste, ici encore, il est évident que la maladie du cœur était consécutive à celle du poumon.

suspendis mon jugement à cet égard jusqu'à un examen ultérieur, présumant, d'ailleurs, que la dilatation des bronches soupçonnée d'après la pectoriloquie douteuse qui existait à la racine des poumons pouvait, si elle était générale et un peu intense, comprimer assez le tissu pulmonaire pour rendre le bruit de la respiration très-peu sensible.

(*Infusion béchique, looch gommeux, quatre sangsues à l'épigastre.*)

Le 10 janvier, la respiration paraissait plus embarrassée, sans pourtant que la malade exprimât aucune plainte à cet égard. La peau était froide, le pouls petit et faible. Mêmes caractères de la toux, même observation par le cylindre. Le soir, la malade tomba dans une espèce de coma; un râle assez fort s'entendait dans la trachée; la respiration était courte et rare.

Le 11, couleur brune plus foncée de la face, lèvres plus violettes, sorte d'anéantissement successif des facultés intellectuelles, pouls à peine sensible. Mort dans la journée, sans plaintes et sans agonie.

Ouverture faite trente-six heures après la mort. — Cadavre d'environ cinq pieds, dont la maigreur paraissait tenir à la constitution du sujet plutôt qu'à un amaigrissement morbide. Poitrine un peu arrondie en avant et presque égale dans ses deux diamètres transverse et antéro-postérieur.

La substance du cerveau était très-ferme et laissait suinter beaucoup de gouttelettes de sang. Les circonvolutions cérébrales étaient légèrement aplaties. La substance du cervelet et celle de la protubérance médullaire étaient plus molles que celle du cerveau.

Au côté droit et un peu au-dessus de la glande pituitaire, existait un petit corps rond, de la grosseur d'une noisette, d'une couleur grise-rose, de forme absolument sphérique, et qui était comme enchatonné par une portion de sa surface dans un petit enfoncement de la glande pituitaire. Cette tumeur était composée d'un grand nombre de petits grains de couleur rosée, humides et friables, gros comme des têtes d'épingles, et réunis entre eux par une substance molle, comme filamenteuse, et évidemment vasculaire.

Les deux poumons adhéraient avec force à la face interne des côtes au moyen de lames membraneuses fort courtes et assez épaisses; on eut beaucoup de peine à les détacher.

Le poumon gauche offrait à sa surface, dans les points qui ne correspondaient pas aux adhérences, un aspect lisse et luisant. Une intersection naturelle séparait le lobe supérieur en deux parties, dont la plus petite formait du sommet du poumon comme un troisième lobe de la grosseur et à-peu-près de la forme de la moitié d'une pomme d'api. Ce lobule surnuméraire était replié sur lui-même en dedans et en arrière, et maintenu dans cette position par trois ou quatre petites brides membraneuses très-fermes, qui, partant de sa face interne, à un demi-pouce au-dessus de l'intersection qui le séparait du reste du lobe supérieur, allaient se rendre au bord supérieur de ce dernier. Il présentait, de cette manière, une face interne concave et repliée sur elle-même, et une face externe et supérieure bombée. Cette dernière, sans adhérence avec la plèvre costale, offrait une surface lisse et toute couverte de vésicules demi-transparentes, légèrement saillantes, et dont la grosseur variait depuis celle d'un grain de chenevis jusqu'à celle d'un gros noyau de cerise.

Ces vésicules, pleines seulement d'air, et qu'il était facile de reconnaître pour les cellules aériennes elles-mêmes plus ou moins dilatées, étaient tellement nombreuses qu'elles couvraient plus des deux tiers de la surface du lobule indiqué, et lui donnaient un aspect fort analogue à celui des poumons d'une grenouille. Les cellules intermédiaires à celles qui étaient ainsi distendues étaient aussi dans un état de dilatation notable, quoique moindre, les plus petites ayant le volume d'un grain de millet.

On voyait, en outre, dans la scissure qui séparait le lobule décrit ci-dessus du reste du lobe supérieur, deux vésicules de la forme et de la grosseur d'un pois, tout-à-fait saillantes à la surface du poumon et un peu étranglées au point où elles en sortaient. En les incisant, on voyait que leur cavité se prolongeait à environ une ligne de profondeur dans la substance pulmonaire, et on apercevait au fond, de même que dans celui des autres vésicules moins saillantes et dilatées au même degré, de petites ouvertures par lesquelles elles communiquaient sans doute avec les vésicules voisines ou avec les bronches. On ne pouvait déplacer avec le doigt et faire courir sous la plèvre les vésicules saillantes dont il s'agit, comme on le fait des bulles d'air extravasées qui se trouvent quelquefois sous cette membrane dans l'emphysème du poumon.

L'ouverture de deux ou trois vésicules n'avait pas

affaissé sensiblement le lobule décrit; mais une incision d'un demi-pouce l'aplatit tout-à-coup presqu'entièrement.

Dans presque tout le reste de la surface du poumon, cette dilatation des cellules aériennes était encore très-notable, quoique portée moins loin que dans l'endroit dont nous venons de parler. Elles offraient encore assez de capacité pour pouvoir loger presque toutes au moins un grain de millet, et quelques-unes çà et là offraient le volume d'un grain de chenevis ou d'un petit pois; mais ces dernières étaient beaucoup plus clair-semées que dans le lobule supérieur. Les faces externe et postérieure du même poumon étaient celles où la dilatation était portée le moins loin.

On apercevait çà et là, et particulièrement à la partie latérale moyenne du poumon, quatre ou cinq bosselures de la grosseur d'une amande et de forme irrégulièrement ovale : leur surface était couverte de vésicules aériennes dilatées, de la grosseur d'un grain de chenevis. Ces bosselures correspondaient à des excavations situées à deux ou trois lignes de profondeur dans le tissu pulmonaire , et qui étaient évidemment le produit de ruptures qui s'y étaient faites.

Ces excavations, dont la plus grande aurait pu contenir une noix de moyenne grosseur, et les plus petites une aveline, étaient pleines d'air, et s'affaissèrent dès qu'elles furent ouvertes. La surface interne de deux d'entre elles était, en outre, teinte de sang, ce qui lui donnait un aspect assez analogue à celui des corps caverneux. Une de ces dernières contenait même un petit caillot de sang qui occupait à-peu-près le quart de sa cavité. Les parois des autres excavations n'offraient pas plus de rougeur que le reste du tissu pulmonaire, et présentaient des cellules aériennes évidemment rompues et affaissées jusqu'à une profondeur d'environ une demi-ligne. Plus loin, ces cellules étaient encore dilatées, tant du côté de la surface du poumon que du côté de son intérieur ; ce qu'on reconnaissait en ce que son tissu présentait, au moment où on l'incisait, une foule de petites ouvertures béantes dont les plus grandes auraient pu loger un grain de chenevis, et étaient séparées par des cellules plus petites et rougeâtres.

Il est à remarquer que cette disposition n'existait nulle part plus loin qu'à un pouce de la surface du poumon, et que, plus profondément, on n'apercevait plus de traces bien distinctes de la dilatation des cellules pulmonaires. Il était également évident que les cellules dilatées n'étaient ni plus grosses ni en plus grand nombre dans les environs des ruptures ; que rien n'indiquait en ces endroits que l'air se fût infiltré dans le tissu inter-alvéolaire, ou plutôt que l'aspect des parties indiquait positivement le contraire.

Outre cette dilatation des cellules aériennes, le tissu du poumon était encore teint et un peu humecté d'une sérosité fortement sanguinolente ; nulle part cependant il n'était durci ; mais il crépitait moins sous le doigt que dans l'état naturel.

Le poumon droit adhérait à la plèvre costale, latéralement par quelques lames cellulaires, supérieurement d'une manière intime et si forte qu'on fut obligé de le détacher avec le scalpel. Dans le reste de son étendue, il offrait à sa surface, de même que le gauche, un aspect lisse et brillant, et une sorte de demi-transparence. On apercevait également sous la plèvre pulmonaire des cellules aériennes dilatées à divers degrés et séparées par des cloisons blanches et opaques. Cependant la dilatation des cellules pulmonaires était moins forte que dans le poumon gauche, et on ne voyait point ici de ces bosselures répondant à des excavations formées par la rupture du tissu pulmonaire, ni de ces petites tumeurs immobiles sous la plèvre soulevée.

A la partie postérieure-supérieure de ce poumon, on remarquait une excavation ovale, longue d'environ deux pouces et large de quinze lignes au moins dans son milieu, ayant à-peu-près deux lignes de profondeur, dont la surface interne, lisse et comme polie, quoiqu'un peu inégale, était blanche, avec des taches rougeâtres par endroits, formées par le rapprochement d'un grand nombre de petits vaisseaux. On y voyait, de plus, quelques petits fragmens d'une matière opaque, très-sèche, à demi friable, et d'un jaune d'ochre pâle, adhérens et comme implantés dans ses parois. Dans le fond de cette excavation venaient aboutir trois rameaux bronchiques gros comme des plumes d'oie, et dont l'ouverture était béante, lisse, arrondie, et unie par continuité de substance avec les parois du kyste : la communication de ces rameaux avec leurs troncs était parfaitement libre.

Ce kyste, dont la partie supérieure-postérieure, présentant une excavation d'une égale capacité, était restée adhérente aux côtes lorsqu'on avait détaché le poumon, avait une épaisseur fort inégale. Dans la partie restée adhérente aux côtes, elle était d'environ deux lignes ; dans celle qui était enfoncée dans le tissu pulmonaire, elle variait de trois à sept ou huit lignes. La substance de ce kyste offrait une couleur blanche et brillante, une légère demi-transparence, une texture tout-à-fait semblable à celle des cartilages inter-vertébraux, avec une fermeté peut-être plus grande. Sa cavité était tout-à-fait vide, car il ne s'en était rien écoulé lorsqu'on la coupa en deux en détachant le poumon. (*Voyez* la fig. 3, pl. III.)

De la partie inférieure-moyenne du kyste, point où ses parois étaient le plus épaisses, il partait quatre ou cinq lames d'épaisseur irrégulière, formées par la même substance cartilagineuse, qui pénétraient dans le tissu pulmonaire à une profondeur d'environ un pouce, en divergeant irrégulièrement. Le tissu pulmonaire placé entre ces lames, qui lui adhéraient intimement ainsi que le kyste, était flasque, grisâtre, comprimé, mais d'ailleurs tout-à-fait sain.

Le reste du tissu pulmonaire, beaucoup moins infiltré de sérosité sanguinolente que le poumon gauche, excepté vers la base de l'organe, offrait çà et là, mais en petit nombre, quelques petits kystes parfaitement arrondis et gros comme des grains de chenevis ou des noyaux de cerise. Ils contenaient une matière d'un jaune d'ochre pâle, à peine humide, évidemment crétacée, mais plus *grasse* que de la craie pure, et qui paraissait composée d'un mélange de matière crétacée et de matière tuberculeuse colorée par une très-petite quantité de sang. On la faisait facilement sortir, par la pression, des kystes qui la renfermaient. Ces kystes avaient une épaisseur assez égale, d'une ligne ou d'une demi-ligne, une couleur grisâtre, une demi-transparence bien marquée, et une texture évidemment demi-cartilagineuse.

Le cœur, d'un volume un peu plus considérable que celui du poing du sujet, offrait sur sa face externe plusieurs plaques blanchâtres de la grandeur d'une pièce de six francs. Son ventricule gauche avait des parois assez minces et une cavité assez vaste ; il était distendu, ainsi que l'oreillette du même côté, par un sang noir et demi-caillé. Le ventricule droit offrait aussi une cavité assez vaste, mais jointe à des parois presqu'aussi épaisses que celles du ventricule gauche. Les colonnes charnues y étaient peut-être aussi plus fortes, proportion gardée, que celles de ce dernier. L'oreillette droite n'offrait rien de remarquable.

Les autres viscères étaient sains.

Les observations que l'on vient de lire montrent l'emphysème du poumon dans ses divers degrés. La dernière fournit, en outre, un exemple de la possibilité de la guérison de ce qu'on appelle ordinairement un *ulcère* du poumon, et une preuve à ajouter à ce que nous dirons à cet égard en traitant de la phthisie. Cette observation est d'autant plus remarquable qu'elle offre à la fois l'exemple des deux modes de guérison que nous décrirons, la cicatrisation et la fistule ; car l'épaisseur considérable du kyste fistuleux à sa partie inférieure, et les lames cartilagineuses qui en partaient, ne peuvent être regardées que comme l'effet de la production surabondante de matière cartilagineuse qui a quelquefois lieu dans ces cas.

EMPHYSÈME INTERLOBULAIRE DU POUMON. — L'emphysème pulmonaire est, comme nous l'avons vu, une affection essentiellement chronique; celui que nous allons décrire, au contraire, est, dans la plupart des cas, une véritable lésion traumatique qui se développe presque instantanément; c'est l'emphysème du poumon tel à-peu-près que le conçoivent les chirurgiens, mais qui, quoique universellement admis, est encore fort peu connu sous le rapport anatomique. Je n'en connais même aucune description exacte et faite d'après nature.

Caractères anatomiques. L'emphysème interlobulaire est caractérisé par une infiltration d'air dans les lobules du poumon. La texture des cloisons celluleuses qui forment ses intersections est tellement serrée que je doutais, il y a quelques années, de la possibilité d'une infiltration aérienne dans leur tissu (1); mais j'ai eu occasion depuis d'en voir plusieurs exemples. Les cloisons infiltrées, au lieu de l'épaisseur presque inappréciable, de la blancheur et de l'opacité qui leur sont naturelles, présentent une largeur d'une ligne à cinq ou six, et quelquefois même de près d'un pouce. Elles forment à la surface du poumon, et principalement vers ses bords, des bandes transparentes et très-

____

(1) *Voyez* première édition, t. II, pag. 213.

exactement circonscrites, qui le traversent d'une face à l'autre ou pénètrent au moins profondément dans sa substance, et qui contrastent par leur transparence avec l'opacité du tissu pulmonaire. Le tissu cellulaire infiltré, formé de lames très-minces et à demi desséchées, est devenu diaphane et incolore. Ces bandes, ordinairement plus larges vers le bord du poumon, se dirigent en s'amincissant vers le centre de l'organe, et on pourrait les comparer sous ce rapport à des segmens d'orange qui contiendraient de l'air dans leurs cellules, au lieu du suc visqueux et sucré qu'elles renferment naturellement. Quelquefois plusieurs bandes semblables marchent parallèlement l'une à l'autre, séparées par des îlots de tissu pulmonaire tout-à-fait sain. Plus rarement l'infiltration aérienne, en se propageant dans une intersection transversale, et par conséquent parallèle au bord du poumon, réunit entre elles deux bandes longitudinales, et isole ainsi un ou plusieurs lobules pulmonaires. Assez souvent on remarque le long des vaisseaux qui parcourent le poumon, et surtout de ceux qui rampent à sa surface, des bulles d'air infiltrées dans le tissu ambiant, et qui figurent assez bien les grains d'un chapelet. On trouve en outre sous la plèvre des bulles d'air en beaucoup plus grand nombre et plus communément que dans l'emphysème pulmonaire proprement dit. Quand l'emphysème interlobulaire est voisin de la racine du poumon, il gagne promptement le médiastin, et de là le col et le tissu cellulaire intermusculaire et sous-cutané de toutes les parties du corps.

L'emphysème interlobulaire ne se conçoit que par suite d'un effort violent, et qu'autant qu'un certain nombre de vésicules aériennes se sont rompues, et ont fait passer l'air dans le tissu cellulaire qui sépare les lobules du poumon.

Cependant on ne peut reconnaître le point où s'est fait cette rupture, et même on n'aperçoit presque jamais aucune vésicule aérienne dilatée ; les lobules pulmonaires même qui sont entièrement isolés des autres par l'infiltration sont, sous ce rapport, tout-à-fait dans l'état naturel.

Pour étudier les caractères anatomiques de l'emphysème interlobulaire, il faut, après avoir insufflé le poumon, faire une ligature au-dessus de la partie emphysémateuse, et faire ensuite sécher la pièce à l'air libre. Dans cet état de dessiccation, si l'on coupe la pièce par tranches avec un bistouri ou un rasoir, le tissu celluleux interlobulaire, disséqué en quelque sorte et distendu par l'air, présenté des lames très-minces, parfaitement transparentes, irrégulièrement entre-croisées de manière à laisser entre elles des espèces de cellules informes, inégales, qui communiquent toutes entre elles. Les lobules compris entre ces infiltrations aériennes, au contraire, sont dans un état d'intégrité parfaite ; les vésicules aériennes n'y sont nullement dilatées, et, chose remarquable, s'il y a dans cette partie du poumon une infiltration sanguine cadavérique, elle est bornée aux lobules et ne pénètre point dans les cloisons infiltrées.

Je ne voudrais cependant point affirmer absolument que l'infiltration aérienne des cloisons ne puisse quelquefois envahir les lobules eux-mêmes. Dans les cas graves, on serait tenté de le croire au premier abord. On voit, en effet, de semblables infiltrations qui ont deux ou trois doigts de largeur vers le bord du poumon, et il semble naturel de croire qu'une cloison celluleuse aussi mince ne puisse être distendue à ce point, et que les lobules pulmonaires existant entre deux cloisons infiltrées ont disparu dans l'infiltration; mais si cela est, je n'ai rien aperçu qui pût l'indiquer; je n'ai jamais vu un lobule en partie infiltré d'air, ni aucune cellule évidemment dilatée, et si des lobules ont réellement disparu dans ces grandes infiltrations aériennes, il faudrait supposer que l'air a pénétré dans les interstices des vésicules pulmonaires mêmes, et les a résolues en tissu cellulaire; car une coupe faite comme je l'ai indiqué ne m'a jamais présenté rien qui ressemblât à des restes de tissu pulmonaire.

Causes occasionelles. La cause occasionelle la plus commune de l'emphysème interlobulaire est la rétention forte et prolongée de l'air inspiré qui a lieu dans les efforts violens et long-temps soutenus, tels que ceux de l'accouchement, ceux que nécessite quelquefois une constipation très-opiniâtre, et surtout ceux que l'on fait pour soulever un lourd fardeau. Les enfans sont plus sujets à cette affection que les adultes; elle a lieu fréquemment chez eux lorsqu'ils sont attaqués du croup, ou d'un catarrhe aigu très-intense dans lequel l'obstruction bronchique est très-grande. On ne peut attribuer cet accident à leurs cris, puisque le cri se fait principalement dans l'expiration ; mais les inspirations violentes qu'ils font immédiatement avant de crier ou dans les accès de colère, si communs chez les enfans en bas âge lorsqu'ils souffrent, et les efforts qu'ils font pour se débattre, sont sans doute la principale cause de l'accident dont il s'agit. On le voit aussi, mais beaucoup plus rarement, survenir dans les mêmes maladies chez l'adulte. Le catarrhe suffocant aigu en est, chez ce dernier, la cause la plus fréquente lorsqu'il dure plusieurs jours, et surtout lorsqu'il est joint à une légère pneumonie.

Peut-être doit-on ranger parmi les causes qui peuvent donner lieu à l'emphysème interlobulaire une exhalation spontanée de gaz dans le tissu cellulaire qui constitue les cloisons des lobules. On sait que des exhalations semblables peuvent avoir lieu dans toutes les autres parties du tissu cellulaire, et que les efforts violens d'un membre, certaines contusions ou distensions en déterminent quelquefois localement dans le voisinage de la partie lésée.

Il peut sembler étonnant que l'emphysème interlobulaire ne survienne pas presque constamment à la suite de l'emphysème pulmonaire, surtout après les attaques d'asthme dues au retour d'un catarrhe sec aigu : cependant, quoique j'aie vu plusieurs emphysèmes pulmonaires depuis la publication de la première édition de cet ouvrage, et que les élèves qui suivent ma clinique m'aient apporté fréquemment des pièces anatomiques remarquables de ce genre, recueillies dans les autres hôpitaux de Paris, je n'ai vu, dans les cas même où l'emphysème était le plus intense, d'autre infiltration aérienne que quelques bulles d'air dans le tissu cellulaire qui sépare la plèvre du poumon, et jamais la réunion des deux emphysèmes. Cela tient sans doute à ce que l'emphysème pulmonaire, étant une affection chronique, doit amener à la longue un peu d'épaississement par hypertrophie des parois des vésicules aériennes : et d'un autre côté, comme l'a observé M. Reisseissen, le tissu cellulaire qui sépare les lobules des poumons est très-dense, et ne peut être infiltré d'air, par l'insufflation, qu'avec beaucoup de peine.

Signes de l'emphysème interlobulaire. L'emphysème interlobulaire se reconnaît à un signe tout-à-fait pathognomonique : c'est le *râle crépitant sec à grosses bulles* très-manifeste et continuel ou à-peu-près. Je ne crois pas que ce signe manque jamais dans ce cas, et il est toujours plus prononcé que dans l'emphysème pulmonaire. On éprouve ordinairement en même temps la sensation d'un ou plusieurs corps qui montent et descendent en frottant le long des côtes pendant l'inspiration et l'expiration.

Ces phénomènes présentent des variétés assez notables : ils sont ordinairement réunis, ou bien l'un d'eux existe seul, ou ils ont lieu alternativement. Le *frottement ascendant* a lieu dans l'inspiration, et c'est dans ce moment aussi que se fait ordinairement entendre le râle crépitant sec à grosses bulles qui le masque souvent complètement. Le *frottement descendant,* qui accompagne l'expiration, s'entend par cela même beaucoup plus communément : il se fait quelquefois en un seul temps, d'autres fois en deux ou trois temps ou saccades successives; assez souvent il ne se fait entendre qu'immédiatement après l'expiration ou lorsqu'elle est achevée; il semble qu'alors quelque chose descende pour se remettre à sa place. Le plus ordinairement le frottement paraît se faire contre la plèvre costale. D'autres fois, au contraire, il semble se faire profondément contre le diaphragme, contre le médiastin ou entre les lobes pulmonaires.

Ces phénomènes, fournis par l'auscultation médiate, sont quelquefois accompagnés d'une crépitation sensible à la main. Ce dernier signe manque souvent et disparaît ordinairement avant ceux que donne l'auscultation. Quelquefois cependant, quoique rarement, il est plus facile à saisir que ces derniers, au moins par momens.

La crépitation sèche à grosses bulles et le frottement ascendant et descendant sont moins sujets que la plupart des autres phénomènes stéthoscopiques à des interruptions momentanées dues à l'engorgement ou à l'obturation des rameaux bronchiques qui se distribuent à la partie affectée quand l'emphysème est étendu; mais cependant cela arrive aussi quelquefois, et quand la lésion est bornée à un point peu étendu, cette interruption peut même durer plusieurs jours.

Dans quelques cas, on peut déterminer la crépitation en pressant du doigt les espaces intercostaux correspondans au lieu affecté.

La poitrine résonne bien dans le même point, à moins qu'il n'existe en même temps une pneumonie ou une autre cause d'engorgement pulmonaire.

S'il existe en même temps un emphysème extérieur et qui s'est manifesté d'abord au cou, il ne peut qu'ajouter à la sûreté du diagnostic.

Quant aux symptômes généraux et locaux, une dyspnée plus ou moins grande survenant tout-à-coup après un effort violent , ou la persistance d'une oppression notable dans la convalescence d'un croup , d'un catarrhe suffocant ou de toute autre maladie dans laquelle les bronches ont pu être momentanément obstruées , est le seul trouble de fonction d'après lequel on puisse soupçonner l'emphysème interlobulaire. Quelquefois cependant les malades se plaignent d'éprouver une sorte de craquement dans le lieu affecté.

Traitement. L'emphysème interlobulaire est ordinairement moins grave qu'on ne serait tenté de le penser. Quand l'infiltration de l'air s'est propagée dans le tissu cellulaire extérieur , quelques mouchetures faites avec une lancette au bas du cou et dans les autres points où l'emphysème est le plus considérable, suffisent ordinairement pour le dissiper. Quand l'emphysème est borné au poumon, il paraît que, dans tous les cas, l'air est absorbé, et que les cloisons interlobulaires reviennent peu à peu à leur état naturel. Je n'ai vu mourir personne de cette affection seule ; et j'ai vu guérir plus ou moins rapidement plusieurs sujets qui en présentaient les signes de la manière la plus évidente et dans une grande étendue. J'en citerai seulement deux exemples.

Une jeune Anglaise que je trouvai convalescente d'un catarrhe aigu et intense , dans les salles de clinique de la Faculté, au commencement de l'année scolaire 1823-1824, présentait de la manière la plus évidente tous les signes de l'emphysème interlobulaire, à la partie latérale du poumon droit et dans une étendue qu'on ne pouvait couvrir avec la main. Le râle crépitant sec à grosses bulles, le frottement ascendant dans l'inspiration, descendant dans l'expiration, s'entendaient fortement et distinctement ; on sentait même la crépitation dans les inspirations un peu fortes, en appliquant la main sur le côté ; mais certains jours, ce dernier phénomène disparaissait, et d'autres fois, au contraire, on pouvait déterminer la crépitation en pressant du doigt les intervalles des côtes. Une oppression assez marquée, qui existait lorsque je vis pour la première fois la malade, diminua graduellement, et en même temps les phénomènes devenaient moins marqués. Au bout d'environ deux mois, la malade quitta l'hôpital et alla à la campagne. Au printemps suivant j'eus occasion de la revoir : elle se portait parfaitement, et ne présentait plus aucun signe d'emphysème.

Un compagnon arquebusier, âgé de vingt ans, entra dans les salles de clinique le 9 mai 1825. Il était fortement enrhumé depuis trois semaines, et depuis quelques jours le catarrhe, auquel s'était jointe une fièvre continue, avait pris un caractère très-grave. Au moment de son entrée, le malade présentait tous les caractères du catarrhe suffocant aigu : dyspnée extrême, râle trachéal, fièvre aiguë. L'exploration de la poitrine donna les résultats suivans : résonnance pectorale assez bonne partout, peut-être

un peu moindre dans le dos à gauche ; bruit respiratoire faible ou médiocre presque partout, avec
rhonchus muqueux, sonore-grave, sibilant, isolés ou
réunis dans divers points, et râle crépitant léger à
la racine du poumon gauche, où l'on entendait en
outre une respiration bronchique. Le râle muqueux
pouvait être senti à la main dans divers points, et
particulièrement sur les côtés (1). La racine du
poumon droit présentait aussi un peu de râle sous-
crépitant. Ces derniers signes indiquant le commencement d'une double pneumonie, quoique l'expectoration fût à-peu-près nulle, je fis tirer huit onces
de sang du bras, et donner le tartre stibié à la dose
de six grains, suivant la méthode qui sera exposée
plus bas. (*Voy.* le chapitre de la *Péripneumonie.*)

Le tartre stibié fut médiocrement supporté, et
procura des évacuations alvines assez nombreuses
sans vomissemens. Cependant l'état général du malade s'améliora un peu depuis le 10 mai qu'il commença ce traitement jusqu'au 13. Il parut le 12 quelques crachats assez visqueux et teints de sang, et
l'apparition d'une douleur assez forte au côté droit
y fit appliquer une ventouse scarifiée. Mais le râle
trachéal et la dyspnée diminuaient un peu, et les si-

___

(1) Sans doute à l'aide du râle crépitant sec, que je n'avais
pas encore distingué ce jour-là, parce que, dans une première exploration, où il s'agissait surtout d'établir le diagnostic de manière à diriger le traitement, il y avait beaucoup
de choses à examiner, et que je n'avais pu donner assez de
temps à chacune d'elles pour distinguer que le râle muqueux
était uni par momens à un râle crépitant sec à grosses bulles,
ce qui d'ailleurs est quelquefois difficile.

gnes stéthoscopiques indiquaient que la pneumonie restait à l'état d'engouement dans les points où l'on avait trouvé le râle crépitant, et y revenait dans celui qui avait donné d'abord la respiration bronchique. Ce signe d'hépatisation avait disparu et était remplacé par un râle crépitant plus marqué.

Le 14, il y avait plus d'amélioration dans l'état général, et surtout moins de râle trachéal et de prostration des forces. Je fis ajouter une once de sirop diacode à la potion stibiée, et donner trois soupes au malade, qui demandait des alimens. (Il en avait pris chaque jour une, et en outre trois bouillons.) De ce jour, la diarrhée, la fièvre, la dyspnée cessèrent ; la respiration commença à s'entendre assez bien dans tous les points, avec des rhonchus variés, mais parmi lesquels on ne distinguait plus le râle crépitant.

Le 17, le malade était en pleine convalescence et mangeait des alimens solides, quoiqu'il continuât l'usage du tartre stibié, les signes stéthoscopiques étant à-peu-près les mêmes que le 14 : seulement le bruit respiratoire prenait chaque jour plus de force.

Le 20, en explorant attentivement ce convalescent, je trouvai le frottement *ascendant* dans l'inspiration et *descendant* dans l'expiration, dans les deux côtés et surtout à gauche. La cessation presque complète du rhonchus muqueux permit de distinguer évidemment un *rhonchus crépitant sec à grosses bulles* fort étendu surtout à droite. La main, appliquée sur les côtés, percevait de temps en temps une crépitation analogue.

Je fis ajouter en conséquence, à la feuille du

diagnostic : *emphysema interlobulare partium inferiorum utriusque pulmonis.*

Le malade continuait à aller de mieux en mieux. Je réduisis la dose du tartre stibié à quatre grains, et le 27 je le supprimai tout-à-fait, le malade mangeant depuis plusieurs jours la portion.

Le malade sortit de l'hôpital le 29, et il m'avait été difficile de l'empêcher de le faire plus tôt. Cependant les signes de l'emphysème, quoiqu'ils devinssent chaque jour un peu moins marqués, étaient encore très-manifestes. On entendait également encore un peu de rhonchus muqueux, sonore-grave ou sibilant, dans d'autres points de la poitrine.

Au bout de trois semaines, ce jeune homme vint me retrouver, comme je le lui avais recommandé. Il se portait très-bien et ne présentait plus aucun des signes indiqués ci-dessus.

CHAPITRE IV.

DE L'OEDÈME DU POUMON.

Caractères anatomiques de l'œdème du poumon. — L'œdème du poumon est une infiltration de sérosité dans le tissu pulmonaire, portée à un degré tel qu'elle diminue notablement sa perméabilité à l'air.

Cette maladie, quoique fort commune, est très-peu connue. Aucun des auteurs qui ont traité dogmatiquement des hydropisies n'en a parlé, ou si l'on trouve chez eux quelques mots qui paraissent d'abord se rapporter à cette maladie, comme l'expression d'*hydropisie du poumon*, un examen at-tentif montre bientôt qu'il s'agit de l'hydrothorax, ou de l'opinion des auteurs hippocratiques qui, trans-portant à l'homme une observation faite sur les ani-maux domestiques, pensaient que le développement de kystes séreux dans le poumon était fort commun, et que la rupture de ces kystes dans la plèvre était la cause de l'hydropisie de poitrine (1). Parmi les observateurs, Albertini (2) et Barrère (3) sont les seuls qui paraissent avoir fait quelque attention à l'œdème du poumon, et qui en aient donné des exemples. Les observations du dernier, surtout, montrent qu'il a bien connu la maladie, quoiqu'il y ait peut-être attaché trop d'importance, et qu'il ne l'ait pas suffisamment distinguée de la péripneumo-nie au premier degré.

L'œdème du poumon est rarement idiopathique et primitif. Il survient le plus souvent avec d'autres hydropisies chez les sujets cachectiques, vers l'é-poque de la terminaison fâcheuse des fièvres qui ont duré long-temps, ou des affections organiques, et particulièrement de celles du cœur. La péripneu-monie terminée par résolution laisse aussi après elle une grande disposition à l'infiltration du tissu pul-monaire : les sujets chez lesquels j'ai rencontré les œdèmes du poumon les plus universels et les plus

(1) HIPPOCRATES , *de intern. Affect.* — CAROL. PISO, *de Morbis à serosâ colluvie.* — DEHAEN , *Ratio medendi*, t. II, pars. v, cap. III , *de Hydrope pectoris.*

(2) *Comment. de Bonon. sc. inst.*, tom. I.

(3) *Observations anatomiques* , par M. Barrère, médecin de l'hôpital militaire de Perpignan. *Perpignan,* 1753.

intenses étaient morts peu de temps après avoir
éprouvé une péripneumonie grave; et nous verrons, en parlant de cette maladie, que sa résolution
est presque toujours accompagnée d'un certain degré d'œdème. Les catarrhes, la phlegmorrhagie pulmonaire aiguë et chronique surtout, y prédisposent
également, et beaucoup de sujets attaqués de ces
maladies meurent suffoqués par le développement
de l'œdème du poumon.

Quoique l'œdème du poumon ne survienne ordinairement qu'à la fin des maladies aiguës ou chroniques, et souvent peu d'heures avant la mort, cependant j'ai rencontré beaucoup de cas où il avait
évidemment duré plusieurs semaines, et même plusieurs mois, et, dans quelques-uns, l'œdème paraissait même avoir été idiopathique.

L'orthopnée suffocante qui emporte quelquefois
les enfans à la suite de la rougeole n'est probablement autre chose qu'un œdème idiopathique du poumon. Je n'ai point eu occasion de vérifier cette conjecture, parce que j'ai été assez heureux pour n'a-
voir jamais perdu que deux malades parmi ceux que
j'ai traités de la rougeole; mais elle me paraît bien
fondée d'après la disposition à la diathèse séreuse
qui existe souvent à la suite de cette maladie, et
d'après la fréquence de la complication péripneumonique pendant sa durée même.

L'œdème du poumon présente les caractères anatomiques suivans : lorsqu'il occupe la totalité d'un
poumon, et qu'il a une date un peu ancienne, le
tissu pulmonaire présente une teinte d'un gris pâle,
ou jaunâtre-fauve pâle, et qui n'a plus rien de la

couleur légèrement rosée qui lui est naturelle ; ses vaisseaux paraissent contenir moins de sang que dans l'état ordinaire. Le poumon, plus dense et plus pesant qu'il ne l'est communément, ne s'affaisse nullement à l'ouverture de la poitrine. Il est cependant encore presqu'aussi crépitant que dans l'état naturel. L'impression du doigt y reste un peu plus fortement marquée que dans un poumon sain. Lorsqu'on l'incise, il en ruisselle une sérosité abondante, presque incolore ou très-légèrement fauve, transparente et à peine spumeuse.

Ces derniers caractères suffiraient pour faire distinguer cette lésion de la péripneumonie au premier degré, dans laquelle la sérosité infiltrée dans le tissu pulmonaire enflammé est fortement sanguinolente et très-spumeuse, si, d'ailleurs, la rougeur caractéristique de l'inflammation n'établissait entre les deux affections une différence extrêmement tranchée. Mais dans l'œdème pulmonaire aigu, tel que celui qui accompagne une phlegmorrhagie aiguë, un catarrhe suffocant et l'agonie de beaucoup de maladies, il n'est pas rare de trouver dans un poumon œdémateux quelques points péripneumoniques au premier degré et même au second, et autour de ces points, le passage insensible et graduel de la péripneumonie à l'œdème. Les faits de ce genre se rattachent à ceux qui établissent des points de contact et d'affinité entre les modifications morbides les plus opposées, l'inflammation aiguë et la diathèse séreuse passive.

Dans les œdèmes récens, la sérosité infiltrée est très-spumeuse.

L'œdème du poumon qui survient aux approches de la mort, dans quelque maladie que ce soit, est ordinairement partiel, et occupe le plus souvent les parties postérieure et inférieure du poumon, comme l'infiltration cadavérique sanguine, à laquelle il est alors presque toujours réuni, et qui se remarque particulièrement dans les points les plus déclives.

Quelque intense que soit l'œdème du poumon, la texture spongieuse des cellules aériennes reste sans altération, et on la reconnaît toujours parfaitement, surtout à l'intérieur, et lorsqu'il a coulé une certaine quantité de sérosité par les incisions; mais lorsque le poumon est encore entier, il est plus difficile de distinguer les cellules aériennes, parce que la sérosité qui les remplit diminue à la fois leur transparence et l'opacité de leurs cloisons, qui en sont imbibées: cependant la plus grande partie de la sérosité est évidemment contenue dans les vésicules pulmonaires.

Lorsque l'œdème du poumon est ancien et universel, il ne présente ordinairement aucun mélange de l'infiltration sanguine cadavérique que l'on observe vers les parties postérieures du poumon dans la plupart des cadavres.

Il ne faut pas confondre avec l'œdème du poumon une espèce particulière d'infiltration que le tissu pulmonaire présente assez souvent, chez les phthisiques, dans l'intervalle des masses tuberculeuses, et dont je parlerai en son lieu.

Signes de l'œdème du poumon. — Les symptômes de l'œdème du poumon sont extrêmement équivoques. La gêne de la respiration, une toux légère et une expectoration presque aqueuse et plus ou moins abondante, sont les seuls signes auxquels on puisse le soupçonner; dans quelques cas même il n'y a pas d'expectoration notable, dans d'autres, et surtout quand la maladie est jointe à une phlegmorrhagie pulmonaire, les crachats sont plus abondans et présentent un aspect assez remarquable : ils sont formés par une pituite incolore, d'une consistance et d'un aspect analogue à celui du blanc d'œuf dissous dans une quantité à-peu-près égale d'eau. Cette matière, mêlée d'une grande quantité de bulles d'air, forme la nappe lorsqu'on incline le vase qui la contient, de même que le produit de l'expectoration des péripneumoniques ; mais elle est beaucoup plus liquide et moins visqueuse. Quelques crachats légèrement fauves, verdâtres ou légèrement rouillés, mais toujours transparens, se distinguent dans cette masse lorsqu'en même temps que l'œdème il existe dans le poumon quelques points enflammés. Ces caractères des crachats ne peuvent d'ailleurs servir à faire distinguer l'œdème du catarrhe pituiteux. (*Voy.* p. 162.)

La percussion non plus n'indique presque jamais rien dans l'œdème du poumon, les deux côtés étant le plus souvent affectés à la fois, et lors même qu'un poumon est seul œdématié ou l'est plus que l'autre, cette méthode d'exploration donne rarement quelques résultats évidens, sans doute parce que les vésicules pulmonaires contiennent encore une assez grande quantité d'air mêlée à la sérosité.

Le stéthoscope donne deux moyens de reconnaître l'œdème du poumon. La respiration s'entend beaucoup moins qu'on ne devrait s'y attendre, à raison des efforts avec lesquels elle se fait, et de la grande dilatation du thorax dont elle est accompagnée. L'on entend en même temps, comme dans la péripneumonie au premier degré, une légère crépitation plus analogue au râle qu'au bruit naturel de la respiration. Ce râle crépitant, ou plutôt *sous-crépitant*, est moins sec que dans la péripneumonie au premier degré. Les *bulles* en paraissent plus grosses, et donnent à l'oreille une sensation plus manifeste d'humidité. Cependant on doit avouer qu'il est quelquefois difficile de distinguer ces deux affections l'une de l'autre à l'aide des seuls signes donnés par le cylindre, et qu'il est nécessaire d'y joindre la comparaison des symptômes généraux. Quand l'œdème est très-étendu et très-intense, la sonoréité de la poitrine diminue assez notablement. Un peu de bronchophonie se manifeste dans ces cas à la racine du poumon surtout : mais la longue persistance du râle crépitant, et l'absence des signes généraux de l'inflammation, permettent presque toujours de distinguer l'œdème du poumon de la pneumonie au premier degré, même dans les cas où les affections sont réunies.

Il est un cas dans lequel les signes de l'œdème du poumon deviennent très-obscurs ou même tout-à-fait nuls : c'est celui où il survient dans un poumon emphysémateux ou affecté d'un catarrhe sec intense. Dans ce cas, si l'on a reconnu précédemment l'emphysème ou le catarrhe sec, on ne sera point averti de la complication qui est venue s'y joindre, la respiration étant trop faible et trop peu étendue pour pouvoir déterminer et faire entendre le râle crépitant. Si la complication existe déjà au moment où l'on voit pour la première fois le malade, l'absence presque totale de la respiration, avec un léger râle sibilant par intervalles et sans altération notable de la résonnance des parois thoraciques, indiquera l'existence de l'emphysème; mais on le croira simple, parce que le râle crépitant n'existera pas, ou sera si faible et si rare qu'on ne pourra le distinguer du râle sibilant qui accompagne toujours l'emphysème. Le meilleur moyen d'éviter l'erreur est de faire tousser le malade ou de lui faire retenir long-temps sa respiration, afin de déterminer une inspiration énergique qui puisse faire entendre le râle crépitant.

Si le malade succombe, à l'ouverture du cadavre on sera exposé à une erreur toute opposée : on n'apercevra d'abord que l'œdème; et, s'il est considérable et général, il faudra même de l'attention pour distinguer quelques traces d'emphysème. Les cellules aériennes, pleines de sérosité, perdent de leur transparence, et on ne les distingue plus assez pour reconnaître si quelques-unes d'entre elles sont dilatées. Le poumon, d'ailleurs gonflé de sérosité, ne s'affaisse nullement à l'ouverture de la poitrine, dans laquelle il est étroitement serré; et les cellules aériennes les plus dilatées ne sont pas plus saillantes que le reste de la surface de ce viscère. Il est rare, au reste, qu'un poumon soit fortement œdémateux dans toute son étendue; et le plus ordinairement l'emphysème est encore reconnaissable dans divers points, et particulièrement vers le bord antérieur et les pointes de chaque lobe.

Lorsqu'il y a quelque doute sur l'existence de l'emphysème, il faut lier avec une ficelle les portions du poumon dans lesquelles on le soupçonne, de manière à y enfermer l'air et la sérosité qui s'y trouvent. On coupe ensuite au-delà de la ligature, et l'on fait sécher ces portions de poumon au soleil ou auprès d'un poële. Dès que leur surface commence à se dessécher, les cellules dilatées par l'air deviennent beaucoup plus apparentes.

Ce que nous venons de dire de l'œdème du poumon s'applique également à la péripneumonie : elle fait aussi, et à plus forte raison, disparaître sur le cadavre les traces de l'emphysème du poumon ; et cela est d'autant plus facile à concevoir, que l'engorgement péripneumonique est beaucoup plus dense, plus opaque que celui que produit l'œdème, et qu'obstruant à la fois toutes les cellules aériennes, il les confond en une seule masse.

Dans ce cas comme dans le précédent, les parties du poumon exemptes de l'engorgement, ou qui n'en ont été atteintes qu'à un léger degré, sont les seules où l'on puisse encore reconnaître l'emphysème.

Dans cette dernière complication, si la péripneumonie est au premier degré, on ne reconnaîtra souvent encore sur le vivant que l'emphysème du poumon, à moins que l'engorgement péripneumonique ne soit déjà assez considérable pour produire une diminution notable du son thoracique. Si, au contraire, la péripneumonie est au deuxième ou au troisième degré, on ne reconnaîtra qu'elle, l'absence de la respiration et du son étant complète ; mais si l'on a vu le malade et reconnu l'emphysème avant l'apparition de la péripneumonie, la percussion indiquera cette complication, car avant qu'elle n'existât la poitrine résonnait bien, quoique la respiration ne s'entendît presque pas, et au moment où l'engorgement péripneumonique est devenu un peu considérable, la résonnance des parois thoraciques s'est changée en un son tout-à-fait mat.

J'ai cru devoir entrer dans quelques détails relativement à ces complications, parce qu'elles peuvent faire méconnaître l'une ou l'autre maladie, pendant la vie comme à l'ouverture des cadavres ; et parce qu'après s'être trompé quelquefois de cette manière, un observateur peu attentif pourrait conclure que les signes que nous avons donnés de l'inflammation, de l'emphysème et de l'œdème du poumon, ne sont ni sûrs ni constans.

Le cas suivant offre un exemple de la facilité avec laquelle une semblable erreur pourrait être commise par un médecin qui n'aurait pas encore appris à bien connaître l'emphysème du poumon, tant sur le vivant que sur le cadavre. Un homme d'environ soixante ans entra à l'hôpital Necker avec tous les signes de cette maladie portés au plus haut degré. La poitrine résonnait bien, et la respiration ne s'entendait que très-faiblement, par momens seulement, dans des points variables, et avec un léger râle semblable au cliquetis d'une soupape. La maladie étant bien constatée et le malade étant dans un état désespéré, je ne percutai pas de nouveau la poitrine. Les trois jours qui précédèrent sa mort, je trouvai l'absence de la respiration tout-à-fait complète dans la partie supérieure droite de la poitrine.

A l'ouverture du corps, nous trouvâmes les lobes supérieurs du poumon droit dans un état d'engorgement péripneumonique passant du premier au deuxième degré ; il avait déjà une densité presque égale à celle du foie, était très-rouge, et ne présentait plus aucune trace de cellules aériennes, quoiqu'il n'eût pas encore parfaitement l'aspect granulé : le reste de ce poumon était fortement infiltré d'une sérosité légèrement sanguinolente dans quelques points, et tout-à-fait incolore dans d'autres. Le poumon gauche était également infiltré de sérosité, mais moins abondante, plus spumeuse, et plus généralement incolore : il ne présentait aucun point péripneumonique.

Au premier aspect, ni l'un ni l'autre poumon ne paraissaient emphysémateux ; on trouva seulement, à la face externe du lobe supérieur du poumon gauche (point très-peu infiltré), une cellule aérienne énormément dilatée, et présentant assez bien l'apparence de la moitié d'un grain de raisin : incisée, elle laissa voir, dans la substance même du poumon, une cavité capable de loger une aveline, et dont les parois étaient formées par d'autres cellules moins dilatées qui paraissaient s'y ouvrir. En examinant avec attention la surface des deux poumons, on y remarqua çà et là un grand nombre de cellules aériennes assez dilatées pour pouvoir contenir un grain de millet ou même de chenevis, mais dont la dilatation ne frappait pas les yeux au premier abord, parce que l'infiltration leur avait fait perdre presque toute leur transparence. On y trouva également trois ou quatre bosselures correspondantes à des ruptures du tissu pulmonaire semblables à celles que j'ai décrites en parlant de l'emphysème du poumon (p. 290).

Le malade dont il s'agit présentait les signes de l'emphysème du poumon d'une manière tellement évidente que l'élève le moins instruit, après avoir lu ce que nous en avons dit, n'aurait pu les méconnaître. Cependant, à l'ouverture du corps, il est presque certain qu'il n'aurait pu distinguer d'autre trace de cette lésion que la grosse bulle décrite ci-dessus, à moins qu'il n'eût déjà vu la même altération sur d'autres sujets ; et, par conséquent il aurait cru s'être trompé sur le diagnostic, ou il aurait pensé que les signes de l'emphysème ne sont pas sûrs et constans.

Des trois observations suivantes, la première montrera l'œdème du poumon dans son état de simplicité ; la seconde offrira un exemple de la complication dont nous venons de parler ; la troisième en donnera un de l'œdème survenu à la suite d'une péripneumonie grave, et avant que sa résolution fût tout-à-fait parfaite.

Obs. IX. *OEdème des poumons avec ascite et anasarque.* — Elisabeth Roussel, cantinière, âgée de quarante-sept ans, veuve, ayant la peau assez blanche et un embonpoint médiocre, avait toujours jouit d'une bonne santé jusqu'à l'âge de quarante-six ans. Réglée à onze ans, mariée à douze, et mère peu de temps après, ses menstrues avaient toujours eu un cours régulier, malgré les fatigues et les changemens fréquens de pays et de régime auxquels elle était exposée en suivant les armées. Ce ne fut que vers la fin de 1817 que leur cours commença à se déranger et devint de plus en plus irrégulier.

Au commencement du mois de décembre 1818, la malade éprouva tout-à-coup une douleur assez vive dans la partie postérieure gauche de la poitrine ; cette douleur se jeta ensuite sur le sein du même côté. La respiration devint en même temps très-gênée, et la malade commença à tousser et à cracher. Un emplâtre de ciroène appliqué sur le point douloureux, la soulagea beaucoup. Néanmoins elle se décida à entrer à l'hôpital Necker, et y fut admise le 20 décembre.

Elle présentait alors les symptômes suivans : face légèrement jaunâtre, maigreur assez marquée, œdème des extrémités supérieures, et surtout de la gauche ; respiration courte et embarrassée, toux peu fréquente, crachats blancs, visqueux, mêlés de beaucoup de salive ; digestion assez bonne, sommeil rare depuis quinze jours. (Un séton pratiqué sur le côté gauche soulagea beaucoup la malade, et rendit la respiration beaucoup plus libre (1). L'usage d'un looch gommeux avec addition de laudanum lui procura un peu de sommeil.)

Les règles parurent deux ou trois jours après, mais elles cessèrent presqu'aussitôt.

____

(1) La feuille de diagnostic de cette malade ayant été perdue, et l'élève chargé de recueillir l'observation ayant négligé, les premiers jours, d'y reporter cette feuille, je ne sais d'après quel motif je me décidai à faire appliquer ce séton. Je ne crois pas cependant avoir reconnu ce jour-là l'œdème du poumon.

La malade alla de mieux en mieux jusque vers la fin du mois de janvier 1819. Elle ne toussait presque plus ; elle respirait plus librement ; elle crachait fort peu : ses crachats offrirent à plusieurs reprises une couleur noire très-prononcée ; couleur due probablement au voisinage d'une lampe qui fumait beaucoup ; l'œdème des bras était beaucoup moindre ; toutes les fonctions se faisaient bien.

Vers le commencement de février, l'enflure des bras augmenta un peu ; les jambes et les cuisses commencèrent aussi à devenir œdémateuses. La malade resta trois jours sans uriner.

Le 8 février, elle s'en plaignit pour la première fois, et avoua que, depuis le commencement de cette rétention d'urine, elle avait perdu de nouveau le sommeil ; qu'elle éprouvait des étouffemens, des nausées, et quelques douleurs sourdes dans la matrice. Elle avait maigri sensiblement depuis quelques jours ; l'enflure des cuisses gagnait l'abdomen et les parties extérieures de la génération. Presque tout le corps, la face exceptée, était œdémateux ; l'abdomen était très-volumineux ; mais sa tuméfaction paraissait dépendre plutôt de l'infiltration de ses parois que d'un épanchement dans la cavité du péritoine, car on ne sentait aucune fluctuation.

On sonda la malade, et quoique cette opération n'eût donné issue qu'à une fort petite quantité d'urine, elle se trouva soulagée et urina plusieurs fois avec facilité dans la journée.

Les jours suivans, elle était assez bien et ne se plaignait que de quelques coliques légères ; elle urinait facilement ; mais l'œdème ne diminuait point.

Le 18, les coliques étaient plus fortes; l'infiltration des cuisses et de l'abdomen avait beaucoup augmenté; les battemens du cœur étaient irréguliers, peu forts et peu sonores; le pouls était presqu'insensible; une douleur pongitive légère existait depuis la veille sous le sein gauche. La respiration d'ailleurs était assez libre, et s'entendait bien partout à l'aide du cylindre, mais avec un léger râle crépitant.

On porta sur la feuille du diagnostic: *OEdème du poumon avec diathèse séreuse générale.*

(*Tisane apéritive, frictions sur les cuisses avec le vinaigre scillitique, quatre sangsues sur le côté gauche.*)

Le point de côté céda sur-le-champ à l'application des sangsues.

Le 25, augmentation de l'œdème des cuisses et de l'abdomen; excoriation à la partie postérieure des jambes, laissant suinter beaucoup de sérosité; peu d'appétit, peu de sommeil, point de diarrhée, tristesse et plaintes continuelles.

(*On supprima les frictions avec le vinaigre scillitique, et on prescrivit le julep anodin et l'infusion de gui de chêne dans du vin blanc.*)

Les jours suivans, la malade parut se trouver un peu mieux. Le 1er mars, elle toussait fort peu, et n'éprouvait aucune douleur dans la poitrine. La respiration s'entendait très-bien antérieurement dans les deux côtés, et avec un léger râle crépitant dans les parties inférieures des côtés et du dos. Le cœur ne s'entendait presque pas; ses contractions ne donnaient à-peu-près aucune impulsion; le pouls était à peine sensible; l'infiltration des extrémités était à-peu-près la même; celle des parois de l'abdomen avait évidemment diminué. La malade se trouvait assez bien d'ailleurs; mais elle dormait fort peu, et l'appétit était presque nul.

Le 16 mars, la malade se plaignit d'une douleur dans tout le trajet du nerf sciatique droit.

Le 31 mars, la fluctuation était très-sensible dans l'abdomen; le ventre était très-volumineux et les membres inférieurs énormes; la partie postérieure et interne des cuisses était excoriée et laissait suinter beaucoup de sérosité; les bras étaient fortement œdématiés; la face était un peu affaissée et légèrement infiltrée; le pouls était petit, faible; les contractions du cœur, assez irrégulières, ne donnaient presque point d'impulsion; la respiration s'entendait assez bien partout, mais avec un râle crépitant assez marqué. La malade urinait assez facilement, mais peu et rarement; elle n'avait point de dévoiement; elle dormait peu et avait peu d'appétit.

Le 2 avril, fièvre très-forte; pouls très-fréquent et petit; peau très-chaude; langue humide, mais très-rouge; les traits étaient légèrement tirés en haut; la malade éprouvait une soif assez vive; elle urinait peu, mais facilement; elle était un peu constipée; elle n'éprouvait aucune douleur dans l'abdomen, et la pression même n'en déterminait pas.

Elle mourut dans la nuit du 2 au 3.

Ouverture du corps faite trente heures après la mort. — Face violette, infiltration considérable de tout le tissu cellulaire sous-cutané, abdomen extrêmement volumineux, larges excoriations livides à la partie postérieure des jambes, au sacrum et au haut des cuisses; bras moins gros que pendant la vie.

Le crâne ne fut pas ouvert.

Le tissu cellulaire sous-cutané de la poitrine était chargé de graisse et distendu par une sérosité abondante. Les muscles pectoraux et les glandes mammaires étaient eux-mêmes infiltrés d'une manière notable; les plèvres contenaient un peu moins d'une pinte de sérosité limpide et légèrement citrine; les poumons adhéraient presque de toutes parts à la plèvre costale par des lames celluleuses assez longues, fermes et bien organisées; le tissu pulmonaire était, dans l'un et l'autre de ces organes, assez peu crépitant et infiltré d'une sérosité médiocrement spumeuse et presque incolore, qui ruisselait avec abondance sous le scalpel, et donnait au tissu pulmonaire une sorte de demi-transparence. Du reste, il était sain, avait une couleur d'un rose pâle, ne contenait aucun tubercule, et ne présentait aucune trace d'engorgement sanguin cadavérique ou de péripneumonie.

Le péricarde contenait cinq à six onces de sérosité limpide; le cœur était à-peu-près du volume du poing du sujet; l'oreillette droite était assez fortement distendue par le sang qu'elle contenait; les cavités et les parois de cet organe étaient bien proportionnées; son tissu musculaire était, en général, flasque, mou, et un peu pâle; les valvules sigmoïdes de l'aorte offraient une couleur rouge assez prononcée qui tranchait sur celle de la membrane interne du ventricule. La surface interne de l'aorte, à sa naissance, était un peu inégale, et sa membrane interne offrait dans cette partie plusieurs taches d'un rouge tirant sur le violet; dans cet endroit, la membrane interne était évidemment épaissie, et s'enlevait avec la plus grande facilité; la membrane interne de l'artère pulmonaire, à sa naissance, offrait absolument le même aspect, mais les taches étaient un peu moins grandes.

L'abdomen contenait environ quatre pintes d'une sérosité limpide et légèrement citrine; toute la masse intestinale, ainsi que les mésentères et l'épiploon, offraient extérieurement une couleur pâle extrêmement marquée; la membrane muqueuse de l'estomac et celle des intestins étaient également d'un blanc sale sans trace de rougeur; elles offraient partout des replis très-prononcés, effet dû sans doute à la diète qu'avait observée la malade, car le tube intestinal était à-peu-près vide et contracté sur lui-même.

Le foie était très-inégalement bosselé à sa surface convexe; son volume était assez petit; son parenchyme n'offrait d'ailleurs aucune trace d'altération.

Les autres organes étaient sains.

Obs. X. *OEdème des poumons survenu chez un sujet attaqué d'emphysème du même organe.* — Françoise B***, âgée de quarante-cinq ans, d'une taille un peu au-dessous de la moyenne, d'un caractère triste et difficile, entra à l'hôpital Necker le 23 mars 1819.

Depuis l'âge de neuf ans, elle était, disait-elle, sujette à l'*asthme;* elle toussait habituellement, mais elle crachait peu. Elle était affectée depuis plusieurs années d'une surdité assez forte ; elle avait cessé d'être réglée depuis long-temps. Une difficulté plus grande de respirer et une douleur survenue depuis quelques jours à la jambe gauche l'avaient déterminée à entrer à l'hôpital.

Le 24 mars, elle offrait les symptômes suivans : habitude du corps pâle et flasque, face assez maigre, œdème autour des malléoles, langue humide et blanchâtre, ventre souple et non douloureux à la pression, soif modérée, urines et selles comme dans l'état ordinaire, peau plus froide que chaude, pouls un peu fréquent, régulier. Les battemens du cœur étaient réguliers ; les contractions des ventricules donnaient une impulsion notable, mais qui cependant ne pouvait être regardée comme trop forte. La respiration était courte, difficile et interrompue par quelques quintes de toux suivies de l'expectoration de crachats jaunes et muqueux ; elle s'entendait très-peu au moyen du stéthoscope dans toute l'étendue de la poitrine, et était accompagnée par momens d'un léger râle tantôt sibilant, tantôt analogue au cliquetis d'une soupape. Le thorax paraissait résonner un peu moins à la partie postérieure gauche. D'après ces signes, je portai le diagnostic suivant : *Catarrhe chronique, emphysème du poumon.*

(*Décoction de polygala.*)

La malade resta à-peu-près dans le même état jusqu'au 15 avril. A cette époque, une douleur assez vive se fit sentir le long du trajet du nerf sciatique droit ; elle céda au bout de quelques jours à des frictions faites avec le liniment volatil. L'appétit reparut, la respiration devint moins gênée, et la malade paraissait à-peu-près rendue à son état de santé ordinaire, lorsque, le 25 avril, elle fut prise d'un assoupissement qui, joint à une lividité des pommettes plus marquée que les jours précédens, pouvait faire craindre une attaque d'apoplexie. Depuis deux jours l'œdème des extrémités avait augmenté; la respiration présentait sous le cylindre le même caractère que lors de l'entrée de la malade; les contractions des ventricules du cœur étaient toujours accompagnées d'une certaine impulsion; mais leur son, devenu plus sourd, s'était changé en un bruissement analogue à un coup de lime donné sur un morceau de bois (1). Ce bruissement n'était pas accompagné, comme il l'est quelquefois, d'un frémissement sensible à la main.

(*Six sangsues à l'épigastre, vésicatoire à la nuque.*)

La malade éprouva un soulagement assez évident à la suite de l'emploi de ces moyens : cependant le penchant à l'assoupissement était toujours très-marqué.

Les jours suivans, l'infiltration s'étendit aux cuisses, aux parois abdominales et aux extrémités supérieures, principalement du côté droit, sur lequel la malade paraissait se coucher de préférence.

(*Tisane d'orge nitrée, looch avec acétate de potasse.*)

----

(1) Ce bruissement indiquait un état spasmodique et une trop grande réplétion des cavités du cœur, et ce fut ce qui me détermina à faire appliquer les sangsues.

Dans les premiers jours de mai, une diarrhée très-forte se joignit aux symptômes précédens ; les traits de la face s'affaissèrent ; le pouls devint petit et très-faible ; on ne put presque plus explorer la poitrine, à raison de la surdité et de la morosité de la malade. Le 6 mai, elle mourut après une courte agonie.

Ouverture du corps faite vingt-quatre heures après la mort. — La pie-mère était infiltrée d'une assez grande quantité de sérosité diaphane. Chacun des ventricules latéraux en contenait plus d'une demi-once. La substance cérébrale était molle et très-humide ; elle n'offrait d'ailleurs aucune altération.

Les conduits auriculaires externes étaient bouchés par un cérumen jaunâtre et mollasse. Les diverses parties de l'oreille interne n'offraient aucune altération : il paraissait évident que l'obstruction des conduits auditifs par l'accumulation du cérumen avait été la seule cause de la surdité dont la malade était affectée.

Le poumon droit remplissait exactement la cavité de la plèvre et ne s'affaissa nullement à l'ouverture de la poitrine. On distinguait sur son bord antérieur plusieurs cellules aériennes dilatées de la grosseur d'un grain de chenevis. Ce poumon adhérait de toutes parts à la plèvre costale par un tissu cellulaire bien organisé et infiltré, par endroits, d'une sérosité jaunâtre. Le tissu de l'organe paraissait assez ferme ; en le comprimant à sa surface, il conservait l'impression du doigt ; en l'incisant transversalement, il en sortait une très-grande quantité de sérosité diaphane et très-peu spumeuse. À la partie supérieure du poumon, on voyait çà et là quelques points peu étendus qui étaient un peu rouges, compactes, et d'un tissu plein qui présentait à l'incision une surface grenue (noyaux pneumoniques *lobulaires*). Dans le reste de son étendue, le tissu pulmonaire était luisant, assez crépitant encore, mais pesant, résistant à la pression, et infiltré d'une très-grande quantité de sérosité presque incolore, qu'on en exprimait comme d'une éponge.

Le poumon gauche était refoulé contre les côtes, et adhérait intimement à la plèvre dans toute son étendue. Inférieurement cette adhérence était cellulaire ; mais vers le sommet du poumon elle avait lieu au moyen d'une membrane fibro-cartilagineuse, épaisse de deux ou trois lignes, d'un blanc brillant et un peu grisâtre, qui adhérait intimement à la plèvre costale par une de ses faces, et par l'autre au lobe supérieur du poumon, qu'elle recouvrait comme un bonnet. Le tissu de ce poumon offrait, à l'incision, un aspect analogue au précédent, excepté qu'on n'y trouvait pas de points péripneumoniques comme dans la partie supérieure du poumon droit. On y distinguait aussi çà et là, dans les parties les moins infiltrées, des vésicules aériennes dilatées de manière à pouvoir contenir un grain de chenevis (traces d'emphysème pulmonaire).

On voyait, en outre, à la partie supérieure de ce poumon, une cavité capable de loger une pomme de reinette de moyenne grosseur. Cette cavité occupait une grande partie du lobe supérieur, et ne contenait qu'une petite quantité de mucosité très-liquide (1) Sa surface interne était tapissée par une membrane lisse, épaisse d'un quart de ligne, d'un blanc assez transparent pour laisser apercevoir la couleur livide du tissu pulmonaire environnant, d'une consistance ferme, et d'une texture qui semblait moyenne entre celle des membranes muqueuses et celle des cartilages.

Cette excavation était traversée en différens sens par de petites colonnes arrondies, très-blanches, partant de son plancher inférieur, et se fixant sur ses parois supérieure ou latérales, où elles se divisaient en rameaux à la manière des vaisseaux sanguins. Ces ramifications se confondaient par continuité de substance avec la membrane interne de l'excavation, mais restaient cependant très-distinctes à raison de leur blancheur éclatante et de leur opacité. En disséquant avec précaution ces colonnes, on les reconnaissait facilement pour des vaisseaux sanguins oblitérés et transformés en cordons fibro-cartilagineux. Les troncs dont ils partaient se terminaient en culs-de-sac dans leur intérieur, à deux ou

____

(1) Cette fistule a servi de modèle à la fig. 8, pl. 1. C'est un nouvel exemple de la possibilité de la guérison des excavations tuberculeuses. Celle qui a donné naissance à la fistule dont il s'agit devait être énorme ; car on sait que les fistules qui succèdent à un abcès sont toujours au moins deux fois moins amples que lui, de même que les cicatrices sont beaucoup plus étroites que les plaies auxquelles elles succèdent. Il paraîtrait, d'après l'historique exposé ci-dessus, que la fistule existait depuis l'âge de neuf ans. Elle offre encore une particularité remarquable, celle d'être traversée par des vaisseaux sanguins.

trois lignes en dedans ou en dehors de l'excavation. Le reste de ces cordons et leurs rameaux étaient tout-à-fait pleins; mais, en les coupant transversalement, on distinguait encore dans leur centre un faisceau plus transparent qui indiquait évidemment la place qu'avait occupée leur cavité.

Le fond de l'excavation présentait cinq ou six ouvertures arrondies, béantes, capables d'admettre une plume d'oie. Ces ouvertures étaient la terminaison de tuyaux bronchiques évidemment dilatés, et dont la membrane interne se confondait avec celle de l'excavation. Cette dernière présentait, près de l'ouverture d'un de ces tuyaux, une ulcération de la largeur de l'ongle, dont les bords, quoique très-peu élevés, étaient taillés perpendiculairement, et dont le fond offrait une rougeur blafarde et un aspect un peu granulé.

Le tissu pulmonaire, à la partie inférieure de l'excavation, était crépitant quoique infiltré de sérosité; mais, dans tout le reste de ses parois, il formait une couche de deux à trois lignes d'épaisseur seulement, flasque, et d'un noir assez foncé, dû à l'accumulation de la matière noire pulmonaire. Ce tissu, imperméable à l'air, semblait comprimé entre la membrane interne de l'excavation et la calotte fibro-cartilagineuse qui embrassait le sommet du poumon (1).

____

(1) Je parlerai ailleurs de ces productions cartilagineuses qui semblent destinées à protéger les parois trop minces d'une excavation ulcéreuse ou d'une fistule pulmonaire. Celle dont il s'agit ici aurait certainement donné la pectoriloquie de la

Le poumon gauche ne contenait pas de tubercules, non plus que le droit; dans les parties les plus infiltrées de l'un et de l'autre, c'est-à-dire, dans presque toute leur étendue, il était impossible de reconnaître si les cellules aériennes étaient ou n'étaient pas dilatées.

Le cœur était d'un bon volume, et plutôt grand que petit, mais sans hypertrophie et sans dilatation. Ses cavités, bien proportionnées, étaient remplies de sang caillé. Il y avait environ une once de sérosité limpide dans le péricarde.

La cavité du péritoine contenait environ une pinte et demie de sérosité citrine et limpide.

L'estomac offrait intérieurement une rougeur assez marquée; la même disposition se remarquait dans quelques points du gros intestin et de l'intestin grêle.

Tous les autres organes étaient sains.

Obs. XI. *OEdème du poumon survenu dans la convalescence d'une péripneumonie.* — Marie-Mélanie Basset, femme-de-chambre, âgée de quarante ans, d'un tempérament lymphatique, avait toujours été d'une santé chancelante. Dès sa première jeunesse, elle était sujette à une difficulté de res-

---

manière la plus évidente. Il n'y avait aucune raison de la chercher, puisque la malade ne présentait aucun symptôme d'affection tuberculeuse; mais on l'eût trouvée en étudiant sous d'autres rapports l'état de la poitrine si, comme je l'ai dit, la surdité et le caractère morose de la malade n'avaient empêché de la fatiguer par des explorations dont son état ne permettait pas d'espérer rien d'utile pour elle.

pirer très-grande et à des palpitations fréquentes. Les battemens du cœur se faisaient sentir au-dessous du sternum. La région épigastrique était habituellement gonflée, surtout après les repas : cependant la malade n'avait jamais eu d'indigestion ni de nausées. A dix-neuf ans, les règles avaient paru pour la première fois : la malade ne s'en était pas trouvé soulagée, quoique l'évacuation périodique eût continué de se faire régulièrement.

Mariée à vingt-quatre ans, elle avait eu d'abord, sans aucun changement sensible dans son état, deux enfans à un an d'intervalle, et ses grossesses s'étaient passées sans accidens notables.

Elle devint de nouveau enceinte à vingt-sept ans, et cette nouvelle grossesse fut aussi heureuse que les précédentes ; mais après l'accouchement, les règles ne reparurent pas. Bientôt après, survint une anasarque générale suivie d'ascite, d'une oppression extrême et d'une insomnie opiniâtre. Un charlatan donna à la malade des médicamens qui produisirent un flux abondant des urines ; l'enflure diminua peu à peu, et disparut enfin totalement ; la dyspnée et les palpitations devinrent plus supportables ; les règles reprirent leur cours : la malade atteignait alors vingt-neuf ans. Depuis cette époque, le flux périodique avait toujours été régulier, et cependant l'état de la malade avait toujours été en empirant.

Le 1ᵉʳ janvier 1817, ayant été obligée de passer plusieurs nuits auprès d'un malade, elle tomba dans un état de faiblesse extrême : elle éprouvait une suffocation imminente pour peu qu'elle fît un mouvement un peu rapide. Bientôt il lui fut impossible de monter un escalier. Il y avait une toux légère avec expectoration muqueuse, quelquefois noirâtre appétit et sommeil nuls. Forcée de garder le lit, la malade se décida à entrer à l'hôpital Necker le 7 mars.

Le 8, à la première inspection, l'ensemble des symptômes et la constitution régnante faisaient soupçonner l'existence d'une péripneumonie. La poitrine rendait un son moins bon à droite en arrière, et à gauche en devant ; le son manquait dans la région du cœur ; la respiration, explorée à l'aide du cylindre, ne s'entendait pas dans ces points. La malade présentait d'ailleurs les symptômes suivans : face et habitude du corps très-pâles, avec bouffissure légère ; œdème bien prononcé aux jambes, lèvres d'un violet pâle, oppression extrême, palpitations fréquentes, insomnie ou sommeil interrompu par des réveils en sursaut. La malade se plaignait d'élancemens dans la tête. Il y avait diarrhée depuis quatre jours. Les battemens du cœur, explorés par le cylindre, ne donnaient presque pas d'impulsion, mais avaient un son clair. On porta, en conséquence, le diagnostic suivant : *Péripneumonie partielle des deux poumons chez un sujet attaqué de dilatation du cœur sans hypertrophie.*

(L'état de cachexie de la malade et la diathèse séreuse qui existait chez elle empêchèrent de la saigner.)

Le 10, le gonflement de la face augmenta ; la malade se plaignait du sentiment d'une barre à la région diaphragmatique, d'une douleur inter-scapulaire, avec un prurit incommode au-dessous de l'épaule droite, et qui revenait, disait-elle, périodiquement à certaines heures de la journée.

Le 11, il y avait un peu d'œdème des paupières et des joues. Les jours suivans, l'œdème fit des progrès ; le 21, il avait envahi toute la face, les avant-bras, les jambes et les cuisses.

Le 28, la dyspnée était plus forte qu'à l'ordinaire; le son était devenu plus obscur dans les parties jusqu'alors sonores de la poitrine.

Le 30, la face était excessivement tuméfiée par l'infiltration.

Dans les premiers jours d'avril, la malade commença à vomir le peu d'alimens qu'elle prenait. Pendant tout ce mois, il y eut peu de changement dans son état : l'œdème faisait toujours des progrès et la faiblesse augmentait.

Le 2 mai, les douleurs que la malade éprouvait dans la région épigastrique déterminèrent à prescrire l'application d'un vésicatoire sur cette partie; mais elle n'y consentit que le 17. Les vomissemens semblèrent alors devenir moins fréquens : cependant la malade tomba dans une faiblesse extrême ; le pouls devint presque insensible ; les extrémités étaient froides. La malade succomba le 2 juin.

Ouverture du corps faite vingt-quatre heures après la mort. — Anasarque générale, peau d'une extrême blancheur, lèvres violettes.

Le cerveau et ses membranes étaient dans l'état naturel; il y avait à-peu-près deux gros de sérosité dans les ventricules latéraux.

Le poumon droit adhérait à la plèvre par quelques lames cellulaires extrêmement molles, mais trèsdiaphanes, qui flottaient dans environ une demi-pinte de sérosité jaunâtre épanchée dans la cavité de la plèvre. La partie supérieure de ce poumon était saine et seulement infiltrée d'une sérosité incolore. Les lobes moyen et inférieur étaient plus compactes et laissaient ruisseler, à l'incision, une grande quantité de sérosité transparente et incolore, dans laquelle on distinguait un liquide jaunâtre, plus épais et puriforme. Le tissu de ces lobes était cependant crépitant, à l'exception de quelques points peu étendus çà et là, qui avaient une densité presque égale à celle du foie, une couleur d'un jaune un peu rougeâtre très-pâle, et dont l'incision offrait une surface grenue (1).

Le poumon gauche, également sain dans son parenchyme, était aussi infiltré d'une sérosité qui, dans certains points, ruisselait pure, et dans d'autres mêlée à un liquide plus opaque et puriforme.

La cavité de la plèvre gauche contenait à-peu-près la même quantité de sérosité que la droite.

Le tissu des deux poumons offrait partout un aspect d'un gris jaunâtre, analogue à celui des poumons infiltrés de pus à la suite de la péripneumonie, et seulement plus pâle. Il semblait, en un mot, évident que, chez ce sujet, une péripneumonie des parties inférieures des deux poumons s'était terminée par suppuration, que la résolution ou l'absorption du pus s'était faite en grande partie, et que

_____

(1) Ces points étaient des restes non complètement résolus de l'engorgement péripneumonique.

ce qui restait à faire à cet égard était peu de chose si les forces eussent suffi.

Le péricarde contenait environ deux onces de sérosité.

Le cœur avait un volume supérieur à celui du poing du sujet; son tissu était mou et facile à déchirer, ses parois minces, ses cavités très-vastes.

La membrane interne de l'estomac était striée de taches rougeâtres, principalement le long de sa grande courbure et dans le voisinage du pylore.

Les intestins offraient à l'extérieur quelques taches noirâtres; intérieurement, ils présentaient une couleur grise, et ils contenaient des matières muqueuses presque inodores.

Le foie, blanchâtre à sa surface, adhérait au diaphragme par quelques brides celluleuses; son tissu était parfaitement sain. Les reins et la vessie étaient dans l'état naturel.

CHAPITRE V.

DE L'APOPLEXIE PULMONAIRE.

Caractères anatomiques de l'apoplexie pulmonaire. — La maladie que je désigne sous ce nom est très-commune, et cependant à-peu-près inconnue sous le rapport de ses caractères anatomiques. Elle est, au contraire, fort connue sous le rapport de son symptôme principal, qui est une hémoptysie ordinairement grave et abondante.

Nous avons vu que les hémoptysies légères dépendent d'un simple suintement sanguin de la membrane interne des bronches (page 256); mais les hémoptysies fortes et abondantes, celles que la saignée et les dérivatifs ont peine à réprimer et ne répriment pas toujours, dépendent d'une cause beaucoup plus grave, et dont le premier effet est de produire une altération profonde du tissu pulmonaire lui-même.

Cette altération consiste en un endurcissement égal à celui du poumon le plus fortement hépatisé, mais d'ailleurs tout-à-fait différent. Il est toujours partiel et n'occupe que très-rarement une grande partie du poumon; son étendue la plus ordinaire est d'un à quatre pouces cubes. Il est presque toujours très-exactement circonscrit ; et, au point où cesse l'induration, l'engorgement est aussi considérable que vers son centre. Le tissu pulmonaire environnant est le plus souvent tout-à-fait crépitant et sain, et n'offre rien d'analogue à cette densité progressivement moindre à mesure qu'on s'éloigne du lieu affecté, que l'on observe dans la péripneumonie. Ce tissu est souvent même très-pâle autour des engorgemens hémoptoïques : quelquefois cependant il est fortement rosé ou même rouge, et infiltré ou simplement teint d'une certaine quantité de sang vermeil ; mais, dans ce cas même, la démarcation entre l'engorgement dense et l'infiltration sanguine dont il s'agit, est presque toujours très-tranchée et circonscrite par des lignes droites.

La partie engorgée présente une couleur d'un rouge noir très-foncé et tout-à-fait semblable à celle d'un caillot de sang veineux. La surface des incisions est granulée, comme dans l'*hépatisation* inflammatoire ; mais, d'ailleurs, l'aspect de ces deux altérations est tout-à-fait différent. Dans l'*hépatisation* au second degré, la couleur vermeille du tissu pulmonaire enflammé laisse distinguer les taches noires pulmonaires, les vaisseaux et les légères intersections celluleuses qui séparent les lobules du poumon ; et c'est même le mélange de ces couleurs qui donne, comme nous l'avons dit, au poumon hépatisé l'aspect de certains granits. Dans l'*engorgement hémoptoïque*, au contraire, la partie endurcie présente un aspect tout-à-fait homogène, et sa couleur, presque noire ou d'un brun rouge très-foncé, ne permet de distinguer autre chose de la texture naturelle du poumon que les bronches et les plus gros vaisseaux, dont les tuniques ont même perdu leur couleur blanche et sont teintes et imbibées de sang. Les veines sont quelquefois, dans la partie engorgée et dans le voisinage, pleines d'un sang fortement concrété et à demi sec, sorte d'*infarctus* sur lequel nous reviendrons en parlant des maladies des vaisseaux pulmonaires.

Si l'on racle avec le scalpel la surface de ces incisions, on en enlève un peu de sang très-noir et à demi coagulé, mais en beaucoup moindre quantité que la sérosité sanguinolente qui suinte d'un poumon hépatisé au second degré. Le tissu pulmonaire est plus endurci et moins humide. Les granulations que présente la surface des incisions quand on l'expose à contre-jour m'ont toujours paru plus grosses que dans l'hépatisation.

Quelquefois le centre de ces indurations est ramolli et rempli par un caillot de sang pur.

Cette lésion est évidemment le résultat d'une exhalation sanguine dans le parenchyme pulmonaire lui-même, c'est-à-dire, dans les cellules aériennes, dont la forme est représentée par l'aspect granulé de la surface des incisions, et c'est par cette raison que je crois devoir la désigner sous le nom d'*apoplexie pulmonaire* : elle ressemble, en effet, entièrement à l'exhalation sanguine cérébrale qui produit l'apoplexie.

Le cerveau et le poumon ne sont pas, au reste, les seuls organes où de semblables épanchemens sanguins peuvent se faire. J'en ai vu se former spontanément et en un clin d'œil dans le tissu cellulaire sous-cutané, et j'en ai trouvé, chez les cadavres, dans celui de presque toutes les parties du corps, entre les tuniques des intestins, entre les fibres musculaires du cœur, et sous les enveloppes celluleuses des reins et du pancréas. J'ai assisté, il y a quelques années, avec mon confrère M. Royer-Collard, à l'ouverture d'un homme mort d'une attaque d'apoplexie foudroyante, chez lequel des épanchemens sanguins abondans existaient dans le tissu cellulaire de tous les membres, dans celui du tronc, et dans celui qui entoure la plupart des organes abdominaux.

On connaît quelques exemples de morts subites causées par des exhalations sanguines abondantes dans le tissu pulmonaire, et à la suite desquelles on a trouvé, à l'ouverture des cadavres, des caillots de sang plus ou moins considérables au milieu d'un poumon dilacéré à-peu-près comme l'est le tissu cérébral dans une violente apoplexie. Corvisart rapporte un cas très-remarquable de cette espèce, dans lequel l'épanchement avait été tellement abondant qu'il avait déchiré le poumon et rempli la cavité de la plèvre (1).

L'engorgement *hémoptoïque* que nous avons décrit ci-dessus n'est qu'un degré moins intense de la même affection ; et le sang exhalé se concrétant dans les cellules aériennes, se combine en quelque sorte avec le tissu pulmonaire sous l'influence vitale, et d'une manière qui diffère essentiellement de la concrétion du sang tiré de ses vaisseaux.

On rencontre quelquefois deux ou trois engorgemens semblables dans le même poumon, et assez souvent les deux poumons sont affectés à la fois de la même manière. Ces engorgemens se trouvent ordinairement vers le centre du lobe inférieur, ou vers la partie postérieure moyenne du poumon; et c'est par conséquent dans le dos et les parties inférieures de la poitrine qu'il faut les chercher avec le cylindre.

L'engorgement hémoptoïque est aussi facile à distinguer de l'engorgement sanguin cadavérique que de la péripneumonie. En effet, l'engorgement cadavérique est toujours très-humide et formé par un sang mêlé de sérosité souvent spumeuse, qui ruisselle abondamment sous le scalpel, et donne au tissu pulmonaire une couleur livide ou vineuse. Cet engorgement n'est jamais circonscrit. Soumis

____

(1) *Nouvelle Méthode pour reconnaître les maladies internes de la poitrine par la percussion*, etc. , par Avenbrugger, etc. , ouvrage traduit et commenté par J.-N. Corvisart. *Paris* , 1808 , in-8°, pag. 227.

aux lois de la pesanteur, il est plus fort dans les parties les plus déclives du poumon, et il diminue graduellement de bas en haut. Les parties les plus fortement engorgées offrent encore un reste de crépitation, et la surface des incisions n'est nullement granulée, lors même qu'on n'y peut plus distinguer la texture spongieuse du poumon. En pétrissant sous un filet d'eau les parties les plus fortement infiltrées, on exprime tout le sang qui y est contenu, et on réduit facilement le tissu pulmonaire à l'état de flaccidité qu'il présente dans un poumon comprimé par un épanchement pleurétique. L'engorgement hémoptoïque, au contraire, exactement circonscrit, très-dense, d'un rouge noirâtre ou brun, présentant à l'incision une surface grenue et à peine humide, pâlit un peu par le lavage, mais ne perd rien de sa consistance.

Quelque grave que soit cette affection, la résolution de l'engorgement pulmonaire paraît se faire avec assez de facilité; car on voit un assez grand nombre de personnes qui ont guéri après avoir éprouvé des hémoptysies abondantes et répétées. Je n'ai pas eu beaucoup d'occasions de suivre les progrès de la résolution par l'ouverture de sujets morts pendant qu'elle s'opérait. Dans le petit nombre de cas de ce genre que j'ai vus, il m'a paru que l'engorgement passait successivement du rouge-noir au brun, et au rougeâtre pâle; qu'à mesure que la couleur pâlit, la partie engorgée perd de sa texture granulée et de sa densité. Je ne pense pas que cet engorgement soit suivi, au moins constamment, d'œdème, comme l'engorgement pneumonique.

Lorsque la résolution est terminée, elle ne laisse aucune trace de la maladie dans le tissu pulmonaire. Je n'en ai trouvé aucun vestige dans les poumons de sujets qui avaient éprouvé, plusieurs années ou quelques mois seulement avant leur maladie mortelle, des hémoptysies graves.

Signes de l'apoplexie pulmonaire. Les symptômes principaux de cette maladie sont une oppression forte, une toux accompagnée de beaucoup d'irritation au larynx, et quelquefois de douleurs assez vives ou même aiguës dans la poitrine; l'expectoration d'un sang rutilant et spumeux ou noir et caillé, pur, ou mêlé seulement de salive et d'un peu de mucosité bronchique et gutturale; un pouls fréquent, assez large, et offrant une sorte de vibration particulière, lors même qu'il est mou et faible, ce qui arrive souvent au bout de quelques jours. Rarement il y a une véritable fièvre, et la chaleur de la peau est naturelle ou à-peu-près. Assez souvent le cœur et les principales artères donnent un *bruit de soufflet* très-marqué, phénomène dont nous parlerons en traitant des maladies du cœur.

De tous ces symptômes, le crachement de sang est le plus constant et le plus grave. Il est ordinairement très-abondant, et revient par intervalles, avec toux quinteuse, oppression, anxiété, rougeur intense ou pâleur extrême de la face, et refroidissement des extrémités. Quand le crachement de sang est excessivement abondant, il survient ordinairement avec une toux très-peu forte, et accompagnée d'un soulèvement du diaphragme analogue à celui qui a lieu dans le vomissement: aussi la plupart des malades qui ont éprouvé une hémoptysie abondante disent-ils *qu'ils ont vomi le sang*.

Cette apparence n'est pas toujours fausse, car il est difficile de croire que ces éruptions de sang en partie caillé, rapides et abondantes, qui se font à la fois par la bouche et à travers les narines, et qui remplissent en quelques instans une cuvette, puissent venir uniquement des bronches. Le volume même des caillots semble souvent rendre le fait impossible ; et dans ces cas le mouvement de vomissement paraîtrait indiquer qu'il y a hématémèse en même temps qu'hémoptysie. J'ai trouvé cette conjecture vraie quelquefois, mais rarement, parce qu'il n'est pas très-commun de voir succomber les malades dans le temps même d'une hémoptysie violente. Dans d'autres cas, au contraire, je n'ai trouvé dans l'estomac qu'une très-petite quantité de sang, qui paraissait avoir été avalé, quoique l'hémoptysie eût été accompagnée d'un mouvement de vomissement très-marqué.

La quantité de sang expectoré est quelquefois énorme. J'ai vu un jeune homme en rendre dix livres dans un espace de quarante-huit heures, et expirer au bout de ce temps. Dans des cas moins aigus, j'ai vu rendre environ trente livres de sang en quinze jours de temps. Rhodius (1) rapporte des exemples semblables. Une hémorrhagie aussi grave indique presque toujours l'existence d'un engorgement hémoptoïque ; mais cet indice n'est pas sûr, car, comme nous l'avons vu, l'hémorrhagie

____

(1) *Cent.* II, *obs.* XXX.

bronchique donne quelquefois lieu à des hémoptysies très-abondantes, et, d'un autre côté, un engorgement hémoptoïque peut être assez étendu, quoique le malade ne crache qu'une petite quantité de sang, deux à six onces, par exemple, dans les vingt-quatre heures.

Quand l'engorgement hémoptoïque n'occupe qu'une étendue médiocre, comme d'un pouce à deux pouces carrés, l'affection peut quelquefois être latente et sans crachement de sang. Les premiers sujets chez lesquels j'ai rencontré l'engorgement hémoptoïque étaient dans ce cas, qui me frappa d'autant plus que je ne savais à quelle maladie rapporter cette altération singulière dont je n'avais jamais lu de description. Haller seul, à ma connaissance, rapporte, sous le nom de *péripneumonie produite par la transsudation du sang*, l'histoire succincte d'une maladie qui, d'après la description qu'il donne de l'état des poumons, me paraît être une apoplexie pulmonaire très-étendue et formée d'une manière un peu lente. Il est probable qu'il n'y eut pas, dans ce cas, d'hémoptysie notable, puisque l'auteur n'en fait pas mention, et qu'il a regardé la maladie comme une péripneumonie (1).

Signes de l'apoplexie pulmonaire. — D'après ce qui précède, il est impossible de distinguer par les seuls symptômes, l'hémoptysie bronchique de l'hémoptysie pulmonaire. Les signes physiques donnés par l'auscultation et la percussion atteignent souvent ce but.

______

(1) *Opusc. pathol.*, obs. XVI, hist. I.

L'engorgement hémoptoïque a ordinairement trop peu d'étendue pour que la percussion puisse le faire connaître. Il se trouve d'ailleurs très-souvent dans des parties du poumon sur l'état desquelles la percussion n'indique presque jamais rien, et surtout vers la base : cependant, quand il est un peu étendu, la percussion donne évidemment un son mat dans les points correspondans. J'en ai rencontrés qui produisaient l'absence du son dans le tiers d'un côté de la poitrine.

L'auscultation donne deux signes principaux de l'engorgement hémoptoïque : le premier est l'absence de la respiration dans une partie peu étendue du poumon ; le second est un râle crépitant qui existe aux environs du point où la respiration ne s'entend pas, et qui indique la légère infiltration sanguine que nous avons décrite ci-dessus. Ce râle crépitant a toujours lieu au début de la maladie ; plus tard, il cesse souvent de se faire entendre. Quand une hémoptysie présente ces signes, on peut affirmer que le siége de l'hémorrhagie est dans le tissu pulmonaire et non pas simplement dans les bronches. Cependant, de même que dans l'hémorrhagie bronchique, on entend, vers la racine des poumons surtout, un râle muqueux à grosses bulles dont la matière paraît plus liquide et dont les bulles semblent plus grosses que celles qui sont formées par de la mucosité ; leurs parois semblent plus minces, et elles *crèvent* plus souvent par excès de distension. Le bruit de cette rupture se fait entendre d'une manière non équivoque.

L'engorgement hémoptoïque est, au reste, très-fréquemment accompagné d'exsudation sanguine bronchique, et l'on trouve presque toujours la membrane muqueuse fortement rougie, gonflée et un peu ramollie, chez les sujets qui présentent des engorgemens hémoptoïques un peu étendus, et surtout au voisinage de ces engorgemens. Lorsque l'engorgement hémoptoïque est étendu, l'absence du son jointe aux signes précédens ne laisse plus aucun doute sur la nature de la maladie, et ne permettrait plus de la confondre avec aucune autre que la pneumonie, et cela seulement dans le cas où le crachement de sang serait très-peu abondant.

Le râle crépitant, l'absence de la respiration et du son se rencontrent, en effet, dans l'une et l'autre maladie ; mais les symptômes locaux et généraux étant tout-à-fait différens dans l'un et l'autre cas, bien rarement peut-il y avoir lieu à quelque hésitation. La complication des deux affections, cas assez rare, est plus difficile à distinguer. On voit quelquefois une pneumonie survenir pendant la résolution d'un engorgement hémoptoïque ; on reconnaît, en général, ce cas à l'apparition ou au retour du râle crépitant sans nouveau crachement de sang ou avec expectoration de crachats un peu sanglans, mais ayant la viscosité pneumonique que nous décrirons ailleurs. La fièvre qui survient ordinairement en même temps sert encore à éclairer le diagnostic. Nous donnerons à la fin de ce chapitre une observation qui prouvera que ce diagnostic n'est pas très-difficile.

Il est à peine nécessaire de dire que quand l'engorgement hémoptoïque se forme tout-à-coup et suffoque sur-le-champ le malade, comme dans le cas rapporté par Corvisart, la mort peut arriver avant que l'hémoptysie ait lieu.

Lorsque l'engorgement hémoptoïque est très-peu étendu, l'absence de la respiration dans ce point ne pouvant être constatée, il est quelquefois difficile de déterminer si l'hémoptysie est simplement bronchique ou non. Au début de l'accident, le râle crépitant décide la question, mais plus tard le doute peut exister; ce qui n'a aucune conséquence pratique fâcheuse.

On n'entend pas aussi constamment le râle crépitant dans la résolution de l'engorgement hémoptoïque que dans celle de la pneumonie.

Causes occasionelles. Les causes occasionelles de l'apoplexie pulmonaire sont en général les mêmes que celles de l'hémorrhagie bronchique : on peut remarquer seulement que les tubercules du poumon sont plus souvent accompagnés, vers l'époque de leur apparition, par la seconde que par la première de ces hémorrhagies. Les crachemens de sang qui surviennent chez les sujets attaqués de maladies du cœur sont, au contraire, plus souvent dus à l'engorgement hémoptoïque. La suppression des hémorrhagies habituelles, telles que les règles, les hémorrhoïdes ou l'épistaxis, donne aussi souvent lieu à l'une qu'à l'autre espèce d'hémoptysie.

La pléthore, l'impression subite ou long-temps continuée d'une chaleur ou d'un froid excessifs, doivent encore sans contredit être rangées au nombre des causes occasionelles de l'engorgement hémoptoïque, comme de beaucoup d'autres maladies d'une nature fort différente ; mais ces causes ne sont évidemment, dans la plupart des cas, que de simples occasions qui n'auraient pas produit une hémorrhagie grave sans des circonstances particulières dans lesquelles se trouve la constitution du malade et qu'il ne nous est pas toujours permis de pénétrer.

Il me semble qu'il est impossible d'être témoin des épouvantables éruptions de sang qui ont lieu quelquefois dans l'hémoptysie et dans la ménorrhagie, ou des congestions sanguines qui se font subitement et au même instant dans tous les organes internes et externes chez un épileptique, ou dans certaines attaques d'hystérie, sans être porté à croire que dans ces cas le sang éprouve une dilatation subite. On sait que sur les montagnes assez élevées pour que le pression atmosphérique diminue notablement, la plupart des hommes crachent du sang, et que dans les hémorrhagies abondantes, le sang est plus liquide et moins coagulable que dans l'état naturel.

Traitement de l'apoplexie pulmonaire. Le traitement de cette maladie doit être le même que celui de l'hémorrhagie bronchique ; mais l'extrême danger qui accompagne l'engorgement hémoptoïque, et la possibilité de la résolution, doivent engager à ne pas craindre de combattre le crachement de sang par des saignées copieuses faites dès le début de la maladie. Une saignée de vingt à vingt-quatre onces, faite le premier ou le second jour, arrêtera l'hémorrhagie plus efficacement que plusieurs livres de sang tirées en quinze jours. Il est même utile, en général, que la première saignée produise un commencement de lipothymie. La crainte d'exténuer le malade serait mal fondée dans ce cas, car la saignée la plus abondante n'équivaut pas à la quantité de sang qu'un hémoptoïque jeune et robuste peut quelquefois expectorer en quelques minutes; et cette dernière émission sanguine est bien autrement débilitante que celle qui se fait par la lancette.

Si l'hémorrhagie continue à être inquiétante, quoique le pouls soit devenu petit ou vide, et que les forces soient abattues par la perte du sang, il ne serait pas prudent d'insister sur la saignée, et il vaut mieux avoir recours aux dérivatifs, parmi lesquels les purgatifs sont sans contredit les plus efficaces. Un lavement drastique ou une potion purgative arrêtent souvent alors le crachement de sang et même le *molimen* hémorrhagique, surtout lorsque le commencement de leur action est accompagné d'une lipothymie. Cette pratique paraîtra peut-être hardie à beaucoup de médecins; mais c'était celle de Sydenham : je l'ai employée avec succès dans les cas graves ; je n'en ai jamais vu résulter d'inconvéniens majeurs, et je la crois sans contredit préférable à la pratique vulgaire qui consiste à faire tous les jours des saignées de huit à seize onces pendant plusieurs jours et quelquefois pendant un mois entier.

On doit, en général, rendre la saignée dérivative dans le cas où la suppression d'une hémorrhagie habituelle paraît être la cause de la maladie ; mais on ne doit appliquer les sangsues à l'anus ou à la vulve, dans le cas d'hémorrhoïdes ou de règles supprimées, qu'après avoir désempli les vaisseaux à l'aide d'une large saignée du pied ou même du bras. Il arrive quelquefois que la saignée et les sangsues, loin d'être dérivatives, semblent au contraire exciter l'hémorrhagie. J'ai vu les règles paraître ou une ménorrhagie redoubler pendant l'action des sangsues appliquées à l'épigastre ; et les saignées, médiocres surtout, paraissent quelquefois produire un effet analogue sur l'hémoptysie : c'est alors, sans contredit, le cas de tenter l'emploi des purgatifs.

Dans l'apoplexie pulmonaire encore plus que dans l'hémorrhagie bronchique, il est important d'avoir recours aux mêmes moyens, suivant la méthode de Sydenham, pour empêcher la récidive.

Les ventouses sèches, appliquées en très-grand nombre sur toute la surface du tronc et des extrémités, après les saignées générales et locales, sont un des meilleurs dérivatifs que l'on puisse employer.

Les vésicatoires et les sinapismes sont plus rarement efficaces, et l'irritation qu'ils produisent semble quelquefois retentir sympathiquement dans la poitrine.

Dans deux ou trois cas désespérés, j'ai tenté le tartre stibié à haute dose, d'après la méthode qui sera exposée en traitant de la péripneumonie ; je n'en ai vu aucun mauvais effet. Ce moyen a même paru modérer beaucoup l'hémorrhagie ; mais je ne l'ai pas trouvé héroïque comme dans les affections inflammatoires.

Lorsque l'hémorrhagie a perdu de sa première violence, les bains d'*ondée* (affusions faites à l'aide d'un arrosoir), d'abord tièdes, puis presque frais, et par la suite froids, sont souvent très-utiles. Il est au moins nécessaire de faire lever la malade de temps en temps pour le rafraîchir. Dans ce cas, encore plus que dans l'hémorrhagie bronchique, il ne faut avoir recours aux astringens et aux amers que lorsque la maladie a pris un caractère chronique.

Le malade doit être tenu à une diète sévère, dans les premiers jours surtout de l'accident; mais lorsqu'il se prolonge, on doit lui permettre quelques alimens liquides, et en augmenter peu à peu la quantité à mesure que les forces tombent, et que le crachement de sang devient moins considérable.

CHAPITRE VI.

DE LA PÉRIPNEUMONIE.

Les noms de *péripneumonie* (Hippocrate), *pneumonie* (Arétée) , comprenaient chez les anciens toutes les maladies aiguës de poitrine existant sans douleur notable du côté. Nous en restreignons l'application, avec la plupart des médecins modernes, à l'inflammation du tissu pulmonaire (1).

Cette maladie est du nombre des plus graves et des plus communes ; et , dans les climats froids et tempérés surtout, elle est de toutes les maladies aiguës celle qui emporte le plus d'hommes. Elle a

---

(1) Quelques médecins semblent aujourd'hui vouloir restreindre le mot de *péripneumonie* à l'inflammation de la surface du poumon, et cela d'après le sens le plus commun de la préposition περί. Cette distinction n'est nullement en rapport avec le sens dans lequel Hippocrate, et tous les médecins jusqu'ici, ont pris ce mot. La particule περί, dans le mot περιπλευμονίη, ne signifie p as *autour*, mais indique seulement

par cette raison beaucoup occupé les médecins, qui l'ont étudiée sous des points de vue très-variés.

Nous examinerons successivement 1°. la pneumonie aiguë et ses terminaisons par résolution ou suppuration ; 2°. les pneumonies partielles et les abcès du poumon ; 3°. la gangrène du poumon ; 4°. les pneumonies chroniques ; 5°. les pneumonies latentes et symptomatiques.

Nous ne parlerons de la pleuropneumonie ou de la complication de la pleurésie avec l'inflammation du poumon, qu'après avoir traité de la première de ces maladies, et nous examinerons en même temps la question si souvent agitée dans le dernier siècle de la distinction de ces deux affections ; nous nous contenterons d'affirmer ici que rien n'est plus commun que la pneumonie simple ou jointe à un degré si léger de pleurésie qu'il n'ajoute rien au danger de l'inflammation pulmonaire, et qu'il ne modifie nullement sa marche.

ARTICLE PREMIER.

Caractères anatomiques de la Pneumonie aiguë.

Considérée sous le rapport anatomique, la pneumonie présente trois degrés très-tranchés et fa-

---

importance, comme dans cette expression, οἱ περὶ τὸν Ἀγαμέμνονα, pour dire *Agamemnon*. Je crois devoir insister sur quelques observations grammaticales analogues, car, comme l'a dit Condillac, l'art de raisonner consiste surtout dans une langue bien faite ; et rien ne nuit plus aux progrès d'une science que de détourner sans motifs suffisans les noms de leur acception reçue, ou d'en créer de mauvais.

ciles à reconnaître, que nous désignerons sous les noms d'*engouement*, d'*hépatisation* et d'*infiltration purulente*.

Premier degré (engouement). — Dans le premier degré, le poumon, plus pesant qu'il ne l'est ordinairement, présente à l'extérieur une couleur livide ou violacée, et une fermeté beaucoup plus grande que dans l'état naturel. Il est cependant encore crépitant; mais lorsqu'on le presse entre les doigts, on sent qu'il est compacte, pesant, engorgé par un liquide, et que la crépitation est beaucoup moindre que dans l'état sain. Il cède à la pression et en conserve la marque, à-peu-près comme un membre infiltré. Lorsqu'on le coupe, son tissu paraît d'un rouge de sang ou livide, et tout infiltré d'une sérosité plus ou moins sanguinolente, spumeuse et trouble, qui coule avec abondance de la surface des incisions. On distingue cependant encore très-bien la texture alvéolaire et en quelque sorte spongieuse du poumon. Quelques points seulement, plus fermes et plus compactes, indiquent le passage du premier au second degré de la péripneumonie. C'est cet état du tissu pulmonaire que Bayle a désigné sous le nom d'*engouement du poumon* (1).

Deuxième degré (hépatisation). — Dans le deuxième degré, le tissu du poumon ne crépite plus du tout sous le doigt qui le presse, et acquiert une pesanteur et une fermeté tout-à-fait analogues à celles du foie. Les anatomistes modernes ont, par cette raison, désigné sous le nom d'*hépatisation* ou de *car-*

––––––––––

(1) *Recherches sur la Phthisie pulmon.*, obs. XLVII, p. 379.

nification l'inflammation du tissu pulmonaire. La première de ces expressions, qui paraît avoir été employée pour la première fois par (1) *Lœlius a Fonte*, est assez juste ; la seconde est tout-à-fait impropre, et conviendrait beaucoup mieux à un autre état pathologique du poumon dont nous aurons occasion de parler plus bas.

Dans le second degré d'inflammation, le poumon paraît souvent moins livide à l'extérieur que dans le premier degré ; mais il présente intérieurement une couleur rouge plus foncée par endroits, depuis le gris-violet jusqu'au rouge de sang. Sur ces couleurs, qui se nuancent comme celles de certains marbres ou granits, tranchent d'une manière très-remarquable les rameaux bronchiques, les vaisseaux sanguins, les taches formées par la matière noire pulmonaire, et les cloisons celluleuses minces qui divisent le tissu du poumon en masses ou lobules de grandeur inégale. Ces cloisons membraneuses, assez difficiles à apercevoir dans l'état naturel, deviennent alors plus distinctes. Elles paraissent souvent ne point participer à l'inflammation, ou n'en être attaquées qu'à un moindre degré, et leur blancheur les rend quelquefois extrêmement sensibles.

Si l'on coupe en plusieurs morceaux un poumon ainsi affecté, il ne suinte presque rien de la surface des incisions : seulement, en la raclant avec le scalpel, on en exprime une médiocre quantité d'une sérosité sanguinolente plus trouble et plus épaisse que celle qui a été décrite ci-dessus, et dans laquelle

____

(1) *Voyez* MORGAGNI, *Epist.* XXI, art. 28.

on distingue souvent une matière plus épaisse, opaque, blanchâtre et puriforme.

Si l'on expose à contre-jour la surface de ces incisions, la substance du poumon ne présente plus rien de cellulaire, mais bien une surface *grenue*, ou formée de petits grains rouges, obronds et un peu aplatis. Cette texture granuleuse me paraît être le caractère anatomique propre de l'inflammation pulmonaire, et celui qui peut le mieux la faire distinguer de l'engorgement tuberculeux; elle n'existe que dans la pneumonie et dans l'*infarctus* hémoptoïque. Cet aspect granuleux devient plus sensible encore lorsque, après avoir incisé superficiellement une portion hépatisée du poumon, on achève de la diviser en déchirant. Le tissu pulmonaire paraît alors composé par la réunion d'une multitude de petits grains ronds ou ovoïdes très-égaux entre eux, dont la couleur peut présenter toutes les nuances que nous avons exposées ci-dessus. Il est impossible de ne pas les reconnaître pour les vésicules elles-mêmes transformées en grains solides par l'épaississement de leurs parois et l'état d'*infarctus* de leurs cavités.

Lorsqu'un poumon est hépatisé en entier, il semble, au premier coup-d'œil, plus volumineux que dans l'état naturel; mais cette apparence est trompeuse : elle vient de ce que le poumon ne contenant point d'air, ne peut s'affaisser sur lui-même à l'ouverture de la poitrine, et continue à la remplir exactement. J'ai souvent examiné les dimensions de cette cavité chez les pneumoniques, tant sur le vivant que sur le cadavre, et je n'ai jamais pu apercevoir le moindre degré de dilatation dans le côté affecté ; ce qui, comme nous le verrons, établit déjà une grande différence entre les signes de la pneumonie et ceux de la pleurésie.

Il paraît même que l'engorgement inflammatoire du poumon, loin d'être capable de lutter contre la résistance que lui oppose la contexture solide des parois thoraciques, ne peut surmonter la plus faible cause de compression. J'ai vu, sur un poumon hépatisé en totalité, une dépression de plus d'une ligne de profondeur, exactement circonscrite, et tout-à-fait semblable à celle que produirait un coup de marteau fortement appliqué sur une masse de plomb. Cette dépression avait été produite par la présence d'une fausse membrane albumineuse de consistance de blanc d'œuf cuit, qui la remplissait exactement. Tout le reste de la surface du poumon adhérait à la plèvre par un tissu cellulaire abondant, bien organisé, et de formation beaucoup plus ancienne que la maladie à laquelle le sujet avait succombé. Ce tissu cellulaire était infiltré d'une sérosité d'un jaune citrin très-foncé.

Un médecin qui a l'habitude de soutenir ses opinions avec beaucoup de chaleur, consultant un jour avec MM. Récamier, Marjollin et moi, pour un empyème que nous trouvions évident, et dans lequel il n'avait vu jusque là qu'une *gastro-entérite chronique* que nous ne pouvions apercevoir, avança que la dilatation d'un côté ne pouvait être prise pour un signe d'empyème, et nous dit avoir trouvé quelquefois des poumons hépatisés tellement gonflés que l'impression des côtes y était marquée. Je crois que sa mémoire le trompait, ou que son premier coup-d'œil l'avait trompé, et qu'il s'en était tenu à son premier coup-d'œil. Je n'ai jamais vu pareille chose , et je crois même qu'elle est impossible ; car les côtes, à la paroi interne de la poitrine , sont absolument sur le même plan que les muscles intercostaux ; et ces derniers, à raison de leur tension , offrent une résistance à-peu-près égale à celle des côtes elles-mêmes , qui ne peuvent par conséquent, en aucun cas , faire saillie à l'intérieur. Si pareille chose pouvait arriver quelquefois, ce serait chez des sujets qui , par suite du rachitis, d'une fracture ou d'un rétrécissement de la poitrine , auraient quelques côtes proéminentes en dedans (1).

Troisième degré (infiltration purulente). — Dans le troisième degré de l'inflammation, le tissu pulmonaire, en conservant la même dureté et l'aspect granuleux que nous venons de décrire , prend une couleur jaunâtre pâle et analogue à celle de la paille. D'abord de petits points jaunes séparés , dus au pus

----

(1) M. Broussais n'a pas cru devoir se rendre aux raisons que je viens d'exposer, et a voulu avouer publiquement l'opinion dont il s'agit. Il a même cherché à la défendre par des faits qui prouvent de plus en plus qu'il s'est trompé * , car les cas qu'il a présentés ou fait présenter dans divers journaux de médecine comme des preuves de la possibilité de l'impression des côtes sur un poumon enflammé, sont des exemples d'adhérence intime de la plèvre costale au poumon, par suite de pleurésies anciennes et guéries depuis long-temps. Il est assez singulier que dans ces cas il n'y avait ni *pneumonie* ni *dilatation de la poitrine* ; mais la plèvre costale

* Voyez *Examen des Doctrines médicales* , t. II.

qui commence à se former, augmentent la bigarrure des nuances décrites ci-dessus ; puis ces points se réunissent, et enfin le poumon tout entier prend uniformément la couleur jaune-paille ou jaune-citrine, et laisse suinter plus ou moins abondamment, de la surface des incisions que l'on y fait, une matière jaune, opaque, visqueuse et évidemment purulente, mais d'une odeur fade, et qui n'est pas à beaucoup près aussi désagréable que celle du pus d'une plaie extérieure. Dans cet état, la substance du poumon est beaucoup plus humide et plus molle que dans l'hépatisation rouge. La texture granuleuse s'efface à mesure que le ramollissement du pus se fait ; et avant qu'il soit complet, la substance pulmonaire se résout en grumeaux humides sous les doigts qui la pressent.

Lorsque le poumon contient une grande quantité de matière noire pulmonaire, ce qui est fort commun chez l'adulte et les vieillards, le pus et le poumon qu'il infiltre prennent une couleur grise

ayant été arrachée en enlevant le poumon, on a aperçu la face externe de cette membrane qui présente toujours l'*impression des côtes*. On peut s'en convaincre en détachant une plèvre costale saine et sans adhérence au poumon : on y distinguera les places des côtes à leur blancheur et à leur surface lisse, qui contrastent avec les espaces intercostaux, garnis d'un tissu cellulaire lâche, chargé de graisse, rougi ou infiltré. Plusieurs élèves qui avaient suivi la clinique de M. Broussais avant de suivre la mienne, m'ont dit qu'il leur a présenté, en 1822, quelques cas de l'espèce de ceux que je viens d'indiquer, comme des preuves à l'appui de l'opinion qu'il a voulu défendre, sans faire mention de la *dilatation de la poitrine par la pneumonie*, seul point important et pratique de toute cette discussion.

cendrée, que je vois désignée dans quelques observations récentes sous le nom d'*hépatisation grise* (1).
D'autres fois au contraire, et particulièrement chez
les jeunes gens et les enfans, le pus infiltré dans le
tissu pulmonaire est d'un beau jaune blanchâtre.
Ce pus, exhalé d'abord à l'état concret ou plastique
comme les fausses membranes, passe rapidement
par divers degrés de ramollissement avant d'acquérir la liquidité comme mucilagineuse qui lui est
propre. Lorsqu'il commence à se ramollir, il suinte
par la pression, ou en raclant avec le scalpel, sous la
forme d'une matière onctueuse, qu'une observation
superficielle pourrait faire prendre pour grasse (2),
mais qui est réellement albumineuse.

----

(1) Cette expression me paraît devoir être bannie du langage de l'anatomie pathologique, parce que, quoique toute
récente, elle a déjà servi à exprimer des choses très-différentes. Je trouve désignées sous ce nom, dans des observations
publiées depuis cinq ou six ans, outre le cas que je viens de
décrire, 1°. des péripneumonies marchant vers la résolution,
et dans lesquelles l'hépatisation rouge avait passé du gris-violet au gris-de-lin ; 2°. l'infiltration tuberculeuse grise que
nous décrirons en son lieu. Il est à remarquer, au reste, que
cette expression, appliquée à la suppuration colorée par la
matière noire pulmonaire, est fausse en ce sens qu'elle est
incomplète : il faudrait dire *jaune-grisâtre* ou *cendré*, car
le jaune prédomine sensiblement sur le noir ou le gris, dans
la plupart des cas.

(2) M. Broussais est tombé manifestement dans cette erreur. (Voy. *Nouvel Examen des Doctrines médicales*, t. ii,
pag. 735.) Il me reproche de n'avoir point décrit des poumons transformés en graisse, et il décrit lui-même ce cas
très-succinctement, mais de manière cependant que l'on puisse

Telle est, à proprement parler, la suppuration du tissu pulmonaire. Nous parlerons tout-à-l'heure des cas rares dans lesquels le pus se réunit de manière à former un abcès du poumon.

Ces trois degrés d'inflammation se trouvent assez ordinairement réunis de diverses manières. Quelquefois l'un des poumons est enflammé au troisième degré dans toute son étendue, et l'autre présente

---

y reconnaître la péripneumonie au troisième degré. Le fait devient tout-à-fait certain par le résultat de l'analyse faite de ces poumons en apparence gras, par M. Bertrand, pharmacien à l'hôpital militaire de Strasbourg, qui, dit M. Broussais, n'y trouva que de l'albumine. Le passage où M. Broussais me fait ce reproche d'une espèce nouvelle offre un rare exemple de la légèreté avec laquelle quelques hommes communiquent au public leur première pensée sur un fait qu'ils aperçoivent pour la première fois, sans rechercher si la chose n'est pas déjà très-connue. Le voici textuellement: « Je » n'ai pas encore rencontré *dans* M. Laennec les poumons » entiers dégénérés..... en un tissu jaunâtre, graisseux ou » albumineux, pareil à celui des foies jaunes. *On sait* que ces » derniers, tantôt graissent le papier, et d'autres fois n'y lais- » sent aucune trace de matière adipeuse. *J'ai fait la même* » *observation sur les poumons transformés en matière jaune.* » M. Bertrand.... a bien voulu analyser, à ma prière, un de ces » poumons. Il y a trouvé de l'albumine prédominante et point » de graisse. » Il est d'autant plus singulier que M. Broussais, qui voit partout l'inflammation, n'ait pas reconnu celle du poumon sous sa forme la plus évidente, que vingt ans avant l'époque où il écrivait il n'y avait pas un élève de Corvisart et des hôpitaux de Paris qui ne connût l'hépatisation jaune. M. Broussais eût pu trouver dans mon ouvrage (t. 1, p. 164) la description de la suppuration pulmonaire, et éviter à ses lecteurs la page qu'occupe cette discussion.

seulement quelques portions enflammées au premier ou au second degré. Souvent les trois degrés s'observent dans le même poumon , et le divisent en autant de zones très-tranchées, ou se confondent par des nuances insensibles.

Le passage d'un degré à l'autre est marqué par le développement de quelques points d'un engorgement plus avancé au milieu d'un tissu engorgé au degré inférieur : ainsi le passage du premier au second degré est caractérisé par un tissu rouge laissant suinter une grande quantité de liquide spumeux et sanguinolent, mais encore un peu crépitant à la pression , au milieu duquel on distingue des parties plus rouges, beaucoup plus fermes , non crépitantes, laissant suinter une moindre quantité de sérosité sanguinolente , et offrant à l'incision des surfaces grenues.

Quelquefois ces points endurcis sont exactement circonscrits dans un lobule pulmonaire ; quelquefois même, chez les enfans surtout, on trouve çà et là, dans l'intérieur du poumon, un certain nombre de lobules arrivés au degré d'hépatisation, les lobules environnans étant parfaitement crépitans et sans aucune infiltration séreuse ou sanguine. Cette variété de l'engorgement pneumonique a été désignée, dans quelques ouvrages récens, sous le nom de *pneumonie lobulaire*. On peut considérer ce cas comme une inflammation qui a commencé dans plusieurs points à la fois, et qui, entravée dans sa marche par une cause quelconque, et surtout par le traitement, n'a pu gagner le reste du poumon, ou ne l'a gagné que très-légèrement, et de telle sorte que, quand la mort est survenue, la résolution était déjà terminée ou fort avancée dans les parties intermédiaires au centre de l'inflammation ; on peut se convaincre de l'exactitude de cette opinion en examinant un certain nombre de poumons enflammés et dans un état de résolution plus ou moins avancée.

Le passage du second au troisième degré de la pneumonie se reconnaît à des taches jaunâtres, informes, non circonscrites, et qui se confondent par une dégradation de ton insensible avec la couleur rouge du tissu pulmonaire enflammé au second degré.

C'est surtout dans cet état que le poumon, à raison du mélange de ces deux couleurs et des stries noires ou grises formées par la matière noire pulmonaire, offre tout-à-fait l'aspect d'un granit qui serait composé de feld-spath rouge et jaunâtre, de quartz gris et de mica noir.

Les parties inférieures du poumon sont le lieu qu'occupe le plus ordinairement la péripneumonie; et lorsqu'elle envahit successivement tout le poumon, c'est encore dans ce point qu'elle commence presque toujours.

Quand un poumon présente les trois degrés d'inflammation dans des parties différentes, ce sont encore les parties inférieures qu'occupe ordinairement l'engorgement le plus avancé. Il est beaucoup plus rare de rencontrer une inflammation bornée au lobe supérieur du poumon (1). Il l'est moins de

____

(1) Ce fait incontestable est propre à montrer combien est peu exacte l'opinion soutenue (*Traité des Phlegmasies*

trouver une portion enflammée vers le centre du poumon, sa surface étant crépitante dans tous les points, excepté cependant le milieu de la face inférieure, qui alors même participe presque toujours à l'engorgement.

On ne trouve jamais la totalité des deux poumons enflammée au troisième ou même au second degré, et l'on conçoit facilement que cela ne peut être, puisqu'un pareil engorgement ne peut pas se faire en un instant, et qu'il rendrait la respiration tout-à-fait impossible. Mais il n'est pas rare de rencontrer des sujets chez lesquels un poumon entier et plus de la moitié du second sont tout-à-fait imperméables à l'air.

Chez d'autres sujets, au contraire, la péripneumonie détermine la mort avant que l'engorgement ait envahi le quart de l'organe pulmonaire. Ce fait est propre, ainsi que beaucoup d'autres, à prouver que, dans les altérations de nos organes, la mort est souvent due à l'affaiblissement du principe de la vie, ou, pour parler le langage d'Hippocrate, de *ce qui imprime le mouvement,* τα ὁρμοντα, beaucoup plus qu'à l'intensité ou à l'étendue de l'affection locale.

Le poumon droit est plus fréquemment affecté

---

chroniques, etc.) par M. Broussais. Si, comme le veut l'auteur de cet ouvrage, les tubercules étaient le produit d'une inflammation du poumon, les lobes supérieurs de cet organe ne devraient pas être le siége principal et le plus ordinaire de ces productions ; et la partie inférieure du poumon, qui en présente plus rarement et toujours beaucoup moins, devrait au contraire en être remplie, puisqu'elle est le siége le plus ordinaire de l'inflammation.

que le gauche, non-seulement de la pneumonie, mais encore de presque tous les autres modes de lésions dont ces organes sont susceptibles. Ce fait a depuis long-temps été constaté par les praticiens et les observateurs, et entre autres par Morgagni.

Des Abcès du poumon et des Péripneumonies partielles. — Nous avons décrit ci-dessus la seule forme de suppuration qui se rencontre communément dans le tissu pulmonaire ; car, nonobstant l'opinion des anciens, et les idées communément répandues parmi les médecins praticiens sur les abcès du poumon, que l'on désigne aussi sous le nom de *vomiques*, il n'y a pas de lésion organique plus rare qu'une véritable collection de pus dans le tissu pulmonaire. La vomique d'Hippocrate, ou celle des praticiens, est, comme nous le verrons, l'effet du ramollissement d'une masse considérable de matière tuberculeuse.

Sur plusieurs centaines d'ouvertures de péripneumoniques faites dans un espace de plus de vingt ans, il ne m'est pas arrivé plus de cinq ou six fois de rencontrer des collections de pus dans un poumon enflammé. Elles étaient peu considérables, peu nombreuses, et dispersées çà et là dans des poumons qui présentaient le troisième degré d'inflammation décrit ci-dessus. Leurs parois étaient formées par la substance pulmonaire infiltrée de pus, et dans un état de ramollissement putrilagineux qui allait en diminuant à mesure qu'on s'éloignait du centre du foyer.

Lorsqu'on arrache avec effort, de la poitrine, un poumon enflammé adhérent aux côtes par un tissu cellulaire d'ancienne date, il arrive souvent que la pression qu'il éprouve contond assez fortement les

points les plus infiltrés de pus déjà liquide pour
que les doigts y pénètrent , ou que , sans produire
aucune lésion de continuité extérieure, elle réduise
les points comprimés en un putrilage puriforme
qu'un observateur inattentif pourrait prendre pour
un petit foyer purulent ; et si l'on voulait faire rentrer ce cas dans la catégorie des abcès , rien ne serait plus commun (1).

Une seule fois, dans l'espace de temps indiqué ci-
dessus , j'ai rencontré un foyer purulent un peu considérable. Le sujet avait succombé vers le vingtième
jour d'une péripneumonie. Le foyer, situé à la
partie antérieure moyenne du poumon , était de
forme aplatie et allongée ; on aurait pu y placer
trois doigts. Ses parois ne présentaient point, à proprement parler, de surface. A mesure qu'on s'éloignait du centre , le pus se changeait en détritus
purulent, puis l'on trouvait un tissu plus ferme, mais
très-fortement infiltré de pus ; et enfin , à un demi-
pouce du foyer , l'infiltration purulente n'était plus

(1) C'est sans doute cette circonstance qui a porté M. Andral à proposer (*Clinique méd.* , etc., t. ii) de remplacer
les termes d'*hépatisation* et de *suppuration* par ceux de
ramollissement rouge et de *ramollissement gris*. Dans l'hépatisation rouge , il y a réellement endurcissement , quoique le tissu du poumon soit plus humide que dans l'état naturel. Il en est de même dans l'infiltration purulente , au
moins jusqu'au moment où elle se résout en abcès. La pierre
la plus tendre est plus dure qu'un oreiller, quoiqu'il soit plus
facile de la briser et de l'écraser. Je crois que, pour rendre complètement l'idée qu'a voulu exprimer M. Andral ,
il faudrait dire , au lieu de ramollissement , *augmentation
de l'humidité.*

que ce qu'elle est dans un poumon enflammé au troisième degré. Dans ce cas, comme dans tous ceux où j'ai rencontré des foyers plus petits, la péripneumonie n'occupait qu'une partie d'un seul poumon. Cette circonstance peut servir à expliquer la rareté des collections purulentes dans le poumon; car une péripneumonie partielle cède ordinairement aux efforts de la nature et de l'art, et une péripneumonie très-étendue emporte le malade avant que l'infiltration purulente soit assez avancée pour que le pus ait détruit le tissu qui le renferme et formé des foyers.

Un médecin anglais, le docteur Alexandre Crichton, médecin de l'empereur de Russie (1), m'a reproché d'avoir représenté les abcès du poumon comme une chose rare; il pense qu'ils ont lieu dans plus de la moitié des péripneumonies dont on a négligé le traitement. Le professeur Himly de Gœttingue m'a fait communiquer une remarque semblable. Si l'opinion de ces médecins distingués se fonde seulement sur des cas de pratique, sur des symptômes observés seulement sur le vivant, comme cela me paraît constant pour le docteur Crichton, il est évident que de semblables observations ne peuvent servir à éclairer la question toute anatomique dont il s'agit ici. Si, au contraire, l'ouverture des cadavres leur a montré réellement une fréquence des abcès du poumon beaucoup plus grande que celle que j'ai indiquée, il en faut conclure ou que les péripneumonies partielles sont plus communes dans le nord de

______

(1) *Practical Observations on the treatement of the several varieties of pulmonary consumption.* London, 1823, p. 154.

l'Europe, ou que les observations dont il s'agit ont été faites pendant une constitution médicale où il y en avait beaucoup. J'en ai observé moi-même récemment une de ce genre. Dans le cours de l'année 1823, j'ai rencontré plus de vingt péripneumonies partielles qui se sont terminées par des abcès du poumon. Tous ces malades ont présenté la pectoriloquie manifeste et un râle caverneux évident dans le lieu de l'excavation. Chez un seulement, les phénomènes étaient plus manifestes à deux pouces au-dessous de l'excavation que sur le point des parois thoraciques qui lui correspondait directement, et l'ouverture du corps montra clairement la raison de ce phénomène : le point où la pectoriloquie était parfaite correspondait à une portion hépatisée du poumon qui aboutissait au plancher inférieur de l'excavation ; sa paroi antérieure, au contraire, quoique plus voisine de la surface extérieure de la poitrine, donnait moins clairement ce phénomène parce qu'elle était formée par une portion du tissu pulmonaire encore crépitante, et seulement au premier degré d'inflammation, que sa densité trop faible rendait par conséquent moins propre à conduire le son.

Dans le nombre des cas dont je viens de parler, je n'ai vérifié que deux fois le diagnostic par l'autopsie, les autres malades ayant tous guéri ; mais je puis affirmer que l'abcès du poumon n'était pas moins certain chez ces derniers, d'après la réunion des signes dont nous parlerons plus bas. Quelques-uns de ces abcès avaient évidemment une étendue considérable, et cependant la cicatrisation s'est faite parfaitement et sans aucun orage, dans un espace de temps qui a varié en général de quinze à quarante jours. Chez un malade qui présentait la pectoriloquie et le râle caverneux dans une étendue de trois pouces carrés, à la partie inférieure-postérieure droite de la poitrine, ces phénomènes n'ont disparu complètement qu'au bout de trois mois; et chez une dame âgée de cinquante ans qui avait un abcès beaucoup plus petit au sommet du poumon gauche, ils n'ont cessé entièrement qu'au bout d'environ six mois; mais long-temps auparavant, ces malades avaient repris de l'embonpoint et des forces, et se croyaient complètement guéris.

Une des meilleures preuves que je puisse donner de la rareté des abcès du poumon, est que, malgré le zèle avec lequel on cultive l'anatomie pathologique en France depuis une vingtaine d'années, je ne connais, outre les faits dont je viens de parler, que deux cas bien constatés d'abcès du poumon observés dans ces derniers temps. Dans une pièce présentée à l'Académie royale de Médecine, par M. le docteur Honoré, en 1823, au centre d'un lobe pulmonaire hépatisé, existait une cavité pleine de pus, capable de contenir une pomme de moyenne grosseur. Le sujet avait succombé à une pneumonie aiguë. Le second cas, publié par M. Andral, est celui d'un homme qui mourut au dix-neuvième jour d'une pneumonie. Les lobes moyen et inférieur du poumon droit étaient à l'état d'infiltration purulente: « vers la partie moyenne du lobe inférieur, on » n'observait plus qu'une sorte de bouillie, au » centre de laquelle existait un véritable pus. Aux » environs, le tissu pulmonaire, d'abord en détri-

» tus, reprenait peu à peu une consistance plus
» grande (1). »

D'après la description que nous venons de donner de ces collections purulentes, il est facile de voir combien elles diffèrent des excavations formées par le ramollissement de la matière tuberculeuse. En effet, quoique la couleur et l'aspect de cette matière soient assez semblables, dans quelques cas, à ceux du pus, ils en diffèrent cependant le plus ordinairement par le mélange de fragmens de tubercules ramollis à consistance friable. L'exacte circonscription, d'ailleurs, des excavations formées par le ramollissement de la matière tuberculeuse, la fermeté de leurs parois, la fausse membrane molle qui les revêt dans tous les cas, et la membrane demi-cartilagineuse qui lui succède quelquefois, suffisent pour caractériser une lésion bien différente des foyers purulens décrits ci-dessus, et nous verrons qu'on peut même les distinguer sur le vivant à l'aide des signes stéthoscopiques.

Malgré ce que je viens de dire de la rareté et de la presque impossibilité de la formation d'un vaste abcès dans le poumon, je crois cependant que cela peut avoir lieu dans quelques cas d'exception. J'ai trouvé deux ou trois fois d'énormes excavations occupant la presque totalité d'un poumon, et qui ne paraissaient pas devoir leur origine à des tubercules ramollis. J'ai vu entre autres, en 1822, à l'hôpital Necker, un jeune homme qui avait dans les parties inférieure et moyenne du poumon droit une ca-

____

(1) *Clinique médicale*, etc., tom. II, p. 313.

vité capable de contenir une pinte et demie de liquide. La paroi externe de cette cavité, entièrement détruite dans un espace de plus de six pouces carrés, était remplacée par la plèvre costale, qui était intimement adhérente au contour de l'ouverture. Sept à huit rameaux bronchiques s'ouvraient dans cette cavité, qui était tapissée par une fausse membrane couenneuse fort consistante, et qui ne contenait plus qu'une sérosité sanguinolente : ce poumon ne contenait point de tubercules. Le tintement métallique et la fluctuation hippocratique avaient lieu dans cette excavation.

Caractères anatomiques de la résolution de la pneumonie. — Quand la résolution commence avant que la péripneumonie ait dépassé la période d'engouement, le sang infiltré est absorbé, et le tissu pulmonaire, aussi sec que dans l'état naturel, paraît seulement rougi comme par une teinture ; quelquefois une infiltration séreuse remplace pendant quelque temps l'infiltration sanguine.

Quand l'inflammation est parvenue jusqu'au degré d'hépatisation, la résolution présente les caractères suivans : les parties endurcies pâlissent, passent du rouge ou du violet au gris-violet, puis au gris-de-lin rougeâtre, puis enfin à la couleur rougeâtre pâle naturelle au poumon ; mais souvent encore elles conservent une nuance rouge quelque temps après l'époque où elles sont devenues perméables à l'air. En même temps que ces changemens de couleur se succèdent, le tissu pulmonaire perd de sa dureté ; il devient plus humide ; il en suinte plus de sérosité que de sang. Cette sérosité, mêlée d'abord de quelques très-petites bulles d'air, devient peu à peu plus spumeuse.

L'aspect granulé du tissu pulmonaire s'efface, et fait place à l'aspect cellulaire des vésicules. Enfin le tissu pulmonaire redevient sec; il a repris sa couleur ordinaire; mais il reste pendant quelque temps plus ferme, plus élastique, plus pesant que dans l'état naturel, ce qui paraît évidemment dû à un reste d'épaississement des parois des vésicules aériennes.

Il est rare que la résolution marche également dans tous les points enflammés, d'autant qu'ils n'ont été affectés ordinairement que successivement. Quelques noyaux plus denses se remarquent çà et là, qui présentent encore les caractères de l'hépatisation vers leur centre, tandis que leur circonférence se confond, par une dégradation insensible de l'engorgement inflammatoire, avec les parties du tissu pulmonaire où déjà la résolution est parfaite. Souvent une légère coloration violette, grise-violette ou rougeâtre, semblable à un coup de pinceau qui aurait été appliqué sur la surface des incisions faites au poumon, indique encore le lieu affecté, après que les vésicules aériennes sont redevenues entièrement perméables à l'air.

La péripneumonie, même parvenue au troisième degré ou à celui d'infiltration purulente, peut encore se terminer par résolution ou par l'absorption du pus, et sans désorganisation du tissu pulmonaire. Au commencement de cette résolution, la couleur jaune ou jaune-cendrée du tissu pulmonaire devient plus pâle, plus blanchâtre. Le pus qui en suinte est mêlé de sérosité. Bientôt à cette sérosité se joignent de petites bulles d'air; elle contient moins de pus qui, quelque temps après, n'y paraît plus que comme de petits grumeaux insolubles. L'aspect cellulaire des vésicules commence à reparaître; le tissu pulmonaire ne présente plus la dureté hépatique; il n'a plus que le degré de densité que produisent la péripneumonie au premier degré ou l'œdème du poumon; il crépite légèrement sous le doigt; il ne va pas toujours au fond de l'eau; la surface des incisions que l'on y fait présente une teinte jaunâtre sale ou verdâtre, très-pâle, qui contraste sensiblement avec les portions du poumon restées saines. Si la résolution est très-avancée, cette teinte seule subsiste encore, et le tissu pulmonaire est seulement infiltré d'une petite quantité de sérosité qui plus tard est absorbée.

Je n'avais eu qu'un très-petit nombre d'occasions d'observer la résolution du tissu pulmonaire avant l'époque où j'ai commencé à employer le tartre stibié à haute dose dans le traitement de la péripneumonie. Depuis ce moment, je n'ai guère vu succomber d'autres péripneumoniques que ceux qui ont été atteints de cette maladie dans le cours d'une autre maladie aiguë ou chronique plus grave, et presque tous n'ont succombé qu'à l'époque où la résolution de la péripneumonie était déjà plus ou moins avancée. Les observations les plus intéressantes de ce genre que j'aie faites m'ont été fournies par des sujets attaqués de maladies du cœur, ou par des vieillards qui luttaient depuis long-temps contre des maladies chroniques diverses. Lorsque je n'employais contre la péripneumonie d'autres moyens que la saignée et les dérivatifs, je voyais ordinairement succomber ces sujets dès les premiers jours de la maladie, et leurs poumons présentaient toujours l'engouement inflammatoire ou l'induration hépatique rouge ou jaune. Aujourd'hui, le très-petit nombre de ceux qui périssent malgré l'usage du tartre stibié, succombent évidemment par l'effet de la maladie concomitante, et non par celui de la péripneumonie, puisque je trouve presque toujours celle-ci en voie de résolution.

Durée de la péripneumonie et de chacun de ses différens degrés. — La pneumonie aiguë est une des maladies qui, par la rapidité de leur marche, la brièveté de leur cours, et la promptitude avec laquelle fuit le moment utile pour agir, demandent de la part du médecin le plus d'attention et de vigilance. Sa durée, ainsi que celle de chacun de ses degrés, est cependant assez variable. J'ai vu plusieurs fois l'engouement persister pendant sept à huit jours, envahir la totalité d'un poumon et une partie de l'autre, et amener la mort avant qu'aucun noyau hépatisé considérable ne se fût encore formé. Ce cas était très-commun dans l'épidémie de 1803 à 1804, connue sous le nom de *grippe,* et se rencontrait également chez des sujets qui avaient été beaucoup saignés et chez d'autres qui ne l'avaient point été du tout. On trouve deux exemples semblables dans le recueil de MM. Lerminier et Andral (1).

Dans d'autres cas, au contraire, et particulièrement dans des péripneumonies survenues chez des

______

(1) *Clinique méd.*, t. II, obs. VIII et IX, p. 112 et 115.

sujets débilités, très-âgés, ou dans le cours d'une maladie grave, l'inflammation arrive au bout de trente-
six heures et même de vingt-quatre heures au degré
d'infiltration purulente.

Hors ces cas d'exception, je pense qu'on peut
fixer de la manière suivante la durée de chacun des
degrés de la péripneumonie. L'enrouement dure
ordinairement de douze heures à trois jours, avant
de passer à l'état d'hépatisation complète. L'hépatisation dure d'un à trois jours avant que des points d'infiltration purulente y soient bien manifestes; enfin, la période de suppuration depuis le moment où l'infiltration
purulente concrète est bien reconnaissable jusqu'à
celui où le ramollissement du pus est porté au degré
de liquidité visqueuse, varie de deux à six jours.

La saignée, les dérivatifs et les résolutifs ou stimulans du système absorbant retardent évidemm-
ment la marche de la maladie, et prolongent par
conséquent la durée des deux premiers degrés.

La convalescence est d'autant plus rapide que l'inflammation a été entravée plus tôt et a occupé moins
d'étendue.

État des bronches chez les pneumoniques. — La
membrane interne des bronches est ordinairement
très-rouge dans les points du poumon envahis par
l'inflammation. Il est rare que cette rougeur soit
accompagnée d'un gonflement notable. Quelquefois
la rougeur s'étend à la totalité de la membrane,
mais cela est rare. Lorsque l'infiltration puriforme
arrive, tantôt la muqueuse bronchique pâlit, tantôt
elle prend une rougeur plus intense et violette; dans
l'un et l'autre cas elle semble se ramollir.

ARTICLE II.

Des Signes et des Symptômes de la Péripneumonie.

La péripneumonie est une des maladies les plus anciennement connues, et avant les recherches d'anatomie pathologique auxquelles on s'est livré avec zèle dans toute l'Europe depuis Morgagni jusqu'à nous, on la regardait en général comme une des maladies internes les plus faciles à reconnaître : il n'en est cependant point ainsi. La pneumonie n'est facile à reconnaître que lorsqu'elle est simple, et qu'elle est déjà parvenue à un assez haut degré d'intensité ; mais lorsqu'elle est compliquée d'une autre maladie, et dans les premiers momens, elle demeure latente, parce que ses symptômes les plus habituels ou manquent très-souvent ou sont communs à beaucoup d'autres maladies.

Nous exposerons d'abord les signes physiques qui peuvent faire reconnaître la maladie dans tous les cas et dès les premiers momens de son invasion ; nous parlerons ensuite des symptômes tirés du trouble des fonctions du poumon, et nous examinerons les cas dans lesquels ils peuvent aussi servir de signes ; enfin nous décrirons les symptômes généraux et la marche de la maladie.

Signes physiques de la pneumonie. Le râle crépitant est le signe pathognomonique de l'engouement inflammatoire du poumon. Ce signe se manifeste dès les premiers momens de l'inflammation ; il présente alors l'image de bulles très-petites, très-égales entre elles, et il paraît très-peu humide. Ces caractères sont d'autant plus saillans que le point enflammé est plus voisin de la surface du poumon. Le bruit respiratoire s'entend encore distinctement quoique en même temps que le râle crépitant. La poitrine résonne encore bien.

L'étendue dans laquelle le stéthoscope fait entendre le râle crépitant indique celle de la partie enflammée du poumon ; souvent elle est à peine plus grande que le diamètre du cylindre. A mesure qu'on s'éloigne de ce point, le râle crépitant devient plus obscur, puis on ne l'entend plus que dans le lointain ; et à deux ou trois pouces de distance on ne l'entend plus du tout. A mesure que l'engorgement augmente et se rapproche du degré d'hépatisation, le râle crépitant devient plus humide, ses bulles sont moins égales, plus rares ; le bruit respiratoire qui l'accompagnait primitivement disparaît peu à peu ; enfin, le râle crépitant lui-même cesse d'être entendu et l'hépatisation commence.

A cette époque le son de la poitrine ne diffère pas sensiblement de l'état naturel, à moins que l'engouement ne soit fort étendu et déjà voisin de l'hépatisation. Dans ce dernier cas, il devient un peu plus obscur. Mais quand l'engouement est borné à une petite portion du poumon, ou quand il forme çà et là des noyaux inflammatoires séparés, la percussion n'indique rien. Il en est souvent de même dans un engouement étendu de la partie inférieure du poumon droit, parce que l'obscurité du son se confond avec celle qui naît de la présence du foie.

Tels sont les signes physiques de la pneumonie au premier degré. De ces signes, le plus important sans contredit est le râle crépitant, car il existe toujours, et dès les premiers instants de la maladie, et il n'a lieu dans aucun autre cas, si ce n'est l'œdème du poumon et l'engorgement hémoptoïque, affections très-faciles à distinguer d'ailleurs de la pneumonie par l'ensemble des signes et des symptômes de ces diverses maladies, si ce n'est dans les cas où l'une touche à l'autre ou se trouve réunie à l'autre. M. Andral a dit à tort qu'on le trouve quelquefois dans une simple bronchite aiguë (1). Cette opinion, qu'il n'appuie d'aucune observation, me paraît, d'après la contexture même de la phrase, être fondée sur ses premières observations, faites à une époque où il trouvait encore de la difficulté à distinguer le râle crépitant du râle muqueux. Au reste, il a promptement dû vaincre cette difficulté, car il note le râle crépitant dans toutes ses observations, excepté dans sept sur lesquelles nous reviendrons plus bas. Ainsi, d'après ses observations même, le râle crépitant serait, et de beaucoup, le signe le plus constant de la péripneumonie. Sous ce rapport, je le regarde comme celui de tous les signes stéthoscopiques dont l'utilité pratique est la plus grande, parce qu'indiquant dès son origine l'une des maladies les plus graves et les plus fréquentes, il permet au médecin de la combattre avec beaucoup plus de succès qu'il n'eût fait quelques heures plus tard.

Lorsque l'inflammation est arrivée au degré d'hé-

____

(1) *Clinique médicale*, etc., t. II, p. 333.

patisation, on n'entend plus dans la partie affectée ni râle crépitant, ni bruit respiratoire, et l'absence de ces phénomènes est souvent le seul signe de l'hépatisation. La bronchophonie s'y joint dans certains cas, et particulièrement quand l'inflammation a lieu à la racine ou au sommet du poumon, lieux où les rameaux bronchiques sont plus larges qu'ailleurs. Ce phénomène n'a point lieu, ou est très-obscur, quand la péripneumonie est centrale ; il devient de plus en plus manifeste à mesure que l'hépatisation gagne la surface du poumon. Il m'est souvent arrivé d'indiquer du doigt, à l'aide de ce signe, avant l'ouverture d'un cadavre, le point unique où une péripneumonie centrale avait gagné la surface du poumon. Cela se conçoit aisément : la bronchophonie n'est que la résonnance de la voix dans les bronches transmise par la partie hépatisée, qui, plus dense que le reste du poumon, devient un excellent conducteur du son.

Un épanchement pleurétique, quand il est postérieur à l'hépatisation, rend la bronchophonie plus forte en comprimant et condensant les parties superficielles du poumon non encore envahies par l'inflammation ; mais lorsque l'épanchement est antérieur à la pneumonie, il diminue plus qu'il n'augmente la bronchophonie, comme nous le dirons en parlant de la pleuro-pneumonie.

C'est surtout lorsque la bronchophonie existe vers la racine du poumon que l'interposition d'une couche mince de liquide la rend beaucoup plus forte, et, en y ajoutant l'égophonie, donne lieu aux phénomènes mixtes dont nous avons déjà parlé (p. 65), et sur lesquels nous reviendrons en traitant de la pleurésie et de la pleuro-pneumonie.

La bronchophonie est toujours moins forte et plus diffuse dans les parties inférieures du poumon, à raison du diamètre moindre des bronches dans le lobe inférieur. Elle y devient tout-à-fait nulle pour peu qu'il y ait une certaine quantité de liquide accumulée dans la partie correspondante de la plèvre.

La respiration bronchique et la toux bronchique accompagnent toujours la bronchophonie, quelquefois même les deux premiers phénomènes sont très-distincts quoique le dernier ne le soit pas. Dans ce cas, en écoutant attentivement, on reconnaît souvent que la respiration et la toux bronchiques ont lieu profondément, et que la surface du poumon est encore perméable à l'air ou simplement engouée.

S'il existe du râle dans les bronches en même temps que les phénomènes ci-dessus indiqués, l'hépatisation le rend beaucoup plus fort et beaucoup plus sensible.

Quand l'hépatisation entoure des rameaux bronchiques un peu volumineux et très-voisins des parois thoraciques, comme il arrive à la racine ou au sommet des poumons, la bronchophonie devient presque semblable à la pectoriloquie; elle est souvent alors accompagnée de la sensation de *souffle dans l'oreille* (pag. 58), et s'il se trouve une portion de substance pulmonaire peu épaisse, et non encore hépatisée, entre les parois thoraciques et la bronche qui résonne, on a la sensation du *souffle voilé* (pag. 59).

Tant que l'inflammation augmente, le râle crépitant s'étend chaque jour aux environs de la partie hépatisée, ou paraît dans de nouveaux points;
il marche en quelque sorte devant les signes de
l'hépatisation, qui ordinairement sont très-manifestes le lendemain dans les points où il existait la veille.

Tels sont les signes physiques de l'hépatisation,
qui est toujours accompagnée d'un son mat dans les
points correspondans des parois thoraciques, à moins
que la pneumonie n'affecte que les parties centrales
du poumon. Dans ce cas, si surtout l'hépatisation
occupe le centre du lobe inférieur gauche, et que
la partie inférieure droite de la poitrine soit naturellement moins sonore, comme il arrive chez la
plupart des hommes (*voy*. p. 33), la percussion
ne donnera souvent aucun résultat, ou l'égale mé-
diocrité du son pourra seule faire soupçonner l'engorgement du côté gauche. Par la même raison, si
l'hépatisation existe à la base du poumon droit, la
percussion ne pourrait la faire reconnaître que dans
le cas où l'on aurait percuté la poitrine du sujet antérieurement à la maladie : encore est-il beaucoup
d'hommes dont toute la partie inférieure droite de
la poitrine, jusqu'à la hauteur de la quatrième ou cinquième côte, résonne aussi peu que la cuisse même.
Dans presque tous les cas où les points hépatisés sont
peu étendus, la percussion ne donne aucun résultat.

Signes de la suppuration pulmonaire. L'infiltration du pus dans le tissu pulmonaire n'amène aucun
nouveau signe tant que ce pus est concret. Lorsqu'il commence à se ramollir, on entend dans les
bronches un râle muqueux plus ou moins marqué,

dû, soit au pus qui y est versé, soit à la sécrétion catarrhale plus abondante qui se fait en ce moment à raison de l'espèce de détente qui coïncide avec la suppuration.

Signes des abcès du poumon. Lorsque le pus infiltré dans la substance pulmonaire n'est pas absorbé ou évacué à mesure qu'il se ramollit, et vient à former collection, un râle muqueux très-fort, à grosses bulles, et évidemment caverneux, se fait entendre dans le lieu de l'abcès. La bronchophonie qui existait précédemment se change en une pectoriloquie évidente ; la respiration et la toux, de bronchiques, deviennent caverneuses. Si l'abcès est voisin de la surface du poumon, la respiration et la toux donnent dans le même point le *souffle dans l'oreille*, et si quelque partie des parois de l'abcès est mince et molle, le souffle devient *voilé*. Ces signes sont presque toujours faciles à distinguer des phénomènes analogues qui ont lieu dans l'hépatisation, et particulièrement de la bronchophonie, de la respiration et de la toux bronchiques, et d'un râle muqueux qui aurait lieu dans les bronches seulement. Il suffit d'être un peu exercé à distinguer les résonnances purement *bronchiques* des résonnances *caverneuses*. Les dernières se font dans un espace évidemment circonscrit, et qui paraît plus vaste que ne le sont les plus gros troncs bronchiques. L'intensité du râle qui se joint à tous les autres signes quand l'abcès est encore à demi-plein, le bredouillement qui accompagne dans le même cas la pectoriloquie, et le peu d'étendue de la péripneumonie, qui a toujours été partielle, ou qui l'est devenue par suite de la résolution qui s'est opérée dans le reste du poumon, sont encore autant de signes qui, dans la plupart des cas, ne permettent aucun doute. Les phénomènes bronchiques, au contraire, sont remarquables en ce qu'ils s'étendent au loin d'une manière diffuse : la bronchophonie la plus analogue à la pectoriloquie en diffère toujours par ce caractère ; la voix d'ailleurs pénètre rarement dans toute l'étendue du cylindre, et cela n'arrive guère qu'à la racine du poumon; elle est *pure ;* et lors même que les phénomènes bronchiques sont accompagnés d'un râle muqueux un peu fort, ce qui est rare, ce râle n'a jamais l'exacte circonscription du râle caverneux, et rarement même il en a l'intensité.

Signes de la résolution. Lorsque la résolution commence avant que la pneumonie ait passé à l'état d'hépatisation, le râle crépitant devient chaque jour moins sensible, et le bruit respiratoire naturel ou pulmonaire devient d'autant plus marqué et finit enfin par s'entendre seul.

La résolution de la pneumonie, arrivée au degré d'hépatisation, s'annonce par le retour du râle crépitant : ce signe est de toute certitude. Je ne l'ai jamais vu manquer chez aucun pneumonique que j'aie suivi jour par jour ; je le désigne communément sous le nom de *râle crépitant de retour (rhonchus crepitans redux)*. M. Andral l'a noté dans la plupart de ses observations de pneumonies guéries (1).

---

(1) **Obs. XI**, **XII**, **XIII**, **XV**, **XVI**, **XXXVIII**, **XXXIX**.

A ce râle crépitant se joint peu à peu le bruit de l'expansion pulmonaire, qui tous les jours devient plus marqué et finit par exister seul.

Le râle crépitant annonce également la résolution de la pneumonie parvenue au degré d'infiltration purulente; mais il est ordinairement précédé par un râle muqueux ou sous-muqueux, indice du ramollissement d'une partie du pus. Le bruit de l'expansion pulmonaire se joint beaucoup plus tard au râle crépitant dans ce cas que dans les précédens. Au bout de peu de jours, et quelquefois de peu d'heures, le râle crépitant devient sous-crépitant, et indique l'apparition de l'œdème, qui accompagne ordinairement la résolution de la pneumonie à ce degré. La même chose a lieu quand l'œdème survient pendant la résolution des deux autres degrés de la pneumonie.

Lorsque la pneumonie a envahi une grande partie du poumon, les points extrêmes et les derniers affectés sont ordinairement ceux où la résolution se fait d'abord: quelquefois cependant le contraire a lieu.

Il est quelques cas dans lesquels les signes physiques de la pneumonie sont plus difficiles à saisir; il en est même où il faut une grande habitude pour les reconnaître au début de la maladie. Ces cas rentrent tous dans deux catégories : 1°. la situation de l'engorgement pneumonique dans les parties centrales du poumon ; 2°. la complication de la pneumonie avec quelques autres affections du poumon ou de la plèvre.

M. Andral a rencontré ces difficultés, et il paraît même se les être exagérées ; car on pourrait conclure de ce qu'il dit à cet égard, que non-seulement les pneumonies centrales, mais même celles de la base et de la racine du poumon, ne peuvent être reconnues par l'auscultation. Il rapporte à ce sujet neuf observations. Je pourrais remarquer d'abord que, pour établir un fait de cette nature, le résultat négatif obtenu vingt fois par un observateur n'équivaudrait pas au résultat positif obtenu trois ou quatre fois seulement par un autre, parce que cette différence pourrait tenir au plus ou moins d'habitude de chacun d'eux. Pour moi, je puis affirmer qu'il ne m'est arrivé qu'une seule fois de ne pouvoir trouver aucun signe stéthoscopique de pneumonie chez un jeune homme qui, au milieu d'un catarrhe aigu médiocrement intense, et sans fièvre, rendit pendant une journée ou deux des crachats pneumoniques tels que ceux que nous décrirons dans l'article suivant. Comme ces crachats m'ont paru toujours coïncider avec l'engouement et le commencement de l'hépatisation, j'en cherchai les signes pendant deux visites consécutives. Je mis plus de deux ou trois minutes à chaque exploration, et ne trouvai ni râle crépitant ni bronchophonie manifeste. Je pense que si j'eusse exploré le malade quelques heures plus tôt, ou si j'eusse prolongé beaucoup plus l'exploration, j'aurais trouvé le premier de ces signes, si toutefois les crachats visqueux sanglans ne peuvent exister sans pneumonie. Les six premières observations de M. Andral sont absolument du même genre ; ce sont des cas de pneumonies légères indiquées seulement par les crachats visqueux, et qui

se sont terminées par une prompte résolution (1).
On peut remarquer en outre qu'elles sont toutes
du temps où il a commencé à s'occuper de l'auscultation, et que les plus récentes sont de 1822.
Cette dernière remarque s'applique à plus forte
raison à la septième observation de M. Andral (2),
qui est du mois de mars 1820, époque à laquelle,
d'après ce qu'il dit lui-même, il commençait à peine
à essayer l'auscultation.

Je pourrais mettre en parallèle avec ces observations un grand nombre de cas dans lesquels
moi, et souvent même des élèves qui n'avaient pas
six mois d'exercice, avons reconnu par le râle crépitant des pneumonies centrales qui ne cubaient
pas plus qu'une amande ou une aveline. (*Voyez*
obs. IV, p. 229.) Les deux derniers cas d'exception
rapportés par M. Andral sont relatifs à la complication de la pneumonie avec d'autres maladies, et
nous en parlerons tout-à-l'heure.

En somme, je puis affirmer que lorsqu'on examine
un malade dès l'origine de la pneumonie, les pneumonies centrales, celles qui commencent par plusieurs points peu étendus à la fois, et qu'on a appelées
lobulaires, sont très-faciles à reconnaître dans la
plupart des cas, et que leur diagnostic ne demande
une certaine attention que lorsque les points enflammés sont très-petits. Mais alors aussi la maladie
est peu grave ; elle ne présente de danger qu'autant qu'elle s'étend, et dans ce cas les signes de-

_____

(1) *Op. cit.*, obs. xxx, xxxi, xxxii, xxxiii, xxxiv, xxxv.
(2) *Op. cit.*, obs. xxxvii.

viennent tout-à-fait manifestes en temps utile encore pour agir.

J'ai reconnu fréquemment de légers points pneumoniques à la base et à la racine du poumon. Dans ce dernier point surtout, on entend souvent très-bien le râle crépitant à une grande profondeur, et on l'entend aussi aisément que partout ailleurs lorsqu'il est à la surface. L'engorgement pneumonique peu étendu, situé au centre de la base du poumon, est sans contredit le plus difficile de tous à reconnaître ; mais le râle crépitant s'entend encore très-bien dans ce point, dont l'inflammation ne peut être méconnue que lorsqu'elle est déjà arrivée au degré d'hépatisation quand on observe pour la première fois : encore faudrait-il pour cela qu'elle fût très-peu étendue, et si aucune autre partie du poumon n'est affectée, ce cas ne constituerait ni une maladie sérieuse, ni une complication dangereuse de quelque autre affection plus grave.

Non-seulement on peut reconnaître une pneumonie centrale médiocrement étendue, mais on reconnaît même qu'elle est telle. Au début, le râle crépitant s'entend profondément dans un point circonscrit, et superficiellement on entend le bruit de l'expansion et de la contraction pulmonaire, pur et quelquefois presque puéril. Cette dernière circonstance a surtout lieu quand il y a plusieurs points enflammés à la fois. Quand la pneumonie passe au degré d'hépatisation, la respiration bronchique s'entend profondément : tandis que la respiration pulmonaire existe à la surface. Quelquefois même on entend en outre une bronchophonie et une toux bronchique profondes. Une oreille, même médiocrement exercée, saisit parfaitement ces phénomènes profonds, et les distingue aisément des phénomènes superficiels. J'ai vu des élèves de trois mois faire cette distinction sans hésiter; et il est d'autant plus important de s'y exercer que c'est dans le diagnostic, et par suite dans le traitement de la pneumonie, que se trouvera toujours, comme nous l'avons déjà dit, la plus grande utilité pratique de l'auscultation; car il n'est aucun médecin qui ne convienne que plus on reconnaît promptement cette maladie et plus elle est facile à guérir.

Lorsqu'une pneumonie centrale s'approche de la surface, on s'en aperçoit, ainsi que je l'ai déjà dit plus haut, en ce que le bruit d'expansion pulmonaire qui se faisait à la surface occupe à chaque exploration une moindre épaisseur. La respiration bronchique et la bronchophonie s'approchent, au contraire, des parois thoraciques, et viennent enfin y aboutir par un point qui, dans les premières heures, pourrait être couvert avec le doigt.

De toutes les affections des organes respiratoires qui peuvent compliquer la pneumonie, le catarrhe suffocant est sans contredit celle qui rend l'inflammation pulmonaire le plus difficile à reconnaître. Si cette inflammation est très-peu étendue, si elle est postérieure au catarrhe suffocant, il est possible que l'on méconnaisse quelquefois la pneumonie à raison du râle muqueux très-bruyant qui se fait entendre dans toute l'étendue des bronches. C'est là ce qui rend la pneumonie des agonisans difficile à reconnaître. Cependant j'ai presque toujours distingué le râle crépitant au milieu du râle muqueux, toutes les fois que j'ai voulu reconnaître la pneumonie des agonisans pour exercer les élèves. Hors l'agonie, le catarrhe suffocant étant très-rare, la difficulté dont je viens de parler ne peut avoir aucune conséquence pratique; car, quand la pneumonie vient se joindre au catarrhe suffocant, le malade succombe avant qu'elle soit grave par elle-même; et si elle a le temps de faire des progrès, non-seulement on entendra le râle crépitant, mais la toux et le râle lui-même prendront le caractère bronchique dans quelques cas. La huitième des observations de M. Andral, dont j'ai parlé plus haut, est un exemple de cette réunion du catarrhe suffocant à quelques points pneumoniques peu étendus (1). Enfin, le dernier exemple donné par le même observateur de pneumonie sans signes stéthoscopiques, est un cas de pleurésie double avec quelques points pneumoniques dispersés çà et là au centre et à la racine des poumons (2). Cette observation est encore de 1820, mois de juin, et j'ai peine à croire qu'un observateur exercé eût trouvé quelque difficulté à reconnaître ce cas; car, comme nous le verrons en parlant de la pleuro-pneumonie, la réunion des deux affections n'est difficile à constater que quand l'une d'elles est si légère qu'elle ne contribue en rien à la gravité de la maladie. Je pense, au reste, que la difficulté que M. Andral a trouvée à constater la pneumonie, dans les cas dont il s'agit, peut tenir en par-

(1) *Op. cit.*, obs. XLVI.
(2) *Idem*, obs. XXXVI.

tie à ce qu'il a souvent employé l'application immédiate de l'oreille au lieu de se servir du stéthoscope (1). Les bruits qui ne se passent que dans un point peu étendu peuvent difficilement être entendus de cette manière.

Le catarrhe sec semblerait devoir être une cause très-propre à empêcher le râle crépitant de se faire entendre, et la fréquence de cette affection rendrait alors la pneumonie fort difficile à reconnaître, au moins dans son début. Cependant je ne me suis pas aperçu que le râle crépitant fût plus difficile à entendre chez les sujets attaqués de catarrhes secs que chez les autres. On remarque seulement que la respiration ne devient pas aussi *puérile* dans les parties restées saines. Il est probable que l'inflammation du tissu pulmonaire produit, au moins dans les premiers instans, une dérivation qui dégorge momentanément les petits rameaux bronchiques.

Une tumeur qui comprimerait totalement le gros tronc bronchique ferait sans doute disparaître tous les phénomènes stéthoscopiques ; mais je ne sache pas que ce cas ait jamais été rencontré, et nous avons vu qu'une concrétion polypiforme remplissant les dix-neuf vingtièmes du calibre de la première bronche, n'a pas empêché d'entendre la pectoriloquie et le râle caverneux (*Voy*. p. 261). Le râle crépitant n'eût pas été plus difficile à entendre si ce sujet eût été attaqué d'une pneumonie.

Symptômes dépendans du trouble des fonctions

----

(1) *Op. cit.*, pag. 137.

pulmonaires. — Ces symptômes sont le plus communément une douleur obtuse et profonde, la dyspnée, une respiration fréquente, la toux et des crachats d'une nature particulière. Les praticiens y ajoutent communément le décubitus sur le côté affecté; mais rien n'est plus variable. Les autres symptômes sont plus constans, quoique chacun d'eux puisse manquer, et que, dans quelques cas, ils manquent tous à la fois. Leur réunion est commune, d'ailleurs, à la pneumonie et à beaucoup d'autres maladies, et chacun d'eux présente de nombreuses variétés. Ainsi la douleur, ordinairement peu forte et largement étendue, est quelquefois fixée dans un seul point, sans qu'il y ait une complication pleurétique. Cependant quand elle devient très-aiguë, c'est ordinairement à raison de ce que l'inflammation envahit la plèvre pulmonaire dans quelque point.

La dyspnée est souvent fort peu sensible pour le malade, quoique la fréquence de la respiration l'indique au médecin. Cette fréquence manque même quelquefois; et, dans les cas où elle existe, l'inspection de la poitrine nue ne peut indiquer si elle dépend ou non d'une affection organique du poumon; car la dilatation de la poitrine et le soulèvement des côtes sont souvent tout-à-fait égaux dans le côté sain et dans le côté affecté (1). La toux est ordinairement fréquente et assez forte; mais quelquefois elle est si rare et si peu marquée, que

____

(1) M. Andral a fait les mêmes observations, *Op. cit.*, pag. 330.

le malade et les personnes qui l'entourent nient son existence.

L'expectoration prend dans beaucoup de cas, chez les pneumoniques, un aspect tout-à-fait caractéristique, et qui, à lui seul, peut alors, à mon avis, faire reconnaître la maladie; car je ne l'ai jamais vu dans aucune autre. Ces crachats, que j'appellerai *glutineux* ou *pneumoniques*, recueillis dans un crachoir plat et découvert, se prennent en une masse tellement tenace et visqueuse, que l'on peut renverser le vase plein sans qu'ils s'en détachent. Ils cèdent seulement à la pesanteur, en formant une sorte de nappe. Si l'on agite le vase, ils tremblent à-peu-près comme de la gelée, mais moins fortement. Leur couleur présente souvent les diverses nuances du rouge et particulièrement celle de la rouille, ou bien une teinte vert-de mer, fauve, orangée, safranée, jaunâtre ou vert sombre. Ces diverses couleurs se trouvent fréquemment mêlées par stries dans le même crachoir; elles sont évidemment dues au sang qui existe en quantité variable, et dans un état de combinaison plus ou moins intime, dans la matière expectorée. Les nuances du vert même me paraissent dues à cette cause, quoiqu'elles caractérisassent les crachats bilieux de Stoll et de ses disciples : je les ai souvent rencontrées dans des pneumonies sans complication bilieuse. Cependant, dans d'autres cas, j'ai vu disparaître la couleur verte ou jaune-verdâtre après des évacuations de cette nature.

La masse entière des crachats présente une demi-transparence analogue à celle de la corne, et quel-

ques-uns sont presque aussi transparens que du blanc
d'œuf très-légèrement coloré. Des bulles d'air d'un
volume inégal et souvent très-grosses sont contenues
en grande abondance dans la masse expectorée, et ne
peuvent s'en échapper à raison de sa viscosité glu-
tineuse. Si ces crachats existaient constamment dans
la pneumonie, il ne serait besoin d'aucun autre
signe pour constater son existence. Ils paraissent
ordinairement dans la période d'engouement, et conservent leur caractère jusqu'à ce que l'hépatisation soit bien formée; mais ensuite ils en prennent de très-variables, comme nous le dirons tout-à-
l'heure.

Ils ne présentent pas, d'ailleurs, toujours un aspect aussi tranché que celui que nous venons de
décrire. Ils sont souvent moins visqueux, peu co-
lorés, et contiennent peu de bulles d'air; d'autres
fois, quelques crachats *glutineux* légèrement fauves
se distinguent à peine au milieu d'une grande
quantité de crachats muqueux ou de pituite diffluente. Assez souvent, ils n'ont lieu qu'au début
de la maladie et pendant un petit nombre d'heures;
quelquefois, enfin, ils ne paraissent pas même à
cette époque, ou bien ils sont si peu nombreux qu'on
ne peut les recueillir, le malade crachant par inadvertance à terre ou dans un mouchoir. Cela me paraît surtout avoir lieu chez les vieillards et dans les
pneumonies très-rapides dans leur marche et qui
sont ordinairement sans expectoration : il en est de
même de la pneumonie des agonisans.

Les caractères des crachats sont beaucoup plus
tranchés dans certaines constitutions épidémiques

que dans d'autres. Ils l'étaient beaucoup dans l'épidémie catarrhale de 1803, connue sous le nom de *grippe*. Les pneumonies nombreuses qui régnèrent pendant l'hiver étaient toutes remarquables par ces crachats, tellement différens de ceux des catarrhes qui existaient en même temps, que mon ami M. Bayle et moi, qui les remarquions pour la première fois, dans cette épidémie, fûmes surpris de n'en trouver dans aucun auteur une description exacte. J'ai vu depuis, au contraire, des constitutions dans lesquelles les crachats *glutineux* étaient rares et beaucoup moins caractérisés.

Pendant la période d'hépatisation, les crachats sont rares et d'un aspect variable : un peu de pituite plus ou moins visqueuse et vitriforme, ou de mucosité blanchâtre ou jaunâtre à demi-opaque, les compose ordinairement. Lorsque l'infiltration purulente a eu lieu, ils prennent un aspect plus franchement muqueux et semblable à celui des crachats cuits d'un catarrhe. Quelquefois on y distingue des stries d'un blanc jaunâtre un peu différent ou semblable à du lait, qui semble indiquer un mélange de pus : rarement ils deviennent tout-à-fait puriformes.

MM. Lerminier et Andral regardent comme un signe propre à annoncer la période de suppuration dans la pneumonie, des crachats qui semblent formés par un mélange de sang noirâtre et de pituite diffluente. J'ai rencontré souvent ces crachats qui, comme le dit M. Andral, ressemblent beaucoup à du jus de pruneaux ; mais ils m'avaient toujours paru avoir lieu chez des sujets cachectiques dont les gencives étaient habituellement ou actuellement au moins ramollies et laissaient de temps en temps suinter du sang ; et comme je les avais rencontrés chez beaucoup de sujets atteints de diverses maladies aiguës ou chroniques ou même bien portans, je n'avais jamais porté mon attention sur leur plus ou moins de fréquence chez les pneumoniques. Au reste, la question peut être à-peu-près résolue par les observations mêmes contenues dans le recueil cité.

M. Andral rapporte six cas dans lesquels des crachats semblables ont coïncidé avec la période de suppuration de la pneumonie. Il ne dit rien de l'état des gencives ; mais trois de ces sujets étaient sexagénaires ; le plus jeune avait trente-neuf ans, et l'on sait qu'après quarante ans rien n'est plus commun que le ramollissement des gencives. D'un autre côté, M. Andral rapporte cinq cas de pneumonie arrivée au degré de suppuration sans que ces crachats aient eu lieu, et trois autres dans lesquels ils coïncidaient avec l'hépatisation rouge. Il est par conséquent évident qu'en supposant que de nouvelles et nombreuses observations confirmassent la conjecture de MM. Lerminier et Andral, on ne pourrait tout au plus tirer qu'une induction douteuse de l'apparition de ces crachats *cachectiques.*

Symptômes généraux et marche de la pneumonie. —La pneumonie, dès son début, est accompagnée d'une fièvre aiguë ; il est très-rare qu'elle manque ou même qu'elle soit peu intense, et cela n'arrive guère que dans les pneumonies partielles très-peu étendues : de là la coloration de la face et les congestions sanguines et séreuses diverses que la fièvre produit ordinairement sur le cerveau, les méninges et le canal intestinal. Lorsque la congestion sanguine vers la tête est très-forte et caractérisée par le coma vers le début de la maladie, ce qui arrive souvent chez les vieillards pléthoriques, ce signe est d'un très-mauvais augure, et les malades périssent ordinairement avant que l'hépatisation soit tout-à-fait formée ; ou bien l'inflammation arrive en peu d'heures au degré d'infiltration purulente : un délire furieux est beaucoup moins à craindre. La congestion sanguine vers l'estomac s'annonce par la rougeur très-intense de la langue, et quelquefois par son ramollissement. Il est rare que l'épigastre soit très-douloureux ; ou plutôt, lorsqu'on le presse, il est difficile de juger si les malades souffrent à raison d'une douleur dans cet organe ou de la gêne de la respiration. La diarrhée a lieu quelquefois chez les pneumoniques, surtout quand la fièvre a une certaine durée. On doit remarquer, avec la plupart des praticiens, qu'elle n'est pas d'un mauvais augure, surtout lorsqu'elle arrive vers la fin de la maladie et qu'elle est modérée.

La fièvre péripneumonique peut être accompagnée d'affection bilieuse ; ce cas, fort commun vers la fin du dernier siècle, est aujourd'hui fort rare. Presque toutes les péripneumonies observées par Stoll étaient bilieuses ; j'en ai vu moi-même beaucoup de semblables lorsque je suivais les leçons de Corvisart. Depuis 1804, je n'en ai pas vu de bien caractérisées. Nous avons dit plus haut qu'il ne fallait pas croire trop aisément à la présence de la bile dans les crachats, même lorsqu'ils sont d'un jaune verdâtre.

La fièvre, dans la péripneumonie, est réellement symptomatique, c'est-à-dire, qu'elle est l'effet de l'inflammation. Elle croît avec elle et tombe avec l'orgasme inflammatoire. Souvent même, dès que ce dernier est enrayé par la saignée ou autrement, la fièvre cesse tout-à-fait, quoique la résolution complète de l'engorgement pulmonaire doive se faire encore attendre quinze jours, trois semaines ou même un mois. Quelquefois, lors même que le malade a été sans fièvre pendant plusieurs jours de suite, si la résolution se fait lentement, le pouls reprend de la fréquence sans beaucoup de développement, la peau est un peu chaude; mais cette fébricule n'amène ordinairement aucun accident, et souvent même elle n'empêche pas le retour d'un appétit très-vif.

Il est cependant des cas où la fièvre ne cesse point et ne perd rien de son intensité, quoique la péripneumonie soit en voie de résolution. Ce sont ceux où il y a complication d'une péripneumonie et d'une fièvre *essentielle* (1) ou due à une autre cause que l'inflammation du poumon.

---

(1) Je me sers de ce terme, faute d'un meilleur, pour désigner les maladies générales, que les anciens nommaient simplement *fièvres continues* et *intermittentes*. Sans doute les praticiens ont pu, lorsque l'anatomie pathologique était peu cultivée, confondre avec elles beaucoup de cas où la fièvre n'est réellement que le symptôme d'une inflammation interne; mais il n'en est pas moins vrai que les faits et le raisonnement s'accordent, dans l'état actuel de la science, pour

Pendant la période aiguë de la pneumonie, les urines sont d'un rouge aussi foncé que si elles tenaient du sang en solution. Ce caractère des urines, qui se rencontre aussi dans la plupart des autres ma-

---

prouver que les lésions du canal intestinal auxquelles M. Broussais attribue la cause des fièvres continues, n'en sont que l'effet : les faits, car la tuméfaction des cryptes muqueux ou glandes de Peyer, l'inflammation et l'ulcération de la membrane muqueuse, sont, dans la plupart des cas, évidemment postérieures, d'après les symptômes qui les indiquent, à la fièvre, et n'en sont par conséquent pas plus la cause que l'inflammation de la peau n'est celle de la petite-vérole. On trouve d'ailleurs assez souvent ces ulcères cicatrisés ou en voie de cicatrisation, chez des sujets qui succombent cependant à une fièvre continue. On retrouve exactement les mêmes lésions chez des sujets attaqués d'une simple diarrhée sans fièvre, et on les trouve même quelquefois assez étendues chez des sujets qui se croyaient bien portans et qui sont morts par suite d'accidens. Il n'est pas très-rare, en outre, de ne pas trouver d'ulcères dans les intestins des fiévreux, et de n'y trouver que des altérations, ou évidemment cadavériques, ou si infiniment petites qu'il faut avoir renoncé à l'usage de la raison pour leur attribuer une maladie grave.

Que si l'on examine la question *à priori*, et par la voie du raisonnement, il est certain que le trouble fébrile est capable par lui-même d'occasioner des congestions, ou plutôt qu'il en occasione nécessairement, et rien ne prouve que la membrane muqueuse intestinale doive être, plus que la peau qui recouvre la face, à l'abri de ces congestions. Il serait en quelque sorte plus rationnel d'attribuer la fièvre à la rougeur des pommettes, car nous avons la certitude qu'elle existe toujours, et à un degré contre nature, dans la fièvre ; et nous n'avons pas la même certitude pour la membrane interne de l'estomac.

ladies inflammatoires , n'est jamais plus marqué que dans la pneumonie. Le sang tiré de la veine se prend promptement en masse et se recouvre d'une couenne fibrineuse épaisse, surtout dans les premières saignées.

La pneumonie se termine souvent par des crises manifestes et heureuses, et non-seulement lorsque le peu de gravité de la maladie ou l'ignorance de son caractère l'ont fait abandonner aux seuls efforts de la nature, mais même dans des cas où des saignées répétées avaient été faites sans aucun succès, Un dépôt briqueté ou blanc dans les urines est la plus commune des évacuations critiques ; et en général il faut même ne faire de fond sur les autres qu'autant que ce dépôt existe en même temps. La sueur ou une diarrhée modérée sont , après ce dépôt, les évacuations critiques les plus communes dans la pneumonie. Des crachats muqueux abondans sont aussi quelquefois critiques, mais beaucoup plus rarement que ne le pensaient les praticiens du dernier siècle , si ce n'est dans les pneumonies qui ont lieu pendant le cours d'une épidémie catarrhale.

Les médecins les plus hippocratiques font en général peu d'attention aux crises et aux jours critiques dans la pneumonie : la rareté des cas où les efforts de la nature sont suffisans pour guérir la maladie leur fait porter toute leur attention vers les indications thérapeutiques. On doit en savoir d'autant plus de gré à M. Andral de n'avoir pas omis de vérifier ce point de doctrine dans ses observations (1).

____

(1) *Op. cit.*, pag. 365.

Sur cent douze pneumonies, il a trouvé que quarante-trois ont été jugées les 7e, 11e, 14e ou 20e jours, c'est-à-dire dans les jours les plus habituellement critiques suivant Hippocrate. Chez vingt-six autres malades on n'a pu compter les jours. En général, lorsque l'on observe avec attention, on remarque presque toujours que la résolution, même lorsqu'elle est due à des saignées répétées, est accompagnée d'un dépôt critique dans les urines ou d'une moiteur de même nature.

Causes occasionelles de la pneumonie. L'impression du froid long-temps prolongée ou reçue dans un moment où le corps est médiocrement échauffé et couvert d'une sueur moite, est la cause occasionelle la plus commune de la pneumonie. Elle est beaucoup moins à craindre quand l'impression du froid succède immédiatement à une chaleur excessive et ne se prolonge pas trop. Le Russe, qui sort d'une étuve pour se rouler dans la neige ; les boulangers, qui quittent à-peu-près nus l'atmosphère brûlante de leurs fournils pour s'exposer à un froid de plusieurs degrés au-dessous de zéro, ne sont point pris de pneumonie ; mais les porte-faix qui font de longues stations au coin des rues en sont fréquemment attaqués. En général, la pneumonie est une maladie de l'hiver et des climats froids ; elle est rare dans les régions équatoriales.

Le poison des serpens, et particulièrement celui du serpent à sonnettes (*crotalus horridus*), détermine fréquemment des pneumonies. Diverses substances médicamenteuses injectées dans les veines, dans des expériences physiologiques, produisent le même effet. Il est probable que souvent les pneumonies qui règnent épidémiquement sont dues à une cause analogue, c'est-à-dire à des miasmes délétères qui ont pénétré dans l'économie à l'aide de l'absorption cutanée ou pulmonaire ; car rien n'est plus commun que de rencontrer des pneumonies auxquelles on ne saurait assigner aucune cause occasionelle. Combien d'hommes en sont attaqués au coin de leur feu, et malgré tous les soins qu'ils prennent de leur santé !

La plupart des pathologistes rangent la pléthore sanguine, la jeunesse, l'âge viril, et une constitution forte, parmi les causes prédisposantes de la pneumonie. Il est certain que chez les sujets qui réunissent ces conditions, l'inflammation est plus aiguë, la fièvre plus intense, et la maladie plus facile à reconnaître et à guérir. Mais il est également vrai que la pneumonie est beaucoup plus commune et plus grave chez les vieillards : c'est chez eux surtout qu'elle arrive très-rapidement à la période de suppuration.

Les enfans y sont aussi très-sujets, et d'autant plus qu'ils sont en plus bas âge. La maladie est souvent méconnue chez eux parce qu'ils avalent la mucosité expectorée au lieu de la cracher. Ils meurent le plus souvent dans la période d'engouement, ou tout au plus avec une hépatisation lobulaire, c'est-à-dire qui n'occupe que quelques points épars et qui ne se sont pas encore réunis. La promptitude avec laquelle ils succombent à cette maladie commençante s'explique par le besoin plus grand de respirer qui existe chez eux. (*Voy*. pag. 52.)

ARTICLE II.

De la Gangrène du poumon.

La gangrène du poumon est un cas assez rare ; on peut à peine la ranger au nombre des terminaisons de l'inflammation de cet organe, et encore moins la regarder comme un effet de son intensité ; car le caractère inflammatoire est très-peu marqué dans cette affection, soit sous le rapport des symptômes, soit sous celui de l'engorgement du tissu pulmonaire. La gangrène du poumon semble même, le plus souvent, se rapprocher de la nature des affections essentiellement gangréneuses, telles que l'anthrax, la pustule maligne, le charbon pestilentiel, etc.; et, comme dans ces affections, l'inflammation développée autour de la partie gangrénée paraît être l'effet plutôt que la cause de la mortification.

La gangrène du poumon peut être *non circonscrite* ou *circonscrite* : ces deux variétés sont très-tranchées sous le rapport de leurs effets comme sous celui de leur caractère anatomique.

Gangrène non circonscrite du poumon. — Cette forme de la gangrène du poumon peut être mise au nombre des maladies organiques les plus rares : je ne l'ai vue que deux fois en vingt-quatre ans, et je n'ai guère connaissance, dans le même espace de temps, que de cinq ou six observations semblables faites dans les hôpitaux de Paris.

Cette altération présente les caractères suivans : le tissu pulmonaire, plus humide et beaucoup plus facile à déchirer que dans l'état naturel, offre le même degré de densité que dans la péripneumonie au premier degré, l'œdème du poumon, ou l'engorgement séreux cadavérique ; sa couleur présente des nuances variées depuis le blanc sale et légèrement verdâtre jusqu'au vert foncé et presque noir, quelquefois avec un mélange de brun ou de jaune-brunâtre terreux. Ces diverses teintes sont mêlées irrégulièrement dans les diverses parties du poumon, et on y distingue, en outre, des portions d'un rouge livide plus humides que le reste, et qui paraissent simplement infiltrées d'un sang très-liquide, absolument comme dans la péripneumonie au premier degré. Quelques points çà et là sont évidemment ramollis et tombent en *deliquium* putride. Un liquide sanieux, trouble, d'un gris verdâtre et d'une fétidité gangréneuse insupportable, s'écoule des parties altérées à mesure qu'on les incise.

Cette altération occupe au moins une grande partie d'un lobe, et quelquefois la plus grande partie d'un poumon ; elle n'est nullement circonscrite. Dans quelques points, le tissu pulmonaire sain, ou presque sain, se confond insensiblement avec les parties gangrénées ; dans d'autres, il en est séparé par un engorgement inflammatoire au premier degré ; rarement, et dans quelques points seulement, par un engorgement porté au degré d'hépatisation.

Pour peu que l'altération soit étendue, la marche de la maladie est extrêmement rapide. Les forces sont anéanties dès le premier instant ; le malade tombe dans un état de prostration complète ; l'oppression devient sur-le-champ extrême ; le pouls est petit, déprimé et très-fréquent ; la toux est plutôt fréquente que forte ; les crachats sont diffluens et d'une couleur verte très-remarquable ; leur odeur est extrêmement fétide et tout-à-fait semblable à celle qu'exhale un membre sphacélé. Ces crachats et le *râle crépitant* sont les signes pathognomoniques de cette maladie. L'expectoration, assez abondante pendant quelque temps, se supprime bientôt par défaut de forces, et le malade meurt suffoqué par le râle.

Gangrène circonscrite ou *essentielle*. La gangrène circonscrite du poumon diffère de la précédente en ce qu'elle n'occupe qu'une petite partie de l'organe, et qu'elle ne paraît avoir que peu de tendance à envahir les parties environnantes. Par cela même, sa marche est beaucoup plus lente : elle l'est quelquefois assez pour se rapprocher de celle de la phthisie, parmi les espèces de laquelle Bayle l'a rangée (1).

Caractères anatomiques. — La gangrène partielle peut se développer dans toutes les parties du poumon. Elle doit être considérée dans trois états différens, celui de mortification récente ou d'eschare gangréneuse, celui de sphacèle déliquescent, et celui d'excavation formée par le ramollissement complet et l'évacuation de la partie gangrénée.

Les eschares gangréneuses du poumon forment des masses irrégulières et dont la grosseur est très-variable. La couleur de la partie mortifiée est d'un noir tirant sur le vert ; sa texture est plus humide,

____

(1) *Recherches*, etc., p. 3o.

plus compacte et plus dure que celle du poumon ; son aspect est tout-à-fait analogue à celui de l'eschare produite sur la peau par l'action de la pierre à cautère ; elle exhale d'une manière très-marquée l'odeur de la gangrène. La partie du poumon qui l'environne immédiatement présente, jusqu'à une certaine distance, l'engorgement inflammatoire au premier ou au second degré.

Quelquefois cette eschare, en se décomposant, se détache des parties environnantes comme l'eschare formée par le feu ou par la potasse caustique, et forme alors une espèce de *bourbillon* noirâtre, verdâtre, brunâtre ou jaunâtre, d'un tissu comme filamenteux, plus flasque et plus sec que l'eschare récemment formée. Ce bourbillon reste isolé au milieu de l'excavation formée par la destruction de la partie mortifiée.

Plus ordinairement l'eschare se ramollit en entier sans former de bourbillon distinct, et se convertit en une espèce de bouillie putride, d'un gris verdâtre sale, quelquefois sanguinolente et d'une horrible fétidité. Cette matière ne tarde pas à se faire jour dans quelqu'une des bronches voisines, est ainsi évacuée peu à peu, et laisse à sa place une excavation véritablement ulcéreuse.

Le tissu pulmonaire, aux environs de l'excavation, est dans un état d'inflammation qui existe long-temps au degré d'engouement. Après plusieurs jours de maladie, les points les plus compactes ne présentent souvent pas encore la texture grenue d'une manière manifeste. Sa couleur est d'un rouge noirâtre ; il est très-humide et contient très-peu d'air.

Lorsque la séparation de l'eschare est achevée,
les parois des excavations deviennent le siége d'une
inflammation secondaire qui paraît conserver encore
long-temps quelque chose du caractère de la gangrène : elles se revêtent d'une fausse membrane
grisâtre ou jaune sale, opaque, molle, qui sécrète
un pus trouble de même couleur, ou une sanie noire,
et elles exhalent encore l'odeur gangréneuse. Si l'eschare a peu d'épaisseur, la fausse membrane peut
remplir l'espace laissé après le ramollissement, et
se transformer ensuite en une cicatrice pleine. Quelquefois la fausse membrane se développe avant que
l'eschare ne se détache, et sert réellement à séparer
le mort du vif.

Assez souvent cette fausse membrane n'existe
point, et le pus sanieux, trouble, noirâtre, verdâtre,
grisâtre ou rougeâtre, et toujours plus ou moins fétide, est sécrété immédiatement par les parois de l'ulcère. Ces parois sont ordinairement denses, plus fermes et d'un tissu plus sec que dans la pneumonie aiguë. Il crie sous le scalpel. Sa couleur est d'un rouge
brun tirant sur le gris, ou mêlé de nuances de cette
dernière couleur et de jaune sale, et les incisions que
l'on y fait présentent une surface grenue. Cet état
d'engorgement, qui constitue évidemment une pneumonie chronique et avec peu de tendance à la suppuration, ne s'étend pas ordinairement à plus d'un
demi-pouce ou un pouce de l'excavation : quelquefois cependant il occupe tout le lobe dans lequel
elle est située. Dans d'autres cas, les parois de l'ulcère sont mollasses, comme fongueuses ou putrilagineuses, et faciles à détruire en grattant avec le

scalpel. Des vaisseaux sanguins assez volumineux, dénudés et isolés, mais tout-à-fait intacts, traversent quelquefois l'excavation. D'autres fois, au contraire, ces vaisseaux sont détruits, et leurs bouches béantes donnent lieu à une hémorrhagie qui remplit l'excavation de caillots de sang.

Ces excavations gangréneuses constituent la phthisie ulcéreuse de Bayle. Quoiqu'il n'indique pas précisément leur origine, la description qu'il en donne et les observations qu'il rapporte laissent voir qu'il l'a soupçonnée (1). Peut-être a-t-il été écarté à cet égard de la route qui aurait pu le conduire à reconnaître pleinement cette origine par les considérations, trop légères à mon avis, qui l'ont porté à faire de cette maladie une espèce de phthisie.

Quelquefois l'eschare gangréneuse décomposée se fait jour dans la plèvre, et devient la cause d'une pleurésie, ordinairement accompagnée d'un pneumo-thorax qui paraît être l'effet du gaz exhalé par le putrilage gangréneux. D'autres fois, l'excavation gangréneuse s'ouvrant à la fois dans la plèvre et dans les bronches, l'air extérieur contribue évidemment au développement du pneumo-thorax.

Signes physiques de la gangrène partielle du poumon. — Ces signes sont à-peu-près les mêmes que ceux des abcès du poumon; mais le râle crépitant s'entend plus rarement que dans la péripneumonie ordinaire, et cela sans doute parce que le début de la maladie étant ordinairement

____

(1) *Op. cit.*, pag. 3o, obs. XXV, XXVI, XXVII, XXVIII, XXIX et XXX.

très-insidieux, on ne songe pas toujours à examiner la poitrine dans les premiers jours. Il m'a
paru plusieurs fois évident qu'il ne se manifestait
qu'après la mortification de l'eschare, et qu'il indiquait par conséquent la formation du cercle inflammatoire qui doit la détacher. Plus tard on entend le
râle caverneux. Lorsque l'excavation commence à se
vider, la pectoriloquie se manifeste. Quand l'excavation s'ouvre dans la plèvre, on obtient en outre les
signes du pneumo-thorax avec épanchement liquide;
et si l'excavation s'ouvre en même temps dans les
bronches, le *tintement métallique* ou la *résonnance
amphorique* se font entendre. (*Voyez* p. 112.)

La résonnance de la voix dans les excavations
gangréneuses est beaucoup plus nette et plus forte
que dans les abcès du poumon. Elle n'a rien d'une
espèce de *flottement* qui semble avoir lieu dans les
parois de ces derniers, et qui indique leur état de
détritus; et il est aussi rare qu'elle soit accompagnée du *souffle voilé,* que cela est commun dans les
abcès pulmonaires.

Le râle crépitant est encore plus difficile à retrouver dans la résolution de la pneumonie chronique
qui succède à la gangrène qu'au début de la maladie,
et c'est au reste ce qui a lieu dans toutes les péripneumonies chroniques.

Les crachats sont tellement caractéristiques dans
cette affection que sans eux ses signes seraient tout-
à-fait incomplets. Ils sont quelquefois d'une couleur
verte, verdâtre ou brunâtre, ou d'un gris jaune
cendré tirant sur le verdâtre, et toujours plus ou
moins puriforme; ils exhalent l'odeur de la gangrène.

I.   29

Au début de la maladie, leurs caractères sont souvent assez différens. Leur odeur n'est pas encore celle de la gangrène ; mais elle exhale une fétidité fade presqu'aussi insupportable. Leur couleur est alors d'un blanc laiteux presque opaque, leur consistance muqueuse. Peu à peu ils deviennent d'un jaune verdâtre, brunâtre ou cendré, et prennent le caractère puriforme ou sanieux. Lorsque la maladie devient chronique, et surtout lorsqu'elle tend à la guérison, les crachats deviennent jaunes et prennent la consistance et l'odeur du pus. De temps en temps cependant l'odeur gangréneuse y reparaît encore. Je serais même tenté de croire, d'après plusieurs cas dans lesquels les malades ont survécu, que l'odeur et l'aspect des crachats tels que je viens de les décrire, ne prouvent pas toujours l'existence d'une excavation gangréneuse dans le poumon, et que ces caractères peuvent quelquefois dépendre d'une disposition générale à la gangrène, qui n'a son effet que sur la sécrétion muqueuse des bronches. Il est vrai qu'on pourrait également supposer dans ces cas l'existence de petites eschares gangréneuses du poumon, telles que celles dont l'observation IV, p. 229, offre un exemple. Mais deux ou trois fois je n'ai rien trouvé absolument à l'ouverture des corps qui justifiât l'odeur gangréneuse, si ce n'est la promptitude de la putréfaction, particulièrement dans la muqueuse bronchique.

Symptômes et marche de la maladie. — Les symptômes de la gangrène partielle du poumon sont extrêmement variables, et diffèrent beaucoup aux diverses époques de la maladie. Le début est or-

dinairement caractérisé par des symptômes de péripneumonie légère accompagnés d'une prostration
de forces ou d'une anxiété qui ne sont nullement
en rapport avec le peu de gravité des symptômes
locaux, et la petite étendue dans laquelle la respiration et le son manquent. Bientôt le malade commence à expectorer des crachats d'odeur d'abord
fade et puis gangréneuse. Dans ces deux époques de
la maladie, il éprouve quelquefois des douleurs très-
vives dans la poitrine, et des hémoptysies plus ou
moins graves et abondantes. Son teint devient pâle,
ou plutôt blême et plombé.

Fort souvent le début de la maladie est tout-à-
fait insidieux. L'adynamie seule frappe les yeux
du médecin, et rien n'annonce une affection grave
de la poitrine.

Quand la maladie passe à l'état chronique, le malade éprouve une fièvre hectique constante, quelquefois vive, mais cependant ordinairement moins intense que celle de la plupart des phthisiques ; sa peau
est chaude, et quelquefois même d'une chaleur mor-
dicante ; ses crachats et son haleine exhalent une
odeur excessivement fétide, qui conserve encore
quelque chose de celle de la gangrène, et se fait
sentir d'assez loin. Dans cet état, il maigrit avec une
grande rapidité, et peut alors facilement être pris
pour phthisique ; mais le plus souvent la mort arrive avant que l'amaigrissement soit porté loin, et
la maladie semble même avoir plus de tendance à
produire la cachexie que le marasme.

Quelque grave que soit la gangrène partielle du
poumon, on ne doit pas la regarder comme une

cause inévitable de mort. J'ai vu guérir plusieurs malades qui en avaient présenté tous les symptômes, et dont quelques-uns, à en juger par l'étendue de la pectoriloquie, avaient eu des excavations gangréneuses très-vastes. Chez l'un d'eux, l'eschare, très-superficielle sans doute, s'était fait jour dans la plèvre, et avait déterminé une pleurésie dont la résolution avait duré quinze mois.

Je joins ici quatre observations de gangrène du poumon. Dans la première, l'eschare gangréneuse est encore entière ; la seconde la montre à l'état de bourbillon ; la troisième, à celui de ramollissement déliquescent, et la quatrième offre un exemple de la rupture de l'excavation gangréneuse dans la plèvre et les bronches à la fois, et des accidens consécutifs décrits ci-dessus. La seconde m'a été communiquée par M. Cayol ; une autre faisait partie des manuscrits inédits de Bayle : elle a été recueillie postérieurement à la publication de son ouvrage, et l'on y pourra voir, par les expressions dont il se sert, que ses idées sur la maladie dont il s'agit s'étaient beaucoup rapprochées de celles que renferme la description que l'on vient de lire. L'observation de M. Cayol était accompagnée de réflexions et de corollaires tirés de sa comparaison avec plusieurs faits analogues. Je ne les ai point transcrits, parce qu'ils n'offriraient que la répétition d'une partie de ce qui a été dit ci-dessus sur l'origine, la nature et les symptômes de la maladie dont il s'agit. Il suffit que j'indique ici cette conformité de manière de voir, qui prouve, ce me semble, en faveur d'elle-même.

OBS. XII. *Eschare gangréneuse superficielle du poumon ayant déterminé une pleurésie.* — Un boucher âgé de quarante ans, d'un tempérament sanguin, d'une forte constitution, adonné aux boissons spiritueuses, fut affecté, à la suite d'un excès de vin, d'une céphalalgie très-intense et de douleurs dans les articulations. Le lendemain, il fut pris de fièvre avec délire. On le transporta alors à l'hôpital Necker.

Le 28 novembre 1818, jour de son entrée à l'hôpital, il n'éprouvait, disait-il, d'autre incommodité qu'une douleur assez vive aux talons et dans les articulations tibio-astragaliennes. La face était très-rouge, les conjonctives un peu injectées, la peau chaude et souple, le pouls très-fréquent sans être fort. Les mains étaient tremblantes, ce que le malade attribuait à l'usage immodéré des boissons spiritueuses. La langue était humide et blanche ; il y avait soif et constipation sans douleur de ventre. Les facultés intellectuelles paraissaient intègres.

Pendant la nuit le malade est pris de délire ; il se lève et se promène dans la salle. On le replace dans son lit et on l'y maintient au moyen de la *camisole*. Bientôt il est agité d'un délire violent et se livre aux vociférations les plus effrayantes. Il ne parle que de sang, d'assassins, d'animaux prêts à le dévorer, etc. L'agitation était extrême, la face très-rouge, les conjonctives un peu injectées, la peau chaude et humide, le pouls fréquent, régulier et assez fort ; le ventre un peu dur, non douloureux à la pression. (*Douze sangsues au cou ; glace sur la tête ; sinapismes aux pieds et aux cuisses.*)

Vers les huit heures du matin le délire était beaucoup moins violent, mais continuel; du reste même état. (*Dix sangsues à chaque tempe ; lavement purgatif ; glace sur la tête.*)

Le délire continua toute la journée.

Le 30, nuit assez calme, délire tranquille, face rouge, conjonctives injectées, yeux brillans, pupilles médiocrement dilatées, pouls fréquent, régulier, assez développé. Le lavement n'a point été rendu. (*Seize sangsues autour de la tête; glace ; sinapismes aux genoux ; diète.*)

Le 31, la face reste rouge et couverte de sueur; la langue est blanche et assez humide, la chaleur de la peau modérée, la respiration libre, le délire tranquille. (*Épithème froid ; vésicatoire à la nuque.*)

1er décembre. Nuit calme, face rouge, sueur visqueuse sur tout le corps, réponses promptes et justes, cessation du délire, tremblement des mains, mouvemens convulsifs des yeux et des muscles de la face, mouvemens continuels de mastication, langue humide et blanchâtre, point de selles, urines assez abondantes et un peu rouges. (*Épithème froid; looch avec seize gouttes de laudanum.*)

2 décembre. Nuit très-calme, face dans le même état que la veille, point de délire. Le malade se plaint de douleurs dans les articulations. La langue est blanche, un peu sèche au centre; la soif vive, le ventre un peu balloné. (*Looch avec vingt-quatre gouttes de laudanum.*)

3 décembre. Même état. (*Même prescription; on fait en outre appliquer deux sangsues à chaque tempe.*)

Le 4 décembre, un peu de délire pendant la journée : cependant le malade répond juste aux questions qu'on lui fait. Face rouge, pupilles contractées, peau chaude, souple et humide ; pouls fréquent, régulier, peu développé et assez mou ; langue blanche et humide, ventre balloné, un peu sensible à la pression vers la région hypochondriaque droite ; plusieurs selles dans la journée, douleurs vives dans les articulations scapulo-humérales. (*Vingt-quatre grains de musc.*)

Les 5 et 6 décembre, même état. (*On substitue au musc six grains de jusquiame.*)

Le 7, point d'effet marqué de la jusquiame ; météorisme, langue sèche et un peu brunâtre, délire par instant, deux selles, pouls très-fréquent.

Les 8 et 9, même état. La respiration est un peu embarrassée ; elle s'entend moins à droite au moyen du cylindre. On ne peut explorer que les parties antérieures de la poitrine, à raison de l'agitation du malade et de la difficulté de le mouvoir. Le thorax résonne médiocrement, mais également de chaque côté. (*Vingt-quatre grains de jusquiame.*)

Le 10, langue fuligineuse, affaissement des traits de la face, pouls faible, petit et irrégulier ; météorisme, diarrhée, respiration stertoreuse.

Le 11 décembre, mort à quatre heures du matin.

Ouverture du cadavre faite vingt-quatre heures après la mort. — Cadavre d'un homme de cinq pieds quatre pouces. Embonpoint médiocre, muscles saillans, poitrine large et bien conformée ; deux petits ulcères au sacrum.

Peu de sang s'écoula à l'ouverture du crâne ; l'hémisphère gauche du cerveau était un peu plus volumineux que le droit, par une disposition naturelle; dans l'un et l'autre, les circonvolutions étaient très-marquées. La pie-mère, comme boursoufflée, était infiltrée d'un peu de sérosité; les ventricules latéraux contenaient environ une demi-once de sérosité transparente; à la base du crâne, il y en avait environ une once. La substance cérébrale était ferme; celle du cervelet et de la protubérance annulaire paraissait l'être moins que dans l'état naturel.

Le poumon droit adhérait antérieurement à la plèvre costale par une fausse membrane grisâtre, molle, facile à déchirer; sa base était unie au diaphragme par une membrane de même nature. Sa partie moyenne, refoulée vers le médiastin, faisait place à environ une pinte et demie d'un liquide séro-purulent contenue dans la plèvre. Le poumon en était réduit à-peu-près à moitié de son volume naturel, et ne contenait qu'une très-petite quantité d'air; son tissu, sain dans presque toute son étendue, offrait vers sa base et en arrière une tache d'un noir verdâtre, de la grandeur des plus grandes fèves de marais, répandant une odeur gangréneuse, infecte et nauséabonde; sa consistance était humide, et son aspect était analogue à celui de l'eschare produite par l'application de la potasse caustique; on la réduisait en putrilage en la grattant avec le scalpel. Cette tache ou eschare pénétrait d'environ six lignes dans le tissu du poumon, auquel elle adhérait intimement, et qui offrait autour d'elle, et à la distance d'environ un pouce, la densité hépatique et un tissu rouge et grenu à l'incision.

Le poumon gauche offrait une couleur marbrée; son tissu était sain et crépitant. — Le cœur, d'un volume naturel, était très-bien proportionné; ses ventricules contenaient quelques concrétions polypiformes.

La membrane muqueuse de l'estomac était pâle; il y avait seulement un peu de rougeur vers l'orifice cardiaque. L'intestin grêle présentait, dans toute son étendue, une couleur jaune foncée qui ne disparaissait pas par le lavage. Il n'y avait pas d'ulcérations dans le cœcum, non plus que dans le reste du gros intestin.

Tous les autres organes étaient sains.

Obs. **XIII.** *Gangrène du poumon, eschares gangréneuses détachées et formant bourbillon* (1). — Un agent de police, âgé de cinquante-trois ans, grand, bien constitué, d'un tempérament bilieux et lymphatique, était malade depuis six semaines lorsqu'il entra à l'hôpital de la Charité le 16 juin 1811; il avait la respiration gênée, une toux fréquente, assez facile, avec expectoration de crachats jaunes, opaques, assez épais, et remarquables par une odeur très-infecte, analogue à celle de la gangrène; l'haleine avait cette odeur plus encore que les crachats: la poitrine résonnait bien partout. Depuis le début de la maladie, il était dans un état de faiblesse qui augmentait chaque jour. Les chairs étaient molles, le teint fort blême, et l'amaigrissement peu marqué.

____

(1) Par M. Cayol, professeur à la Faculté de Médecine de Paris.

Depuis le jour de son entrée jusqu'à sa mort, on remarqua peu de changement dans les symptômes ci-dessus ; la maigreur fit peu de progrès ; les chairs devinrent de plus en plus molles et flasques, et, les derniers jours, les mains s'infiltrèrent ; l'odeur gangréneuse de l'haleine devint de plus en plus prononcée. Les quinze ou vingt derniers jours, le malade restait toujours couché sur le côté droit. Il n'y eut ni hémoptysie, ni altération dans les facultés intellectuelles. Le 20 juillet, au matin, il se trouvait un peu mieux : cependant, à l'approche de la nuit, il prévit qu'il ne la passerait pas. Il mourut effectivement vers huit heures du soir.

Ouverture du cadavre faite dix heures après la mort. — La peau était pâle et jaunâtre, les chairs molles et dans un état voisin de l'infiltration ; mais il n'y avait d'œdème bien marqué qu'aux mains et aux avant-bras ; les yeux étaient ouverts et encore assez brillans ; les traits de la face n'étaient pas altérés ; la roideur cadavérique, assez prononcée aux membres inférieurs , l'était peu aux membres supérieurs, et n'existait pas encore au cou et à la tête.

Le thorax, large et bien conformé, résonnait bien à droite, et presque comme un tambour à gauche ; ce qui fit penser à M. Bayle qu'il y avait pneumothorax de ce côté. Cette opinion fut bientôt confirmée par l'issue avec sifflement d'une assez grande quantité de gaz extrêmement fétide, à travers une petite ouverture pratiquée au milieu d'un espace intercostal. Ce côté de la poitrine renfermait , en outre, deux ou trois pintes d'une sérosité noirâtre bourbeuse, d'une fétidité repoussante.

Le poumon, noirâtre et refoulé à la partie supérieure de la poitrine et vers le médiastin, semblait
au premier coup-d'œil presque entièrement détruit :
il avait à peine le cinquième de son volume, et présentait à son sommet une cavité anfractueuse capable de loger un œuf de cane. La substance pulmonaire qui formait en dehors les parois de cette
cavité était si mince et si facile à déchirer, que,
quoique nous ayons trouvé la cavité ouverte après
l'écoulement du liquide renfermé dans la poitrine,
nous n'oserions assurer que cette ouverture n'a-
vait pas été produite en cherchant à détruire les
adhérences de cette partie du poumon : cependant
M. Bayle penchait à croire qu'elle s'était formée long-
temps avant la mort. Quoi qu'il en soit, la cavité était pleine du même liquide que ce côté de la
poitrine. Sa surface interne n'offrait aucune trace
de cet enduit purulent, membraniforme, qu'on
trouve ordinairement dans les cavités ulcéreuses du
poumon ; et l'on y voyait à nu le tissu pulmonaire
devenu noirâtre, mou, très-facile à déchirer ; elle
était anfractueuse ; et les anfractuosités formaient
comme autant de cavités secondaires inégales. Chacune de ses cavités secondaires, ainsi que la cavité principale, contenait, indépendamment du
pus dont nous avons parlé plus haut, des masses
putrilagineuses entièrement isolées, d'un jaune brun,
se déchirant très-facilement, et se résolvant en une
sorte de putrilage assez semblable à un paquet de
filasse putréfiée. Celle de la grande cavité avait à-
peu-près le volume d'une noix ; le volume des autres était proportionné à la grandeur des cavités

qui les renfermaient. On voyait encore dans le centre de ces masses putrilagineuses beaucoup de filamens noirâtres analogues au tissu pulmonaire, qui indiquaient qu'elles n'étaient que des eschares détachées du poumon; et en effet, elles avaient une grande analogie avec les lambeaux de tissu cellulaire gangrénés et putréfiés qu'on retire de certains abcès très-considérables et compliqués de gangrène.

Tout le lobe supérieur du poumon était si intimement adhérent à la plèvre costale qu'il était tout-à-fait impossible de l'en séparer. Le tissu pulmonaire, dans l'endroit de cette adhérence, était plus dur que dans l'état ordinaire; mais partout ailleurs, dans les parois de la cavité ulcéreuse comme dans tout le lobe inférieur, il était noirâtre, mou, sans élasticité, sans trace d'inflammation ni de tubercules. La plèvre qui le recouvrait, dépouillée de l'enduit pultacé noirâtre qu'y avait laissé le pus épanché, paraissait à peine un peu plus épaisse et un peu plus opaque que dans l'état ordinaire, mais sans rougeur ni injection.

La plèvre costale, dans l'endroit de son adhérence avec le poumon, était très-épaissie, dure, comme fibreuse, noirâtre, et tout-à-fait identifiée avec le tissu pulmonaire. Dans le reste de son étendue, elle était recouverte par une fausse membrane d'une demi-ligne au moins d'épaisseur, et qui s'en détachait avec la plus grande facilité. Cette fausse membrane, brune à sa surface interne, probablement à cause de son contact avec la sérosité brune et bourbeuse dont j'ai parlé, était jaune dans toute son épaisseur, homogène, de la consistance du blanc d'œuf cuit ; en un mot, elle avait tous les caractères des fausses membranes albumineuses récentes. Quant à la plèvre elle-même , elle était à-peu-près dans son état naturel , et l'on distinguait à travers elle les côtes et les muscles intercostaux ayant une légère teinte brune, différente de celle que détermine un commencement de putréfaction (d'ailleurs le sujet était encore chaud).

Le côté droit de la poitrine renfermait environ une pinte de sérosité roussâtre et limpide. La plèvre n'offrait aucune altération, et le poumon, libre de toutes parts, crépitant quoique peu élastique, était d'ailleurs parfaitement sain. La matière noire pulmonaire y était très-abondante, et l'on y voyait en outre quelques petites masses noires d'une grosseur appréciable, ou même égale à celle d'un grain de blé, et d'une consistance plus forte que celle du blanc d'œuf durci.

La membrane muqueuse de la trachée-artère était d'un rouge livide très-intense, surtout à l'endroit de la division des bronches. Cette teinte, qui s'étendait très-peu dans la bronche du côté droit, se prolongeait jusque dans les deuxième et troisième divisions de la bronche gauche ; mais ensuite la membrane muqueuse des ramuscules bronchiques, et de ceux même qui s'ouvraient dans la cavité ulcéreuse, reprenait sa couleur naturelle.

Dans le larynx , la membrane muqueuse était à peine un peu plus rouge que dans l'état naturel.

Le cœur et les gros vaisseaux , ainsi que les viscères abdominaux , n'offrirent rien de remarquable.

Obs. XIV. *Gangrène partielle du poumon ; eschare tombée en déliquium putride* (1). — Un homme âgé de quarante-cinq ans, d'une forte constitution, d'un tempérament bilieux, était affecté depuis trois mois de coryza continuel, ou plutôt d'enchifrènement. Depuis la même époque, il avait de temps en temps de la fièvre ; il avait maigri considérablement, et n'était plus en état de travailler lorsqu'il entra à l'hôpital de la Charité le 15 octobre 1811.

Voici ce qu'il présentait alors de remarquable. La partie supérieure du nez paraissait plus large que dans l'état naturel ; de sorte qu'à l'aspect du malade, on soupçonnait un polype dans les fosses nasales. Cependant on n'en voyait aucune trace en regardant dans le fond de la gorge. Le malade ne se plaignait d'autre chose que d'un enchifrènement continuel, de n'avoir pas d'appétit, et de perdre ses forces de jour en jour. Il avait une petite toux assez fréquente ; mais il n'expectorait autre chose que de la salive. Il n'avait jamais craché de sang, n'avait aucune douleur de poitrine, se couchait indifféremment sur les deux côtés, et n'avait d'autre gêne de la respiration que celle qui paraissait résulter de l'embarras des fosses nasales.

La toux paraissant dépendre uniquement de l'écoulement du liquide qui, des fosses nasales, tombait dans l'arrière-bouche, on pensa que le malade n'avait autre chose qu'un polype, et on le fit transférer dans les salles de chirurgie, où il mou-

____

(1) Par Bayle, et tirée de ses manuscrits inédits.

rut au bout d'environ deux mois, le 20 décembre
1811.

Dans cet espace de temps, il toussa de plus en
plus ; il eut, dans les derniers temps, la respiration
très-gênée et une douleur vive dans la région du larynx, ce qui fit penser à M. Boyer qu'il était atteint
de phthisie laryngée.

Ouverture. — Le sujet était très-amaigri, mais cependant encore assez charnu.

On ne trouva aucune lésion dans l'abdomen ni
dans le crâne.

Le larynx était sain et pâle, et n'offrait absolument
aucune lésion. — La trachée-artère, examinée jusque dans ses troisièmes ramifications, ne présentait
aucune trace d'inflammation ; elle était partout pâle,
et renfermait seulement une assez grande quantité
d'un mucus très-liquide.

Le poumon droit offrait un grand nombre d'adhérences celluleuses fort serrées et d'ancienne date ;
il était d'ailleurs sain dans son tissu.

Le poumon gauche était dense, d'un rouge livide dans sa moitié inférieure, qui avait un volume
considérable. Elle était dans un état d'engouement
très-prononcé et très-voisin de l'hépatisation ; mais
ce dernier état n'était nulle part bien marqué. On
trouvait, vers la partie inférieure du lobe inférieur
de ce poumon, une portion de la substance pulmonaire réduite en une sorte de putrilage grisâtre et
d'une odeur gangréneuse, semblable à celle des ulcères gangréneux qui *constituent souvent la phthisie pulmonaire ulcéreuse.* Cette substance putrilagineuse était parfaitement continue avec la substance

pulmonaire environnante, qui n'était que rouge et engorgée, et sur laquelle elle tranchait par sa couleur et sa consistance. Il n'y avait point de cavité avant qu'on eût enlevé cette substance putrilagineuse, qui n'avait pas de forme régulière ni bien circonscrite, et dont le volume pouvait être évalué à celui d'une grosse noix. Le poumon n'offrait d'ailleurs aucune autre lésion ; il ne contenait point de tubercules, et adhérait comme le droit à la plèvre costale par un tissu cellulaire assez abondant.

Le cœur était parfaitement sain.

OBS. **XV.** *Pleurésie et pneumo-thorax par suite de la rupture, dans la plèvre, d'un abcès gangréneux du poumon.* — Michel Hardy, journalier, âgé de quarante-deux ans, d'un tempérament bilieux, d'une bonne constitution, marié, travaillant au flottage des bois, s'était bien porté jusqu'à l'âge de vingt ans. A cette époque il eut une fièvre tierce qui dura un an ; après quoi elle devint quarte et dura encore six mois. Deux ans après, il éprouva pendant un mois une céphalalgie violente, qui céda à l'usage des bains de pieds froids. Cette céphalalgie reparut trois fois à des intervalles de six mois ou un an.

Il se porta bien ensuite jusqu'à l'âge de trente-six ans, qu'il fut pris, en travaillant, de douleurs très-vives entre les deux épaules. Il entra à l'hôpital de clinique de la Faculté. On lui appliqua deux moxa, l'un sur la quatrième vertèbre dorsale, l'autre sur la huitième ou neuvième. Les douleurs cessèrent aussitôt après l'application des moxa. Le malade resta quinze jours à l'hôpital ; après quoi il reprit son travail habituel, quoique les plaies des deux moxa continuassent à suppurer. Au bout de six mois, la suppuration s'arrêta et les douleurs reparurent. Le malade rentra à l'hôpital de clinique. On lui fit des frictions avec le liniment volatil ; les douleurs diminuèrent, mais ne cessèrent pas entièrement. Il sortit de l'hôpital après deux mois de séjour, et y rentra ensuite deux autres fois à cinq ou six mois d'intervalle.

Vers les premiers jours d'avril 1818, il prit, par le conseil d'un empirique, deux bouteilles de jus d'herbes, ce qui lui procura plusieurs selles, à la suite desquelles les douleurs cessèrent ; mais l'appétit se perdit, et il survint de la toux avec une expectoration abondante, tellement fétide qu'elle lui causait un dégoût extrême, et souvent même des nausées. Cet état continuant, le malade entra à l'hôpital Necker le 30 mai 1818, et présenta l'état suivant :

Embonpoint médiocre, peau brune, décubitus pouvant avoir lieu sur tous les côtés, plus facile sur le côté gauche ; toux fréquente, et le plus souvent par quintes, expectoration assez abondante, jaune et opaque ; la respiration s'entendait très-bien à droite, beaucoup moins à gauche et avec un râle muqueux ; la poitrine résonnait un peu moins à gauche tant antérieurement que postérieurement. D'après ces signes, on porta le diagnostic suivant : *péripneumonie chronique légère, occupant le centre du poumon gauche.* Le cœur était dans l'état naturel.

Du 30 mai au 7 juin, même état.

<table><tr><td>I.</td><td>30</td></tr></table>

Le 7 juin, après les quintes de toux, le cœur donnait une impulsion assez forte. La respiration s'entendait bien dans le côté droit; mais à gauche on ne l'entendait plus du tout, si ce n'est vers le sommet du poumon, où elle était beaucoup plus faible que les premiers jours, et à sa racine, où, au contraire, elle s'entendait beaucoup mieux. Le côté gauche de la poitrine résonnait encore plus mal que le jour de l'entrée du malade. D'après ces signes: je fis ajouter à la feuille du diagnostic : *la péripneumonie a commencé à se résoudre vers la racine du poumon; mais il est survenu une pleurésie avec épanchement séro-purulent dans la plèvre gauche.* Le 12 juin, la respiration s'entendait, mais très-peu, sous la clavicule gauche. Le 16, on pouvait soupçonner plutôt que l'on n'entendait le bruit de la respiration dans la moitié antérieure-supérieure gauche de la poitrine et dans le côté. Le son était redevenu très-clair dans cette étendue. D'après ce signe, je fis ajouter au diagnostic du 7 juin, *pneumo-thorax.*

Le malade toussait beaucoup; les crachats étaient assez abondans, opaques et filans. La céphalalgie était intense, surtout dans les quintes de toux, au milieu desquelles le malade était souvent pris de vomissemens.

Le 17 juin, la respiration s'entendait peut-être un peu mieux dans la partie du côté gauche désignée ci-dessus. La douleur du dos, qui avait disparu depuis le mois d'avril, se manifesta de rechef entre les cinquième et sixième côtes gauches. Cette douleur était très-vive, et il semblait au malade qu'elle était mobile, mais sans sortir de l'intervalle indiqué.

Du 17 au 24, même état. La douleur était toujours aussi forte. Le malade se couchait alternativement sur les deux côtés; mais restait beaucoup plus long-temps sur le gauche.

Le 24, la respiration s'entendait moins et avec un léger râle au sommet de l'épaule gauche, entre la clavicule et le muscle trapèze. Le cœur avait assez d'impulsion. On n'entendait pas la respiration sous la clavicule gauche. Le côté gauche de la poitrine paraissait plus étroit postérieurement que le droit.

Du 24 juin au 1er juillet, même état.

Le 1er juillet, la respiration ne s'entendait pas à gauche.

Le 3, la poitrine résonnait également bien dans les deux parties antérieures et latérales. La respiration s'entendait bien à droite, nullement à gauche, tant antérieurement que postérieurement, excepté à la racine du poumon, et peut-être un peu sous la clavicule. Le malade avait éprouvé des douleurs plus vives dans le dos; depuis la veille, la toux était plus violente; vers midi il eut une quinte très-forte pendant laquelle il ressentit une douleur vive et déchirante dans le côté gauche. Il expectora, dans l'espace de quelques minutes, environ une demi-pinte de crachats jaunes, opaques, un peu filans, et paraissant contenir du pus en grande quantité. Cette expectoration sembla soulager et affaiblir à la fois le malade.

Du 3 au 7, même état. Expectoration abondante pendant les quintes de toux. Le 7, la respiration ne s'entendait nullement sous la clavicule gauche, quoique la poitrine sonnât bien dans cet endroit. La poitrine résonnait moins bien en arrière du même côté. On entendait un peu la respiration dans la fosse sus-épineuse et au-dessus de la clavicule gauche.

Dans la nuit du 7 au 8, douleur plus vive dans le dos, difficulté plus grande de respirer, expectoration la même. Le 8, la respiration s'entendait un peu sous la clavicule gauche et sans aucun râle jusqu'à la troisième ou quatrième côte, mais beaucoup moins qu'à droite. L'impulsion du cœur était plus forte sous la clavicule gauche qu'à la région du cœur. Cette impulsion se faisait un peu sentir en arrière, du côté gauche, où l'on entendait aussi un peu la respiration vers la racine du poumon, mais beaucoup moins qu'à droite.

Du 8 au 17 juillet, même état. La céphalalgie et la toux privaient le malade de sommeil ; l'anxiété était très-marquée, l'appétit encore bon ; l'expectoration, par instans très-difficile, nécessitait des efforts qui provoquaient le vomissement.

Le 17, la poitrine résonnait un peu mieux dans le côté droit du dos que dans le gauche, mais cependant la différence n'était pas très-tranchée. La pectoriloquie, cherchée dans plusieurs points, ne fut point trouvée : la voix frémissait seulement avec plus de force entre le bord interne de l'omoplate et l'épine, vers la racine du poumon (1). La respiration était dans le même état.

____

(1) On ne devait rien conclure de ce frémissement plus fort, qui, à raison du lieu, devait être attribué aux gros troncs bronchiques. Si l'on eût exploré un peu plus bas, on

Le 18, le malade éprouvait des douleurs assez vives qu'il rapportait aux régions épigastrique et hypochondriaques. Le ventre était un peu tendu et les urines ne coulaient pas. Même état du reste.

Du 18 au 24, même état. Le 24, face plus altérée, anxiété plus grande, douleurs extrêmes en toussant, expectoration peu abondante.

Du 24 juillet au 1ᵉʳ août, exacerbation des symptômes, anxiété extrême, écume à la bouche, suffocation imminente, face violette.

Mort dans la nuit du 31 juillet au 1ᵉʳ août.

Ouverture cadavérique faite vingt-quatre heures après la mort. — Cadavre de cinq pieds un pouce, maigreur peu marquée, front sillonné de rides longitudinales, surtout au-dessus du nez; peau d'une couleur jaune terreuse; lèvres violettes, couvertes de salive écumeuse.

---

eût reconnu infailliblement l'ulcère par une pectoriloquie plus évidente. On n'a point entendu non plus chez ce malade le *tintement métallique*. Il est probable que ce phénomène n'avait pas lieu, ou au moins il ne pouvait exister que très-rarement, et pendant des intervalles très-courts, à raison de la position déclive de l'ouverture de l'ulcère : au reste, ce phénomène n'aurait été utile au diagnostic qu'en avertissant de chercher avec plus de soin l'ulcère dont il suppose toujours l'existence préalable; car le pneumo-thorax et l'épanchement liquide étaient déjà, comme on l'a vu, suffisamment constatés. La contre-épreuve par la *commotion*, qui nécessairement aurait eu ici un résultat positif, comme le prouveront les faits exposés dans la troisième partie, a été négligée; ou au moins il n'en est pas fait mention dans les notes recueillies au lit du malade, d'après lesquelles cette observation a été rédigée.

Le crâne ne fut pas ouvert.

Le côté gauche de la poitrine était visiblement plus petit que le droit (1). La poitrine , percutée, rendait un son assez bon partout antérieurement, moins bon ou mauvais postérieurement à gauche.

Lorsque le scalpel pénétra dans la cavité gauche de la poitrine , il en sortit avec sifflement une quantité assez considérable (à en juger par le temps que dura ce sifflement) d'un gaz fétide , répandant une odeur d'hydrogène sulfuré insupportable et analogue à celle de la gangrène.

Le poumon gauche , refoulé vers la colonne vertébrale et le médiastin , adhérait aux cartilages des côtes par son bord antérieur, au moyen d'une exsudation pseudo-membraneuse d'un blanc très-légèrement jaune, et dont la consistance était analogue à celle du blanc d'œuf cuit, avec beaucoup plus de fermeté. Il adhérait au médiastin et à la portion postérieure des côtes jusqu'à leurs angles , par une fausse membrane molle , jaunâtre , épaisse d'une ligne à une ligne et demie , et dans laquelle on remarquait un commencement d'organisation. La plèvre costale et la face externe du poumon étaient recouvertes d'une fausse membrane semblable, enduite en dedans d'une couche de pus d'un jaune verdâtre,

---

(1) Ce fait assez commun est propre à prouver que le rétrécissement de la poitrine à la suite des épanchemens thoraciques dont il sera parlé plus bas , peut commencer longtemps avant qu'il y ait une absorption notable et efficace, et que la dilatation du côté affecté est loin d'être un signe constant de l'empyème.

friable, demi-liquide, que l'on enlevait facilement avec le manche du scalpel sans altérer la fausse membrane.

L'espace compris entre le poumon et les côtes était à moitié vide. Le reste de cet espace était rempli par un liquide jaunâtre, demi-transparent. Au fond était déposé une assez grande quantité de matière purulente semblable à celle qui recouvrait la plèvre pulmonaire et costale, mais plus liquide.

La base du poumon adhérait dans toute sa circonférence au diaphragme, par une fausse membrane analogue à celles qui formaient les autres adhérences. Cette adhérence presqu'intime n'était interrompue que vers la partie antérieure du poumon, et dans une étendue d'un pouce et demi seulement.

En enlevant le poumon, on trouva à la partie moyenne de sa face inférieure une ouverture à bords minces, noirâtres, inégaux et comme lacérés, dans laquelle on aurait pu introduire une grosse plume d'oie. La couleur noire s'étendait circulairement à deux ou trois lignes du bord de l'ouverture, en formant une tache qui, par son ramollissement humide ainsi que par son odeur et son exacte circonscription, avait tout-à-fait les caractères d'une eschare gangréneuse.

L'ouverture située au milieu de cette eschare conduisait, après un trajet de quatre à six lignes, à une cavité capable de loger une grosse noix, et placée dans la partie moyenne ou centrale de la base du poumon. Les parois de cette cavité présentaient plusieurs anfractuosités irrégulières, et étaient tapissées par une fausse membrane d'un blanc grisâtre, sale et enduite de matière purulente de couleur cendrée. Cette excavation était évidemment le foyer de l'odeur gangréneuse que l'on avait sentie à l'ouverture de la poitrine, car elle l'exhalait d'une manière beaucoup plus forte. Plusieurs rameaux bronchiques venaient s'y ouvrir.

Le tissu du poumon était flasque, *carnifié*, et contenait peu de sang ; sa densité était plus grande et presque *hépatique* dans les parois de l'excavation et dans un rayon d'un demi-pouce autour.

Les ramifications bronchiques, au voisinage de l'ulcère, étaient très-dilatées. Plusieurs des plus superficielles, et qui, dans l'état naturel, n'auraient pu admettre une plume de corbeau, avaient acquis le diamètre d'une petite plume d'oie ; leur membrane muqueuse était rouge, et couverte d'une mucosité puriforme, sanguinolente et spumeuse.

Le poumon droit, volumineux, était sain et très-crépitant dans toute son étendue ; il adhérait au sommet de la cavité de la plèvre par deux ou trois lames celluleuses longues d'un pouce et bien organisées. Il n'y avait de tubercules ni dans l'un ni dans l'autre poumon.

Le cœur était sain et de bonne proportion. Les intestins étaient fortement distendus par des gaz. Le foie n'offrait rien de remarquable. La vésicule biliaire, aussi distendue que celle d'un veau, contenait une bile verte foncée.

La rate offrait, à sa face externe, une couleur rouge pâle. Elle était couverte en cet endroit d'une fausse membrane molle et jaunâtre.

L'estomac présentait de la rougeur dans presque toute son étendue, et contenait un ver lombric.

Les autres organes étaient sains.

Outre les affections essentiellement gangréneuses du poumon dont nous venons de donner des exemples, il existe une autre espèce de gangrène circonscrite du poumon : c'est celle qui survient quelquefois dans les parois d'une excavation tuberculeuse. Ce cas est des plus rares ; il l'est au moins dix fois plus que la gangrène essentielle du poumon : il rentre cependant dans l'analogie de cas qui sont fort communs ; car il se forme souvent à la surface des cancers de l'utérus, de ceux de l'estomac et même de ceux de la mamelle, une eschare peu profonde, d'un gris verdâtre et sale ou même noirâtre, qui tombe en putrilage et exhale l'odeur de la gangrène. Quelquefois même cette eschare envahit peu à peu la presque totalité de la masse cancéreuse, et la détruit successivement.

Peut-être certains cancers utérins, dans lesquels on ne trouve autre chose, à l'ouverture des cadavres, qu'une destruction plus ou moins complète de cet organe par une espèce d'ulcère phagédénique et très-superficiel, au-dessous duquel ce qui reste du tissu utérin paraît sain et sans aucune infiltration de matières cancéreuses quelconques, ne sont-ils autre chose qu'une destruction du cancer par la gangrène. Je serais d'autant plus porté à le croire, que le fond et les bords de ces ulcères présentent un mélange de teintes livide, brune, noire, verte, verdâtre et grisâtre, et que l'odeur exhalée par les parties affectées est tout-à-fait analogue à celle de la gangrène.

Lorsqu'une affection semblable se développe dans une excavation tuberculeuse, ses parois, dans l'épaisseur d'une ou de deux lignes, sont converties en une eschare gangréneuse molle, humide, d'une couleur sale tirant sur le gris, le brun, le vert ou le noir.

On ne distingue plus, dans cette eschare, l'engorgement gris qui entoure ordinairement les excavations tuberculeuses ; mais on y distingue encore les tubercules crus qui y sont compris quoiqu'ils soient souillés de la couleur de l'eschare. Cette eschare, après s'être ramollie, est expectorée peu à peu ; mais, de même que dans les ulcères qui succèdent à la gangrène essentielle du poumon, les parois de l'excavation continuent, long-temps encore après la destruction totale de l'eschare, à sécréter un pus grisâtre, sanieux, et d'une fétidité gangréneuse bien marquée.

Cette fétidité, la couleur verdâtre ou grisâtre des crachats et la prostration extrême des forces, indiquent cette gangrène ainsi que celle qui a été décrite ci-dessus. Il serait cependant facile de l'en distinguer si l'on avait suivi le malade et reconnu la pectoriloquie antérieurement à l'époque de l'apparition des symptômes dont il s'agit.

ARTICLE IV.

De la Péripneumonie chronique.

Connaît-on des péripneumonies chroniques? Cette question ne pourra paraître étrange qu'aux médecins qui ne se sont nullement occupés d'anatomie pathologique, ou qui ne s'en sont occupés que d'une manière très-légère. Cependant, si l'on cherche des faits propres à résoudre cette question, on n'en trouvera ni dans les observateurs anciens, ni dans les auteurs récens. Si l'on examine la question *à priori*, il semble peu probable qu'un organe aussi vasculaire, aussi mobile, aussi essentiellement vivant que le poumon, puisse conserver long-temps l'inflammation à ce degré de lenteur et d'inactivité qui existe souvent dans les affections semblables d'organes moins nécessaires à la vie. Aussi peut-on remarquer que les Grecs, ces excellens observateurs de la nature, n'ont point parlé de péripneumonies chroniques : à peine en trouverait-on le nom dans les écoles des derniers siècles, trop habituées cependant (on peut le dire des meilleures) à imaginer des maladies d'après une théorie.

Si quelques médecins en parlent en ce moment à Paris, ils entendent par là, avec les écoles les plus étrangères à l'anatomie pathologique, la phthisie pulmonaire considérée comme terminaison de la péripneumonie. Cette opinion est encore celle de M. Broussais, qui semble même la croire nouvelle (1).

____

(1) *Examen des Doctrines*, etc., t. II. *passim.*

Nous verrons plus tard le peu de solidité des fonde-mens sur lesquels elle est assise.

Je ne connais qu'un petit nombre de cas qui puissent être regardés comme des exemples de péripneumonies chroniques, et ils sont tous assez rares.

J'ai trouvé quelquefois, ainsi que je l'ai dit dans l'article précédent, autour des cavités qui succèdent à une eschare gangréneuse du poumon, la substance pulmonaire beaucoup plus dure que dans l'état d'hépatisation simple et *criant* sous le scalpel. La surface des incisions que l'on y fait présente l'aspect granulé d'une manière plus marquée que dans la pneumonie aiguë. Lorsqu'on déchire ce tissu, ces granulations sont aussi plus distinctes, beaucoup plus fermes et plus sèches, et par leur rapprochement simulent des œufs d'insectes pressés les uns contre les autres sans aucun intermédiaire ; elles présentent les nuances variées qui existent dans l'hépatisation aiguë ; mais le gris violet ou le rouge livide y dominent. On y distingue très-peu de points jaunâtres, et quelquefois une teinte verdâtre prononcée indique encore le sphacèle qui a existé dans le voisinage : ce tissu est à peine humide, et l'on n'en peut presque rien faire suinter en raclant avec la lame du scalpel.

J'ai trouvé la même lésion dans des cas où, à la suite d'une hémoptysie, il s'était manifesté des signes de péripneumonie légère qui ont duré pendant plusieurs semaines.

On observe parfois, mais très-rarement et ordinairement d'une manière peu distincte, quelque chose de semblable autour des grandes excavations tuberculeuses ou dans les petits intervalles que laissent entre eux des tubercules nombreux; mais il est beaucoup plus commun d'y trouver les traces d'une hépatisation aiguë, et survenue seulement quelques heures avant la mort. Il faut surtout se garder de confondre avec l'un ou l'autre cas, l'engorgement gris, demi-transparent, vitriforme, humide, et dont les incisions présentent une surface lisse et homogène, que l'on rencontre très-fréquemment dans les poumons pleins de tubercules, et qui n'est lui-même qu'une des formes de ces productions accidentelles.

Enfin on peut appeler *chroniques* des péripneumonies qui, d'abord aiguës, ont été entravées dans leur marche par la saignée ou d'autres moyens antiphlogistiques, insuffisans cependant pour obtenir une résolution prompte, et même pour empêcher des récrudescences, dont ils modèrent seulement les effets. J'ai vu des péripneumonies rester ainsi pendant deux mois à l'état d'engouement, qui se changeait en œdème simple avant de se terminer. Chez d'autres, il existait en outre quelques points constamment imperméables à l'air, et par conséquent hépatisés. J'ai même vu des abcès du poumon se former dans cette période chronique de la maladie, dans laquelle cependant, même dans ce cas, très-peu de malades succombent. Dans le petit nombre de sujets dont j'ai eu occasion de faire l'ouverture, j'ai trouvé çà et là, dans le poumon, des portions d'une consistance plus ferme et moins humide que dans l'hépatisation aiguë; mais d'ailleurs tout-à-fait semblables. Le tissu pulmonaire, dans leurs intervalles, était fortement infiltré d'une sérosité mêlée de petits points puriformes plutôt suspendus que dissous, et qui me paraissaient indiquer, ainsi que la teinte jaunâtre du tissu pulmonaire lui-même, la résolution d'une péripneumonie qui était arrivée au degré de suppuration.

ARTICLE V.

Des Pneumonies latentes et symptomatiques.

La pneumonie est une des maladies qui sembleraient devoir être le moins facilement latentes, à raison de l'importance de l'organe affecté, et des graves inconvéniens qui naissent du trouble de ses fonctions. Nous avons déjà vu cependant que les pneumonies simples les plus intenses sont quelquefois fort difficiles à reconnaître pendant les premiers jours ; mais ce sont surtout les pneumonies compliquées avec une autre maladie qui peuvent le plus facilement échapper à l'attention du médecin. Nous allons indiquer les complications les plus fréquentes et les plus propres à masquer la maladie.

La péripneumonie se joint souvent aux autres maladies du poumon. Je ne parlerai point ici de sa réunion à la pleurésie, parce que ce cas sera le sujet d'un chapitre particulier. Nous avons déjà vu qu'elle vient quelquefois compliquer l'engorgement hémoptoïque ; plus souvent encore, elle survient chez les sujets attaqués d'œdème du poumon. La congestion séro-sanguinolente vers le poumon, qui a lieu chez presque tous les mourans, se change souvent en pneumonie pour peu que l'agonie se prolonge, et présente des points distinctement hépatisés, surtout dans les temps où la constitution régnante est inflammatoire. Cette *pneumonie des agonisans* est ordinairement accompagnée d'un râle trachéal très-fort et suffocant ; mais le même symptôme peut avoir lieu sans qu'elle existe. L'existence de ce râle, lorsqu'il est extrêmement fort, est sans contredit la circonstance qui peut rendre le râle crépitant de la péripneumonie commençante le plus difficile à entendre. M. Andral, qui a rencontré cette difficulté dans ses observations, paraît même la regarder comme insurmontable (1) ; mais avec de l'habitude et de l'attention, on distingue toujours le râle crépitant malgré le râle muqueux le plus bruyant qui puisse exister dans les bronches. Je n'ai jamais trouvé de difficulté à cet égard que dans des cas qui étaient plutôt des agonies que des maladies, et où la partie engouée du poumon était très-peu étendue.

La pneumonie se joint quelquefois aux diverses variétés du catarrhe ; mais cela est assez rare pour qu'il semble que le catarrhe soit l'affection de poitrine qui admet le plus difficilement cette complication. Il n'est pas très-commun de voir une péripneumonie se greffer sur un catarrhe aigu ; et dans les épidémies de pneumonie, les sujets attaqués de catarrhes chroniques pituiteux ou muqueux sont peut-être moins souvent attaqués que les hommes tout-à-fait sains. Il est cependant quelques exceptions à cet égard. Le catarrhe suffocant, et particulièrement celui qui attaque les jeunes gens ou les hommes

____

(1) *Op. cit.*, pag. 235 *et alibi passim*.

dans la force de l'âge, est souvent compliqué de pneumonie. On voit en outre quelques sujets attaqués de catarrhes chroniques ordinairement secs et de temps en temps muqueux, qui ont une singulière disposition à contracter une pneumonie par les causes les plus légères, et qui en ont deux ou trois par an.

Les phthisiques sont sujets à des pneumonies ordinairement peu étendues, et dont les symptômes se confondent par cela même très-facilement avec ceux de la maladie plus grave dont les poumons sont attaqués. Il est par cela même important d'explorer de temps en temps la poitrine des phthisiques, et surtout quand le malade éprouve une fièvre plus marquée qu'à l'ordinaire, ou qu'il tombe tout-à-coup dans une grande prostration.

Plusieurs affections qu'on peut regarder comme générales ont une tendance remarquable à être compliquées de péripneumonie ou à la produire symptomatiquement. Ainsi, la péripneumonie survient quelquefois dans le cours d'une attaque de goutte ou de rhumatisme. Si les douleurs des membres cessent à son apparition, elle se fait ordinairement reconnaître ou au moins soupçonner par des symptômes manifestes ; mais si ces douleurs persistent, la pneumonie est latente ou ne peut être reconnue qu'à l'aide d'une exploration attentive.

Les fièvres éruptives sont quelquefois compliquées de pneumonie. La rougeole surtout présente fréquemment cette complication, surtout à l'époque de la disparition de l'éruption. La pneumonie est assez souvent manifeste dans ce cas ; elle est au contraire presque toujours latente quand elle survient dans le cours d'une petite-vérole confluente ou d'une fièvre érysipélateuse intense. Il en est de même des pneumonies qui surviennent dans le cours d'une fièvre continue grave. Rien n'est plus commun que cette complication, surtout en hiver et quand il règne d'ailleurs des péripneumonies: et le plus souvent aucune gêne extraordinaire de la respiration, aucune expectoration, aucun enfin des symptômes ordinaires de l'inflammation des poumons ne décèle son invasion. Il est vrai qu'elle n'a guère lieu qu'aux approches de l'agonie; mais il est probable aussi que bien souvent elle la détermine. Chez les sujets jeunes et robustes, une exacerbation notable de la fièvre peut quelquefois la faire soupçonner. Chez les vieillards, au contraire, chez les sujets épuisés par une longue durée de fièvre intense et de diète, on voit au contraire survenir tout-à-coup une prostration subite accompagnée de perte de connaissance. La peau devient terreuse, les excrétions fétides, les dents et la langue se couvrent d'un enduit fuligineux, le coma ou le râle trachéal surviennent, et l'agonie commence. Ces derniers symptômes coïncident souvent avec l'apparition d'une pneumonie, chez les sujets épuisés par une maladie chronique grave et particulièrement par les cancers.

On doit ranger parmi les péripneumonies symptomatiques celle qui constitue le symptôme prédominant dans les fièvres pernicieuses péripneumoniques. L'anatomie pathologique de cette affection est encore fort peu avancée, parce qu'il est rare que l'on succombe à ces affections, contre lesquelles la médecine possède un moyen sûr dans le quinquina, toutes les fois qu'il est employé à temps. Quelques faits cependant ont prouvé qu'à l'ouverture des corps on trouve les traces d'une véritable pneumonie, et j'ai trouvé moi-même le râle crépitant très-intense et les crachats glutineux dans deux accès de fièvre pernicieuse péripneumonique.

ARTICLE VI.

Traitement de la Péripneumonie.

La pneumonie, de même que toutes les autres maladies inflammatoires, semble être du nombre des cas où l'indication à remplir est des plus évidentes. Cependant, si on cherche à l'établir sur une théorie quelconque, on verra que les moyens les plus opposés ont été tour-à-tour préconisés d'une manière exclusive. Nous nous contenterons, en conséquence, d'exposer les résultats de l'observation relativement aux principales méthodes de traitement qui ont été proposées jusqu'ici contre cette maladie. Nous examinerons les effets des évacuations sanguines, des dérivatifs, des évacuans, des médicamens dits *fondans* et *altérans*, du tartre stibié à haute dose, et nous parlerons ensuite du régime qui convient aux pneumoniques.

Évacuations sanguines. — Depuis Hippocrate jusqu'à nous, la plupart des médecins ont regardé la pneumonie comme une des maladies où la saignée produit le plus souvent des effets héroïques. Les bons praticiens n'ont admis à cet égard que des exceptions peu nombreuses, et quelques théoriciens, hérétiques de la médecine, ont seuls osé proscrire ce remède. Il n'y a pas un accord aussi uniforme relativement à la quantité de sang que l'on doit tirer à la fois, à l'époque de la maladie à laquelle la saignée cesse d'être utile, et à l'élection du lieu où la saignée doit être faite. Parmi les anciens, la plupart ne tiraient du sang qu'au début de la maladie; mais ils le laissaient couler jusqu'à ce que le malade tombât en défaillance. Galien lui-même a suivi quelquefois cette pratique. Elle a été fort usitée dans l'avant-dernier siècle et au commencement du dernier. Elle est encore assez commune en Angleterre, et beaucoup de médecins de ce pays font faire, au début d'une pneumonie, des saignées de vingt-quatre, trente et trente-six onces. On ne peut blâmer cette pratique : il est certain qu'une saignée abondante faite lorsque la maladie commence, fait tomber beaucoup plus vite l'orgasme inflammatoire que des saignées moins fortes et plus répétées ne feront un peu plus tard, et l'on a moins à craindre la récrudescence de l'inflammation.

Les anciens regardaient la saignée comme suspecte après les premiers jours; ils craignaient de supprimer l'expectoration, et les meilleurs praticiens des deux derniers siècles ne voulaient pas que l'on saignât après le cinquième jour, lorsque l'expectoration est abondante et muqueuse. Cette crainte pouvait être fondée relativement aux saignées portées jusqu'à produire la lipothymie; mais l'expérience prouve tous les jours que l'on peut faire très-utilement des saignées assez abondantes dans des pneumonies déjà avancées, parvenues même au degré de suppuration, et accompagnées d'une expectoration copieuse.

La pratique la plus communément suivie aujourd'hui dans toute l'Europe consiste à faire, au début de la maladie, une saignée de huit à seize onces, et à la répéter tous les jours, et quelquefois même deux fois dans vingt-quatre heures, si les symptômes inflammatoires ne cèdent point, ou si, après s'être apaisés, ils reprennent au bout de quelques heures une nouvelle intensité. Après les cinq ou six premiers jours, on éloigne davantage les saignées; et un peu plus tard on ne tire plus de sang, à moins d'une indication très-évidente par le retour de la force du pouls, l'augmentation de l'oppression et de la fièvre. On attachait autrefois beaucoup d'importance au choix de la veine, et l'on ouvrait de préférence celle du bras du côté affecté. Aujourd'hui il est à-peu-près universellement reconnu que ce choix est assez indifférent.

Il est quelques cas où la saignée est évidemment contre-indiquée, ou au moins dans lesquels on ne peut tirer que très-peu de sang, et une ou deux fois tout au plus : telles sont les pneumonies des vieillards cachectiques; celles qui compliquent une maladie dans laquelle les signes d'une altération septique des liquides sont manifestes, telles que les fièvres continues graves, dites putrides ou adynamiques, et le scorbut. On a vu des épidémies dans lesquelles, les malades ayant été soumis à l'influence de causes débilitantes, presque aucun pneumonique ne pouvait être saigné sans s'en trouver plus mal. J'ai moi-même eu occasion d'observer une semblable constitution sur les conscrits de l'armée française en 1814. Quoique les pneumonies fussent très-communes dans l'épidémie qui se manifesta parmi eux, je ne trouvai que très-rarement l'indication de tirer du sang; et le petit nombre de ceux qui me parurent la présenter se trouvèrent si mal de la saignée que je n'osai pas la réitérer.

Dans les pneumonies gangréneuses, une saignée peut être utile au début, lorsque le malade est fort et pléthorique, et que les accidens inflammatoires sont bien prononcés; mais il faut craindre de la porter trop loin et d'augmenter la disposition septique.

On en peut dire autant des fièvres rémittentes pernicieuses péripneumoniques. Sans doute il peut être nécessaire, lorsque l'on est appelé au milieu d'un accès, de tirer du sang pour s'opposer à une suffocation imminente; mais il faut prendre garde de passer le but et d'abattre en pure perte les forces du malade. Il ne faut pas perdre de vue qu'ici la saignée ne peut guérir une maladie dont la cause reprendra malgré elle une activité nouvelle au bout de quelques heures, et que l'expérience, seul juge dont l'autorité ne puisse être contestée, a décidé depuis long-temps que le quinquina est le seul remède efficace contre cette maladie.

J'ai été témoin de quelques cas de fièvres pernicieuses existant sous le masque de diverses affections inflammatoires, et qui, traitées par des médecins timides et trop habitués à faire une médecine purement symptomatique, furent combattues par des saignées trop répétées et des doses de quinquina trop faibles ou trop tôt suspendues. Ces fièvres ne se terminèrent pas d'une manière franche, et laissèrent après elles des accidens bizarres et variés, qui quelquefois se sont terminés par la mort, et d'autres fois n'ont cessé qu'au bout de plusieurs années. J'ai vu la même chose arriver dans les cas où l'on n'avait pas tiré de sang, mais où, par suite de différentes circonstances, le quinquina avait été donné par trop petites doses ou trop peu de temps. On trouvera un de ces faits dans le chapitre du pneumothorax.

La péripneumonie avec affection bilieuse demande aussi que l'on soit plus réservé sur l'emploi des évacuations sanguines, que lorsque l'inflammation est franche et sans complication.

Dans les cas dont il s'agit, et dans tous les autres, la saignée est d'autant plus contre-indiquée que le pouls est plus faible. Cependant, tous les praticiens savent que cette faiblesse du pouls n'est quelquefois qu'apparente, et qu'alors on voit l'artère reprendre de la force et de la plénitude après la saignée. Cette distinction de la faiblesse fausse ou réelle du pouls est un des points dans lesquels se fait le mieux reconnaître un praticien expérimenté, et malheureusement les plus habiles s'y trompent. L'usage du stéthoscope diminuera beaucoup le nombre des cas où l'on peut hésiter, comme nous le montrerons en traitant de l'auscultation des mouvemens du cœur. Nous nous contenterons de dire, pour le cas dont il s'agit, que toutes les fois que les pulsations du cœur seront, proportion gardée, beaucoup plus énergiques que celles des artères, on peut saigner sans crainte et être sûr de relever le pouls. Mais si le cœur et le pouls sont également faibles, presque toujours la saignée jettera le malade dans un état de prostration complète. J'ai cependant vu quelques cas dans lesquels une petite saignée, pratiquée dans des circonstances semblables, et comme une tentative faite en désespoir de succès, a réussi à relever l'énergie des organes de la circulation. Mais ces cas sont très-rares et n'ont guère lieu que lorsque la faiblesse dépend d'un certain degré de congestion cérébrale.

Méthode dérivative. — La plupart des médecins regardent les vésicatoires comme étant, après la saignée, le moyen le plus efficace à opposer à la péripneumonie. Plusieurs ont l'habitude d'en appliquer sur la poitrine immédiatement après la première saignée ; d'autres, craignant d'augmenter la congestion locale, n'ont recours au même moyen que plus tard, ou appliquent de préférence les vésicatoires vers les extrémités. J'emploie peu les vésicatoires sur la poitrine, surtout dans la période d'acuité de la maladie, parce que bien rarement la dérivation qu'ils produisent m'a paru être la cause principale de la guérison. En général, on peut dire que les vésicatoires, les sinapismes, les ventouses sèches, et les autres irritations artificielles de la peau, sont des moyens trop faibles pour déplacer une irritation aussi active que celle qui a lieu dans la pneumonie aiguë. Trop souvent ils augmentent l'intensité de la fièvre, et par cela même la congestion pectorale. Leur application sur la poitrine même rend ce dernier inconvénient plus à craindre, et gêne en outre l'action des muscles inspirateurs. Par toutes ces raisons , je pense que l'emploi des vésicatoires et de leurs succédanés doit être borné aux cas où, après la période d'acuité, une pneumonie se résout trop lentement, et à ceux de pneumonie chronique, et qu'il faut autant que possible éviter de les appliquer sur les points les plus mobiles de la poitrine, c'est-à-dire la partie moyenne des côtés.

Méthode alcaline et fondante. — Cette méthode, par laquelle les anciens se proposaient de rendre le sang moins plastique, consiste, comme nous l'avons dit (*voy.* pag. 181), dans l'emploi des alcalis plus ou moins neutralisés, et particulièrement des sous-carbonates de potasse, de soude ou d'ammoniaque, du savon médicinal et des sels neutres purgatifs, tels que les sulfates de soude, de potasse, etc.; mais alors on donne ces derniers à une dose trop faible pour que l'effet purgatif ait lieu. A ces moyens, on a ajouté, dans le dernier siècle, le polygala de Virginie , apporté en Europe par Tennent, et vanté d'abord comme une sorte de spécifique pour la pneumonie. Cette opinion, née en Amérique, venait de ce que les indigènes regardaient le polygala comme le remède de la morsure du serpent à sonnettes, et l'on venait de constater que cette morsure détermine quelquefois des pneumonies dans les cas où la mort n'est pas très-prompte. Les praticiens italiens surtout, et Sarcone en particulier, firent un grand usage du polygala de Virginie. Il m'a paru fort peu utile, ainsi que les autres moyens dont je viens de parler, dans le traitement de la pneumonie. Je n'en ai jamais observé d'inconvénient notable; mais je dois dire aussi que leur action ne m'a jamais paru héroïque. Ces moyens favorisent l'expectoration; mais leur action est trop lente et trop peu énergique pour qu'on puisse les employer avec quelque confiance contre une maladie aussi rapide dans sa marche. Leurs effets sont plus marqués dans la pneumonie chronique ou devenue telle. Peu de praticiens emploient ces moyens à titre de béchiques; la plupart préfèrent employer dans cette vue le kermès minéral ou l'oxymel scillitique, et encore n'ont-ils recours à ces médicamens que vers la fin de la maladie : dans la période aiguë, ils s'en tiennent en général aux boissons délayantes et mucilagineuses.

Méthode évacuante. — Il est, en général, utile d'entretenir une certaine liberté de ventre chez les pneumoniques, surtout vers l'approche de la convalescence. Les lavemens ou quelques légers laxatifs suffisent ordinairement pour atteindre ce but. Quelques praticiens emploient en outre les purgatifs, à titre de dérivatifs, pour diminuer la congestion pectorale.

Les vomitifs ont été aussi fort employés, soit comme dérivatifs, soit à raison d'une complication bilieuse. Stoll les employait toujours au début concurremment avec la saignée, et j'ai vu faire la même chose avec succès par Corvisart. Finke, dans l'épidémie de Tecklembourg, a souvent guéri par l'émétique seul des pneumonies qu'il regardait comme des affections bilieuses larvées. Aujourd'hui, les affections bilieuses étant fort rares et peu intenses, on emploie aussi fort rarement l'émétique à titre de vomitif.

Méthode tonique. — Les toniques, et en particulier le quinquina, sont souvent fort utiles dans les pneumonies des vieillards, des sujets cachectiques et débilités, et particulièrement vers la fin, lorsqu'après la période de suppuration, la fièvre est tombée et la résolution se fait très-lentement. Les anciens prescrivaient le vin dans les mêmes circonstances (1), et je les ai quelquefois imités avec succès. On voit même de temps en temps certaines épidémies de pneumonie dans lesquelles la saignée est constamment nuisible, et le quinquina utile dans toutes les périodes de la maladie. On ne peut nier ce fait, qui a été fréquemment observé, surtout en Allemagne, vers la fin du dernier siècle (2). La théorie de Brown a même dû à cette constitution médicale une partie de sa vogue dans ce pays. On trouve un grand nombre d'exemples semblables dans l'ancien Journal de médecine. J'en ai vu moi-même beaucoup, particulièrement dans l'épidémie de l'armée, en 1814, dont j'ai déjà parlé.

Dans la gangrène du poumon, le quinquina est le meilleur moyen auquel on puisse avoir recours. Je l'ai employé avec succès lors même que l'hépatisation développée autour de l'eschare gangré-

----

(1) Aretæus, *de Curat. acut.*, lib. ii, cap. i.

(2) Bang, *Act. reg. Soc. med. Hafn.*, vol. 1, page 256.

Jadelot, Mém. de la Soc. royale de méd., 1776, page 87.

Frank, *Erlanterungen der Brownischen arzneylehr* vi, *abschnitt*, n° 1.

Horn., *Beytrage zur Med. klinik.* 1, pag. 276, 547.

Gebel, *Hufeland Journal*, etc., xvii. B. 3 st. p. 54.

Rademacher, *ibid.*, xvi. B. 2 st., p. 103.

neuse était fort étendue, et j'y ai même ajouté quelquefois le vin et l'opium, mais seulement lorsque la violence des symptômes inflammatoires avait commencé à diminuer. Pour qu'il produise quelque effet, il faut en donner une once chaque jour ou l'équivalent en extrait. J'ai continué plusieurs fois avec avantage le sulfate de quinine à dix-huit grains par jour pendant plus d'un mois.

L'opium seul n'a jamais été conseillé, que je sache, comme moyen de combattre l'inflammatoire pulmonaire. On sait qu'à haute dose il peut la produire lui-même, et j'en ai vu des exemples à la suite d'empoisonnemens. Cependant il a été employé quelquefois avec succès dans les mêmes circonstances que le quinquina. Hors ces cas, il ne doit être employé qu'avec précaution pour calmer l'agitation nerveuse et l'insomnie, ou pour arrêter une diarrhée trop abondante.

Méthode altérante. — Les anciens donnaient le nom d'*altérans* aux médicamens qui, sans produire d'évacuation notable ou constante, procurent cependant la résolution de diverses espèces d'engorgemens, et particulièrement des engorgemens inflammatoires. Aujourd'hui nous regardons presque tous ces moyens comme des stimulans du système lymphatique, et nous expliquons ainsi leur action résolutive. L'action des alcalis, des sels neutres, des purgatifs et des béchiques même, de la scille et des préparations antimoniales surtout, peut aussi, si l'on veut, s'expliquer de cette manière. Le mercure a été fort employé depuis quelques années dans cette vue, particulièrement en Angleterre et en Allemagne. La même méthode est peut être plus ancienne en Italie, car elle était familière à Sarcone. Le calomel et le mercure soluble de Hahnemann sont les préparations les plus usitées : quelques-uns les combinent avec l'opium pour obvier aux évacuations alvines. Je ne me suis pas assez souvent servi de ce moyen pour pouvoir bien l'apprécier ; mais je l'ai assez employé dans d'autres affections inflammatoires, et en particulier dans la péritonite, pour savoir qu'il n'est héroïque que lorsqu'on le donne à une assez forte dose pour déterminer un commencement de salivation, avec lequel paraissent les premiers signes de la résolution. Dans la péritonite, par exemple, l'orgasme inflammatoire tombe au moment où les gencives commencent à se gonfler.

Les moyens dont nous avons parlé jusqu'ici, diversement combinés, forment à-peu-près toutes les ressources thérapeutiques employées par la plupart des praticiens de l'Europe. A en juger par les tables nécrologiques publiées pendant les dernières années, et d'après les renseignemens que j'ai obtenus de praticiens de divers pays, le résultat commun de cette méthode est une mortalité d'un sur huit au moins, et d'un sur six au plus.

Tartre stibié à haute dose. — Les préparations antimoniales ont été employées à haute dose, soit empiriquement, soit d'après des vues théoriques, pour combattre diverses maladies inflammatoires et autres. Dans le cours du dix-septième siècle surtout, si l'on en juge par les monumens des controverses du temps, des cures brillantes et beaucoup d'événemens malheureux furent la suite de cette pratique.

Peut-être ces derniers doivent-ils être attribués, d'une part, à ce que les préparations que l'on employait étaient trop actives, et de l'autre à ce qu'on ne savait pas encore assez les manier. Quoi qu'il en soit, des restes de cette médication se retrouvent de temps en temps dans la pratique des médecins du siècle dernier. Je ne veux pas parler de l'emploi du tartre stibié à petites doses et comme vomitif, ni même de la méthode de Rivière, qui, comme on sait, faisait vomir avec l'émétique, dans les pneumonies, tous les jours ou tous les deux jours. Je remarquerai seulement en passant que cette méthode a toujours conservé des partisans parmi les praticiens. On connaît l'anecdote de Sérane le père, rapportée par Bordeu (1). J'ai vu moi-même M. Dumangin, médecin de l'hôpital de la Charité, employer constamment cette méthode dans le traitement de la pneumonie : presque jamais il n'y joignait la saignée, et sa pratique était tout aussi heureuse que celle de Corvisart, qui saignait beaucoup dans la même maladie. Mais l'émétique, administré de cette manière, est un évacuant, et ses bons effets peuvent par conséquent être attribués à une dérivation sur le canal intestinal.

____

(1) *Traité du Tissu muqueux.* Sérane suivait la méthode de Rivière dans le traitement des fluxions de poitrine, et avait beaucoup de succès. Son fils, nouvellement sorti des écoles, ayant réussi à lui persuader qu'il saignait trop peu, et qu'il insistait trop sur les vomitifs, il s'écria au bout de quelque temps : « *mou fils, m'abès gastad ;* mon fils, vous m'avez gâté, vous m'avez rendu moindre médecin que je n'étais. »

L'emploi du kermès, comme béchique, peut être regardé comme un reste de son ancien emploi comme altérant. On trouve dans l'ancien *Formulaire des Hôpitaux de Paris*, imprimé en 1764, des restes d'une pratique plus hardie : c'est une potion dite *in pleuritide et in peripneumoniâ*, et qui consiste dans quatre gros d'antimoine diaphorétique (oxide blanc d'antimoine), dans quatre onces d'infusion de bourrache. Le fameux *bolus ad quartanam* de l'hôpital de la Charité, composé de seize grains de tartre stibié et d'une once d'émétique, est encore un autre monument de l'emploi de l'antimoine à haute dose et comme altérant.

Si j'en crois ce qui m'a été rapporté par des médecins qui ont long-temps vécu en Italie, l'emploi des préparations antimoniales à haute dose s'y était mieux conservé que dans les autres parties de l'Europe. Quoi qu'il en soit, c'est à M. Rasori, ancien professeur de clinique à Milan, que l'on doit d'avoir rappelé cette méthode trop oubliée, et d'en avoir démontré les avantages, ainsi que ceux de l'administration de beaucoup d'autres médicamens à des doses que le vulgaire des praticiens regarderait comme énormes. Je n'entends point parler ici de la théorie du même auteur, ou plutôt des modifications qu'il a faites à celle de Brown. La doctrine du *stimulisme* et du *contro-stimulisme* n'a encore de partisans qu'en Italie, et mourra peut-être sans avoir pu franchir les Alpes ; mais des faits thérapeutiques aussi importans que ceux dont il s'agit doivent trouver tous les médecins praticiens, quelles que soient leurs opinions théoriques, disposés à les vérifier.

Je ne connais point de détails de la pratique de M. Rasori, qui n'en a presque rien publié. Les premières notions que j'ai eues à cet égard m'ont été données par des médecins qui avaient voyagé en Italie, et qui ne purent m'indiquer d'autres renseignemens écrits que la *Description de l'Épidémie pétéchiale de Génes*, par M. Rasori (1). J'appris en outre, lorsque je commençai à expérimenter cette méthode, en 1817, que mon confrère M. Kapeler l'avait tentée avec quelque avantage, et surtout sans inconvénient, chez les apoplectiques. Pendant long-temps je me bornai, comme lui, à l'employer dans cette maladie; mais l'occasion s'étant présentée à moi de traiter deux pneumoniques chez lesquels la saignée n'était pas praticable, je me déterminai à tenter chez eux le tartre stibié à haute dose, et leur guérison, aussi rapide qu'inespérée, m'enhardit à employer le même moyen dans beaucoup d'autres cas que j'indiquerai après avoir fait connaître la méthode que je suis habituellement, et qui diffère, je crois, à quelques égards de celle de M. Rasori.

Du moment où je reconnais une péripneumonie, pour peu que le malade soit en état de supporter la saignée, je fais tirer de huit à seize onces de sang du bras. Il est très-rare que je fasse réitérer la sai-

---

(1) Traduite depuis en français par M. Fontaneilles, sous le titre suivant: *Histoire de la Fièvre pétéchiale de Génes*, etc. Paris, 1822.

gnée, si ce n'est chez les sujets attaqués de maladie du cœur, ou menacés d'apoplexie ou de quelqu'autre congestion sanguine. J'ai même guéri plusieurs fois, et très-rapidement, des péripneumonies
intenses sans avoir recours à la saignée ; mais habituellement, je ne crois pas devoir me priver d'un
moyen aussi puissant , si ce n'est chez les sujets
cachectiques ou débilités , et je sais que M. Rasori agit de même. Je regarde la saignée comme
un moyen d'enrayer momentanément l'orgasme inflammatoire, et de donner le temps au tartre stibié
d'agir.

Immédiatement après la saignée, je fais donner
une première dose de tartre stibié d'un grain dans
deux onces et demie (un demi-verre) d'infusion
de feuille d'oranger légère et froide, édulcorée
avec une demi-once de sirop de guimauve ou de
fleurs d'oranger ; je fais répéter la même dose de
deux heures en deux heures jusqu'à ce que le malade en ait pris six, et je le laisse ensuite reposer
pendant sept à huit heures, si les accidens ne sont pas
urgens et s'il éprouve quelque penchant au sommeil.

Mais si la pneumonie est déjà avancée, si l'oppression est forte, si la tête se prend, si les deux poumons sont affectés, ou si l'un d'eux est pris en entier,
je fais continuer le tartre stibié , sans interruption,
de deux heures en deux heures, jusqu'à ce qu'il y
ait eu un amendement dans les symptômes, et que
l'amélioration soit indiquée par les signes stéthoscopiques. Quelquefois même , lorsque la plupart
des circonstances aggravantes indiquées ci-dessus se
trouvent réunies, je porte chaque dose de tartre

stibié à un grain et demi, deux grains et même deux grains et demi, mais toujours dans la même quantité de véhicule.

Beaucoup de pneumoniques supportent l'émétique administré de cette manière sans vomir et sans éprouver d'effet purgatif. D'autres, et c'est le plus grand nombre, éprouvent deux ou trois vomissemens, et vont cinq ou six fois à la selle le premier jour; mais les jours suivans, ils n'éprouvent plus que des évacuations médiocres, et souvent même ils n'en ont plus. Lorsqu'une fois la *tolérance* pour le médicament s'est établie (c'est l'expression de M. Rasori), il arrive même fort souvent que les malades sont constipés au point qu'on est obligé de lâcher le ventre avec des lavemens purgatifs.

Lorsque les évacuations continuent le second jour, ou quand, dès le premier, il y a lieu de craindre que l'émétique soit difficilement supporté, je fais ajouter aux six doses qui doivent être prises dans les vingt-quatre heures, une ou deux onces de sirop diacode, association contraire aux idées théoriques de MM. Rasori et Tommasini, mais que l'expérience m'a démontrée être fort utile. En général, l'effet du tartre stibié n'est jamais plus rapide ni plus héroïque que quand ce médicament ne détermine aucune espèce d'évacuation : quelquefois cependant l'amélioration qu'il produit est accompagnée d'une sueur générale. Quoique les évacuations alvines abondantes, et les vomissemens fréquens soient à craindre à raison de l'affaiblissement et de l'irritation nuisible du canal intestinal qu'ils peuvent produire, j'ai obtenu des guérisons remarquables dans des cas où ces évacuations avaient été très-abondantes.

J'ai rencontré très-rarement des pneumoniques qui ne pouvaient pas supporter le tartre stibié, et cela ne m'est arrivé que dans mes premiers essais ; de sorte que cet inconvénient me paraît devoir être attribué à l'inexpérience et au défaut d'assurance du médecin plutôt qu'à la méthode elle-même. Souvent même aujourd'hui , lorsqu'un malade a médiocrement supporté six grains de tartre stibié avec addition de sirop diacode , j'en donne le lendemain neuf grains , et il les supporte parfaitement. Au bout de vingt-quatre à quarante-huit heures au plus, souvent même au bout de deux ou trois heures, on obtient par cette méthode une amélioration notable de tous les symptômes. Quelquefois même un malade qui paraissait voué à une mort certaine est au bout de quelques heures hors de tout danger, sans avoir éprouvé aucune crise, aucune évacuation , aucun autre changement notable , en un mot, qu'une amélioration progressive et rapide de tous les symptômes : et l'exploration de la poitrine montre la raison de ce changement subit, par l'apparition de tous les signes de la résolution.

Des effets aussi tranchés peuvent être obtenus à toutes les périodes de la maladie, et même à l'époque où une grande partie du poumon est envahie par l'infiltration purulente.

Du moment où l'on a obtenu une amélioration, même peu marquée, on peut être certain qu'en continuant le médicament, la résolution s'achèvera sans nouveaux orages , et c'est en ce point surtout que consiste la plus grande différence pratique entre l'emploi du tartre stibié et celui de la saignée. Par ce dernier moyen, on obtient presque toujours une diminution de la fièvre, de l'oppression et de l'expectoration sanglante, qui fait croire au malade et aux assistans que la convalescence va commencer; mais au bout de quelques heures ces accidens reprennent une nouvelle intensité, et la même chose a souvent lieu cinq ou six fois de suite après autant de saignées pratiquées coup sur coup. Je puis affirmer, au contraire, que je n'ai jamais vu de récrudescence semblable sous l'influence du tartre stibié. On peut remarquer seulement que, lorsque le malade entre en convalescence, la marche de la résolution paraît se ralentir, au moins quant aux signes stéthoscopiques; car entre le moment où le malade sent renaître ses forces et son appétit et se croit tout-à-fait guéri, et celui où le stéthoscope n'indique plus aucune trace d'engorgement pulmonaire, il se passe souvent plus de temps qu'entre le début de la maladie et l'époque du commencement de la convalescence; mais la même remarque s'applique plus fréquemment encore à la pneumonie traitée par la saignée. Les malades traités par le tartre stibié n'éprouvent d'ailleurs jamais ce long et excessif affaiblissement qui accompagne trop souvent la convalescence des pneumonies traitées par des saignées répétées.

La meilleure manière d'apprécier une méthode de traitement, est de la juger par ses résultats. Je n'ai commencé à tenir des notes exactes à cet égard que depuis l'année dernière. Je puis affirmer que je n'ai pas mémoire d'avoir, dans les précédentes, vu mourir un homme attaqué de pneumonie aiguë, et qui eût pris le tartre stibié assez long-temps pour en éprouver les effets. J'ai vu seulement succomber quelques sujets attaqués à la fois d'une pneumonie légère et d'une pleurésie grave. Nous verrons, en traitant de cette dernière maladie, qu'après la première période d'acuité, le tartre stibié a peu d'action sur elle. J'ai vu également mourir quelques hommes attaqués, outre la pneumonie, de cancer, de phthisie tuberculeuse, de maladies graves du cœur, etc.; et ce sont ces cas surtout qui m'ont offert l'occasion de voir les différens degrés de la résolution dans la pneumonie. Enfin, j'ai perdu quelques malades apportés à l'hôpital agonisans, et qui sont morts avant d'avoir pu prendre plus de deux ou trois grains d'émétique.

J'ai traité, en 1824, à la clinique de la Faculté, par le tartre stibié, vingt-huit pneumonies simples ou compliquées d'un léger épanchement pleurétique : tous les malades ont guéri, excepté un septuagénaire cachectique déjà tombé dans la démence sénile, qui prit peu de tartre stibié parce qu'il le supportait mal ; et cependant la plupart de ces cas étaient fort graves. Dans le cours de la présente année, j'ai traité trente-quatre pneumoniques, dont cinq ont succombé ; mais de ce nombre il faut retirer deux femmes, l'une de cinquante-neuf ans, l'autre de soixante-neuf, apportées agonisantes à l'hôpital, où elles expirèrent au bout de peu d'heures, et chez lesquelles on a pu à peine administrer deux ou trois doses de la potion stibiée. Le troisième sujet était un jeune homme attaqué d'une maladie du cœur à laquelle il a succombé dans la convalescence de la pneumonie, et dont on trouvera l'histoire à la fin de ce chapitre. Le quatrième a succombé à une pleurésie chronique, dans la période de résolution d'une pneumonie subaiguë, et son histoire se trouvera à l'article de la pleuro-pneumonie. Les deux premiers sujets ne doivent par conséquent pas entrer en ligne de compte pour apprécier les effets du tartre stibié ; les deux derniers sont plutôt des preuves en faveur de son efficacité contre la pneumonie. Reste un vieillard de soixante-douze ans qui a succombé au dixième jour d'une pneumonie avec congestion cérébrale ; de sorte qu'en dernier résultat, sur un total de cinquante-sept pneumoniques, deux septuagénaires seulement ont succombé à cette maladie jointe à une congestion cérébrale. C'est un peu moins d'un sur vingt-huit.

Dans la ville, je n'ai guère été appelé en consultation, depuis trois ou quatre ans, pour des péripneumonies aiguës ou sans complication de pleurésie intense, que dans des cas où la mort paraissait déjà imminente, et je ne me rappelle aucun malade qui ait succombé malgré l'usage du tartre stibié, si ce n'est un vieillard de soixante-douze ans, pléthorique, que j'ai vu avec M. le docteur Juglar. Il était attaqué d'une pneumonie récrudescente après une fausse convalescence, et en avait eu trois autres depuis quinze mois. La fièvre était intense, accompagnée de *subdelirium*, et d'autres signes de congestion cérébrale. Il prit le tartre stibié à six grains pendant deux jours. La tolérance s'établit le second jour : les signes de pneumonie diminuèrent,

les crachats redevinrent muqueux ; mais la congestion cérébrale augmenta et emporta le malade le
troisième jour.

A ce cas, je peux en opposer deux autres où les
probabilités de succès étaient moindres, et où cependant une guérison rapide a eu lieu.

Un agent de change, homme de quarante-cinq
ans, épuisé par divers excès, fut attaqué, en 1823,
d'une pneumonie. Appelé vers le quatrième jour
par mon confrère M. le docteur Michel, je trouvai
le malade dans un état à-peu-près désespéré. Le
poumon droit était pris en entier, malgré les saignées, que l'état du malade ne permettait plus de
réitérer. L'oppression était extrême ; et, depuis douze
heures, un ictère survenu avec douleur profonde
dans la région du foie annonçait une hépatite qui
était venue compliquer la pneumonie. Je conseillai
le tartre stibié, et M. le docteur Michel consentit
d'autant plus volontiers à l'emploi de ce médicament qu'il l'avait vu employer par M. Rasori à
Milan. Notre intention était d'en faire prendre une
vingtaine de grains, par doses de deux grains, dans
les vingt-quatre heures : mais, par un malentendu de
la garde-malade, environ quarante grains furent
donnés dans cet espace de temps. Il n'y eut que peu
d'évacuations, et le lendemain nous trouvâmes l'ictère, la douleur et l'oppression dissipés, les signes
stéthoscopiques notablement améliorés, la fièvre
tombée, et le malade hors de danger : la convalescence n'a été troublée par aucune rechute.

Au mois de juin 1825, je fus appelé par mes
confrères MM. Landré-Beauvais et Jadioux, pour

M. de C......., âgé de soixante-cinq ans. Il était au
onzième jour d'une pneumonie. On avait obtenu, de
saignées répétées plusieurs fois, des rémissions marquées, mais promptement suivies de récrudescence;
et depuis la veille le malade était sans connaissance;
il avait le râle trachéal des agonisans, et tout son corps
était couvert d'une sueur qui se refroidissait aux extrémités. Dès l'avant-veille, l'état des forces ne permettant plus la saignée, on avait tenté le tartre stibié donné dans l'eau sucrée; mais les premières
doses augmentèrent une diarrhée déjà existante, et
les selles qu'elles déterminèrent furent accompagnées de lipothymies qui firent suspendre le médicament, dont le malade avait pris au plus deux ou
trois grains. Les deux poumons étaient affectés, le
droit dans une grande étendue et au degré d'hépatisation avancée, le gauche à la racine et à la base,
et aux degrés d'engouement et d'hépatisation commençante. Je conseillai l'infusion stibiée aromatique,
à un grain et demi par doses et avec addition du sirop diacode. Ce médicament fut administré sous la
surveillance de M. le docteur Flandin, jeune médecin instruit et zélé. Le malade le supporta très-
bien, n'eut que le nombre de selles qu'il avait habituellement depuis plusieurs jours, en prit dix-huit
grains dans les vingt-quatre heures, et dans cet intervalle recouvra la connaissance : le râle, la sueur
et l'oppression suffocante disparurent également. Le
lendemain nous trouvâmes le malade réellement convalescent : les signes stéthoscopiques indiquaient la
résolution. On continua le tartre stibié pendant
quelques jours, et aucun orage ne troubla plus

la convalescence. On éleva la question de savoir si la sueur qui existait au moment où on commença l'administration du tartre stibié n'avait pas pu être critique. Pour moi, je ne puis croire qu'une sueur de ce caractère, qui avait paru avec la congestion cérébrale et le râle des agonisans, puisse être regardée comme critique, d'autant qu'elle cessa pendant l'usage du tartre stibié, avec les autres signes d'agonie.

Les résultats que je viens d'exposer sont plus heureux que ceux qui ont été publiés dernièrement de la pratique de M. Rasori (1). Je crois que cela peut tenir à deux causes : d'abord à ce que l'auscultation nous permet de reconnaître la péripneumonie beaucoup plus vite qu'on ne peut le faire par l'observation des symptômes; et en second lieu, à ce que, suivant toutes les apparences, beaucoup de cas de pleurésies simples ou de pleuro-pneumonies avec prédominance de la pleurésie, se trouvent nécessairement compris sous le nom de *péripneumonies* dans le relevé de M. Rasori; car il est impossible de distinguer l'un de l'autre ces divers cas sans le secours de l'auscultation, et nous avons déjà dit qu'on ne doit pas attendre du tartre stibié, dans le traitement de la pleurésie, des résultats aussi avantageux que dans le traitement de la pneumonie.

Mon cousin le docteur Ambroise Laennec, médecin de l'Hôtel-Dieu de Nantes, a traité, depuis deux ans, quarante pleuro-pneumonies. Dans ce nom-

____

(1) Voyez *Revue médicale*, mai 1825, pag. 205.

bre, il a perdu six malades, dont trois sont morts dans la convalescence, et par suite d'écarts de régime. En retranchant ces trois cas, se serait un mort sur treize pneumoniques ou pleuro - pneumoniques (1).

Le docteur Ellis, de Rouen, a dernièrement adressé à l'Académie royale de Médecine un Mémoire dont il résulte que, sur quarante-sept péripneumoniques ou pleuro-pneumoniques traités par la méthode de Rivière et de Stoll, c'est-à-dire par les vomitifs répétés, il n'en a perdu que cinq : c'est un peu moins d'un sur neuf, et ce résultat est plus favorable déjà que celui du traitement par la saignée et les dérivatifs, qui, comme nous l'avons dit, varie entre un mort sur six ou huit malades. Il l'est beaucoup moins que celui que nous avons obtenu de l'emploi du tartre stibié à haute dose ; et la méthode de Rivière n'a pas même l'avantage de pouvoir être considérée comme plus douce, car les évacuations répétées que l'on excite fatiguent beaucoup le malade et effraient les assistans, tandis que les mêmes effets n'ont lieu tout au plus que dans les deux premiers jours en suivant la méthode que nous avons exposée.

Je continue l'usage du tartre stibié tant que la *tolérance* dure, et qu'il existe encore quelques traces du râle crépitant. Je vois tous les jours la *tolérance* durer indéfiniment chez les convalescens qui ont repris l'appétit et les forces. Ce fait contrarie la théorie de M. Rasori. Si les renseignemens qui

____

(1) Voyez *Journal de la section de Médecine de la Société académique du département de la Loire-Inférieure*, 1825.

m'ont été donnés à cet égard sont exacts, il pense que la *tolérance* est due à l'excès du stimulus qui existe dans l'économie et qui cause la maladie, et dès que cet excès est détruit par l'effet contre-stimulant du tartre stibié, la tolérance doit, selon lui, cesser aussi. Il est vrai qu'après la période aiguë d'une pneumonie, la tolérance diminue ou cesse quelquefois entièrement ; mais il est plus commun de voir le malade s'habituer au tartre stibié, à tel point que, dans la convalescence, et lorsqu'il est parvenu au point de manger autant qu'un homme bien portant, il prend encore sans s'en apercevoir six, neuf, douze et même dix-huit grains d'émétique.

En mettant de côté toute idée théorique, je reconnaîtrai volontiers avec M. Rasori, qu'en général le tartre stibié est d'autant mieux supporté, et produit des effets d'autant plus prompts et plus héroïques, que les symptômes de la maladie et la constitution du malade annoncent plus franchement un excès de pléthore et d'énergie vitale ; mais je remarquerai cependant que le même moyen réussit quelquefois parfaitement chez des sujets débilités, cachectiques, et qui n'ont pu supporter la saignée malgré une inflammation locale intense.

En comparant les faits dont j'ai été témoin, il me paraît évident que la *tolérance* tient au concours de plusieurs circonstances. D'abord l'émétique à doses un peu fortes fait vomir moins sûrement qu'à doses plus faibles, fait qui avait déjà été remarqué par tous les praticiens. En second lieu, l'habitude, qui familiarise l'estomac avec toutes sortes de substances, paraît

s'établir très-facilement pour celle-ci, puisque quelques vomissemens ou quelques selles liquides ont presque toujours lieu le premier jour, et presque jamais
après le second. Une troisième condition, qui contribue encore beaucoup à rendre le vomissement plus
difficile, est l'administration du tartre stibié dans un
véhicule agréable, un peu aromatique et médiocrement étendu. L'éloignement des doses à deux
heures d'intervalle contribue encore au même effet.
J'ai fait vomir abondamment avec deux grains d'é-
métique dans trois verres d'eau tiède, à un quart
d'heure d'intervalle, un malade qui était au début
d'une pneumonie avec affection bilieuse. Le lendemain et les jours suivans, je lui donnai le même
sel à la dose de six à neuf grains, de la manière exposée ci-dessus, et il n'éprouva plus d'évacuations.

Lorsque le goût de la feuille d'oranger répugne
au malade, je donne le tartre stibié dans une autre
infusion aromatique, ou dans une émulsion bien
sucrée.

Lorsque le tartre stibié produit des évacuations
trop abondantes, j'y ajoute, comme je l'ai déjà dit, une
petite quantité d'opium : c'est le seul correctif que
j'aie pu trouver. Le quinquina ne l'est point, quoiqu'on ait pensé qu'il neutralisait l'émétique dans le
bolus ad quartanam de la Charité. Sans doute le kina,
de même que les infusions végétales variées dans lesquelles on donne habituellement l'émétique, décom-
pose plus ou moins l'émétique : mais les combinaisons
nouvelles qui résultent de cette décomposition paraissent avoir absolument les mêmes propriétés que
le tartre stibié ; car on fait très-bien vomir avec un

ou deux grains d'émétique dans une pinte de bouillon aux herbes, de limonade, de décoction de tamarins, et même, comme je l'ai expérimenté, de décoction forte de quinquina ; et le *bolus ad quartanam* de la Charité lui-même, pris par petites parties surtout, fait quelquefois beaucoup vomir (1).

La pratique que je viens d'exposer n'est pas au fond aussi hardie qu'elle le semble au premier abord, car on ne donne à la fois qu'un, deux ou trois grains au plus d'émétique, quantité que les médecins sont depuis long-temps habitués à administrer. On les donne dans un véhicule assez abondant pour que ce sel n'ait plus aucune propriété caustique, propriété qu'il n'a d'ailleurs qu'à un faible degré, car on sait qu'il ne détermine des boutons sur la peau que lorsqu'il est employé à sec et maintenu en contact pendant deux ou trois jours. On ne se détermine à répéter les doses qu'autant que les précédentes n'ont produit aucun accident, et par conséquent on ne court jamais aucun risque pour peu qu'on soit prudent et attentif. J'emploie tous les jours cette méthode à l'hôpital depuis 1816, et surtout depuis 1821 ; et quoique les détails de l'administration des remèdes ne puisse pas toujours y être aussi exactement sur-

---

(1) Les effets du tartre stibié, employé suivant la méthode de Rivière, c'est-à-dire à petite dose et dans un véhicule nauséabond ou peu agréable, contrarient encore fortement la théorie italienne ; car il est certain que de cette manière on peut faire vomir et purger tous les jours le même homme, qui n'aurait éprouvé aucune évacuation si on eût donné une dose triple, à des intervalles moins rapprochés, et dans une boisson bien édulcorée.

veillés que chez les malades qui sont au sein de leur famille, je ne pense pas qu'aucun des témoins de mes observations se rappelle un seul accident un peu inquiétant déterminé par l'émétique. J'en puis dire autant des cas dans lesquels j'ai conseillé l'émétique, appelé en consultation par mes confrères. Je remarquerai seulement que, dans la ville, le tartre stibié produit plus souvent des vomissemens; et cela m'a paru dépendre surtout de l'indiscrétion des gardes-malades et des parens, qui disent au malade qu'il prend de l'émétique, chose que j'ai toujours soin de lui laisser ignorer.

J'ai essayé l'emploi du tartre stibié à hautes doses dans beaucoup d'autres maladies que la pneumonie, et particulièrement dans les maladies inflammatoires, les flux et les congestions de nature active ou hypersthénique. Convaincu de l'importance dont peut devenir cette méthode, et en général l'administration de beaucoup de médicamens à des doses plus fortes qu'on ne les emploie ordinairement, je crois devoir exposer ici brièvement les principaux résultats que j'ai obtenus.

1°. Quoique l'émétique réussisse en général bien dans les maladies inflammatoires et sthéniques, toutes les inflammations ne cèdent pas également à ce moyen.

2°. Dans les inflammations des membranes séreuses, et en particulier dans la pleurésie, le tartre stibié est rarement héroïque, et seulement quand la maladie est très-aiguë. Il fait tomber promptement l'orgasme inflammatoire; mais lorsque le point de côté et la fièvre ont cessé, l'épanchement ne se dissipe pas toujours plus rapidement sous l'influence du tartre stibié qu'il ne le fait sans cela.

Je n'ai pas encore trouvé l'occasion d'essayer le tartre stibié dans la péritonite, et je me déterminerais difficilement à l'employer dans cette maladie, vu que l'emploi des frictions mercurielles, porté rapidement jusqu'à la salivation, après une ou deux applications de sangsues, me paraît, d'après l'expérience, être la méthode qui donne les résultats les plus heureux dans cette maladie.

J'ai obtenu en quarante-huit heures, par le tartre stibié, la guérison d'une maladie qui présentait tous les symptômes de l'arachnitis aiguë (1).

3°. J'ai obtenu trois fois, et à-peu-près dans le même espace de temps, la disparition de tous les signes de l'hydrocéphale aiguë. Dans deux de ces cas, cet accident était survenu dans le cours d'une fièvre continue. Le sujet du troisième était un jeune domestique qui, après avoir veillé presque habituellement pendant quatre mois son maître malade, fut pris de vertiges et d'autres accidens qui firent craindre une affection cérébrale quelconque. On lui appliqua des sangsues; on lui fit faire des affusions froides, mais vainement : au bout de deux mois, il tomba un jour sans connaissance, et resta cinq jours dans cet état sans qu'on employât aucun moyen actif. On l'apporta alors à l'hôpital Necker, immobile, insensible, la pupille très-dilatée, la face assez pâle. Je prescrivis une application de sangsues aux tempes, dont huit seulement prirent et tirèrent très-peu de

____

(1) Voyez *Revue médicale*, juin 1825, p. 344.

sang, et je donnai en même temps douze grains de tartre stibié pour les vingt-quatre heures. Le lendemain, il était capable de quelques mouvemens et proférait des paroles sans suite. Je prescrivis quinze grains. Le troisième jour, il avait repris complètement la connaissance et le mouvement ; il se trouvait seulement très-faible ; la pupille n'était presque plus dilatée : cependant, comme il n'avait eu aucune évacuation, je prescrivis dix-huit grains d'émétique et quelques alimens. Le sixième jour, il était en pleine convalescence et demandait à manger. J'ai occasion de revoir de temps en temps ce jeune homme : il se porte aujourd'hui très-bien.

J'ai trouvé, ainsi que je l'ai déjà dit, le tartre stibié utile dans le catarrhe suffocant des adultes et dans l'œdème aigu du poumon, surtout quand ces affections sont accompagnées d'une légère pneumonie.

Le docteur Ambroise Laennec a guéri par le même moyen, en très-peu de jours, un tétanos idiopathique très-intense.

J'ai traité dernièrement une inflammation aiguë de plusieurs veines du bras. Le tronc de la basilique avait acquis la grosseur d'une plume de cygne et la dureté d'une corde. Son trajet était dessiné sur la peau par une ligne d'un rose foncé. L'avant-bras, très-dur et énormément tuméfié, pâle et luisant dans la plus grande partie de sa surface, était dans beaucoup de points d'une rougeur cuivrée, très-sensible à la pression, et présentait les caractères réunis de l'œdème joint à l'érysipèle. La main était dans un état d'œdème simple. Il y avait fièvre aiguë ; mais la tête était libre.

Je fis appliquer vingt-quatre sangsues à la vulve, et donner en même temps le tartre stibié à six grains. Dès le lendemain, l'orgasme inflammatoire et la fièvre avaient tombé, et au bout de trois jours la résolution était complète. Ce fait paraîtra sans doute remarquable aux praticiens qui ont eu occasion de voir quelquefois la phlébite aiguë, et qui savent combien rarement et difficilement cette maladie cède aux évacuations sanguines (1).

J'ai trouvé le tartre stibié utile, mais non pas au degré héroïque, dans quelques cas de chorées aiguës : c'est la seule affection nerveuse que j'aie essayé de traiter par ce moyen, et seulement dans le cas où elle paraissait jointe à une congestion de nature active vers le cerveau et la moelle épinière.

Le rhumatisme articulaire est, après la pneumonie, la maladie inflammatoire dans le traitement de laquelle le tartre stibié m'a paru le plus efficace. La durée moyenne de la maladie, sous l'influence de ce moyen, est de sept à huit jours, et l'on sait qu'elle est d'un à deux mois sous l'influence de la saignée ou de la méthode expectante. Mais le tartre stibié réussit moins bien quand il y a à la fois rhumatisme musculaire et articulaire.

J'ai même quelquefois observé, quoique rarement, des récrudescences de l'inflammation articulaire sans avoir discontinué l'usage du médicament, et j'ai été

---

(1) On trouvera l'histoire détaillée de cette maladie dans la *Revue médicale*, cahier d'octobre 1825.

obligé dans deux cas de l'interrompre, parce que la tolérance ne pouvait s'établir.

J'ai obtenu dans quelques ophthalmies et angines graves une guérison aussi rapide que dans la pneumonie.

Je n'ai point encore employé le tartre stibié contre l'inflammation simple de la membrane interne du canal intestinal ; mais la rougeur de la langue, une douleur très-marquée et augmentant par la pression dans l'épigastre et dans toute autre partie de l'abdomen, une diarrhée abondante avec ténesme, ne m'ont point arrêté dans les cas de pneumonie et de rhumatisme articulaire où ces complications se rencontraient ; et j'ai vu disparaître ces symptômes sous l'influence du tartre stibié, aussi rapidement que ceux de la maladie principale. En un mot, je ne regarde pas la gastro-entérite des fièvres comme une contre-indication à l'emploi du tartre stibié. Ne sait-on pas d'ailleurs qu'une multitude d'inflammations externes, d'ophthalmies, par exemple, cèdent mieux à des topiques légèrement stimulans qu'aux émissions sanguines et aux émolliens ?

Les contre-indications pour l'emploi du tartre stibié comme pour celui de tout autre moyen de guérir, doivent, à mon avis, être basées sur l'expérience seule. La première est, sans contredit, le défaut de *tolérance,* qui s'annonce par des évacuations trop abondantes. On voit en outre un certain nombre de maladies qui paraissent être d'une nature aussi inflammatoire et aussi active que celles dont j'ai parlé jusqu'ici, et qui cependant ne cèdent point au tartre stibié, lors même qu'il est le mieux supporté. J'ai déjà cité l'hémoptysie comme un exemple de ce genre. Il en est de même de l'apoplexie, de la goutte, de l'érysipèle, et de la plupart des inflammations chroniques, excepté quelques-unes de celles qui ne sont devenues telles qu'après avoir passé par l'état aigu. J'ai vu des sujets attaqués de ces diverses maladies supporter parfaitement l'émétique à la dose de neuf à douze grains, et n'en éprouver aucun effet notable. J'ai porté graduellement la dose, chez les apoplectiques, jusqu'à un gros et demi, sans résultat bien sensible; mais dans d'autres cas, j'ai fait cesser en peu d'heures les signes de la compression cérébrale, et obtenu assez rapidement la disparition des dernières traces de la paralysie. Ce fait d'une *tolérance* très-marquée sans effet sensible sur la maladie, contrarie encore fortement, ce me semble, la théorie de MM. Rasori et Tommasini. Il suffit, à mon avis, au médecin praticien, de pouvoir apprécier les effets d'un médicament, et déterminer expérimentalement les cas dans lesquels il convient. Cependant, si l'on croit utile de chercher à se rendre compte de la manière dont les médicamens agissent, je dirai que l'effet immédiat le plus constant du tartre stibié, donné à haute dose, est la résolution rapide d'une inflammation, et quelquefois l'absorption également prompte d'un épanchement qui en était la suite. Ainsi, l'on voit quelquefois disparaître en six heures une fluctuation très-manifeste déterminée dans le genou par un rhumatisme articulaire. On ne peut attribuer ces effets à une dérivation, car ils ne sont jamais plus

marqués que lorsqu'il n'y a ni vomissemens ni évacuations quelconques. Des sueurs ou un flux abondant d'urine accompagnent quelquefois la résolution ; mais ces effets ne sont nullement constans. Il
me semble, en conséquence, que la seule manière
dont on puisse se rendre compte, dans l'état actuel
de la science, est d'admettre que le tartre stibié
augmente l'énergie de l'absorption *intersticielle* dans
des cas donnés, et particulièrement quand il existe
dans l'économie un surcroît d'énergie, de ton ou de
pléthore.

Je dois remarquer ici qu'après un petit nombre
d'essais tentés avec précaution pour m'assurer si les
mêmes effets auraient lieu dans les hydropisies évidemment asthéniques, et particulièrement dans l'ascite ou l'anasarque qui sont l'effet des maladies du
cœur ou du foie, j'ai renoncé à ces tentatives, qui
ne m'ont donné aucun résultat avantageux. J'ai, au
contraire, complètement réussi dans un cas d'anasarque active des extrémités inférieures, jointe à un
œdème de même nature du poumon ; et je pense
que le tartre stibié pourra être souvent utile dans
la leucophlegmatie qui survient à la suite de la rougeole et de la scarlatine.

J'ai essayé l'administration à haute dose de plusieurs autres médicamens qui, d'après les renseignemens contenus dans les journaux de médecine italiens, sembleraient être mis par MM. Rasori et Tommasini à-peu-près sur la même ligne que le tartre
stibié. Tels sont le kermès (*oxyde d'antimoine hydro-
sulfuré brun*), le soufre doré d'antimoine (*oxyde
d'antimoine hydrosulfuré orangé*), le nitre (*nitrate*

de potasse) et la digitale pourprée. Je parlerai des deux derniers moyens en traitant de la pleurésie. Quant aux préparations antimoniales dont il s'agit, je ne les ai pas trouvées héroïques, même à la dose de trente grains : elles sont d'ailleurs plus difficiles à supporter que l'émétique lui-même, et je leur préfère l'antimoine diaphorétique (*oxyde blanc d'antimoine*), dont on peut porter rapidement la dose à quatre ou cinq gros par jour; mais qui, je dois le dire, à cette dose même est bien rarement héroïque (1).

Régime dans la pneumonie. — Dans la période d'acuité d'une pneumonie grave, le malade doit être privé de toute autre espèce d'aliment que le sucre

---

(1) J'ai cru remarquer que l'oxyde d'antimoine non lavé était plus communément efficace que l'oxyde lavé : en conséquence , j'ai prié M. Pétroz , pharmacien en chef de l'hôpital de la Charité , et membre de l'Académie de Médecine, d'examiner en quoi ces deux médicamens diffèrent : je joins ici la note des résultats qu'il a obtenus.

« Il résulte des expériences que nous avons faites sur l'antimoine diaphorétique non lavé et lavé du commerce , que 2 gros du premier contiennent 17 grains d'antimonite de potasse, 71 grains de potasse libre , 18 grains d'eau hygrométrique , et 36 grains d'oxyde d'antimoine insoluble dans l'eau.

» La composition de l'antimoine diaphorétique lavé n'est pas toujours la même ; nous en avons analysé un qui contenait , sur une once, 4 gros 24 grains d'antimonite de potasse , et 3 gros et demi d'oxyde d'antimoine. Deux gros d'un autre oxyde d'antimoine diaphorétique ont donné 68 grains d'antimonite de potasse , et 1 gros 4 grains d'oxyde d'antimoine insoluble. Un troisième a donné des résultats analogues à ceux de la première expérience ; mais l'antimonite de potasse contenait un peu de sulfate de potasse. »

et les substances mucilagineuses qui entrent dans la composition de ses boissons; mais dès que l'orgasme inflammatoire est tombé, on doit lui permettre quelques légers alimens, et en augmenter la quantité à mesure du développement de l'appétit. En général, il faut craindre, dans toutes les maladies, de prolonger au-delà de quelques jours la diète absolue. Beaucoup de médecins, aujourd'hui, paraissent avoir oublié à cet égard les sages préceptes d'Hippocrate (1), qui en quelques aphorismes a renfermé tout ce qu'on peut dire de vrai et d'exact relativement à la diète. Quelques-uns même semblent ignorer qu'un malade peut mourir de faim comme un homme bien portant, et ne pas se douter que les accidens produits par l'inanition sont en grande partie semblables à ceux de différentes affections de l'estomac qu'ils regardent comme des gastrites. Le plus grand et le plus fréquent inconvénient d'une diète outrée, dans les maladies aiguës, est de rendre l'estomac tellement irritable qu'on ne sait plus comment nourrir les malades après la chute de la fièvre, ce qui rend les convalescences longues et dangereuses.

La chaleur trop grande produite par les couvertures ou par le défaut de ventilation dans la chambre du malade, est extrêmement nuisible aux pneumoniques. Quand on s'aperçoit de ces inconvéniens, il ne faut pas craindre de découvrir le malade pendant quelques minutes et de l'exposer à un air un peu frais.

---

(1) Aph. 16 et suiv., sect. 1.

Quelques auteurs ont conseillé les bains dans la pneumonie : j'ai peu d'expérience de ce moyen, qui est bien faible contre une pareille maladie. Il est d'ailleurs difficile à employer quand le malade ne peut s'aider lui-même , et il a l'inconvénient de produire quelquefois un trop grand refroidissement.

Je termine ce chapitre par la description d'une pneumonie en voie de résolution. J'aurais voulu y joindre une histoire particulière de pneumonie chronique, cas également peu connu ; mais les observations les plus remarquables de ce genre que j'aie eu occasion de faire ont été perdues par la négligence des élèves chargés de les recueillir. Dans celles que je possède, la pneumonie chronique ne faisait qu'un accessoire d'une maladie beaucoup plus grave, et d'ailleurs cette lésion sera facile à reconnaître d'après la description générale que j'en ai donnée.

Obs. XVI. *Maladie du cœur. — Pneumonie double en résolution, avec pleurésie partielle.* — Richard (François), tisserand, âgé de vingt-deux ans, fut admis dans les salles de clinique le 29 mars 1825. Malade depuis cinq ans, il éprouvait une dyspnée continuelle et des palpitations extrêmement fréquentes. Ces accidens avaient paru à la suite d'une affection aiguë dont le malade rendait imparfaitement compte. Il paraît cependant qu'il avait eu une fièvre forte accompagnée de vomissemens bilieux et de douleurs abdominales. Les vomissemens avaient même persisté pendant plusieurs mois, reparaissant tous les matins et toujours très-abondans. Richard avait aussi été sujet, dans son enfance, à des lipothymies fréquentes, et qui, disait-il, duraient quelquefois dix et douze heures : elles avaient cessé vers l'âge de puberté. Tous ces accidens n'avaient pas nui à son développement : il était grand, bien fait, et avait le visage bien coloré.

Lors de son entrée, il était dans l'état suivant : dyspnée assez forte ; palpitations, battemens du cœur accélérés, sensibles à la main, donnant sous le stéthoscope, à droite (c'est-à-dire sous la partie inférieure du sternum) une forte impulsion et un bruit assez marqué ; à gauche moins d'impulsion et plus de son ; respiration bonne et pure antérieurement, accompagnée d'un râle muqueux obscur postérieurement.

Diagnostic : *hypertrophie avec dilatation du cœur, surtout à droite ; catarrhe pulmonaire. (Saign. de douze onces ; orge édulcorée ; potion gommeuse avec un scrupule de digitale en infusion ; acétate de plomb, deux gr. ; un quart de ration.)*

11 *avril,* mieux marqué. Le pouls, qui était assez fréquent, avait repris un mouvement plus naturel ; l'impulsion des battemens du cœur était sensiblement moindre. Le malade éprouvait des douleurs assez vives dans les pieds, sans qu'il y eût ni tuméfaction ni rougeur.

Diagnostic : *l'hypertrophie du ventricule droit est réelle, mais pas assez forte pour qu'on puisse lui attribuer tous les symptômes existans.*

19 *avril,* angine depuis deux jours. (*Application de douze sangsues au cou.*) Diminution de la douleur du larynx ; apparition d'une douleur légère dans le côté gauche ; râle sibilant assez fort, mêlé

de râle muqueux *sous-crépitant* à la racine du poumon gauche; crachats muqueux. (*Même prescription; gargarisme émollient.*)

25 *avril* (1), apparition d'une fièvre assez vive depuis l'avant-veille, sans douleur locale, sans trouble autre des fonctions; impulsion du cœur beaucoup plus forte; même rhonchus de la racine du poumon gauche. (*Saignée de huit onces ; même prescription* (2).)

26 *avril,* persistance de la fièvre, dyspnée, crachats un peu visqueux, mais sans caractères évidemment pneumoniques; aucune douleur pectorale. Poitrine résonnant assez bien en arrière; respiration assez bonne en arrière à droite avec un léger *râle sous-crépitant* vers la racine du poumon; plus faible et accompagnée d'un râle *crépitant évident* en arrière à gauche ; point de bronchophonie.

Diagnostic : *pneumonie double , légère à droite, plus forte à gauche. (Saignée de huit onces ; émulsion d'amandes avec six grains de tartre stibié; potion gommeuse ; bouillon* (3).)

---

(1) Le *râle sous-crépitant* donnait, dès ce jour, l'éveil sur l'existence d'un point d'inflammation dans le poumon ; mais comme il n'y avait pas de fièvre , et que , chez un sujet attaqué d'une maladie du cœur , un peu d'œdème vers la racine du poumon détermine souvent le râle sous-crépitant, je me contentai d'observer.

(2) Cette saignée fut faite dans le doute de l'existence d'une pneumonie commençante.

(3) La saignée fut répétée à cause de l'existence d'une maladie du cœur , circonstance qui m'a toujours paru rendre le tartre stibié moins efficace dans la pneumonie.

27 *avril*, fièvre et dyspnée un peu moindres, plusieurs vomissemens, diarrhée forte; crachats rouillés et glutineux, mêlés de grosses bulles d'air. Poitrine résonnant évidemment un peu moins dans le dos, à gauche; râle sous-crépitant mêlé de râle muqueux çà et là dans tout ce côté du dos; râle crépitant vrai dans le côté; râle sous-crépitant çà et là dans tout le dos, à droite et même dans le côté.

Diagnostic : *pneumonie lobulaire des parties postérieures de l'un et de l'autre poumon, et surtout du gauche : l'inflammation s'est étendue à un plus grand nombre de points.* (*Emulsion avec tartre stibié six grains, et sirop diacode une onée; potion gommeuse; diète.*)

28 *avril*, même état général, point de vomissement, point de diarrhée; pouls et cœur plus forts encore que de coutume; grande dyspnée; râle crépitant ou sous-crépitant dans tout le côté gauche, excepté en haut et en avant; même râle dans tout le dos à droite et un peu dans le côté. (*Même prescription; saignée de huit onces.*)

Diagnostic : *les points enflammés se réunissent; la pneumonie gagne la surface.*

29 *avril*, fièvre et dyspnée toujours aussi fortes, plusieurs selles, point de vomissemens; crachats non plus visqueux et rouillés, mais blancs, légers, jaunes, opaques, et presque puriformes. Même état de la poitrine : seulement le râle crépitant s'était rapproché des caractères du râle muqueux. En posant la main sur les parois du thorax, on sentait le frémissement des crachats dans les bronches. (*Tartre stibié neuf grains, et sirop diacode deux onces.*)

Diagnostic : *les crachats indiquent le commence-ment de la suppuration, dans quelques points au moins.*

30 *avril*, fièvre et prostration , dyspnée plus grande, expectoration plus difficile ; crachats comme la veille, presque aussi blancs que s'ils eussent été teints par du lait ; angine et coryza assez forts, point de vomissement, cinq selles dans les vingt-quatre heures ; respiration partout assez bonne à droite, et accompagnée de râle crépitant vers la racine du poumon seulement ; respiration meilleure aussi à gauche ; mais toujours accompagnée, dans le dos, d'un râle crépitant, mêlé ce jour-là d'un râle mu-queux fort ; légère bronchophonie dans le côté à gauche. (*Même prescript. ; saignée de huit onces.*)

Diagnostic : *la résolution a commencé à droite et même à gauche, où cependant un point très-dense existe dans le côté près de la surface du poumon.*

1er *mai* , même état général , prostration plus grande encore ; gonflement œdémateux du nez ; dif-ficulté extrême à avaler, même les liquides ; décou-ragement, voix presque éteinte, agonie ; mort à onze heures du matin.

Ouverture du cadavre faite vingt-quatre heures après la mort. — Cadavre d'un homme de vingt-deux ans , taille au-dessus de la moyenne, cheveux et barbe bruns , peau blanche , belle conformation, embonpoint musculaire assez notable.

Tête. L'arachnoïde était couverte , à sa surface exhalante, vers la partie supérieure des hémisphères cérébraux, par une très-légère exsudation albumi-neuse tout-à-fait incolore et semblable à du blanc d'œuf délayé d'un peu d'eau; elle avait d'ailleurs sa transparence naturelle.

La pie-mère était infiltrée de sérosité limpide et incolore. Les circonvolutions cérébrales étaient légèrement aplaties ; les ventricules cérébraux contenaient chacun à-peu-près une once de sérosité; il y en avait autant au moins à la base du crâne. La substance cérébrale était assez ferme et un peu humide (1).

Poitrine. Le poumon droit adhérait intimement à la plèvre costale au moyen d'un tissu cellulaire très-court, très-serré, et d'une fermeté telle qu'elle se rapprochait en plusieurs points de celle du tissu fibreux. Il était assez volumineux, quoiqu'un peu flasque, à cause de la pression qui avait été nécessaire pour l'arracher ; quoique crépitant, il était évidemment plus pesant, plus compacte et plus élastique que dans l'état ordinaire. Incisé longitudinalement dans toute son épaisseur, son tissu offrait une couleur rouge-jaunâtre pâle mêlée de nuances d'un gris cendré très-léger. Il était presque aussi sec que dans l'état naturel, et laissait suinter seulement par la pression, ou en raclant fortement avec le scalpel, une sérosité légèrement fauve et un peu spumeuse. Ses vaisseaux contenaient peu de sang. Vers sa racine et sa partie postérieure-inférieure, on voyait quelques points ou noyaux plus rouges, plus denses,

______

(1) Exhalation séreuse survenue dans les dernières vingt-quatre heures, et sans doute en grande partie dans les derniers momens, puisque le malade a conservé sa connaissance jusqu'à la mort.

plus compactes, et laissant suinter une sérosité sanguinolente. Ces noyaux, bornés en général dans un
seul lobule, mais dont quelques-uns en comprenaient deux ou trois, n'étaient cependant ni exactement circonscrits, ni à un degré d'induration uniforme. La plupart, plus durs au centre, où ils offraient la texture pneumonique *grenue,* et une rougeur plus ou moins violette, présentaient dans leur
circonférence une *dégradation* de ton qui passait
insensiblement par le gris-violet à la couleur jaune-
rougeâtre des parties saines environnantes. Les parties grises-violettes, infiltrées d'une assez grande
quantité de sérosité spumeuse, n'offraient plus rien
de grenu, et présentaient quelquefois la texture vésiculaire d'une manière reconnaissable.

Un assez grand nombre de taches grises-violettes
sans induration centrale notable, existaient en outre
çà et là dans le tissu du poumon ; elles étaient
presque toutes de la grandeur d'une lentille, ou
tout au plus doubles, et placées au centre d'un lobule (1).

Les glandes bronchiques qui entouraient la bronche principale de ce côté étaient toutes plus ou
moins volumineuses, rougeâtres, mais flasques.
L'une d'elles était farcie d'un grand nombre de tu-

____

(1) Ces caractères anatomiques indiquaient la résolution
d'une péripneumonie lobulaire, c'est-à-dire, qui avait commencé dans un grand nombre de points à la fois, et n'était
arrivée au degré d'induration hépatique que dans ces points.
La pesanteur et la compacité des parties crépitantes indiquent qu'elles avaient été atteintes de l'*engouement,* dont
la résolution n'était pas encore parfaite.

bercules miliaires, presque tous jaunes et opaques, qui formaient une petite masse par leur agglomération vers une des extrémités de la glande.

Le poumon gauche était également adhérent partout au moyen d'un tissu cellulaire très-ferme, mais beaucoup moins serré que celui qui unissait les feuillets de la plèvre droite. Ce tissu accidentel, sain et seulement un peu rougeâtre à la partie postérieure de la plèvre, offrait, à la partie antérieure-inférieure et latérale, dans un espace un peu plus grand que la main, une infiltration de pus concret et d'un peu de sérosité semblable à du petit-lait qui le remplissait en entier. L'exsudation albumineuse, d'un jaune citron foncé, et de consistance égale à celle du blanc d'œuf cuit, tapissait de tous côtés les lames du tissu cellulaire d'adhérence, remplissait même quelquefois tout l'intervalle laissé par ces lames, et dans les intervalles les plus grands seulement, on trouvait un peu de sérosité (1).

Le tissu pulmonaire offrait deux états fort distincts. Il était, antérieurement et supérieurement, à-peu-près dans les conditions naturelles, c'est-à-dire crépitant et seulement un peu plus élastique, plus ferme et plus compacte que dans l'état ordinaire (2).

----

(1) Ceci est un exemple d'une pleurésie partielle développée dans un tissu cellulaire pleurétique ancien. L'exsudation albumineuse qui comprimait en cet endroit le tissu pulmonaire, et l'engorgement pneumonique plus marqué et plus superficiel dans la partie subjacente du poumon, étaient les causes de la bronchophonie observée le 30 avril.

(2) Indices de la résolution d'une péripneumonie qui n'avait probablement pas passé le premier degré.

Dans les trois quarts postérieurs, il était plus dense, plus compacte encore, aussi élastique, mais moins crépitant. Le tissu pulmonaire avait, dans toute cette partie, une couleur lie-de-vin pâle ou légèrement violette, qui tranchait assez brusquement sur la couleur rougeâtre des parties antérieures. Il laissait suinter en petite quantité, et par le *raclage* ou la pression seulement, une petite quantité de sérosité fauve, un peu spumeuse, et mêlée d'un peu de liquide puriforme divisé en petits grains. Des noyaux péripneumoniques, encore rouges et granulés vers leur centre, se voyaient à la racine du poumon, vers sa partie latérale moyenne postérieure et à sa base. Dans tout le reste de cette partie postérieure, colorée en violet pâle, on distinguait la texture vésiculaire du poumon, même dans des points plus rouges et plus denses à la fois, disséminés çà et là dans les engorgemens denses situés à la racine et vers la base du poumon : la densité et l'aspect granulé allaient toujours en diminuant du centre à la circonférence.

Les deux poumons, quoique crépitans et élastiques en grande partie, avaient une pesanteur spécifique beaucoup plus grande qu'elle ne l'est ordinairement.

La muqueuse bronchique était partout fort rouge. Cette rougeur se propageait, quoiqu'à un moindre degré, jusqu'à la trachée et au larynx, qui n'offraient d'ailleurs aucune altération.

Le cœur égalait en volume les deux poings réunis du sujet. Il était distendu par un sang noir et liquide, dans lequel nageaient quelques caillots polypiformes jaunâtres et tremblotans. Le ventricule gauche était assez vaste, et offrait des parois assez minces (à-peu-près quatre lignes). Le ventricule droit avait la capacité ordinaire, peut-être même était-elle un peu augmentée. Ses parois étaient presque aussi épaisses que celles du ventricule gauche. L'oreillette droite était couverte, à sa surface externe et vers son appendice surtout, par un grand nombre de petites granulations cartilagineuses de la grosseur et à-peu-près de la forme de la moitié d'un grain de chenevis ou de millet, développées entre l'oreillette et le feuillet du péricarde qui la revêt, et auquel elles adhéraient intimement.

Abdomen. La muqueuse gastrique offrait des lignes d'un violet foncé, larges de trois à six lignes, évidemment dues à la transsudation du sang à travers les parois des vaisseaux propres de l'organe, dont elles dessinaient toutes les ramifications : cette membrane était d'ailleurs très-pâle, et semblait seulement un peu plus molle qu'elle ne l'est ordinairement (1).

La muqueuse intestinale offrait une couleur lie-de-vin (2) dans quelques points de son étendue. On n'y voyait d'ailleurs aucune ulcération.

Les autres viscères étaient sains.

____

(1) Ce ramollissement léger, fort commun dans tous les cadavres, n'est, à mon avis, non plus que la transsudation sanguine décrite précédemment, que l'effet d'un commencement de décomposition.

(2) Congestion sanguine de l'agonie.

SECTION TROISIÈME.

DES PRODUCTIONS ACCIDENTELLES DÉVELOPPÉES DANS LE POUMON.

J'APPELLE *productions accidentelles* toutes les substances étrangères à l'état normal que diverses aberrations de la nutrition peuvent développer dans nos organes. Ces substances peuvent être divisées en deux classes, selon qu'elles ont ou qu'elles n'ont pas d'analogues dans l'économie animale saine. Dans la première classe se rangent les tissus cellulaire, séreux, muqueux, fibreux, osseux, etc., accidentels; dans la seconde, toutes les espèces de cancers.

Je ne parlerai ici que de celles de ces productions que j'ai eu occasion de rencontrer dans le poumon. Ces productions sont : 1°. les kystes proprement dits; 2°. les kystes contenant des vers vésiculaires; 3°. les masses fibreuses, cartilagineuses, osseuses, ostéopétrées ou crétacées; 4°. les tubercules; 5°. l'espèce de cancer que j'ai désignée sous le nom d'*Encéphaloïde* ou de *Matière cérébriforme* (1); 6°. celui auquel j'ai donné le nom de *Mélanose* (2). Je parlerai séparément de chacune de ces espèces de

____

(1) *Dictionnaire des Sciences médicales*, au mot *Encéphaloïdes.*

(2) *Journ. de Méd.*, par MM. Corvisart, etc., pluviose, an XIII.

productions, après que j'aurai exposé ce qu'elles offrent de commun sous le rapport de leurs signes, et particulièrement de ceux que peut donner l'auscultation médiate.

Quelle que soit la nature des tumeurs développées dans le poumon, les symptômes qu'elles produisent sont presque toujours les mêmes dans le principe, et se réduisent pendant long-temps à une dyspnée dont l'intensité est proportionnée au volume des tumeurs, et à une toux plus ou moins forte, tantôt sèche, tantôt accompagnée d'une expectoration de nature variable. Les cancers, même les plus délétères de leur nature, l'encéphaloïde ou cérébriforme, par exemple, arrivent souvent à un volume considérable, et déterminent la mort par suffocation avant d'avoir produit une altération notable dans la nutrition et les autres fonctions de l'économie (1). Mais ces derniers effets accompagnent toujours leur ramollissement.

Les tubercules ont beaucoup plus communément qu'aucune autre production accidentelle une influence générale sur l'économie, et produisent plus constamment l'amaigrissement et la fièvre hectique. Quoique ces symptômes ne surviennent ordinairement aussi qu'à l'époque de leur ramollissement, et que, dans la plupart des cas, les tubercules, non plus qu'aucune autre production accidentelle, ne donnent des signes généraux de leur présence que long-temps après l'époque de leur formation, ainsi

---

(1) Voyez *Dictionnaire des Sciences médicales*, au mot *Encéphaloïdes*.

que l'a démontré Bayle, cependant on voit dans quelques cas, rares à la vérité, tous les signes de la phthisie se développer, et la mort survenir chez des sujets à l'ouverture desquels on ne trouve encore que des tubercules crus.

Lorsqu'une tumeur quelconque a un volume un peu considérable, celui d'un œuf, par exemple, le stéthoscope indique sa présence par l'absence de la respiration dans le lieu où elle existe. Mais quand les tumeurs sont petites, si le tissu pulmonaire est d'ailleurs sain dans leurs intervalles, en quelque nombre que soient ces tumeurs, l'auscultation n'indique plus rien. J'ai souvent entendu la respiration se faire avec une force et une netteté égales dans les deux côtés chez des sujets qui, à l'ouverture, présentaient un poumon sain, ou contenant seulement quelques tubercules d'un très-petit volume, et l'autre rempli de tumeurs de même genre dont la grosseur variait depuis celle d'un grain de millet jusqu'à celle d'une aveline, et dont le nombre était tel que le poids de ce poumon avait augmenté au moins du double.

Il est à remarquer que, dans ce cas, c'est-à-dire dans celui où le poumon rempli de tubercules a cependant fait entendre la respiration d'une manière presque parfaite jusqu'au dernier moment de la vie, le tissu pulmonaire, dans les intervalles des tubercules, est tout aussi crépitant que celui du poumon le plus sain, et ne présente aucune trace de la compression que ces tumeurs sembleraient avoir dû exercer sur lui; et cependant, dans beaucoup de ces cas, le volume réuni des tubercules peut être estimé à plus du tiers de celui du poumon, et leur poids à une ou deux livres, tandis que quelques onces de sérosité produisent toujours sur une partie du poumon une compression suffisante pour empêcher l'air d'y pénétrer, rendre la respiration moins bruyante, et donner au tissu pulmonaire une flaccidité particulière qui sera décrite plus bas en parlant des suites de la pleurésie. On peut même poser en principe que, dans aucun cas, les tubercules ne compriment le tissu pulmonaire ainsi que le font les épanchemens dans la plèvre, au point d'en exprimer l'air et de le rendre non crépitant. Car lors même que les intervalles des tubercules sont imperméables à l'air, en examinant attentivement, on voit que cette imperméabilité dépend ou de l'engorgement gris qui constitue le premier degré de l'infiltration de la matière tuberculeuse, ou de l'engorgement séreux qui remplace quelquefois ce tissu gris, ou plus rarement d'une véritable inflammation; mais jamais on n'y remarque rien qui ressemble à la flaccidité résultant de la compression. On observe, au contraire, assez souvent cette flaccidité autour des cicatrices pulmonaires, et particulièrement de celles qui sont cartilagineuses, dures, informes, composées de lames irrégulièrement entre-croisées, et environnées de beaucoup de matière noire pulmonaire.

Ce que je viens de dire des tubercules s'applique également aux autres espèces de tumeurs qui se développent dans le poumon. J'ai trouvé dans cet organe des encéphaloïdes du volume du poing, autour desquels le tissu pulmonaire était tout-à-fait crépitant et ne présentait aucune trace de compression.

La percussion ne peut, non plus que l'auscultation par le cylindre, faire connaître l'existence des tumeurs peu volumineuses et isolées du poumon, en quelque nombre qu'elles soient ; mais quand le tissu pulmonaire qui sépare ces tumeurs est engorgé d'une manière quelconque, la percussion donne un son mat, et la respiration cesse de se faire entendre dans le point affecté.

Il semblerait naturel de décrire d'abord les productions accidentelles qui ont des analogues dans l'économie animale ; mais je préfère commencer cette section par la description des tubercules, vu que ce que nous aurons à dire de plusieurs autres espèces de productions en deviendra beaucoup plus clair.

CHAPITRE PREMIER.

DES TUBERCULES DU POUMON OU DE LA PHTHISIE PULMONAIRE.

Les progrès de l'anatomie pathologique ont démontré jusqu'à l'évidence que la phthisie pulmonaire est due au développement, dans le poumon, d'une espèce particulière de production accidentelle à laquelle les anatomistes modernes ont appliqué spécialement le nom de *tubercule*, donné autrefois en général à toute espèce de tumeur ou de protubérance contre nature.

Je pense que l'on ne doit admettre aucune autre espèce de phthisie pulmonaire, si ce n'est la phthisie nerveuse ou le catarrhe simulant la phthisie tuberculeuse. Les espèces établies par divers nosologistes ou praticiens, sous les noms de *phthisie scorbutique, vénérienne*, etc., sont toutes au fond des phthisies tuberculeuses, et ne diffèrent que par la cause à laquelle on attribue, gratuitement peut-être, le développement des tubercules. Quant aux espèces décrites par Bayle sous les noms de *phthisie granuleuse, phthisie avec mélanoses, phthisie ulcéreuse, phthisie calculeuse* et *phthisie cancéreuse*, la première n'est, comme nous le verrons tout-à-l'heure, qu'une variété de la phthisie tuberculeuse ; la troisième n'est autre chose que la gangrène partielle du poumon que nous avons déjà décrite. Les trois autres espèces sont également des affections qui n'ont de commun avec la phthisie tuberculeuse que d'exister dans le même organe, et qui rarement produisent l'effet dont cette maladie tire son nom, c'est-à-dire, la consomption : il me semble, par conséquent, qu'il y a plus d'inconvéniens que d'avantages à réunir ces diverses affections sous un nom commun. Nous parlerons d'ailleurs de chacune d'elles en son lieu.

La marche du développement des tubercules a été décrite par Bayle (1) d'une manière beaucoup plus exacte et plus complète qu'on ne l'avait fait jusqu'à lui. Cependant des observations faites depuis la publication de ses recherches m'ayant mis à portée de rectifier ou d'étendre quelques-unes des siennes, je crois nécessaire à l'intelligence de plu-

____

(1) *Recherches sur la Phthisie pulmon.*, par G.-L. Bayle. *Paris*, 1810.

sieurs des choses que j'aurai à dire , d'exposer d'une manière abrégée les caractères et le mode de développement des tubercules , points sur lesquels j'aurais pu sans cela renvoyer à l'excellent ouvrage que je viens de citer.

La matière tuberculeuse peut se développer dans le poumon et dans les autres organes sous deux formes principales, celles de *corps isolés* et d'*infiltrations ;* chacune de ces formes ou sortes présente plusieurs variétés , qui tiennent principalement à leurs divers degrés de développement.

Les tubercules isolés présentent quatre variétés principales que nous désignerons sous les noms de *tubercules miliaires , tubercules crus, granulations tuberculeuses* et *tubercules enkystés.* L'infiltration tuberculeuse présente également trois variétés, que nous désignerons sous les noms d'*infiltration tuberculeuse informe ,* d'*infiltration tuberculeuse grise,* et d'*infiltration tuberculeuse jaune.*

Quelle que soit la forme sous laquelle se développe la matière tuberculeuse , elle présente dans l'origine l'aspect d'une matière grise et demi-transparente qui peu à peu devient jaune opaque et très-dense. Elle se ramollit ensuite, acquiert peu à peu une liquidité presque égale à celle du pus ; et, expulsée par les bronches , laisse à sa place des cavités connues vulgairement sous le nom d'*ulcères du poumon,* et que nous désignerons sous le nom d'*excavations tuberculeuses.*

Nous allons décrire successivement ces diverses variétés.

Tubercules miliaires. Les tubercules dits miliaires

sont la forme la plus commune qu'affecte la matière tuberculeuse dans le poumon. Leur aspect est celui de petits grains gris et demi-transparens, quelquefois même presque diaphanes et incolores, d'une consistance un peu moindre que celle des cartilages ; leur grosseur varie depuis celle d'un grain de millet jusqu'à celle d'un grain de chenevis ; leur forme, obronde au premier coup-d'œil, est moins régulière quand on les examine de près et à la loupe ; quelquefois même ils paraissent un peu anguleux : ils sont intimement adhérens au tissu pulmonaire, et on ne peut les en détacher sans en arracher des lambeaux. Ces grains grossissent par intus-susception, et se réunissent ainsi par groupes. Avant que cette réunion arrive, un petit point d'un blanc jaunâtre et opaque se développe au centre de chaque tubercule, et, gagnant du centre à la circonférence, envahit la totalité du tubercule à mesure qu'il grossit. Fort souvent cet envahissement total n'a lieu qu'assez long-temps après l'époque à laquelle les tubercules les plus voisins se sont réunis en groupes, et par continuité de substance : en incisant alors un de ces groupes on distingue très bien les petits points jaunes indicateurs des centres de chaque tubercule isolé, et la zône de matière grise non encore envahie qui les entoure. J'ai essayé de donner une image de ce développement des tubercules dans la figure 3 planche 1re. Au bout d'un certain temps, l'envahissement de la matière jaune devient complet, et le groupe tout entier ne forme plus qu'une masse homogène d'un jaune blanchâtre, d'une texture un peu moins ferme et plus humide que celle des cartilages : on le nomme alors *tubercule jaune cru* ou simplement *tubercule cru*. Lorsque les tubercules miliaires sont un peu éloignés les uns des autres , chacun d'eux arrive souvent à l'état de *tubercule jaune cru* sans se réunir aux autres et avant qu'il ait acquis plus de volume qu'un grain de millet. Lorsqu'il y a très-peu de tubercules , une centaine seulement, par exemple , ou moins, dans chaque poumon, ces tubercules isolés acquièrent quelquefois la grosseur d'un noyau de cerise , d'une aveline et même d'une amande. Il est très-rare qu'ils passent ce dernier volume; et les masses tuberculeuses crues plus volumineuses que l'on rencontre dans les poumons sont ordinairement le produit de l'agrégation de plusieurs tubercules ou de l'infiltration tuberculeuse. On reconnaît, en général, que les tubercules crus isolés n'ont eu qu'un seul noyau, en ce qu'ils conservent leur forme obronde ou ovoïde primitive.

Le tissu pulmonaire est ordinairement parfaitement sain et crépitant autour des tubercules, et il l'est d'autant plus qu'ils sont plus petits et qu'on les examine à une époque plus rapprochée de celle de leur développement.

Granulations miliaires tuberculeuses. Cette variété rare des tubercules a été décrite pour la première fois par Bayle, qui a été trop frappé peut-être par les caractères très-saillans, il est vrai, qu'elle présente, et qui lui ont fait croire qu'elle constituait une production accidentelle étrangère aux tubercules. Les granulations miliaires ont à-peu-près la grosseur d'un grain de millet ; leur forme est exactement arrondie ou ovoïde ; elles diffèrent en outre des tubercules ordinaires par l'uniformité de leur volume et leur transparence incolore. Elles sont ordinairement disséminées en quantité innombrable dans l'étendue d'un poumon, souvent tout-à-fait sain d'ailleurs, ou d'une grande partie de cet organe, sans qu'on en trouve pourtant plusieurs réunies en un groupe. Quelquefois cependant elles forment, par leur multitude dans certains points et leur rapprochement, des masses ou noyaux fermes. Lorsqu'on incise ces masses, on distingue chacune de ces granulations isolées et séparées des autres par un tissu cellulaire tout-à-fait sain ou légèrement infiltré de sérosité.

M. Bayle s'est évidemment trompé en regardant ces granulations comme une espèce de production accidentelle différente des tubercules, et surtout en les considérant comme des cartilages accidentels (1) ; car, si son opinion était fondée, on les verrait quelquefois passer à l'état osseux, ce qui ne s'est jamais vu. En les examinant, au contraire, avec attention, on peut se convaincre que ces granulations se transforment en tubercules jaunes et opaques. Lors même qu'elles sont le plus diaphanes et tout-à-fait incolores, quelques-unes présentent une légère teinte grisâtre qui ne permet plus de les distinguer des tubercules miliaires ordinaires, ou un reflet opalin. En incisant ces dernières, on trouve au centre un point jaune et opaque, indice non équivoque du commencement de leur transformation en tubercules

____

(1) *Op. cit.*, pag. 48.

jaunes crus. Bayle lui-même cite un exemple remarquable de ce genre (1).

On trouve aussi, dans d'autres cas, des poumons
remplis de tubercules, tous très-petits et de grosseur
à-peu-près égale, mais d'ailleurs jaunes, opaques,
et quelquefois même dans un état de ramollissement déjà bien prononcé. Bayle donne encore un
exemple bien caractérisé de ce genre (2); et quoiqu'il avertisse de ne pas confondre ces tubercules miliaires avec les granulations, il me paraît indubitable
qu'il n'y a d'autre différence entre les uns et les autres
que celle qui existe entre un fruit mûr et un fruit vert.
Les granulations miliaires ne se rencontrent guère
d'ailleurs que dans les poumons où il existe en même
temps d'autres tubercules plus volumineux, et assez
avancés pour que leur caractère soit incontestable.

Le développement des tubercules dans les divers
systèmes d'organes présente encore une série de
faits propres à prouver que, dans leur premier état,

---

(1) Obs. ive. — Chez un sujet qui toussait depuis trois ans,
sans altération notable de la santé, et qui mourut d'une hémoptysie foudroyante, M. Bayle trouva les poumons pleins
de « granulations dures et résistantes, semblables à de pe-
» tits grains de grêle...., demi-transparens et d'un blanc
» luisant; il y avait à leur centre un petit point opaque, noir
» ou blanc. »
Ce point noir était dû à la matière noire pulmonaire dont
nous aurons occasion de parler ailleurs. Quant au point blanc,
il était évidemment, ainsi que le commencement d'opacité
des granulations, l'indice de leur passage à l'état de tubercules jaunes et opaques.
(2) *Op. cit.*, obs. xvi.

et à une époque voisine de celle de leur formation, ces productions accidentelles sont toujours diaphanes ou demi-transparentes, incolores ou légèrement grises. Les granulations tuberculeuses que l'on observe à la surface de la plèvre et du péritoine sont quelquefois incolores et tout-à-fait diaphanes, d'autres fois grises et seulement demi-transparentes. Dans l'un et l'autre état, elles présentent souvent un point jaune et opaque au centre ; et quelquefois enfin on les trouve converties en matière tuberculeuse plus au moins ramollie. Il n'est pas rare de voir tous ces divers degrés de développement sur la même membrane. Les ulcères que l'on rencontre si souvent dans les intestins des phthisiques présentent ordinairement dans leur fond des tubercules miliaires qui offrent les mêmes variétés de couleur et de transparence. Le tissu des glandes lymphatiques qui contiennent des tubercules offre, autour de ces productions, une légère demi-transparence et une teinte d'un gris de perle, indice non équivoque de la transformation prochaine et complète de la glande en matière tuberculeuse. Enfin Bayle a trouvé la rate remplie de petits corps grisâtres qu'il regarde lui-même comme des tubercules (1).

L'erreur de Bayle à cet égard vient surtout de ce qu'il n'avait pas assez distingué le tissu gris et demi-transparent qui constitue les tubercules à leur état de crudité. Plusieurs de ses observations, et entre autres les VIe, XIIe, XIIIe et XXIVe *bis,* montrent cependant qu'il l'avait entrevu, mais sans se

____

(1) *Op. cit.*, obs. XII.

rendre un compte bien exact des rapports et des différences qui pouvaient exister entre cette matière
grise demi-transparente et les tubercules jaunes
et opaques. Il est d'ailleurs à remarquer que toutes
les productions accidentelles qui n'ont point d'analogues dans les tissus naturels de l'économie animale, présentent dans leur premier état la même
demi-transparence plus ou moins incolore et une
égale dureté : les mélanoses sont les seules que je
n'aie pas trouvées dans cet état. Cette matière *lar-
dacée* des anciens, qui ne présente que de légères
différences pour chaque espèce de productions accidentelles, serait-elle pour elles ce que le jaune de
l'œuf est au poulet, ce que la gelée animale primitive est aux organes qui s'y développent, c'est-à-
dire, une sorte de matrice destinée à recevoir des
matériaux étrangers à l'organisation normale et produits par une altération de la nutrition?

Outre les degrés de développement que nous venons de décrire, quelques causes accidentelles peuvent faire varier la couleur des tubercules : l'ictère
les jaunit, surtout à leur surface : cela se remarque
particulièrement dans les tubercules du foie. Lorsque la gangrène se développe dans leur voisinage,
elle leur donne une teinte brunâtre ou d'un brun
sale. La matière noire pulmonaire les souille quelquefois par endroits, et mêle quelques points noirs
ou gris à leur blancheur jaunâtre.

Il est même probable que la couleur grise de la
matière tuberculeuse dans son premier état de crudité transparente est également due, en partie, au
mélange d'une petite quantité de la même matière

noire pulmonaire. J'ai cru remarquer que les sujets chez lesquels on trouve les granulations miliaires les plus transparentes sont ceux dont les poumons contiennent le moins de matière noire. Les tubercules miliaires, soit demi-transparens, soit déjà jaunes et opaques, présentent en outre vers leur centre un petit point noir formé par la même matière, et qui disparaît ordinairement à mesure que le tubercule grossit. Cet accident ne doit pas être confondu avec les mélanoses du poumon, comme nous le montrerons en parlant de cette affection. Nous avons déjà dit, en parlant des affections des glandes bronchiques, que les tubercules qui s'y développent présentent souvent, lorsqu'on les incise, une traînée de noir qui, semblable à l'ombre figurée par le crayon d'un dessinateur, est très-foncée dans quelques points, s'étend en disséminant les points qui la composent, et finit en mourant.

Lorsqu'il y a un grand nombre de tubercules, même très-petits, dans un poumon, la mort survient quelquefois avant qu'aucun d'eux soit arrivé à un degré de ramollissement tel que la matière tuberculeuse ait pu s'ouvrir un passage dans les bronches, et donner lieu à une excavation ulcéreuse; mais ce cas est fort rare, et ne se voit guère sans qu'il existe, outre la phthisie, quelque autre affection également grave ou capable au moins de hâter la mort:

Infiltration tuberculeuse grise. Cette infiltration se forme fréquemment autour des excavations tuberculeuses; on la voit aussi se développer primitivement dans des poumons qui ne contiennent pas encore de tubercules; mais ce cas est extrêmement rare. Quelquefois cependant des masses tuberculeuses d'un grand volume se forment par suite d'une semblable imprégnation ou infiltration de matière tuberculeuse au premier degré ou demi-transparente, et sans développement préalable de tubercules miliaires. Le tissu pulmonaire ainsi engorgé est dense, humide, tout-à-fait imperméable à l'air, d'une couleur grise plus ou moins foncée; et lorsqu'on le coupe en tranches minces, les lames enlevées, presqu'aussi fermes qu'un cartilage, présentent une surface lisse et polie, et une texture homogène dans laquelle on ne distingue plus rien des aréoles pulmonaires. A mesure que ces indurations passent à l'état de tubercules crus, on y voit se développer une quantité de petits points jaunes et opaques qui, en se multipliant et en grossissant, finissent par envahir la totalité de la portion endurcie et la transformer en infiltration tuberculeuse jaune crue. Cette infiltration tuberculeuse grise a été prise, dans ces derniers temps, par des observateurs trop peu exercés, pour la péripneumonie chronique. Nous exposerons tout-à-l'heure les caractères anatomiques par lesquels elle diffère de l'inflammation.

Infiltration tuberculeuse gélatiniforme. On rencontre très-souvent entre les tubercules miliaires une infiltration ordinairement peu étendue, formée par une matière très-humide plutôt que liquide, incolore ou légèrement sanguinolente, et qui a l'aspect d'une belle gelée plutôt que celui de la sérosité. On serait tenté quelquefois de croire que ce n'est qu'un œdème formé par une lymphe très-visqueuse;

mais cette infiltration diffère de l'œdème du poumon, en ce qu'on n'y distingue presque plus ou plus du tout les cellules aériennes, qui paraissent fondues en gelée. Peu à peu cette matière acquiert plus de consistance et se transforme par des degrés insensibles en celle que nous venons de décrire ci-dessus. Dans les endroits même où elle a le plus de transparence et de liquidité, on remarque souvent de petits points jaunes évidemment tuberculeux, et enfin comme pour l'infiltration grise, tous les degrés de la conversion en matière tuberculeuse jaune crue. Je pense donc que cette matière gélatiniforme n'est autre chose qu'une variété de la matière tuberculeuse demi-transparente et grise. Cette matière a été encore prise récemment pour un produit d'inflammation chronique.

La transformation de l'infiltration tuberculeuse grise et gélatiniforme en matière jaune crue, est quelquefois tellement rapide qu'on ne trouve plus aucune trace de ces deux matières primitives dans des poumons qui présentent des masses tuberculeuses jaunes crues très-volumineuses, et évidemment produites par infiltration, et non pas par la réunion d'un grand nombre de tubercules miliaires. Cette variété de l'infiltration tuberculeuse se présente sous la forme suivante: on trouve çà et là dans le poumon des masses tuberculeuses d'un blanc jaunâtre, beaucoup plus pâles, plus ternes et moins distinctes de la substance du poumon que les tubercules crus ordinaires. Ces masses sont irrégulières, anguleuses, et n'ont jamais la forme à-peu-près arrondie des tubercules ordinaires. Elles paraissent, comme la variété décrite dans le paragraphe précédent, et la matière grise diffuse dont il a été parlé plus haut, être le résultat d'une espèce d'infiltration de la matière tuberculeuse dans le tissu pulmonaire ; tandis que les tubercules arrondis sont des corps étrangers, qui repoussent et refoulent le tissu du poumon dans tous les sens plutôt qu'ils ne le pénètrent. Ces masses occupent quelquefois une partie considérable d'un lobe ; mais lors même qu'elles arrivent jusqu'à la surface du poumon, elles n'y font point saillie et n'en altèrent nullement la forme ; en se développant, elles prennent la couleur jaune des autres tubercules, et finissent par se ramollir de la même manière.

De quelque manière que les tubercules crus se soient formés, ils finissent, au bout d'un temps plus ou moins long, et dont la durée paraît très-variable, par se ramollir et se liquéfier. Ce ramollissement commence vers le centre de chaque masse, où la matière tuberculeuse devient de jour en jour plus molle et plus humide, caséiforme ou au moins onctueuse au toucher comme un fromage mou, puis acquiert la viscosité et la liquidité du pus. Le ramollissement gagne peu à peu la circonférence et devient enfin complet.

Dans cet état, la matière tuberculeuse peut se présenter sous deux formes différentes : tantôt elle ressemble à un pus épais, mais inodore et plus jaune que les tubercules crus ; tantôt elle est séparée en deux parties, l'une très-liquide, plus ou moins transparente et incolore, à moins qu'elle ne soit souillée de sang, ce qui est très-rare ; l'autre opaque et de consistance de fromage mou et friable. Dans ce dernier état, qui se rencontre particulièrement chez les sujets scrophuleux, elle ressemble souvent tout-à-fait à du petit-lait dans lequel nageraient des fragmens de matière caséeuse.

Lorsque la matière tuberculeuse est complètement ramollie, elle s'ouvre un passage dans quelqu'un des tuyaux bronchiques les plus voisins. Cette ouverture étant plus étroite que l'excavation avec laquelle elle communique, l'une et l'autre restent nécessairement fistuleuses, même après l'évacuation complète de la matière tuberculeuse.

Il est extrêmement rare de ne trouver, dans un poumon ainsi affecté, qu'une excavation unique. Le plus souvent ces excavations sont entourées de tubercules crus et de tubercules miliaires qui se ramollissent successivement, viennent s'ouvrir dans l'excavation principale, et forment les anfractuosités que l'on y remarque communément, et qui, dans quelques cas, se propagent de proche en proche jusqu'aux extrémités du poumon.

Des brides ou colonnes de tissu pulmonaire condensé et ordinairement infiltré de matière tuberculeuse, traversent souvent ces excavations, et présentent quelque ressemblance avec les colonnes charnues des ventricules du cœur (*voy*. pl. 1.): elles sont plus minces vers leur milieu qu'à leurs extrémités.

Ces colonnes ont été souvent prises pour des vaisseaux, et je crois que Bayle lui-même est tombé quelquefois dans cette erreur; car il dit (1) que les

____

(1) *Op. cit.*, pag. 24.

excavations tuberculeuses sont *souvent* traversées par des vaisseaux ; et ce cas, au contraire, m'a toujours paru très-rare. Je n'ai même jamais trouvé un vaisseau sanguin d'un certain volume dans l'intérieur des brides dont il s'agit. L'ouvrage de M. Bayle n'en offre non plus aucun exemple, et je me souviens seulement de lui avoir ouï dire qu'il avait trouvé, à l'ouverture d'un phthisique mort d'une hémoptysie foudroyante, un vaisseau pulmonaire traversant une vaste excavation, et présentant, vers le milieu de son trajet, une rupture qui avait donné lieu à l'hémorrhagie à laquelle avait succombé le malade.

Dans les cas assez rares où j'ai rencontré des vaisseaux sanguins dans l'intérieur de ces colonnes, ils n'en formaient qu'une partie, et ils y étaient presque toujours oblitérés. Communément même, on ne peut les suivre qu'à une petite distance du point par lequel ils pénètrent dans les colonnes ; un peu plus loin, ils se confondent entièrement avec le tissu pulmonaire infiltré de matière tuberculeuse.

Il semble que la matière tuberculeuse, en se développant, écarte et déjette ordinairement les vaisseaux sanguins, car on en trouve souvent de très-gros, rampant le long des parois des cavernes et en faisant immédiatement partie. Ces vaisseaux sont ordinairement aplatis ; il est rare qu'ils soient oblitérés ; mais celles de leurs ramifications qui se dirigent vers l'excavation ou vers des masses tuberculeuses le sont évidemment, et en injectant avec précaution un liquide coloré dans ces vaisseaux, on ne le fait point pénétrer dans l'excavation. Le docteur Baillie (1) avait déjà fait cette observation. Le docteur Starck, cité par le même auteur, paraît avoir trouvé les mêmes extrémités vasculaires oblitérées par du sang coagulé (2).

· Les ramifications bronchiques, au contraire, paraissent être ordinairement plutôt enveloppées qu'écartées par la matière tuberculeuse, et il paraît aussi que la compression qu'elles en éprouvent les détruit promptement, car on ne distingue presque jamais de bronches dans les masses tuberculeuses, et cependant il est très-rare de trouver une excavation, même très-petite, dans laquelle ne viennent s'ouvrir un ou plusieurs tuyaux bronchiques de différens diamètres, et dans une direction telle qu'il est évident que leurs tubes se prolongeaient primitivement à travers la matière tuberculeuse. Presque jamais ces tuyaux ne sont ouverts par le côté; ils sont coupés net au niveau des parois de l'excavation.

A mesure qu'une excavation commence à se vider, ses parois se revêtent d'une sorte de fausse membrane, mince, égale, d'un blanc presque entièrement opaque, d'une consistance assez molle et presque friable, que l'on enlève facilement en raclant avec le scalpel. Cette membrane est ordinairement complète, et tapisse la totalité des parois de l'excavation. Quelquefois cependant on trouve à sa place une exsudation pseudo-membraneuse moins

---

(1) *Traité d'Anatomie pathologique*, trad. de l'anglais. *Paris*, 1803, pag. 66.
(2) *Ibidem.*

épaisse, plus transparente, moins friable, plus intimement adhérente aux parois de l'excavation, et
qui ne les tapisse ordinairement que par endroits:
si on la retrouve partout, elle présente çà et là une
épaisseur beaucoup plus grande, et qui semble annoncer qu'elle est le produit d'une exsudation qui
a commencé dans plusieurs points différens à la
fois.

Assez souvent on trouve cette seconde membrane
au-dessous de la première, qui est alors tout-à-fait
sans adhérence et lacérée dans plusieurs points.

Quelquefois enfin on ne trouve aucune trace bien
sensible ni de l'une ni de l'autre espèce de fausse
membrane, et les parois de l'excavation sont formées par le tissu pulmonaire, ordinairement durci,
rouge, et infiltré de matière tuberculeuse à divers
degrés de développement.

D'après ces faits, je pense que la seconde espèce
de fausse membrane n'est que le premier degré du
développement de la première ; que, lorsque celle-ci
est complètement formée, elle tend à se détacher,
et est expectorée par parties et remplacée par une
nouvelle, et que cette matière entre pour quelque
chose dans les crachats des phthisiques.

M. Bayle pense que cette fausse membrane sécrète le pus qu'expectorent les malades (1). Cette
opinion est fondée sur l'analogie qui existe entre
elle et celle qui se forme à la surface des vésicatoires et des autres ulcères. Quoi qu'il en soit, il me
semble évident que la plus grande partie des cra-

____

(1) *Op. cit.*, pag. 22.

chats expectorés par les phthisiques est le produit de la sécrétion bronchique, augmentée à raison de l'irritation qui existe dans les poumons. Quoique je ne veuille pas nier absolument celle qui peut se faire dans les excavations, je dois cependant observer que, lorsqu'elles sont tapissées par la fausse membrane molle décrite ci-dessus, elles sont souvent entièrement vides, ou que, si elles contiennent une matière puriforme, cette matière ressemble beaucoup moins aux crachats du malade que celle qui est contenue dans les bronches.

Tubercules enkystés. — Si la maladie reste long-temps stationnaire, au-dessous de cette fausse membrane se développent bientôt çà et là des plaques d'un blanc grisâtre, demi-transparentes, d'une texture analogue à celle des cartilages, mais un peu plus molles, et intimement adhérentes au tissu pulmonaire. Ces plaques, en s'agrandissant, se réunissent, tapissent complètement l'excavation ulcéreuse, et se terminent, comme par continuité de substance, à la membrane interne des tuyaux bronchiques qui viennent s'y ouvrir.

Lorsque cette membrane cartilagineuse est complètement formée, elle est ordinairement blanche ou d'un gris de perle ; ou, si elle paraît avoir une légère coloration rougeâtre ou violette, elle la doit à son peu d'épaisseur et à sa demi-transparence, qui transmettent la couleur du tissu pulmonaire.

Quelquefois cependant, et lors même que la membrane cartilagineuse a beaucoup d'épaisseur, sa surface interne présente une couleur rosée ou rouge, qu'on ne peut faire disparaître par le lavage, et qui est probablement due, soit au développement d'un réseau vasculaire que je n'ai cependant jamais pu apercevoir, soit à l'*imbibition* sanguine cadavérique, ce qui est plus probable.

Dans quelques cas rares, on trouve des tubercules complètement ou presque entièrement ramollis, au milieu d'un tissu pulmonaire parfaitement crépitant; et, dans ce cas, que j'ai rencontré quatre ou cinq fois seulement depuis vingt-quatre ans, les parois de l'excavation sont lisses, et paraissent formées seulement par le tissu pulmonaire un peu refoulé, sans aucune espèce de membrane accidentelle.

Nous reviendrons plus bas sur la formation de la membrane cartilagineuse des excavations pulmonaires, et sur quelques productions analogues qui se développent quelquefois dans le même cas.

Quelquefois, mais très-rarement, cette membrane demi-cartilagineuse préexiste au ramollissement des tubercules, et la date de sa formation paraît être aussi ancienne que celle des tubercules eux-mêmes. Cette disposition constitue les tubercules enkystés de Bayle (1).

La texture de ces kystes est tout-à-fait semblable à celle des cartilages, mais seulement un peu moins ferme : ils appartiennent par conséquent aux productions cartilagineuses imparfaites dont j'ai donné la description ailleurs (2). Ils adhèrent fortement par leur surface externe aux parties qui les environnent,

----

(1) *Op. cit.*, pag. 21.

(2) *Dictionnaire des Sciences médicales*, art. *Cartilages accidentels*.

et ne peuvent en être séparés qu'en coupant ou en déchirant. La matière tuberculeuse, avant son entier ramollissement, leur est aussi fort adhérente ; mais on peut cependant les en détacher, et l'on trouve alors la surface interne du kyste lisse et polie, quoiqu'inégale, et quelquefois même comme raboteuse. On trouve plus souvent des tubercules enkystés dans les glandes bronchiques que dans le tissu pulmonaire lui-même.

Je n'ai jamais vu ces kystes, soit primitifs, soit consécutifs, passer à l'état osseux, et par conséquent ce passage doit être très-rare ; mais je possède un kyste ostéo-pétré de la grosseur d'un œuf de poule, trouvé par un étudiant dans le poumon d'un sujet sur lequel il commençait l'étude de l'anatomie, et qui, d'après les renseignemens qu'il a pu me donner, paraissait être un phthisique. L'ossification imparfaite et ostéo-pétrée paraît avoir commencé dans ce kyste par trois points ; car il est formé de trois pièces réunies par des lames cartilagineuses étroites, non encore envahies par l'ossification. Bayle paraît également avoir trouvé des points d'ossification dans quelques kystes de ce genre (1).

Lorsqu'il y a un grand nombre de tubercules, même très-petits, dans un poumon, la mort survient quelquefois avant qu'aucun d'eux soit arrivé à un degré de ramollissement tel que la matière tuberculeuse ait pu s'ouvrir un passage dans les bronches et donner lieu à une excavation ulcéreuse. Mais ce cas est fort rare, et ne se voit guère sans qu'il existe,

_____

(1) *Op. cit.*, pag. 22.

outre la phthisie, quelqu'autre affection également grave, ou capable au moins de hâter la mort.

Quand, au contraire, il y a peu de tubercules, on les trouve quelquefois tous excavés à l'ouverture des cadavres ; mais dans le plus grand nombre des cas, le développement des tubercules est évidemment successif, et l'on trouve dans le même poumon des tubercules dans les divers degrés de développement que nous avons décrits , c'est-à-dire : 1°. à l'état de granulations , soit grises , soit incolores et demi-transparentes; 2°. à celui de tubercules gris plus volumineux et déjà jaunes et opaques au centre ; 3°. à celui de tubercules jaunes et opaques, mais encore fermes ; 4°. à celui d'infiltration tuberculeuse grise , gélatiniforme ou jaune ; 5°. à celui de tubercules ramollis surtout vers le centre ; 6°. à celui d'excavations plus ou moins complètement vides.

Cette dernière remarque pourra, comme nous le verrons par la suite , devenir importante sous le rapport de la thérapeutique , et nous croyons en conséquence devoir insister ici sur ce développement successif des tubercules dans les diverses parties du poumon. Les tubercules se développent presque toujours primitivement aux sommets des lobes supérieurs et surtout du droit, et c'est par cette raison dans ces points , et particulièrement dans le dernier, que se rencontre le plus fréquemment de vastes excavations tuberculeuses. Il n'est pas très-rare d'en trouver de semblables au sommet d'un poumon, le reste de ces organes étant tout-à-fait sain , et ne présentant aucun tubercule ; mais dans ces cas aussi le malade n'a souvent présenté aucun signe de phthisie pulmonaire ou n'en a présenté que de très-équivoques, et a succombé à une autre maladie.

Il est beaucoup plus commun de trouver une excavation et quelques tubercules crus déjà avancés dans le sommet des poumons, et le reste de ces organes, encore crépitans et sains d'ailleurs, farci d'une multitude innombrable de très-petits tubercules miliaires demi-transparens, et dont presqu'aucun ne présente encore de point jaune central. Il est évident que ces tubercules miliaires sont le produit d'une éruption secondaire et fort postérieure à celle qui avait donné lieu aux excavations. Les résultats de l'ouverture des cadavres, comparés à ceux de l'observation des malades, m'ont convaincu que ces éruptions secondaires se font à l'époque où les tubercules formés les premiers commencent à se ramollir.

Très-souvent on trouve dans le même poumon des preuves évidentes de deux ou trois éruptions secondaires successives, et presque toujours alors on peut remarquer que l'éruption primitive, occupant le sommet du poumon, est déjà arrivée au degré d'excavation; que la seconde, située autour de la première et un peu plus bas, est formée par des tubercules déjà jaunes, au moins en grande partie, mais peu volumineux encore; que la troisième, formée de tubercules miliaires crus, avec quelques points jaunes au centre, occupe une zône plus inférieure encore; et enfin que le bas du poumon et son bord inférieur présentent une dernière éruption de tubercules miliaires tout-à-fait transparens, dont on trouve en outre quelques-uns çà et là dans les intervalles laissés par les éruptions précédentes.

L'infiltration tuberculeuse grise ou gélatiniforme est presque toujours due à une éruption secondaire : le plus souvent même elle ne paraît se faire qu'après une éruption secondaire de tubercules miliaires.

Les exceptions à cet ordre de développement sont peu communes. Il est extrêmement rare que les excavations primitives se rencontrent dans le centre ou à la base du poumon ; il l'est moins que le poumon gauche soit plus affecté que le droit; il l'est excessivement que la première éruption soit assez nombreuse pour emporter le malade. C'est dans ce cas que l'on voit quelquefois le malade succomber à une fièvre aiguë avant d'être arrivé à un haut degré d'amaigrissement, et même avant d'avoir éprouvé un amaigrissement notable; et, à l'ouverture du corps, on trouve un grand nombre de tubercules jaunes crus assez volumineux, plus ou moins ramollis, sans mélange de tubercules miliaires.

Les éruptions secondaires ne se bornent point au poumon. C'est encore à la même époque, c'est-à-dire au moment du ramollissement des tubercules formés les premiers, que des productions semblables se développent dans une multitude d'autres organes.

Il est rare en effet que, chez les phthisiques, le poumon seul contienne des tubercules; presque toujours les intestins en présentent en même temps dans leurs parois, où ils déterminent des ulcères qui deviennent la cause de la diarrhée colliquative qui accompagne souvent la phthisie pulmonaire.

Il n'est peut-être aucun organe qui soit exempt du développement des tubercules, et où on n'en rencontre quelquefois chez les phthisiques. J'indiquerai ici ceux dans lesquels j'en ai trouvé, et à-peu-près dans l'ordre de la fréquence des tubercules dans chacun d'eux : les glandes bronchiques et médiastines, les glandes cervicales, les glandes mésentériques, celles de toutes les autres parties du corps, le foie, dans lequel les tubercules forment souvent des masses très-volumineuses et arrivent rarement jusqu'au ramollissement complet ; la prostate, dans laquelle, au contraire, les tubercules se ramollissent souvent, et laissent, après leur évacuation par l'urètre, des excavations plus ou moins vastes (1) ; la surface du péritoine et des plèvres, où les tubercules, petits et très-nombreux, se rencontrent ordinairement dans l'état gris et demi-transparent, ou de crudité, et produisent toujours la mort par l'hydropisie avant d'être parvenus au ramollissement complet ; ils peuvent être intime-. ment adhérens à ces membranes ou développés dans une fausse membrane produit d'une inflammation aiguë ou chronique ; l'épididyme, le conduit déférent, les testicules, la rate, le cœur, la matrice, le cerveau et le cervelet, l'épaisseur des os du crâne, le corps des vertèbres, ou l'intervalle de leurs ap-

---

(1) J'ai rencontré assez souvent cette lésion chez des sujets morts de la phthisie pulmonaire. Aucun d'eux ne s'était plaint de douleurs ou d'aucun embarras dans cette partie.

pareils ligamenteux et de ces os eux-mêmes ; l'épaisseur des côtes ; tous les autres os , où ils forment quelquefois des masses volumineuses confondues par les anciens chirurgiens avec d'autres productions accidentelles sous le nom d'*ostéo-sarcome* ; enfin dans quelques tumeurs de l'espèce de celles que l'on confond ordinairement sous le nom de *squirrhe* ou de *cancer*, la matière tuberculeuse se trouve réunie par mélange intime, ou séparée en masses isolées et très-distinctes, au milieu d'une ou de plusieurs autres sortes de productions accidentelles.

Les tubercules se développent plus rarement dans les muscles du mouvement volontaire que dans aucune autre partie. Le cas le plus remarquable de ce genre que j'aie vu est un phthisique qui présentait des tubercules dans presque tous les organes que je viens de nommer , et chez lequel, en outre, les uretères, dilatés de manière à pouvoir recevoir le pouce, étaient tapissés intérieurement d'une couche de matière tuberculeuse très-adhérente, et qui paraissait être le produit de la transformation de leur membrane interne en tubercules. L'extrémité inférieure d'un des muscles sterno-mastoïdiens était également transformée en matière tuberculeuse ferme et consistante. La forme des faisceaux musculaires était encore conservée dans les parties les plus transformées ; dans celles qui l'étaient moins et qui se confondaient, par une gradation insensible, avec la partie saine du muscle , la matière tuberculeuse était à l'état gris et demi-transparent. Cet homme, dont j'avais suivi la maladie, ne s'était jamais plaint de douleur au cou ; il éprouvait

seulement quelque difficulté à mouvoir cette partie, dont toutes les glandes lymphatiques étaient
d'ailleurs pleines de tubercules et très-volumineuses.

Quelquefois, mais très-rarement, là production
des tubercules commence dans les organes que nous
venons de nommer, et surtout dans les membranes
muqueuses intestinales ou les glandes lymphatiques,
et le développement des tubercules dans le poumon est le produit d'une éruption secondaire.

*Altérations diverses qui accompagnent ordinai-
rement la phthisie pulmonaire.* — La plupart des
phthisiques ne succombent qu'après être arrivés à
ce degré d'amaigrissement extrême, d'où les Grecs
ont pris le nom de la maladie.

Cet amaigrissement, très-marqué dans le tissu cellulaire graisseux et les muscles, ne l'est point dans
les viscères internes. Si les intestins sont peu volumineux, cela tient surtout à ce qu'ils contiennent
moins de gaz. Le cerveau, les nerfs, les organes
génitaux, la rate, le pancréas et les autres glandes,
ne présentent aucun signe d'amaigrissement. Le
foie est souvent plus volumineux que dans l'état
naturel, et infiltré d'une matière grasse. Les vaisseaux paraissent en général petits; mais sans doute
parce que, depuis long-temps, ils ne contiennent
qu'une petite quantité de liquides, à raison des évacuations abondantes auxquelles les malades sont sujets, et de la diète à laquelle ils sont le plus souvent
forcés. Les os ne perdent pas de leur dimensions en
longueur; mais il m'a souvent paru que leur circonférence diminuait quand le marasme durait long-

temps. Ils deviennent spécifiquement moins pesans, et il en est sans doute de même de tous les autres organes, mais cependant d'une manière variable ; car de deux phthisiques arrivés à-peu-près au même degré d'amaigrissement, l'un, d'une haute stature et large d'épaules , est quelquefois beaucoup moins pesant que l'autre, plus petit cependant et d'une constitution plus grêle.

La poitrine des phthisiques est ordinairement étroite et souvent évidemment rétrécie. Ce rétrécissement, qui avait déjà frappé Bayle, mais dont il n'avait pas recherché les causes, me paraît dépendre : 1°. des pleurésies, auxquelles les phthisiques sont fort sujets, soit avant, soit pendant le cours de leur maladie, et nous verrons ailleurs qu'une pleurésie ne peut guérir sans laisser après elle un rétrécissement plus ou moins marqué du côté affecté. 2°. Nous montrerons dans l'un des articles suivans, que les efforts de la nature pour procurer la guérison de la phthisie pulmonaire tendent à produire ce rétrécissement de la poitrine.

Les membranes séreuses et la peau sont ordinairement très-pâles et presque exsangues chez les phthisiques ; les muscles, au contraire, et le cœur surtout, présentent ordinairement une coloration vermeille. Ce dernier organe est presque toujours remarquable par sa petitesse et la fermeté de son tissu : peut-être l'amaigrissement général influe-t-il sur lui.

Les intestins présentent quelquefois des ulcères qui ne paraissent pas dûs au développement et au ramollissement de tubercules entre leurs membranes; mais les ulcères tuberculeux sont beaucoup plus communs. Ces derniers sont caractérisés par de petits tubercules miliaires ou gros tout au plus comme des grains de chenevis, développés dans l'épaisseur des membranes muqueuse ou musculaire, et quelquefois immédiatement au-dessous du péritoine. Ils se développent particulièrement dans l'intestin grêle et surtout vers sa terminaison. Ces ulcères détruisent peu à peu la totalité de l'épaisseur de l'intestin, en procédant de l'intérieur à l'extérieur : on en rencontre très-souvent dont le fond n'est plus formé que par le péritoine. Il est assez rare cependant que la perforation ait lieu; quand elle arrive, l'effusion des matières stercorales dans le péritoine détermine ordinairement une péritonite aiguë accompagnée de tympanite. Mais quand la perforation est petite, elle s'oblitère souvent par l'agglutination de l'intestin perforé à un point voisin de la masse intestinale ou des autres organes revêtus par le péritoine, à l'aide de l'exsudation albumineuse qui se forme dès les premiers momens de l'inflammation. La péritonite peut alors devenir chronique ; et presque toujours, dans ce cas, des éruptions secondaires de tubercules très-nombreux se font dans l'épaisseur même de la fausse membrane inflammatoire.

Le mode d'adhérence de l'intestin présente quelquefois une variété remarquable. Au moment même où la perforation a lieu, l'intestin s'agglutine à la portion opposée du péritoine, à l'aide d'une exsudation très-peu abondante et tout-à-fait semblable à une colle de farine un peu épaisse; et alors il n'y a ni effusion de matières stercorales dans le péritoine, ni péritonite proprement dite : car , quoiqu'on ne puisse guère regarder l'exsudation dont je viens de parler que comme un produit d'une légère inflammation, le malade n'accuse ordinairement aucune douleur pendant la vie , et le péritoine ne présente pas de rougeur après la mort. Cette subinflammation et son produit sécrétoire me paraissent fort analogues à l'inflammation adhésive des plaies qui se réunissent par première intention. J'ai observé plusieurs fois la même espèce de recollement après des perforations de l'estomac et des intestins produites par toute autre cause que les tubercules , et particulièrement par des cancers , des eschares gangréneuses ou le ramollissement incolore dont MM. Jaeger et Cruveilhier ont publié dernièrement des observations (1).

Les membranes muqueuses sont, en général, pâles, même au voisinage des ulcères, à moins qu'une agonie longue et accompagnée d'une fièvre très-aiguë n'ait déterminé des congestions sanguines dans quelques points.

Une opinion assez commune, à laquelle l'adhésion de Bordeu a donné du poids, veut que les phthisiques soient assez sujets aux fistules à l'anus, qui retardent chez eux le terme fatal. J'ai eu rarement occasion de rencontrer cette coïncidence , et elle m'a paru le plus souvent sans influence sur la marche de la maladie.

Le foie, chez les phthisiques, est souvent d'un jaune très-pâle et fortement infiltré d'une matière grasse,

______

(1) *Médecine éclairée par l'anat. pathol.* Paris, 1821.

dont la nature paraît variable ; quelquefois elle paraît assez semblable à la graisse , d'autres fois sa consistance et son aspect la rapprocheraient des matières grasses confondues pendant long-temps sous le nom d'*adipocire,* et que M. Chevreul (1) a prouvé être diverses.

L'infiltration graisseuse du foie se rencontre dans d'autres maladies chroniques que la phthisie, et je l'ai même rencontrée seule et sans maladie organique grave concomitante. M. Broussais, paraît penser que cet état du foie est un effet *sympathique* de l'inflammation du duodénum. J'ai peu vu d'inflammations évidentes de cet intestin, et je crois qu'elle est fort rare aux yeux de tous les anatomistes qui ne confondent pas la congestion cadavérique avec l'inflammation. J'ai souvent trouvé le duodénum fort rouge le foie étant sain, et le foie gras le duodénum étant très-pâle.

Les liquides paraissent avoir très-peu de tendance à la décomposition septique chez les phthisiques. On peut remarquer que ces malades sont beaucoup moins sujets aux eschares gangréneuses produites par le long séjour au lit que les personnes attaquées de beaucoup d'autres maladies aiguës et chroniques, et que leurs corps sont du nombre de ceux qui résistent le plus long-temps à la putréfaction.

Nous terminerons ce qui a rapport à l'anatomie pathologique de la phthisie tuberculeuse, par l'examen de deux questions importantes, et qui ne peuvent être résolues d'une manière exacte qu'à l'aide

______

(1) *Recherches sur les Corps gras,* etc. *Paris,* 1823.

des données anatomiques. 1°. Les tubercules sont-ils une terminaison de l'inflammation ? 2°. la phthisie tuberculeuse est-telle susceptible de guérison ?

ARTICLE PREMIER.

Les tubercules sont-ils un produit de l'inflammation?

Les anciens attribuaient à l'inflammation le développement de toutes les productions accidentelles qui leur étaient connues, et qu'ils confondaient, en général, sous les noms de *squirrhe, tumeur, tubercule* (σχιρροι, φυματα). Quoique dans le dernier siècle les progrès de l'anatomie pathologique eussent déjà ébranlé cette antique opinion, Bayle est le premier qui l'ait combattue par des faits positifs (1).

M. Broussais, qui, vers la même époque, observait dans les hopitaux militaires, sans connaissance sans doute des recherches qui se faisaient à Paris, suivait l'ancienne opinion et cherchait à l'appuyer sur des observations. Plus tard, il combattit positivement l'opinion de Bayle (2), et il la combat encore chaque jour par des raisonnemens et des assertions beaucoup plus que par des faits. L'importance de cette question me paraît très-grande, et pour ne pas risquer de nous égarer en sortant du cercle de l'observation, nous la diviserons en l'appliquant à l'inflammation de chacun des tissus qui

(1) *Recherches sur la Phthisie pulmonaire*, pag. 136 *et passim.*

(2) *Examen des Doctrines médicales*, première édition. *Paris*, 1816.

composent les poumons. Nous nous demanderons, en conséquence, quelle est de ces inflammations celle dont le développement des tubercules est la suite habituelle et évidente : est-ce la péripneumonie aiguë ou chronique, est-ce le catarrhe, est-ce la pleurésie?

La péripneumonie aiguë est-elle la cause du développement des tubercules ?—Si l'on posait cette question à un praticien tout-à-fait étranger à l'anatomie pathologique, mais d'ailleurs observateur et exempt de préjugés, je ne doute pas qu'il ne répondît qu'il est assez rare de voir les symptômes de la phthisie se développer à la suite d'une pneumonie aiguë; et que, dans ce cas même, il n'est pas possible de décider si la pneumonie a donné lieu au développement des tubercules, ou si les tubercules, agissant comme corps irritans, ont déterminé la pneumonie. Sous le rapport d'anatomie pathologique, la question est plus facile à résoudre : en effet, on ne trouve que bien rarement des tubercules chez les sujets qui succombent à une pneumonie aiguë, et le plus grand nombre des phthisiques meurent sans avoir éprouvé aucun symptôme de cette dernière affection dans leur maladie mortelle, et sans en présenter aucune trace après la mort. Beaucoup même n'en ont jamais été atteints dans tout le cours de leur vie.

Si les tubercules n'étaient qu'une conséquence et une terminaison d'une pneumonie aiguë, on connaîtrait les divers degrés du passage de l'une de ces deux affections à l'autre, et on pourrait les décrire comme nous avons décrit tous les degrés intermédiaires entre le simple engouement inflammatoire et l'abcès du poumon. Mais ces degrés n'existent pas, et il est par conséquent impossible de rattacher l'une à l'autre ces deux affections. Si la chimie ne peut trouver des différences bien caractéristiques entre le pus et la matière tuberculeuse ramollie, c'est qu'elle n'en peut trouver non plus entre le blanc d'œuf et le liquide albumineux qui coule de certains cancers. Ce fait prouve l'imperfection actuelle de la science, et non point l'identité de ces diverses matières. Les tubercules diffèrent d'ailleurs du pus par presque tous leurs caractères physiques, et de plus, par une circonstance très-remarquable: c'est qu'après l'évacuation complète d'un emasse tuberculeuse ramollie, cette matière ne se renouvelle plus, tandis que les parois d'un abcès ouvert continuent à sécréter du pus.

Le seul cas qu'un observateur, même prévenu et peu instruit, pût prendre pour une apparence de terminaison de la pneumonie par la formation de matière tuberculeuse serait le suivant. J'ai rencontré trois ou quatre fois l'infiltration tuberculeuse jaune formant de petites masses peu nombreuses et irrégulières dans des poumons affectés de pneumonie, et dans la partie hépatisée même. Dans un de ces cas, deux masses semblables et à-peu-près de la grosseur d'une aveline chacune, se trouvaient placées au centre d'un engorgement pneumonique déjà passé au degré d'infiltration purulente; mais on les distinguait très-aisément à leur couleur plus pâle, qui tranchait singulièrement sur le jaune plus foncé et légèrement cendré de la substance pulmonaire infiltrée de pus; en raclant avec le scalpel, on recueillait sur cette dernière un pus mêlé de sang, et rien sur la surface de la masse tuberculeuse. Ce serait sans contredit une absurdité de conclure de ce cas très-rare, que les masses tuberculeuses dont il s'agit fussent un effet et une terminaison de l'inflammation ; car, outre la rareté de ce cas, comparée à la fréquence de l'hépatisation du poumon d'un côté, et des tubercules de l'autre, j'ai trouvé beaucoup plus souvent la même variété des tubercules et au même degré chez des sujets dont les poumons étaient tout-à-fait sains, à cela près. Il serait certainement plus probable de croire qu'ici les masses tuberculeuses étaient antérieures à la pneumonie, et qu'elles ont pu déterminer cette dernière maladie comme corps étrangers et par voie d'irritation.

Si l'on consulte l'ensemble des faits, il est certain que la péripneumonie aiguë coïncide quelquefois avec les tubercules ; mais cette coïncidence est rare, eu égard à la grande fréquence des deux maladies. Dans les $\frac{19}{20}$ des cas où cette coïncidence a lieu, l'affection tuberculeuse est évidemment antérieure ; et par conséquent ou les tubercules, agissant comme corps irritans, sont la cause occasionelle de la maladie, ou les deux affections, quoique existant dans le même organe, sont étrangères l'une à l'autre sous le rapport étiologique.

J'admettrais assez volontiers, comme une chose indifférente en pratique, et comme une opinion sans conséquence en théorie sage (vu qu'on ne peut la baser ni sur des expériences directes, ni sur des observations positives), que dans le petit nombre de cas où l'on voit les signes de la phthisie se développer dans la convalescence d'une péripneumonie aiguë, il peut arriver quelquefois que l'inflammation du poumon y hâte le développement des tubercules, auxquels le malade était disposé par une cause encore inconnue pour nous, mais bien certainement autre que l'inflammation; et cela, non pas que les mouvemens organiques qui constituent l'inflammation puissent par eux-mêmes produire des tubercules, mais parce que le surcroît de mouvement et le surcroît de nutrition qui constituent l'orgasme inflammatoire ont hâté l'apparition d'une modification tout-à-fait différente de l'économie. Ainsi, pour me servir d'une comparaison qui n'est peut-être pas aussi étrangère à l'objet dont il s'agit qu'elle le semblerait au premier abord, ainsi la terre fortement labourée après un long repos, ou abandonnée à elle-même après plusieurs années de labourage, fait germer une multitude de graines qu'elle renfermait dans son sein depuis plusieurs années.

Les tubercules sont-ils une terminaison de la pneumonie chronique? — Nous avons déjà dit combien la véritable pneumonie chronique est rare; on a vu combien l'aspect et tous les caractères physiques de cette affection diffèrent de ceux des tubercules. Dans la pneumonie chronique, il est évident qu'il n'y a autre chose qu'engorgement inflammatoire des vésicules aériennes, qui, pressées les unes contre les autres comme les œufs de certains insectes, et sans intervalle aucun, sont toutes d'une grosseur égale, rougeâtres, verdâtres ou jaunâtres. Ces dernières, piquées avec la pointe d'une aiguille, laissent quelquefois échapper une gouttelette de pus. Si l'on compare cette lésion avec les tubercules miliaires les plus petits, et qui par leur forme obronde sembleraient aussi être développés dans l'intérieur d'une cellule aérienne, on y trouvera des différences énormes; car ces tubercules, demi-transparens ou tout-à-fait diaphanes, quelque nombreux et rapprochés qu'ils soient, sont toujours disséminés, au moins primitivement, dans le tissu pulmonaire crépitant et sain; ils grossissent par intus-susception, et ne se réunissent qu'en perdant leur forme et leur couleur primitive. Que si l'on fait la même comparaison relativement aux autres modes de développement de la matière tuberculeuse, on verra qu'il n'y a absolument aucun rapport entre la pneumonie chronique et la phthisie pulmonaire. M. Broussais, qui ne paraît pas avoir eu occasion de rencontrer la pneumonie chronique, veut la trouver dans la phthisie pulmonaire. Je ne sais quelle est aujourd'hui son opinion à cet égard, car ses opinions changent souvent; mais il a émis celle-ci en ma présence, et elle résulte également de la manière dont divers cas de phthisie pulmonaire ont été présentés par des partisans de sa théorie dans les Annales de la Médecine physiologique et ailleurs. Je crois que, sous le rapport anatomique, il serait inutile de discuter plus long-temps la question. Le seul fait de l'existence d'une pneumonie chronique très-différente de l'affection tuberculeuse, et l'absence totale de coïncidence de caractères anatomiques et de symptômes pathologiques indiquant une inflammation du tissu pulmonaire, suffisent, ce me semble, pour décider négativement la question.

Les tubercules sont-ils une terminaison du catarrhe ? — Aucune opinion, en médecine, n'est plus ancienne ; aucune n'est depuis plus long-temps devenue populaire que celle qui veut que le catarrhe *mal traité* ou *négligé* dégénère fréquemment en phthisie pulmonaire. Cette antique opinion n'était basée jusqu'ici que sur une application fausse de cet axiome si souvent mal appliqué : *post hoc, ergò propter hoc.* M. Broussais l'a adoptée sans l'étayer, ce me semble, d'aucunes raisons nouvelles, autres au moins que les *aberrations indéfinies* (1), qu'il est *persuadé* pouvoir être produites par ce qu'il appelle l'*irritation.* Nous ne pouvons le suivre sur un sol aussi mouvant, et nous nous contenterons en conséquence d'examiner les raisons fondées en apparence sur des faits, et qui paraîtraient prouver que le catarrhe pulmonaire est la cause ordinaire des tubercules du poumon. Il est certain que, chez la plupart des phthisiques, les premiers symptômes de la maladie sont ceux d'un catarrhe pulmonaire ; mais il est également certain que l'on trouve des tubercules très-volumineux ou très-nombreux chez des sujets qui n'ont actuellement aucun signe de catarrhe. Que si l'on suppose que, dans ce cas, les tubercules sont le produit d'un catarrhe plus ancien, je répondrai que l'on trouve des tubercules chez des hommes qui n'ont pas éprouvé de catarrhes depuis plusieurs années, et même qui ne se rappellent pas en avoir jamais éprouvé. On voit souvent un catarrhe pulmonaire, survenu tout-à-coup au milieu des appa-

_____

(1) *Examen*, tom. II, pag. 735.

rences d'une santé parfaite, ou après de légères indispositions qui ne paraissaient nullement intéresser la poitrine, être le premier symptôme apparent d'une phthisie tuberculeuse qui existait déjà depuis long-temps d'une manière latente ; car, en examinant la poitrine de ces sujets, on trouve tous les signes physiques des tubercules, et quelquefois même des tubercules excavés. Cela est encore très-commun dans la phthisie à marche irrégulière, dont le premier et principal symptôme est une diarrhée incoercible. D'un autre côté, des milliers d'hommes s'enrhument plusieurs fois par an, et dans ce nombre très-peu deviennent phthisiques ; et même il n'est nullement rare de voir des personnes qui s'enrhument perpétuellement sous l'influence des variations les plus légères de l'atmosphère, et dont chaque nouveau rhume n'est, comme nous l'avons dit, qu'une récrudescence et une manifestation d'un catarrhe latent habituel. Beaucoup d'autres ont pendant une longue suite d'années un catarrhe muqueux ou pituiteux, et accompagné d'une expectoration abondante ; et cependant ces sujets parviennent fréquemment à une vieillesse avancée sans devenir phthisiques. La population maritime de nos côtes est beaucoup plus sujette au catarrhe pulmonaire que les habitans de l'intérieur des terres. On trouve dans la première peu d'hommes qui ne présentent habituellement quelque signe de catarrhe latent ou manifeste, et cependant la phthisie pulmonaire est beaucoup plus rare sur les côtes que dans l'intérieur des terres.

Je ne voudrais pas conclure de ce fait sur lequel

j'aurai occasion de revenir, que le catarrhe pulmonaire soit un préservatif contre le développement des tubercules ; mais je crois pouvoir en conclure qu'il n'en est pas la cause, et je crois que tout praticien qui examinera cette question attentivement et d'une manière suivie et impartiale, conviendra que, si l'on voit quelquefois la phthisie chez les personnes très-sujettes à s'enrhumer, un bien plus grand nombre d'entre elles ne deviennent point phthisiques, et que l'on voit au contraire beaucoup de sujets dont le premier rhume n'est autre chose que le catarrhe concomitant de la phthisie, et est produit sans doute par l'irritation que les tubercules exercent comme corps étrangers sur le poumon. Pour moi, je crois pouvoir dire, d'après tout ce que j'ai vu en ce genre depuis que j'exerce la médecine : malheur à l'homme qui s'enrhume pour la première fois après l'âge de vingt ans et avant celui de soixante.

Je reprendrai maintenant la question sous le rapport anatomique, et je répéterai l'argument que j'ai déjà posé relativement à la pneumonie. Pour prouver que la phthisie pulmonaire soit une suite ou une terminaison du catarrhe, il faudrait montrer, le scalpel à la main, toutes les traces du passage de l'une de ces affections en l'autre, et ici le problème paraît non-seulement insoluble, mais presque absurde ; car le catarrhe pulmonaire est une inflammation de la muqueuse bronchique, les tubercules sont des productions accidentelles, c'est-à-dire de véritables corps étrangers qui se développent dans la substance pulmonaire, et qui peuvent se développer dans tous les autres tissus du corps humain ; mais rien n'est plus rare que d'en trouver dans l'épaisseur de la muqueuse bronchique, même lorsque le poumon en est le plus complètement farci.

A défaut de faits, on peut, il est vrai, se jeter dans le champ des hypothèses ; on peut supposer, à raison de la forme obronde des tubercules miliaires, que ces granulations naissent dans les cellules bronchiques et en représentent la forme, et, par une seconde supposition, qu'elles sont le produit de l'inflammation de la membrane qui forme ces vésicules, laquelle est *probablement* identique en nature comme en continuité avec celle des bronches. On pourrait *supposer* encore, à raison de la couleur et des autres caractères physiques des tubercules commençans, assez analogues à ceux des crachats perlés, que les premiers sont formés par la même matière que les seconds, qui se trouvent seulement un peu plus condensés. A l'aide de ces hypothèses, on démontrera tout ce que l'on voudra aux esprits capables de les admettre sans preuves ; mais les esprits plus sévères s'arrêteront sur les limites de l'observation, et, sur une question de fait, n'admettront pas une solution fondée sur de simples suppositions. Ici l'anatomie ne peut plus nous éclairer. Si la forme exactement ronde ou ovoïde de quelques tubercules miliaires m'a quelquefois fait pencher à croire qu'ils pouvaient être développés dans les cellules pulmonaires, je n'ai jamais pu m'en convaincre ; si d'ailleurs cela était, il paraîtrait impossible que ces granulations ne se détachassent pas quelquefois et ne fussent pas expectorées, ce que j'ai aussi vainement cherché dans les crachats. D'un autre côté, la forme très-irrégulière de la plupart des tubercules miliaires gris et leur intime adhérence au tissu pulmonaire, rendent encore cette hypothèse très-peu probable. On peut, au reste, la regarder comme fort oiseuse, puisque, dans l'état actuelle de la science, il est encore permis de douter (*voy*. pag. 278) si le tissu pulmonaire est composé de cellules ou d'un simple lacis de vaisseaux.

J'insiste sur cette question parce qu'il me paraît qu'aujourd'hui c'est surtout, et presque exclusivement, du catarrhe pulmonaire que M. Broussais veut faire dériver la phthisie tuberculeuse. L'année dernière, un de ses disciples a avancé, dans une dissertation soutenue à la Faculté de Médecine de Paris, qu'il pouvait produire à volonté des tubercules en *irritant* d'une *certaine manière* les poumons d'un chien et déterminant ainsi une inflammation de la membrane interne des bronches. Interrogé à ce sujet, il a refusé de faire connaître ses moyens, et je ne sache pas qu'il les ait publiés depuis. Comme il s'agit ici d'un fait, on ne peut le juger sans le connaître, et alors seulement on pourra voir si l'auteur de ces expériences ne se serait pas trompé, et n'aurait pas pris du pus pour des tubercules; erreur très-pardonnable d'ailleurs dans un disciple de M. Broussais, qui lui-même paraît ne reconnaître aucune différence entre ces deux sortes de productions.

Les tubercules peuvent-ils être une terminaison de

la pleurésie?—Cette question ainsi posée est absurde, car il est absurde que l'inflammation d'un organe se termine dans un autre. Cependant M. Broussais l'a résolue plusieurs fois affirmativement dans son *Histoire des Phlegmasies chroniques*. M. Broussais a suivi encore ici une ancienne opinion qui, à l'époque où a paru son premier ouvrage, était généralement admise, et n'avait jamais été contestée ni même examinée. Elle était uniquement fondée sur l'observation des symptômes et de la marche de la phthisie dans quelques cas. On voit en effet quelquefois se manifester chez un homme, jusque là bien portant ou à-peu-près, un point de côté accompagné de fièvre aiguë. Cette dernière tombe, mais la convalescence ne s'établit pas ou ne devient pas parfaite, et peu à peu les signes de la phthisie se manifestent successivement. Cette observation incomplète et superficielle ne peut tenir contre les faits d'anatomie pathologique, qui montrent que dans le plus grand nombre des cas, les tubercules sont latens pendant un certain temps, et ne produisent aucune altération apparente dans la santé, et que, dans celui dont il s'agit, la pleurésie n'a été que la première manifestation, souvent même l'effet de la présence des tubercules, ou tout au plus une complication qui a hâté le développement de tubercules déjà existans. A défaut de preuves anatomiques, M. Broussais n'a soutenu l'opinion de l'antiquité, dont il a fait la sienne, que par l'hypothèse suivante, qui me paraît renfermer tout ce qu'il a écrit à ce sujet : *L'irritation se transporte directement ou par sympathie de la plèvre au poumon.*

Pour apprécier la valeur de cette supposition, il faut d'abord s'entendre sur le sens du mot *irritation* : je n'en ai trouvé aucune définition ni dans le *Traité des Phlegmasies chroniques*, ni dans l'*Examen des Doctrines médicales*, par M. Broussais, ni même dans les quatre cent soixante-huit *axiomes* qui forment, dit-il, les bases *inébranlables* de sa doctrine (1). Je suis, en conséquence, autorisé à penser qu'il prend ce mot dans le même sens que toutes les écoles médicales : or, dans le sens commun, on entend par *irritation* un surcroît d'action déterminé dans un point de l'économie par une cause mécanique ou chimique qui altère l'intégrité des tissus, et produit de la douleur et un afflux vers le point lésé. Pris dans ce sens, le mot *irritation* indique un phénomène non expliqué jusqu'ici, ou au moins dont on n'a donné aucune explication plus satisfaisante que l'insurrection des archées de Van-Helmont. Quelques pathologistes cependant ont employé le mot d'*irritation* comme l'équivalent d'une explication. Ils ont supposé que l'afflux qui se fait autour de l'aiguillon ou de l'épine de Van-Helmont est le résultat d'une attraction, *vis attrahens*, et par conséquent que ce phénomène est le contraire des congestions, qui se font en vertu d'une impulsion venue de loin ou au moins du dehors, *vis impellens*, *vis à tergo urgens*. Quelques-uns, allant plus loin encore, entendent par *irritation* l'attraction elle-même renfermant en soi sa cause inconnue, et c'est dans ce sens tout-à-fait

______

(1) *Examen des Doctr. médic.*, t. 1, pag. xij.

hypothétique que M. Broussais prend évidemment le plus souvent le mot *irritation*, sans s'apercevoir que, malgré l'aversion qu'il témoigne contre l'*ontologie*, il ne s'appuie que sur un *être de raison*.

Pour concevoir la formation des tubercules dans le poumon par suite d'une pleurésie, il faut, à défaut de preuves anatomiques impossibles, comme nous l'avons dit, à donner, entasser hypothèses sur hypothèses. Après avoir admis que l'*irritation* voyage de la plèvre au poumon, il faut ensuite supposer que les tubercules se forment par voie d'irritation, et cela contre toute apparence de vérité, puisque, comme nous l'avons vu, la cause inconnue qui les produit ne détermine le plus souvent, dans le point où ils se forment, ni surcroît d'action, ni afflux, ni douleur, et par conséquent rien de ce qui constitue l'irritation envisagée comme phénomène. Il faudrait encore supposer, en troisième lieu, qu'une irritation identique, c'est-à-dire une cause identique, peut produire des effets aussi différens que du pus et des tubercules fermes et transparens; et ici on ne pourrait pas dire que cela tient à la différence de l'organe, car du pus peut se former dans le poumon, et d'un autre côté, des tubercules peuvent se développer dans la fausse membrane pleurétique : il faudrait en outre, ce me semble, admettre qu'on ne peut concevoir d'aucune autre manière la formation des tubercules, car, entre des suppositions sans preuves positives, aucune n'est préférable à l'autre. Or, on conçoit, et l'on peut même dire, que l'on voit dans beaucoup de cas une perversion de diverses actions organiques et de la nutrition, par exemple, qui n'est accompagnée d'aucun surcroît d'action ; et n'est-il pas plus conforme à la raison d'attribuer la formation des tubercules, des cancers, et des autres productions accidentelles à une simple perversion d'action, que de les attribuer à une *irritation* qu'on ne peut plus définir dès qu'on veut lui faire produire de pareils effets ?

J'abandonne cette question théorique, dans laquelle je ne suis entré qu'à regret, bien convaincu que l'empirisme raisonné et l'observation sont les seules voies par lesquelles la médecine puisse faire des progrès réels, et les médecins acquérir des connaissances positives et applicables au soulagement de l'humanité souffrante. Je vais actuellement examiner ce que l'anatomie pathologique nous apprend relativement à la question dont il s'agit.

Dans une pleurésie grave, l'afflux inflammatoire ne se propage guère au poumon : bien loin de là, la sécrétion séreuse abondante qui se fait dès les premiers momens de l'inflammation comprime cet organe, l'aplatit contre le médiastin, le prive de sang et de sucs lymphatiques ; et si les tubercules se formaient par voie d'inflammation et d'irritation, la pleurésie paraîtrait beaucoup plus propre à empêcher leur développement dans le tissu pulmonaire, où elle éteint presque toute action vitale, qu'à le favoriser. On voit tous les jours, dans des empyèmes d'un an et plus, le tissu pulmonaire tout-à-fait sain à l'état de compression près. Dans la plupart des cas, au contraire, où j'ai rencontré un empyème coïncidant avec des tubercules du poumon, la pleurésie avait été due à la rupture dans la plèvre d'une excavation tuberculeuse, ou à des tubercules très-nombreux développés immédiatement au-dessous de la plèvre pulmonaire, et alors le phénomène de l'irritation a évidemment eu lieu, les tubercules faisant l'office de l'épine de Van-Helmont. Dans le premier cas, deux corps étrangers, l'air et la matière tuberculeuse ramollie, concourent à produire le même effet. A toutes ces preuves, j'en ajouterai une dernière qui sera très-convaincante pour tout médecin qui aura pris l'habitude d'examiner la poitrine de ses malades à l'aide du stéthoscope : c'est que l'on voit tous les jours des pleurésies, latentes ou manifestes, survenir chez les phthisiques, et que chez plusieurs des sujets qui présentent le cas rare de l'apparition d'une pleurésie au début de la phthisie pulmonaire, on trouve déjà les signes de tubercules accumulés en grand nombre au sommet des poumons, et même de tubercules ramollis ou excavés.

Nous croyons donc pouvoir conclure rigoureusement que la pleurésie est très-souvent un effet évident de la présence des tubercules dans le poumon; que si l'on peut admettre qu'elle en soit quelquefois la cause occasionelle en favorisant leur développement, on ne peut ici le démontrer, ni en acquérir une certitude convaincante; et que, pour admettre les raisonnemens de M. Broussais, il faut, ainsi que lui, se figurer l'irritation comme un être mystérieux, dont les voies sont inexplicables et les actions ou les effets multiformes, indéterminés, et nullement soumis à un ordre constant qui puisse permettre de saisir le rapport de la cause à l'effet (1).

Tout ce que nous venons de dire prouve qu'on ne peut, sans donner la torture aux résultats de l'observation et faire un étrange abus du raisonnement, regarder les tubercules comme le produit de l'inflammation de quelqu'une des parties constituantes du poumon. D'un autre côté, une multitude de faits prouvent que le développement des tubercules est le résultat d'une disposition générale, qu'il se fait sans inflammation préalable, et que, lorsque cette dernière coïncide avec l'affection tuberculeuse, elle lui est le plus souvent postérieure en date.

Pour se convaincre de l'exactitude de la dernière proposition, il suffit d'examiner la marche du développement des tubercules dans les glandes scrophuleuses. On voit très-souvent ces glandes se tuméfier et rester pendant un temps très-long en cet état, sans rougeur, non-seulement de la partie voisine de la peau, mais du tissu même de la glande. Ce n'est souvent qu'au bout de plusieurs années qu'il se manifeste des signes d'inflammation, qui alors paraissent hâter le ramollissement de la matière tuberculeuse. Quelquefois cependant ce ramollisse-

______

(1) Je suis, dit-il, persuadé « que les différentes formes
» connues de la matière animale, et d'autres qui ne le sont
» pas encore, peuvent se développer dans toutes les parties
» du corps sous l'*influence des aberrations de l'action orga-*
» *nique que produit le phénomène de l'irritation.* Les degrés
» et les nuances de ce phénomène me paraissent presque *in-*
» *finis.* » *Examen des Doctrines médicales,* deuxième édition, tom. II, pag. 735.

ment, et même la perforation de la peau et l'évacuation de la matière ramollie, ont lieu sans qu'on puisse distinguer, à proprement parler, aucune trace d'inflammation. Lorsqu'il en survient, cette inflammation a évidemment son siége dans les parties qui avoisinent la glande tuberculeuse, et non dans cette glande elle-même.

Une autre preuve non moins forte naît de l'existence des éruptions secondaires, et surtout de ces éruptions abondantes qui se forment dans un grand nombre d'organes à la fois, sans qu'aucun signe d'inflammation s'y manifeste. Il est impossible de ne pas voir là une disposition générale, une aberration de la nutrition inconnue dans sa source : et cette manière d'envisager les faits dont il s'agit me paraît plus claire, plus logique que l'hypothèse qui attribue ces éruptions à autant de voyages de l'*irritation* personnifiée qu'il y a de tubercules particuliers, et qui prend le mot *irritation* dans un sens plus vague en quelque sorte et plus général que le mot *cause*.

Ce que nous venons de dire de l'inflammation s'applique également, ainsi que l'a très-bien démontré Bayle, à diverses affections générales et locales auxquelles on a attribué la cause de la phthisie pulmonaire, et entre autres à la syphilis, à la coqueluche, au scorbut, aux maladies éruptives ; et ces diverses affections contribuent seulement à hâter le développement des tubercules lorsqu'ils existent déjà (1). Je crois que l'on peut accorder, en outre, qu'elles déterminent peut-être quelquefois ce déve-

____

(1) *Op. cit.*

loppement, mais seulement chez des sujets qui y
étaient primitivement disposés. Dans ces cas même,
ce sont des occasions et non des causes : la cause
réelle, comme celle de toutes les maladies, est probablement hors de notre portée.

ARTICLE II.

Examen de cette question : la guérison de la phthisie
est-elle possible ?

Concevoir la possibilité de la guérison dans quelques cas, après la formation d'une cavité ulcéreuse
du poumon, est une chose qui paraîtra peut-être assez
simple à beaucoup [de médecins praticiens et non
anatomistes, mais qui pourra cependant sembler absurde à la plupart de ceux qui se sont livrés avec quelque suite à des recherches d'anatomie pathologique.

Avant que les caractères et la marche du développement des tubercules fussent bien connus, et lorsque l'on attribuait généralement la phthisie à une
inflammation chronique, et à une suppuration lente
du tissu pulmonaire, les médecins ne doutaient pas
plus que le public ne doute encore de la possibilité
de guérir par un traitement convenable la phthisie
pulmonaire, surtout lorsqu'on s'y prend *à temps*,
et lorsque la maladie est encore *au premier degré*.
M. Broussais se flatte encore du même espoir (1).
Presque tous les hommes de l'art qui sont au courant
des progrès récens de l'anatomie pathologique pen-

____

(1) *Examen des Doctrines médicales*, t. ii, *passim*.

sent, au contraire, aujourd'hui que l'affection tuberculeuse est, comme les affections cancéreuses, absolument incurable, parce que la nature ne fait que
des efforts contraires à la guérison, et que l'art n'en
peut faire que d'inutiles. Bayle, surtout, regarde
positivement la phthisie tuberculeuse comme incurable, en admettant toutefois la possibilité d'une
très-longue prolongation de la maladie (1). Les recherches faites en Angleterre et en Allemagne ont
conduit les médecins les plus instruits de ces pays
au même résultat.

Les observations contenues dans l'ouvrage de
Bayle, ainsi que ce que nous avons dit nous-mêmes
ci-dessus du développement des tubercules, prouvent suffisamment que l'idée de la possibilité de
guérir la phthisie au premier degré est une illusion.
Les tubercules crus tendent essentiellement à grossir
et à se ramollir. Il est peut-être au pouvoir de l'art
de ralentir leur développement, d'en suspendre la
marche rapide, mais non pas de lui faire faire un
pas rétrograde. Mais s'il est impossible de guérir la
phthisie au premier degré, un assez grand nombre
de faits m'ont prouvé que, dans quelques cas, un
malade peut guérir après avoir eu dans les poumons
des tubercules qui se sont ramollis et ont formé une
cavité ulcéreuse.

J'ai trouvé de temps en temps, chez des sujets
affectés d'un catarrhe chronique, et morts de diverses autres maladies, des cavités anfractueuses tapissées par une membrane demi-cartilagineuse et

______

(1) *Op. cit.*, pag. 116.

tout-à-fait semblable à celle qui tapisse les ulcères anciens du poumon, auxquels ces cavités ressemblaient entièrement, à cela près qu'elles ne contenaient point de matière tuberculeuse. Ceux de ces sujets qui avaient été interrogés avec soin rapportaient tous l'origine de leur catarrhe chronique à une maladie grave qu'ils avaient éprouvée à une époque antérieure, et qui avait présenté les symptômes de la phthisie pulmonaire, et souvent de telle manière qu'on avait considéré dans le temps ces malades comme des poitrinaires désespérés.

D'un autre côté, chez les phthisiques dont la maladie a duré extrêmement long-temps, plusieurs années, par exemple, on trouve assez communément quelqu'une de ces cavités vide ou à-peu-près vide de matière tuberculeuse, et entièrement tapissée par une membrane demi-cartilagineuse; mais on trouve en même temps d'autres excavations dont la membrane cartilagineuse est plus molle ou n'est pas tout-à-fait complète, et qui contiennent encore une assez grande quantité de matière tuberculeuse. On trouve quelquefois également des cavités ulcéreuses dont les parois ne présentent presque dans aucun point la membrane demi-cartilagineuse, et qui sont encore à demi pleines de matière tuberculeuse puriforme; et enfin presque toujours on rencontre, en outre, des tubercules ramollis à divers degrés, des tubercules crus, et même des tubercules demi-transparens et miliaires. Cette réunion de tubercules dans tous leurs degrés de développement, comparée à la marche lente de la maladie, prouve, ce me semble, jusqu'à l'évidence que, chez ces sujets, le développement

des tubercules s'est fait à plusieurs époques différentes, et que les plus anciens, c'est-à-dire ceux qui
ont donné lieu à la formation des cavités ulcéreuses
vides et tapissées par la membrane cartilagineuse
parfaite, se sont développés souvent plusieurs années avant les derniers.

La formation de la membrane demi-cartilagineuse sur la surface des ulcères tuberculeux me
paraît devoir être considérée comme un effort
de la nature médicatrice. Lorsque cette membrane
est complètement formée, elle constitue une sorte
de cicatrice interne analogue aux fistules, et dont
l'existence n'a pas plus d'inconvéniens pour la santé
que beaucoup d'entre elles. Tous les sujets dont
j'ai parlé ci-dessus (*voy*. pag. 581) étaient morts
de maladies qu'on ne pouvait nullement lui attribuer. Tous avaient vécu un plus ou moins grand
nombre d'années dans un état de santé très-suppor-
table, et étaient seulement affectés de catarrhe
chronique. Quelques-uns éprouvaient une dyspnée
plus ou moins marquée, mais sans fièvre et sans
amaigrissement.

J'ai traité depuis quelques années plusieurs malades attaqués de catarrhes chroniques, et qui présentaient la pectoriloquie d'une manière évidente,
quoique d'ailleurs ils n'eussent aucun symptôme
de phthisie pulmonaire. J'en ai rencontré quelques
autres chez lesquels le même phénomène existait
avec une légère toux habituelle, souvent même
très-rare, presque sans expectoration et sans altération notable de la santé. Une dame qui est dans
ce cas a eu autrefois pour médecin M. Bayle. Il lui

a laissé, suivant son usage, des notes qui contiennent l'histoire de sa santé pendant le temps qu'il lui a donné des soins. J'y ai trouvé la description d'une maladie qui ressemblait entièrement à la phthisie pulmonaire et qui a eu lieu il y a quatorze ans. La malade a guéri contre toute espérance ; elle a de l'embonpoint ; et les incommodités qu'elle éprouve de temps à autre, sauf une petite toux rare et à peine sensible, sont des accidens purement nerveux. Elle est pectoriloque de la manière la plus évidente au sommet du poumon droit. Je ne doute nullement qu'il n'existe chez ces individus des ulcères transformés en fistules.

Je me tiens également pour assuré qu'à mesure que l'usage du cylindre explorateur deviendra général, et que l'on examinera par ce moyen un grand nombre de phthisiques, on trouvera que les malades chez lesquels la phthisie pulmonaire évidente et caractérisée par la pectoriloquie, vient à se changer en catarrhe chronique, restent souvent pectoriloques toute leur vie ; et qu'à l'ouverture du corps de ces sujets, on trouvera fréquemment des cavités anfractueuses et tapissées par une membrane demi-cartilagineuse.

Beaucoup d'observations de ce genre m'ont été communiquées depuis la publication de la première édition de cet ouvrage ; plusieurs autres ont été consignées dans divers recueils périodiques, et j'en ai recueilli moi-même un assez grand nombre.

Pour rendre ce qui précède plus clair et plus intelligible, je crois devoir joindre ici cinq observations qui offrent des exemples des faits exposés ci-dessus. La première présente deux ulcères du poumon guéris ou transformés en fistules par le développement de la membrane demi-cartilagineuse chez un sujet qui d'ailleurs n'avait plus de tubercules dans les poumons. La seconde offre la même disposition chez un homme qui ne présentait qu'un petit nombre de tubercules crus isolés, et des granulations miliaires qui, d'après leur état peu avancé et la vigueur du sujet, ne l'auraient probablement point empêché de vivre encore fort long-temps. La troisième offre l'exemple d'une excavation guérie dans l'un des poumons, et de tubercules crus en petit nombre avec un ulcère tuberculeux peu étendu dans l'autre. La quatrième est l'histoire d'une femme encore vivante et bien portante, et qui, après avoir éprouvé une maladie qui présentait tous les symptômes de la phthisie pulmonaire, est restée pectoriloque après la guérison.

Obs. XVII. *Ulcères du poumon guéris par leur transformation en fistules demi-cartilagineuses.* — La femme Day, âgée d'environ soixante-huit ans, toussait et crachait beaucoup depuis plusieurs années. Elle avait habituellement la respiration courte, et s'essoufflait facilement par l'exercice le plus modéré. Cependant, à ces incommodités près, qu'elle qualifiait d'*asthme*, elle se portait assez bien, et vaquait de jour et de nuit à un service très-pénible auprès d'une dame octogénaire et infirme. Elle avait les lèvres et les joues d'un rouge violet, de l'appétit et assez d'embonpoint.

Le 31 décembre 1817, elle fut prise de fièvre,

avec dyspnée très-forte, toux, crachats très-visqueux, spumeux, de couleur vert d'eau pâle, demi - opaques. Une saignée fut pratiquée et procura quelque soulagement.

Le 3 janvier, quatrième jour de la maladie, la malade fut transportée à l'hôpital Necker, où , examinée à l'aide du cylindre , elle présenta les symptômes suivans : la respiration ne s'entendait presque point, et était accompagnée d'un râle crépitant bien marqué dans la partie inférieure et gauche de la poitrine, jusqu'à la hauteur de la quatrième côte ou à-peu-près. La percussion donnait un son plus mat dans la même étendue, et particulièrement dans le dos. Les battemens du cœur ne donnaient aucune impulsion : ils s'entendaient dans toute l'étendue des parties antérieures et latérales de la poitrine, et un peu dans la partie gauche du dos. Les contractions des oreillettes et des ventricules donnaient un bruit marqué et à-peu-près égal. Les veines jugulaires externes étaient gonflées. L'oppression et les crachats présentaient les caractères indiqués ci - dessus. D'après ces données , le diagnostic suivant fut établi :

Péripneumonie de la partie inférieure du poumon gauche. Dilatation légère des ventricules du cœur.

Une seconde saignée , deux applications successives de sangsues et un vésicatoire appliqué sur le côté, produisirent un soulagement momentané; mais, le 8 janvier, la fièvre devint plus forte, et il survint une stupeur mêlée de délire. Le même jour, on observa que la respiration s'entendait avec beau-

coup plus de force (*respiration caverneuse*) dans
la partie supérieure du poumon gauche que partout
ailleurs. Ce signe devait naturellement faire soupçonner que la malade était pectoriloque. Son état
ne permettait plus de s'en assurer. Elle succomba le
lendemain.

*Ouverture faite vingt - quatre heures après la
mort.* — Le crâne ne fut pas ouvert.

A l'ouverture de la poitrine, on trouva les poumons adhérens à la plèvre costale, dans presque
toute leur étendue, au moyen d'un tissu cellulaire
abondant, bien organisé et évidemment d'ancienne
date. Celui du côté droit, crépitant et très-sain, présentait à son sommet une excavation capable de loger une grosse aveline. L'intérieur de cette cavité
était tapissé par une membrane lisse, mince, égale,
d'un gris de perle, et de nature demi-cartilagineuse,
dans laquelle s'ouvraient plusieurs tuyaux bronchiques extrêmement dilatés, et qu'on aurait pu prendre au premier abord pour des appendices de cette
même cavité. La membrane muqueuse de quelques-
uns de ces tuyaux était très-pâle; celle de plusieurs
autres était rouge, mais sans gonflement.

Le poumon gauche présentait, à son sommet,
une cavité anfractueuse dont la partie principale,
de forme ovoïde, aurait pu contenir une noix. Un
grand nombre de tuyaux bronchiques, du diamètre
d'une plume de corbeau, venaient s'y ouvrir; leur
muqueuse était continue avec la membrane interne
de l'excavation, qui offrait la même texture que
celle du côté opposé, c'est-à-dire, une consistance
et un aspect moyens entre ceux d'une membrane

muqueuse et ceux d'un cartilage. Cette caverne ne contenait qu'une petite quantité de sérosité presque incolore. Il n'y avait dans les poumons ni tubercules, ni granulations miliaires. Le tissu pulmonaire environnant les deux excavations était crépitant et sain : seulement quelques-unes des anfractuosités, adossées en quelque sorte l'une à l'autre, étaient séparées par un tissu dur, formé du mélange d'une substance blanche, comme fibro-cartilagineuse, et de la matière noire pulmonaire. Fendu longitudinalement, le poumon présentait dans tout son lobe inférieur et dans la partie inférieure du lobe supérieur une consistance analogue à celle du foie. Un liquide purulent, mêlé de sang, suintait de toute l'étendue de l'incision. Ce liquide abstergé, la surface de l'incision offrait un tissu grenu, compacte, nullement crépitant, fortement rougi par endroits, et dans d'autres légèrement jaunâtre, mêlé d'un grand nombre de points noirs formés par la matière noire pulmonaire. La cavité droite du thorax était évidemment plus grande que celle du côté gauche (1).

Le cœur avait quelque chose de plus que le volume ordinaire. Le ventricule droit surtout était évidemment plus grand que dans l'état naturel; il était rempli par du sang coagulé et par des concrétions polypiformes qui s'étendaient assez avant dans l'artère pulmonaire. Le ventricule gauche était éga-

____

(1) Ce rétrécissement ne dépendait nullement de la maladie actuelle ; il était beaucoup plus ancien. Nous parlerons ailleurs de cette disposition , qui n'est nullement rare.

lement rempli par du sang caillé et par des concrétions polypiformes qui adhéraient fortement à la
cloison. Ces concrétions étaient très-fermes et ressemblaient à de la chair. Les parois des ventricules,
et surtout du côté droit, étaient minces, eu égard
au volume du cœur.

Le foie débordait les fausses côtes de deux travers de doigt ; il était uni au péritoine qui les tapisse par un tissu cellulaire très-fin et bien organisé.
La face inférieure de ce viscère adhérait, par des
lames cellulaires plus longues (1), au colon transverse et à l'extrémité droite de l'estomac.

La vésicule du fiel, très-petite, contenait très-peu
de bile, et trois calculs rugueux et jaunâtres, dont
deux du volume d'un pois, et l'autre du volume d'une
petite noisette. Le canal cystique était oblitéré, le
cholédoque ne l'était point.

La muqueuse de l'estomac était légèrement rougie; celle de l'intestin était pâle dans toute son
étendue, même vers la terminaison de l'iléon, qui
paraissait rouge à l'extérieur, à raison de l'injection
des capillaires qui rampent sous la tunique péritonéale. La muqueuse du cœcum était assez rouge,
boursoufflée et comme fongueuse. Le rein droit
était refoulé par le foie jusque vis-à-vis la crête
de l'os des iles. L'utérus était renversé en arrière, et comme plié en deux vers le milieu de
son col.

Obs. XVIII. *Ulcère du poumon transformé en fis-*

____

(1) Traces d'une ancienne péritonite.

tule demi-cartilagineuse, et tubercules crus et miliaires, chez un sujet mort d'une maladie cérébrale. — Pierre Bellot, âgé de trente-deux ans, d'une forte constitution, donnait de temps à autre, depuis environ six mois, des signes d'une aliénation mentale sur la nature et l'origine de laquelle on n'a pu obtenir aucun renseignement. Le 23 décembre 1817, à la suite d'une orgie, il éprouva une violente céphalalgie et du délire sans beaucoup d'agitation. Cet état persista jusqu'au 26, jour de son entrée à l'hôpital Necker.

Le 27, je trouvai le malade couché sur le dos, le cou et le corps courbés en avant par la contraction permanente des muscles du cou et de l'abdomen. Les muscles biceps étaient encore plus fortement contractés, et maintenaient les avant-bras dans une flexion difficile à vaincre. La face était rouge et exprimait la plus grande stupeur. Le malade ne pouvait parler, et paraissait à-peu-près sans connaissance. Les conjonctives étaient injectées, la pupille droite un peu plus dilatée que la gauche, le pouls dur, un peu rare, la chaleur de la peau forte; il y avait constipation. Les sangsues avaient été appliquées la veille. D'après ces symptômes, je pensai qu'il existait une inflammation des méninges aux environs du pont de Varole et de la moelle allongée. J'ajoutai à ce diagnostic, que le cœur était d'un grand volume mais bien proportionné, d'après l'exploration par le cylindre, qui donnait le résultat suivant: contraction des ventricules accompagnée d'une forte impulsion et peu sonore; contraction des oreillettes sonore.

Il y avait un rire sardonique très-prononcé. On appliqua quatre sangsues aux tempes.

Le 29, légère amélioration ; la stupeur était moins grande. Le malade ne pouvait parler, mais paraissait avoir quelque connaissance.

Le 2 janvier 1818, stupeur très-profonde, perte de toute connaissance, pupille droite très-dilatée, pupille gauche très-resserrée ; le soir, râle très-fort, contractions spasmodiques des bras, pouls très-fréquent, faible et facile à déprimer ; insensibilité complète. Mort le lendemain matin. On ne s'est pas aperçu que ce malade ait toussé ou craché pendant le temps qu'il a passé à l'hôpital ; et par cette raison, ainsi qu'à cause de la difficulté de le mouvoir, on n'avait pas examiné la poitrine.

Ouverture faite vingt-quatre heures après la mort. — Cadavre de cinq pieds quatre pouces, bien conformé ; embonpoint musculaire graisseux assez prononcé, cheveux noirs.

A l'ouverture du crâne, il s'écoula beaucoup de sang ; les vaisseaux de la pie-mère en étaient gorgés. Les circonvolutions du cerveau étaient fortement aplaties ; sa substance était plus ferme que dans l'état naturel. Les ventricules latéraux, très-dilatés, étaient remplis d'une sérosité limpide que l'on pouvait évaluer à quatre onces. Après son écoulement, le ventricule gauche offrit, à la surface du corps cannelé, des granulations très-fines, et qui ressemblaient à du sable fin jeté sur un corps humide : en les raclant avec le scalpel, on n'enlevait que de la sérosité, et l'on reconnaissait facilement que ces granulations n'étaient que de très-petites bulles d'air

enfermées dans un liquide un peu visqueux, et analogues aux bulles que l'on forme en faisant mousser
un liquide albumineux ou de l'eau de savon. Les
troisième et quatrième ventricules étaient aussi dilatés et remplis de sérosité. La partie inférieure-an-
térieure de l'hémisphère gauche avait une mollesse
égale à celle du cerveau des enfans, et qui contrastait fortement avec la fermeté extraordinaire du
reste de la substance cérébrale. La totalité du pont
de Varole était également ramollie, sans désorganisation d'ailleurs. Sa consistance était celle de la
substance médullaire d'un cerveau sain; et celle du
cerveau, au contraire, était celle que présente,
dans l'état naturel, le pont de Varole (1). Près de
la commissure des nerfs optiques, entre le pont
de Varole et les lobes antérieurs du cerveau, l'a-
rachnoïde était épaissie par une couche pseudo-
membraneuse grisâtre et demi-transparente par endroits, un peu jaune et opaque dans d'autres, et,
dans quelques points, déjà transformée en tissu
cellulaire. Le cervelet était aussi un peu plus mou
que dans l'état naturel. La base du crâne contenait
peu de sérosité.

A l'ouverture de la poitrine, le poumon gauche,
d'un quart moins volumineux que le droit, adhérait à la plèvre costale par des lames cellulaires
nombreuses. Il était d'ailleurs sain et crépitant dans

______

(1) Cet état de mollesse du pont de Varole s'observe presque constamment dans les cas où le reste de la substance
cérébrale est plus ferme que dans l'état naturel, et particulièrement dans celui d'accroissement de nutrition de cet
organe.

toute son étendue ; on y rencontrait seulement çà et là sept à huit tubercules grisâtres et demi-transparens, de la grosseur d'un grain de chenevis, et offrant au centre un point jaune et opaque. Le poumon droit, d'un volume considérable, adhérait par son sommet à la plèvre au moyen d'une lame de tissu cellulaire bien organisé, et offrait en cet endroit une excavation qui aurait pu contenir un œuf. Cette caverne, remplie par un caillot de sang, était tapissée par une membrane demi-cartilagineuse, épaisse d'un quart de ligne, d'une couleur gris de perle, très-lisse et comme polie, mais cependant un peu inégale et parsemée de petites tubérosités à sa surface. Plusieurs tuyaux bronchiques de différens diamètres s'ouvraient dans cette excavation. Le poumon, parfaitement crépitant dans toute son étendue, et même autour de l'excavation, était fortement coloré par le sang, et parsemé d'une quantité innombrable de tubercules ou granulations de la grosseur d'un grain de millet au plus, transparens et d'un gris presque incolore (1). On y trouvait en outre trois ou quatre tubercules de la grosseur d'un noyau de cerise ou d'un grain de chenevis, et d'un gris un peu plus foncé à raison de leur épaisseur plus considérable. Ces derniers étaient tous convertis, vers le centre, en matière tuberculeuse jaune, opaque et déja un peu friable.

- Le péricarde contenait peu de sérosité. Le cœur, d'un tiers plus gros que le volume du poing du su-

---

(1) Ceci est un exemple des granulations miliaires de M. Bayle.

jet, offrait des cavités proportionnées à son volume. Le ventricule gauche descendait un peu moins bas que la pointe du cœur. Des concrétions polypiformes d'un volume considérable adhéraient aux parois des ventricules. L'estomac était sain ainsi que l'intestin ; la membrane muqueuse du cœcum un peu rouge. Les autres viscères n'offraient rien de remarquable.

Obs. XIX. *Ulcère transformé en fistule demi-cartilagineuse dans le poumon, chez un sujet qui en présentait un second non guéri, et qui avait en outre des tubercules crus.* — Une femme âgée d'environ quarante ans, bien conformée, d'une taille moyenne, d'un tempérament lymphatico-sanguin, entra à l'hôpital Necker le 19 décembre 1817. Elle était depuis long-temps sujette à une toux assez fréquente, et à une gêne de la respiration qui devenait plus grande par moment, et surtout par l'influence de certains états de l'atmosphère. Ces accidens, qu'elle regardait comme l'effet d'un *asthme,* ne l'avaient jamais empêchée de vaquer à ses travaux : depuis quinze jours seulement ils l'avaient obligée à garder la chambre. La toux augmentant et produisant l'insomnie, la malade se fit transporter à l'hôpital. Examinée le lendemain, elle présenta les symptômes suivans :

La malade, assise plutôt que couchée dans son lit, ne pouvait supporter une autre position. La face était pâle et bouffie, les yeux abattus et un peu larmoyans, les lèvres violettes, les extrémités inférieures infiltrées, la respiration courte, accélérée.

haletante. La poitrine, percutée, résonnait assez bien partout, mais peut-être un peu moins que dans l'état naturel. Immédiatement au-dessous des clavicules, on entendait, au moyen du cylindre, un râle assez marqué dans les deux poumons. Les parois du thorax étaient soulevées avec force à chaque inspiration, et de manière à donner à l'oreille, par l'intermède du stéthoscope, un choc désagréable. La toux, assez fréquente, était suivie de l'expectoration de crachats jaunes et opaques : on ne trouva pas dans ce premier moment la pectoriloquie. Le pouls était fréquent, petit, sans irrégularités ; le ventre était un peu ballonné ; les veines jugulaires externes étaient gonflées et offraient des pulsations assez marquées ; les battemens du cœur étaient assez profonds, réguliers, donnaient un son peu fort, et ne soulevaient pas sensiblement l'oreille. D'après cet examen, je me crus fondé à penser que, malgré les symptômes généraux qui semblaient caractériser une maladie du cœur portée à un assez haut degré, il n'existait aucune lésion notable de cet organe, en conséquence, je portai le diagnostic suivant : *Phthisie sans maladie du cœur*. Je fis appliquer quatre sangsues à l'épigastre, et je prescrivis des boissons pectorales.

Le 21, le nez et les lèvres offraient une couleur livide ; la respiration était courte et précipitée, le coucher en supination impossible, le sommeil nul. Ce même jour, la contraction des ventricules donnait quelque impulsion ; symptôme qui, joint aux battemens des jugulaires, et eu égard à la saignée faite la veille, devait modifier le diagnostic précédent, et faire penser que le ventricule droit avait proportionnellement un peu trop d'épaisseur. Du 22 au 27, diminution progressive de la lividité de la face et de la gêne de la respiration ; toux fréquente, expectoration abondante. Ce mieux ne fut néanmoins que passager. Dans les premiers jours de janvier 1818, la respiration redevint très-difficile ; l'infiltration fit des progrès ; elle était plus marquée du côté gauche.

Le 18 janvier, tout le côté gauche du thorax et les extrémités du même côté offraient une infiltration considérable, conservant l'impression du doigt ; la face était livide, la peau froide, le pouls petit et fréquent. On trouva la pectoriloquie d'une manière évidente vers le tiers antérieur du quatrième espace intercostal du côté droit , point qui n'avait pas été examiné la première fois. Les facultés intellectuelles étaient intactes ; mais la parole était difficile, et la malade succomba le 19 au matin.

Ouverture du cadavre. — Infiltration considérable du côté gauche de la poitrine et des extrémités du même côté. Abdomen un peu ballonné.

Le crâne ne fut pas ouvert.

Le cœur était d'un volume naturel. L'oreillette droite était fortement distendue par du sang noir en partie coagulé. L'appendice auriculaire était exactement remplie par une concrétion polypiforme ou fibrineuse assez ferme et mêlée de sang.

Le ventricule droit, d'une capacité bien proportionnée à celle du gauche, avait des parois peut-être un peu plus épaisses que dans l'état naturel. Une ecchymose de la grandeur de l'ongle se remarquait surface interne du péricarde. Environ une pinte de sérosité était épanchée dans le côté gauche du thorax. Le poumon de ce côté adhérait à la plèvre, vers son sommet, par une bride celluleuse ferme et très-courte. Vers l'endroit de cette adhérence, le poumon offrait plusieurs lignes ou raies irrégulières et enfoncées, aboutissant à un centre commun, et plus déprimées encore vers le centre. Le sommet du poumon présentait, dans le point correspondant, trois ou quatre lames assez larges, formées de tissu cellulaire condensé, qui le traversaient en divers sens, et en se croisant par endroits entre elles. On trouvait encore au même endroit une douzaine de tubercules de la grosseur d'un grain de chenevis, isolés, jaunâtres et opaques au centre, gris et demi-transparens à la circonférence, et une petite excavation tapissée par une fausse membrane molle et blanchâtre, sous laquelle les parois de l'ulcère présentaient le tissu pulmonaire à nu, un peu rouge et durci. Cette cavité, capable de loger une petite aveline, était remplie d'une matière tuberculeuse ramollie en partie à consistance caséeuse, en partie à consistance de pus. Le reste du poumon était crépitant et gorgé de sang.

Le poumon droit adhérait fortement dans toute son étendue à la plèvre costale. A un demi-pouce environ de profondeur, et immédiatement vis-à-vis le quatrième espace intercostal, se trouvait une excavation capable de loger une noix. Elle était tapissée par une membrane demi-cartilagineuse, lisse, épaisse d'un quart de ligne au plus, de couleur gris de perle, mais qui, au premier coup-d'œil, à raison de son peu d'épaisseur et de sa demi-transparence, paraissait avoir la couleur rougeâtre du tissu pulmonaire. Sa cavité contenait une petite quantité d'une matière puriforme jaunâtre. Vers la partie qui répondait à la racine du poumon, on distinguait une ouverture évasée, dont le contour se continuait évidemment avec les parois de la cavité. Cette ouverture, que l'on reconnut être un tuyau bronchique un peu plus gros qu'une plume de corbeau, était obstruée en partie par une petite concrétion calcaire qui n'y adhérait nullement. Le tissu pulmonaire contenait sept à huit petites concrétions semblables, intimement unies à son parenchyme. Deux de ces concrétions, situées immédiatement sous la plèvre, avaient la grosseur d'un noyau de prune. Du reste, le poumon était crépitant et un peu gorgé de sang.

Le cœcum et une partie du colon étaient fortement distendus par des gaz. L'estomac était vide. Sa membrane muqueuse, ainsi que celle de la fin de l'iléon et du cœcum, offraient une rougeur assez marquée. Le foie était d'un bon volume, un peu dur et comme ridé à sa surface.

Les appareils urinaire et reproducteur étaient dans l'état naturel.

Obs. XX. *Phthisie pulmonaire guérie par la transformation de l'excavation ulcéreuse en fistule.* — Madame G***, âgée de quarante-huit ans, était née avec une forte constitution, et avait joui d'une santé parfaite jusqu'à l'âge d'environ trente ans. A cette époque, elle éprouva pendant long-temps des pertes et des flueurs blanches dont l'abondance épuisait ses forces. On reconnut que ces accidens dépendaient du développement d'un polype vésiculeux au col de l'utérus ; on en fit la ligature, et madame G*** se rétablit parfaitement. Peu de temps après, elle devint sujette à des catarrhes pulmonaires très-intenses, qui presque tous devenaient chroniques, et dont plusieurs la forcèrent à garder le lit pendant deux ou trois mois : ils étaient ordinairement accompagnés d'un amaigrissement notable. A la suite d'un de ces catarrhes, elle éprouva une diarrhée qu'on ne put modérer qu'au bout d'un temps fort long, et après laquelle les selles continuèrent pendant quatre ans à être liquides, quoiqu'il n'y en eût plus qu'une ou deux par jour, et que, d'ailleurs, la santé ne parût pas en souffrir.

Vers la fin de l'année 1816, madame G*** se portait fort bien. Il y avait long-temps qu'elle n'avait eu de catarrhe. Au commencement de l'année suivante, elle fut prise d'une toux assez fatigante, quoique peu forte, et sans autre expectoration qu'une petite quantité de crachats visqueux, diffluens, transparens, et tout-à-fait incolores. Au mois de juillet, elle me consulta pour la première fois. Il y avait, à cette époque, un amaigrissement notable. La malade, quoique pouvant vaquer à ses affaires, était faible et languissante. Le pouls et la chaleur de la peau ne présentaient cependant pas toujours de caractères fébriles évidens. La respiration s'entendait assez bien par-tout, mais moins fortement au sommet du poumon droit que dans les autres parties de la poitrine. D'après ce signe et les caractères des crachats, je regardai la malade comme attaquée de tubercules miliaires et crus. Je lui prescrivis un régime adoucissant, et m'attachai surtout à combattre la pléthore locale par des applications de sangsues assez fréquemment répétées. Les symptômes restèrent à-peu-près dans le même état pendant le reste de la belle saison et le commencement de l'hiver suivant.

Vers la fin de février 1818, la toux devint tout-à-coup *grasse*, et la malade commença à expectorer des crachats jaunes, épais et puriformes. Cette expectoration dura environ un mois ; ensuite la toux diminua beaucoup, et devint peu à peu rare et presque sèche. Cet accident, que la malade prit pour un rhume, ne l'inquiéta pas beaucoup, et elle ne me fit point appeler. Je la voyais rarement à raison du peu de changement qu'avait présenté jusque là son état. Au commencement d'avril, elle me consulta pour savoir si elle ne devait pas se *purger* après le *catarrhe* qu'elle venait d'éprouver. J'examinai de nouveau la poitrine, et je trouvai une pectoriloquie des plus évidentes à la partie antérieure-supérieure droite de la poitrine. Il devenait dès-lors certain pour moi que ce prétendu catarrhe n'était autre chose que l'évacuation de la matière tuberculeuse ramollie. La respiration s'entendait d'ailleurs très-bien dans toute l'étendue de la poitrine, et aux environs même de l'excavation. Le pouls était peu fréquent, la chaleur de la peau médiocre, et je conçus, en conséquence, l'espoir de voir la maladie se terminer heureusement. Je prescrivis le lait d'ânesse. La toux et l'expectoration continuèrent effectivement à diminuer progressivement, l'embonpoint et les forces reparurent ; et, vers le commencement de juillet, madame G*** avait repris toutes les apparences de la santé la plus parfaite, quoique la pectoriloquie existât toujours.

Je communiquai alors cette observation à la Société de la Faculté de Médecine, comme un exemple vivant de la possibilité de la guérison de la phthisie pulmonaire par la transformation des excavations ulcéreuses en fistules ; et j'engageai la Société à désigner des commissaires qui pussent vérifier le fait. MM. Husson, Guersent et Renauldin furent nommés à cet effet. Nous examinâmes ensemble la malade le 27 juillet, et nous constatâmes qu'elle présentait toutes les apparences du retour complet de la santé, et en éprouvait le sentiment, quoique le phénomène de la pectoriloquie fût encore de la plus grande évidence chez elle, sous la partie antérieure de la seconde côte droite, dans une étendue d'environ un pouce carré.

Pendant l'hiver de 1819, madame G*** a éprouvé un rhume qui n'a duré qu'environ quinze jours, et n'a été accompagné d'aucun accident grave. Elle a passé très-bien le reste de l'hiver ; et elle se porte parfaitement, quoiqu'elle soit toujours pectoriloque au même degré. Son pouls est plutôt rare que fréquent ; elle tousse rarement, et à-peu-près sans expectoration.

D'après les faits rapportés ci-dessus, d'après la forme des fistules pulmonaires, l'aspect lisse et la texture de la membrane qui les tapisse, ainsi que d'après l'analogie des phénomènes que présentent les fistules en général, on serait naturellement porté à croire que le développement de la membrane demi-cartilagineuse est le dernier effort que puisse faire la nature pour la guérison, après la formation d'une cavité ulcéreuse dans le tissu pulmonaire, et qu'il est impossible que les parois d'une cavité ainsi tapissée puissent se réunir par une véritable cicatrice. L'observation suivante prouvera cependant le contraire.

OBS. XXI. *Fistule demi-cartilagineuse du poumon en partie cicatrisée, chez un sujet qui avait d'ailleurs des tubercules à divers degrés, et une autre fistule pulmonaire non cicatrisée.* — Un Polonais entra à l'hôpital Necker, le 27 novembre 1817, pour une diarrhée qui paraissait dépendre uniquement de la constitution régnante, et qui, comme toutes celles de la saison, fut fort opiniâtre.

Pendant le séjour du malade à l'hôpital, on s'aperçut en outre qu'il toussait quelquefois, et qu'il expectorait quelques crachats jaunes et opaques. Cependant il maigrissait peu, et même moins que la persistance de la diarrhée n'eût pu le faire présumer.

Aucun symptôme grave n'existant chez ce malade, son observation ne fut point recueillie.

Le 1er février, il fut pris tout-à-coup d'une affection cérébrale caractérisée par des alternatives d'assoupissement et de délire, des mouvemens convulsifs des yeux et la dilatation des pupilles. Le 8 février, la paupière supérieure gauche et la vessie furent paralysées. Le malade perdit tout-à-fait connaissance le 9, et succomba dans la journée.

A l'ouverture du corps, on trouva une grande quantité de sérosité dans les ventricules du cerveau, à la base du crâne et dans la cavité de la colonne vertébrale. L'arachnoïde était tapissée, autour du pont de Varole, de fausses membranes encore molles, en partie jaunes et opaques, et en partie demi-transparentes, et déjà presque incolores.

Le poumon droit adhérait vers son sommet à la plèvre, au moyen de quelques lames cellulaires assez longues. Il était libre dans tout le reste de son étendue. Il présentait en cet endroit, qui correspondait aux parties latérale externe et postérieure du lobe supérieur, une dépression profonde qui, au premier coup-d'œil, semblait produite par l'affaissement des parois amincies d'une excavation ulcéreuse ; mais en y touchant, on trouvait, au lieu de la sensation du vide, une dureté bien marquée. Le poumon ayant été incisé longitudinalement, on vit que du centre de cette dépression partait une lame blanche d'environ une demi-ligne d'épaisseur, opaque, d'une consistance tout-à-fait analogue à celle des cartilages, mais un peu moins ferme, qui se dirigeait à-peu-près horizontalement en dedans. Arrivée environ à un demi-pouce de la surface opposée du poumon, elle se divisait en deux lames, qui se rejoignaient bientôt en se confondant l'une avec l'autre, et formaient une petite cavité ou kyste capable de contenir l'amande d'un noyau de prune. Cette cavité était à moitié remplie par un flocon de matière tuberculeuse d'un blanc jaunâtre, opaque, friable, beaucoup plus sèche que ne l'est ordinairement la matière tuberculeuse ramollie au même degré, mais bien reconnaissable encore, tant à ses caractères propres, qu'à quelques points de matière noire pulmonaire qui s'y trouvait mêlée. Les parois de cette cavité, à raison de leur épaisseur de moitié moindre que celle de la membrane cartilagineuse avec laquelle elles se continuaient, et dont elles semblaient être un dédoublement, avaient une légère demi-transparence, et empruntaient la couleur rougeâtre du tissu pulmonaire qui les entourait (1).

A environ deux lignes au-dessus de cette membrane, se trouvait une portion de tissu pulmonaire durcie, d'environ un pouce cube d'étendue, qui occupait tout-à-fait le sommet du poumon. Cet endurcissement était dû à un grand nombre de petits tubercules d'un jaune blanchâtre, opaques au centre, gris et demi-transparens vers la circonférence, parfaitement isolés les uns des autres, et dont la grosseur variait depuis celle d'un grain de millet jusqu'à celle d'un grain de chenevis; quelques-uns d'entre eux étaient tout-à-fait blancs et opaques, et commençaient à se ramollir vers le centre. Le tissu pulmonaire qui les séparait était infiltré d'une matière demi-transparente et en apparence séreuse, mais sanguinolente, gélatiniforme, et beaucoup plus dense même que de la gelée, quoique

______

(1) Cette cicatrice incomplète est celle qui a servi de modèle à la figure 4, planche II.

très-humide. (*Infiltration tuberculeuse gélatiniforme.*)

Tout le reste du poumon contenait çà et là un
assez grand nombre de tubercules tout - à - fait
semblables , également isolés , et, en général ,
fort écartés les uns des autres. Le tissu pulmonaire était partout, excepté vers ses parties antérieures, plus ou moins rougi par une légère
infiltration ou transsudation sanguine. La partie
postérieure et inférieure du poumon était beaucoup
plus gorgée de sang; mais cet engorgement n'a-
vait d'autre caractère que celui de l'infiltration cadavérique , car le tissu pulmonaire était partout
fortement crépitant, excepté dans les parties les
plus gorgées de sang , et dans la partie endurcie
décrite ci-dessus. La crépitation et la perméabilité
à l'air du tissu pulmonaire étaient même très-marquées autour de la petite excavation et de l'espèce
de cicatrice avec laquelle elle se continuait : seulement cette dernière avait en dessus et en dessous
une espèce d'enveloppe d'un gris noirâtre et d'environ une demi-ligne à une ligne d'épaisseur, qui
paraissait formée par du tissu pulmonaire condensé ,
humide de sérosité, et mêlé d'une grande quantité
de matière noire pulmonaire.

Le poumon gauche était absolument dans le même
état quant à l'infiltration sanguine, au nombre, au
volume des tubercules , et à l'état de crépitation parfaite du tissu pulmonaire , même autour des tubercules. Il ne présentait ni dépression extérieure , ni
endurcissement, ni cicatrice analogue à ce qui existait dans le poumon droit ; mais, à environ un pouce

de son sommet, qui adhérait aussi à la plèvre par quelques lames cellulaires, se trouvait une excavation légèrement anfractueuse, et capable de loger une amande revêtue de son écorce ligneuse. Cette excavation, entièrement vide, était tapissée par une membrane d'environ un quart de ligne d'épaisseur, lisse, égale, demi-transparente, et d'une consistance analogue à celle des cartilages, quoique plus souple. Cinq ou six tuyaux bronchiques s'ouvraient dans cette excavation, et leur membrane interne paraissait évidemment se continuer avec celle de la cavité. Le tissu pulmonaire, aux environs de cette excavation, était tout-à-fait sain et crépitant (1).

La disposition anatomique dont on vient de lire la description me semble être évidemment le résultat du rapprochement des parois d'une cavité ulcéreuse tapissée par une membrane demi-cartilagineuse. Le recollement n'a pu être complet, à raison de l'existence d'une petite partie de la matière tuberculeuse qui était restée encore dans l'excavation. Ce cas peut être regardé comme très-rare : il est le seul de son espèce que j'aie rencontré; mais il est assez commun de trouver dans diverses parties du poumon, et particulièrement dans le sommet du lobe supérieur, lieu où, comme l'on sait, se forment le plus souvent les excavations tuberculeuses, des lames ou des espèces de cloisons plus ou moins

______

(1) Cette excavation aurait donné infailliblement la pectoriloquie la plus évidente si on eût examiné la poitrine de ce malade.

étendues, formées par un tissu cellulaire condensé, quelquefois mêlé de portions fibreuses ou fibro-cartilagineuses qui contrastent singulièrement par leur blancheur avec le tissu pulmonaire, et qui présentent tout-à-fait l'aspect d'une cicatrice plongée dans ce tissu. Quelquefois, au lieu des lames dont il s'agit, on trouve des masses plus ou moins volumineuses de tissu cellulaire condensé, ou de tissu fibro-cartilagineux.

Assez ordinairement le tissu pulmonaire, aux environs de ces productions accidentelles, est imprégné d'une beaucoup plus grande quantité de matière noire pulmonaire que partout ailleurs, et quelquefois même il en prend entièrement la couleur. Il semble que le travail de la nature nécessaire pour le développement des productions accidentelles dans le poumon soit nécessairement accompagné d'une formation extraordinaire de cette matière noire, qui, ainsi que nous le dirons ailleurs, peut être regardée comme à-peu-près naturelle, et ne doit pas être confondue avec les mélanoses. Les parties le plus fortement colorées sont ordinairement plus flasques et moins crépitantes que dans l'état naturel. Dans quelques cas, ce tissu noirci et flasque se trouve entre-mêlé par lames ou par masses irrégulières avec les productions fibro-cartilagineuses, qui, à raison de leur demi-transparence, paraissent alors plus grises que ne le sont ordinairement les cartilages naturels. Enfin, il n'est pas rare de rencontrer dans les mêmes poumons des concrétions ostéo-terreuses, ou une matière crétacée de consistance de bouillie. Nous reviendrons sur cette

altération complexe en parlant des productions crétacées du poumon.

J'avais souvent observé ces dispositions sans trop
savoir à quoi les attribuer, et sans y attacher beaucoup d'importance ; mais depuis que des faits analogues à ceux qui ont été exposés ci-dessus m'eu-
rent fait concevoir la possibilité de la guérison des
cavités ulcéreuses du poumon, je pensai que la
nature avait peut-être plus d'une voie pour opérer
cette guérison, et que, dans certains cas, les excavations, après s'être débarrassées, par le ramollissement, l'expectoration ou l'absorption, de la matière tuberculeuse qu'elles contenaient, pouvaient
peut-être se cicatriser, comme les solutions de continuité des muscles ou de tout autre organe, par le
simple rapprochement de leurs parois, et sans le
développement préalable de la membrane demi-
cartilagineuse. J'examinai, en conséquence, avec
attention les poumons dans lesquels se trouvaient
des cloisons celluleuses ou des masses fibro-cartilagineuses de l'espèce de celles dont il s'agit. Dans
tous les cas, ces productions accidentelles me parurent pouvoir être regardées comme des cicatrices ;
et dans plusieurs, elles me parurent évidemment ne
pouvoir être prises pour autre chose.

Je trouvai que, dans tous les cas où ces cicatrices
existent, la surface du poumon présente, au point
où elles s'en rapprochent le plus, une dépression
plus ou moins marquée, et dont la surface est dure,
inégale, et creusée de sillons qui tantôt la divisent
en bosselures irrégulières, tantôt se réunissent à un
centre commun, de manière à imiter le froncement

d'une bourse. Des adhérences celluleuses existent ordinairement en ce point entre les plèvres costale et pulmonaire.

Ces dépressions se trouvent le plus souvent aux parties supérieure, postérieure ou externe du sommet du poumon. Lorsqu'elles sont très-profondes, il arrive quelquefois que le bord antérieur du poumon, attiré en haut et en arrière par la perte de substance et le resserrement subséquent que paraît avoir éprouvé l'intérieur de l'organe, se reporte sur le point déprimé, et le recouvre à-peu-près comme le cimier d'un casque. Le bord postérieur du poumon présente quelquefois la même disposition, mais d'une manière beaucoup moins marquée. (*Voy*. fig. 1 et 2, pl. III.)

Quelque ressemblance que ces dépressions aient avec des cicatrices, je ne pense pas que telle soit effectivement leur nature, et je les comparerais plutôt aux enfoncemens également froncés que l'on rencontre souvent à la surface d'un sein squirrheux, et qui dépendent aussi d'un travail intérieur de l'organe subjacent. La surface du poumon est ici attirée en dedans d'une manière inégale par le resserrement intérieur de l'organe, de même que la peau l'est dans certains points à la surface d'une tumeur cancéreuse.

En disséquant avec soin les poumons qui présentaient à leur surface des dépressions semblables, j'ai trouvé constamment, à une demi-ligne, une ligne ou deux lignes au plus de la surface de la dépression, une masse celluleuse, fibreuse ou fibro-cartilagineuse semblable à celles que je viens de

décrire. Le tissu pulmonaire compris dans cet espace est presque toujours flasque et non crépitant,
même lorsqu'il ne présente aucune trace d'engorgement et qu'il n'est point imprégné de matière
noire. Dans tout le reste du contour de ces productions accidentelles, au contraire, il est souvent parfaitement sain et crépitant.

En suivant les rameaux bronchiques dans les environs de ces masses, j'ai trouvé que ceux qui se
dirigent vers elles sont ordinairement dilatés. Dans
plusieurs cas, j'en ai trouvé qui venaient, ainsi que
quelques vaisseaux sanguins, aboutir à ces cicatrices
et s'y perdre en quelque sorte, de manière cependant que, quoiqu'oblitérés, on pouvait les suivre
encore à quelque distance à travers le tissu fibro-
cartilagineux, avec lequel ils ne faisaient plus qu'une
seule et même masse. Ce fait, dont la fig. 2, pl. II,
présente un exemple, me semble ne laisser aucun
doute sur la nature des masses dont il s'agit, et sur
la possibilité de la cicatrisation complète des ulcères des poumons. Il prouve en outre que quelquefois une bronche peut traverser une masse tuberculeuse, et par suite une excavation, sans être
détruite, cas très-rare, comme je l'ai dit au commencement de ce chapitre.

Les dépressions extérieures et froncées décrites
ci-dessus ne sont donc point elles-mêmes des cicatrices ; mais elles sont l'effet, en quelque sorte mécanique, d'une cicatrice réelle placée plus profondément dans le tissu pulmonaire.

Aucun trouble dans les fonctions n'annonce ordinairement l'existence de ces cicatrices, surtout

lorsqu'elles sont le plus parfaites et formées par un tissu tout-à-fait analogue aux tissus naturels de l'économie animale. J'ai observé seulement, sur quelques sujets dont l'histoire donnait lieu de soupçonner le développement d'une pareille cicatrice, que la respiration se faisait entendre avec moins de force dans le point où on pouvait en supposer ; mais quand la cicatrice est mêlée de beaucoup de matière noire, et surtout quand il s'y trouve des concrétions crétacées ou ostéo-terreuses, le malade conserve pendant long-temps, et quelquefois toute sa vie, un peu de toux et une expectoration muqueuse, demi-transparente, très-visqueuse, et mêlée de points noirs.

Le grand nombre de sujets chez lesquels on a trouvé, dans les hôpitaux de Paris, ces *froncemens* à la surface du sommet du poumon, depuis la publication de la première édition de cet ouvrage, a fait avancer à quelques médecins qu'ils ne dépendaient point d'une cicatrice intérieure. Le fait est cependant constant pour les cas que j'ai rapportés, et je n'ai jamais trouvé de cicatrice pulmonaire sans froncement de la surface correspondante du poumon. Quant aux cas dans lesquels on aperçoit un léger froncement sans trouver de cicatrice intérieure bien évidente, j'ai déjà dit qu'il faut beaucoup d'attention pour distinguer une cicatrice cellulaire, dans le tissu éminemment celluleux du poumon. Dans ce cas, comme dans tous ceux qui demandent quelqu'application, il est beaucoup plus aisé de ne pas voir que de vérifier le fait. Quant à la fréquence des froncemens dont il s'agit, elle est effectivement très-grande, car on en observe chez presque tous les phthisiques et sur un quart peut-être des autres sujets : mais je ne vois aucune raison de s'en étonner. Les tubercules du poumon emportent, à Paris, du quart au cinquième des hommes. Nous avons vu que cette affection marche souvent par éruptions successives, et que le sujet qui y succombe avait quelquefois triomphé de plusieurs attaques antérieures. D'un autre côté, le peu de gravité des symptômes généraux dans les cas où il n'existe qu'une ou deux masses tuberculeuses d'un volume moyen ou même assez considérable (celui d'une pomme d'api, par exemple), doit faire penser qu'un petit nombre de tubercules moins volumineux encore, peuvent se former, acquérir la grosseur d'une noisette, se ramollir, se vider dans les bronches et se cicatriser sans trouble notable dans la santé, ou avec un trouble si léger que le malade et le médecin ne peuvent s'en apercevoir. Il n'y a rien de plus commun que de trouver, à l'ouverture du corps de sujets qui ont succombé à des maladies étrangères aux organes thoraciques, un petit nombre de tubercules quelquefois assez volumineux, disséminés dans un tissu pulmonaire tout-à-fait sain d'ailleurs, et dont quelques-uns sont déjà ramollis ou excavés. Rien n'ayant, dans ces cas, annoncé l'existence des tubercules, on en doit, ce me semble, conclure que la même chose doit arriver souvent chez des individus tout-à-fait bien portans ; et alors le ramollissement de la matière tuberculeuse, et son évacuation soit par les bronches, soit par l'action des vaisseaux absorbans, doivent être suivis d'une cicatrice ordinairement trop petite et trop semblable par sa texture au tissu pulmonaire lui-même, pour qu'on puisse l'en distinguer facilement, et surtout au premier coup-d'œil et sans travail, comme voudraient le faire les gens qui portent dans une semblable recherche des préventions défavorables.

Les deux observations suivantes présenteront des exemples remarquables des cicatrices pulmonaires que je viens de décrire.

Obs. XXII. *Cicatrice celluleuse ancienne dans le poumon, chez un homme mort d'une pleurésie chronique et d'une péritonite aiguë.* — Un ancien notaire de Nantes, âgé de soixante-cinq ans, tombé dans l'indigence depuis plusieurs années, entra à l'hôpital Necker le 29 décembre 1817, ne se plaignant d'autre chose que d'une gêne de la respiration à laquelle il était sujet depuis long-temps et qu'il qualifiait d'asthme.

La percussion ne donnait aucun résultat, à raison de l'embonpoint excessif du sujet; la poitrine paraissait seulement résonner un peu moins sous la clavicule droite; mais la respiration, examinée à l'aide du cylindre, ne s'entendait nullement dans toute l'étendue du côté droit, et était au contraire *puérile* dans le côté gauche de la poitrine.

D'après ces symptômes, je regardai le malade comme atteint d'une pleurésie latente du côté droit. Le 4 décembre, je reconnus un léger œdème du tissu cellulaire sous-cutané du côté droit de la poitrine; et, en appliquant le cylindre dans le dos, je trouvai que la respiration s'y entendait un peu le long de la colonne vertébrale du côté droit, quoique moins bien que du côté gauche. Le malade toussait très-peu et ne crachait presque pas. Les jours suivans, il y eut quelque amélioration; l'oppression devint moindre, et l'on commença à entendre un peu la respiration, à l'aide du cylindre, au-dessous de la clavicule droite. La voix résonnait avec force au même point, et y offrait un caractère tremblant ou chevrotant qui fit ajouter à la feuille du diagnostic, *pectoriloquie très-douteuse* (1); mais ce phénomène disparut au bout de quelques jours.

Le 11 décembre, la poitrine résonnait évidemment mieux dans le même endroit, et la respiration s'y entendait aussi bien que de l'autre côté; mais elle n'existait pas plus bas que la troisième côte. Elle s'entendait assez bien entre la colonne vertébrale et l'omoplate. Le malade commença à expectorer quelques crachats opaques, jaunes et puriformes. Les jours suivans, il alla de mieux en mieux. Cependant l'œdème du côté persistait et gagnait l'extrémité supérieure; la main surtout était assez enflée. Le malade donnait de temps en temps quelques signes de démence plutôt que de délire.

Dans les premiers jours de janvier, il se trouva plus faible, et ne pouvait descendre de son lit sans éprouver une lipothymie. Il était d'ailleurs sans

______

(1) Ce phénomène, que je confondais encore avec la pectoriloquie, était l'*égophonie*. Si on l'eût cherché dans le dos, on l'y eût certainement trouvé, surtout vers l'angle inférieur et le bord interne de l'omoplate, et probablement aussi au bas de l'aisselle, à la hauteur où il existait antérieurement.

fièvre, et l'œdème ne faisait pas de progrès. Il ne se plaignait plus du tout de gêne de la respiration, quoique les signes donnés par le cylindre fussent toujours les mêmes. Pendant ce mois et le commencement du suivant, il maigrit beaucoup. Depuis son entrée à l'hôpital il avait une aversion constante pour les alimens et mangeait extrêmement peu. Le 11 février, l'état du malade était encore le même. Il déraisonnait plutôt qu'il ne délirait. Dans les points du côté droit où l'on pouvait entendre la respiration, on entendait une sorte de crépitation à la fin de l'inspiration. Le 14, il y avait un changement total dans le *facies* du malade. Le front était fortement ridé, et tous les traits semblaient tirés en haut (1). Le malade se plaignait d'une douleur aiguë dans l'abdomen. Il avait été toute la nuit précédente dans un état de véritable délire. D'après ces symptômes, je fis ajouter au diagnostic, *péritonite*. L'état de faiblesse du malade et la diète sévère qu'il observait depuis plus de deux mois ne permettaient pas de recourir aux saignées locales, qui d'ailleurs avaient été employées précédemment sans succès, ainsi que les exutoires de diverses espèces. Il mourut dans la journée.

Ouverture cadavérique faite vingt-quatre heures après la mort. — Pâleur générale, embonpoint médiocre. Infiltration des membres thoraciques, et surtout du côté droit.

____

(1) Signe pathognomonique d'une affection douloureuse de l'abdomen. (Voy. *Journal de Médecine*, etc., par MM. Corvisart, Leroux et Boyer, tom. IV, pag. 503.)

Le lobe gauche du cerveau était plus volumineux que le droit. Les circonvolutions cérébrales offraient un léger aplatissement à leurs parties moyenne et supérieure. L'arachnoïde était un peu infiltrée et épaissie çà et là dans des points correspondans aux scissures des circonvolutions du cerveau, ce qui la rendait un peu opaque et blanchâtre dans ces endroits. Les vaisseaux de la pie-mère étaient peu gorgés de sang. Les ventricules latéraux, de grandeur inégale, comme les lobes, contenaient environ deux onces de sérosité roussâtre, répartie inégalement dans chacun d'eux. La substance cérébrale était assez molle, humide. Il ne s'écoulait, à l'incision, que très-peu de gouttelettes de sang. La protubérance annulaire était beaucoup plus molle que dans l'état naturel. Le cervelet était aussi un peu mou.

La cavité de la plèvre droite contenait environ une pinte de sérosité un peu trouble, jaunâtre. Le poumon du même côté adhérait au diaphragme et à la partie inférieure de la paroi postérieure de la poitrine par un tissu cellulaire accidentel bien organisé, très-court et très-résistant. A la partie antérieure et moyenne du poumon, on trouva une fausse membrane de la largeur de la paume de la main, encore molle, opaque, jaunâtre, ayant, au premier coup-d'œil, l'aspect d'un crachat épais et puriforme et une consistance inférieure à celle de l'albumine à demi concrète. Cette fausse membrane était parcourue par de petits vaisseaux sanguins très-nombreux, et adhérait à la plèvre costale par une bride plus consistante, demi-transparente, dans laquelle

on voyait aussi un grand nombre de vaisseaux sanguins, et dont la texture approchait davantage de
celle du tissu cellulaire accidentel parfait. En haut
et en arrière, le poumon adhérait à la plèvre au
moyen d'une espèce de couenne albumineuse d'un
jaune de pus, très-consistante, parcourue par de
petits vaisseaux, et dont quelques parties, plus blanches, commençaient à se séparer en lames cellulaires.

Le tissu du poumon était assez crépitant dans sa
moitié supérieure, quoiqu'un peu infiltré de sérosité sanguinolente. Sa moitié inférieure présentait
un tissu plus compacte, d'une couleur rouge plus
foncée, et offrant par endroits des parties un peu
grenues à l'incision; elle était aussi gorgée de sang
et de sérosité, et moins crépitante que la partie supérieure.

Le poumon gauche adhérait par son sommet à la
plèvre costale, au moyen d'un tissu cellulaire accidentel ancien et bien organisé. A l'endroit où
cette adhérence avait lieu, se trouvait une dépression comme froncée, au centre de laquelle existait
une petite ossification. De ce point partait une traînée
de tissu cellulaire très-blanc, assez fortement condensé, mais qui, cependant, n'avait pas tout-à-fait
la consistance membraneuse. Cette sorte de traînée
avait environ un pouce de longueur sur six lignes
de largeur et trois ou quatre d'épaisseur inégale.
Des tuyaux bronchiques de la grosseur d'une plume
de corbeau ou un peu plus volumineux, se terminaient dans ce tissu cellulaire, dont la couleur blanche contrastait singulièrement avec la teinte grise du

tissu pulmonaire, et qui était évidemment une cicatrice. Ces rameaux bronchiques paraissaient oblitérés. Je fis mettre en réserve la pièce pour les suivre et les examiner à loisir; mais elle fut enlevée, par l'inadvertance d'un garçon d'amphithéâtre, avec d'autres débris anatomiques.

Le tissu du poumon était crépitant dans toute son étendue, et un peu infiltré de sérosité sanguinolente.

Il n'y avait de tubercules ni dans l'un ni dans l'autre poumon.

Le péricarde contenait quelques onces de sérosité limpide. Le volume du cœur était supérieur à celui du poing du sujet. Les parois du ventricule gauche avaient environ huit lignes d'épaisseur à l'origine des piliers, et six lignes à la base du ventricule; leur tissu était très-ferme; la cavité était très-petite. Le ventricule droit paraissait aussi un peu petit relativement au volume du cœur, et semblait en quelque sorte pratiqué dans l'épaisseur du gauche; ses parois étaient d'une épaisseur naturelle, et paraissaient par conséquent très-minces en comparaison de celles du gauche. Ces cavités étaient vides de sang : la gauche contenait une concrétion polypiforme qui s'étendait jusque dans les premières divisions de l'aorte (1).

A l'ouverture des parois abdominales, il s'écoula

-----

(1) Cet état du cœur est une hypertrophie très-caractérisée du ventricule gauche. Elle n'avait pas été soupçonnée, quoique les battemens du cœur eussent été explorés plusieurs fois. Cette absence des signes d'une maladie du cœur, portée

environ deux pintes de sérosité trouble, mêlée de flocons albumineux. Les intestins étaient médiocrement distendus par des gaz; on remarquait çà et là, sur leur bord libre, des fausses membranes molles, faciles à enlever, et une rougeur par plaques de différentes grandeurs, et formées par la réunion d'un grand nombre de petits points distincts. L'estomac était contracté près de l'orifice pylorique : en l'incisant, on trouva sa tunique musculeuse épaisse de deux lignes dans cet endroit et très-ferme, mais saine; sa tunique muqueuse ainsi que celle des intestins étaient saines. Le foie était un peu volumineux et graissait légèrement le scalpel. Les autres viscères contenus dans l'abdomen étaient sains.

OBS. XXIII. *Cicatrice fibro-cartilagineuse ancienne dans un poumon, chez un homme mort de péripneumonie.* — Un manœuvre âgé de soixante-deux ans, d'une forte constitution et d'un tempérament sanguin, toussait habituellement depuis cinq ans. Le 4 avril 1818, il fut pris, en travaillant, d'une douleur assez vive dans la partie latérale et inférieure gauche de la poitrine : bientôt cette douleur s'étendit à presque tout le côté gauche; la respiration devint difficile, haute et douloureuse; le malade ne pouvait se coucher sur le côté affecté. Cet état s'aggrava chaque jour. Il entra à l'hôpital

---

cependant à un assez haut degré, tient, ainsi qu'on le verra dans la quatrième partie de cet ouvrage, à ce que le malade n'a été examiné que pendant la durée d'une maladie qui gênait l'action des poumons.

Necker le 8 du même mois. Examiné le même jour, il présenta les symptômes suivans :

Embonpoint médiocre, pâleur générale, pommette gauche légèrement colorée, lèvres bleuâtres, gonflement des jugulaires externes, pouls faible et fréquent, respiration courte, haute, douloureuse, et se faisant la bouche très-ouverte ; toux peu fréquente et par quintes ; expectoration très-visqueuse, spumeuse, demi-transparente, peu abondante, et mêlée de quelques crachats jaunes et opaques.

La poitrine, percutée, rendait un son assez bon à droite, moindre à gauche. L'examen de la respiration par le cylindre donnait une différence beaucoup plus marquée, car on ne l'entendait nullement dans presque toute l'étendue du côté gauche, tandis qu'à droite elle était assez forte et accompagnée de râle et d'une sorte de sifflement. Les battemens du cœur étaient fréquens et assez réguliers. Les contractions des ventricules donnaient un son très-obtus et une impulsion peu forte ; celles des oreillettes étaient accompagnées d'un son assez clair ; on entendait bien ces dernières sous les clavicules. La pâleur du malade et la toux à laquelle il était sujet depuis long-temps devant faire soupçonner l'existence de tubercules dans les poumons, on chercha la pectoriloquie dans plusieurs points sans pouvoir la trouver : on n'examina pas, sous ce rapport, le sommet de l'épaule, l'état du malade ne permettant pas de longues recherches.

D'après ces données, on établit provisoirement le diagnostic suivant : *pleuro-pneumonie du côté gauche. Tubercules ? Légère dilatation du cœur?*

Le malade mourut dans la nuit suivante.

Ouverture du cadavre faite trente-six heures après la mort. — Cadavre de cinq pieds un pouce, muscles développés, pâleur générale. La poitrine, percutée, rendait un son assez clair antérieurement.

Le crâne ne fut pas ouvert.

La cavité gauche du thorax était plus vaste que la droite.

Le poumon droit adhérait à la plèvre dans toute son étendue par un tissu cellulaire bien organisé, abondant, et évidemment d'ancienne date. Au sommet du poumon, l'adhérence était beaucoup plus intime, et avait lieu au moyen d'une substance blanche et fibro-cartilagineuse qui faisait corps avec le poumon, et embrassait son sommet en formant une sorte de calotte épaisse de plus de trois lignes au centre. Cette épaisseur diminuait graduellement vers la circonférence, jusqu'à la hauteur de la seconde côte, où la calotte dont il s'agit finissait en se confondant avec la plèvre pulmonaire.

Le poumon, très-crépitant antérieurement, l'était très-peu en arrière, et présentait dans ses deux tiers postérieurs un tissu flasque, très-mou, et fortement infiltré de sang très-liquide, comme séreux, et à peine spumeux. Ce poumon était marbré d'un assez grand nombre de taches formées par la matière noire pulmonaire. Le sommet du lobe supérieur présentait une disposition tout-à-fait remarquable : jusqu'à la hauteur de la deuxième côte, il offrait un tissu très-ferme et nullement crépitant : cette disposition dépendait de la présence d'une masse fibro-cartilagineuse de la grosseur d'une noix et de forme irrégulièrement conique, qui était, en cet endroit, plongée dans le tissu pulmonaire, auquel elle adhérait intimement et par continuité de substance. Cette masse, d'un blanc brillant et opaque, contrastait singulièrement avec le tissu pulmonaire, qui, en cet endroit, contenait beaucoup plus de matière noire que partout ailleurs. La couche de ce tissu qui séparait la masse dont il s'agit de la calotte décrite ci-dessus, était épaisse d'une à deux lignes, suivant les endroits, tout-à-fait noire, et ne contenait pas une bulle d'air, quoique sa texture fût encore très-reconnaissable. Incisée dans divers sens, la masse fibro-cartilagineuse présentait tout-à-fait l'aspect d'une cicatrice ; on y distinguait, dans un ou deux points très-peu étendus, une texture plus molle, analogue à celle du tissu cellulaire. Ces points étaient infiltrés d'une sérosité transparente.

Plusieurs tuyaux bronchiques venaient se perdre et s'oblitérer dans cette masse. Deux, entre autres, aussi gros qu'une plume d'oie, se rendaient à sa partie inférieure, et se terminaient là en formant un cul-de-sac. L'un d'eux pouvait être suivi, jusqu'à une distance d'un demi-pouce, dans la masse cartilagineuse. Immédiatement après avoir formé le cul-de-sac indiqué ci-dessus, dont le diamètre avait au moins deux lignes, et dont la membrane muqueuse était d'un rouge très-intense, ce rameau se rétrécissait tout-à-coup en entrant dans la tumeur, de manière à égaler à peine le volume d'une plume de corbeau. Il ne présentait plus de cavité, et acqué-

rait une blancheur et une texture tout-à-fait semblables à celles de la tumeur, dont il se distinguait cependant très-bien par la direction de ses fibres. Une
légère nuance dans la couleur de ces mêmes fibres
faisait reconnaître encore dans le faisceau formé par
le rameau bronchique oblitéré les parois de ce tube
et la place qu'avait occupée sa cavité. (*Voyez* pl. ii,
fig. 3.)

Le poumon gauche adhérait, ainsi que le droit, à
la plèvre dans toute son étendue ; il avait un volume d'un tiers plus grand que celui du côté opposé; son quart antérieur et son sommet étaient crépitans. Vers le sommet se trouvait une petite excavation capable de contenir une noisette, tapissée
par une membrane grise, mince, demi-transparente,
de consistance demi-cartilagineuse, et à travers laquelle on apercevait la matière noire, qui était très-
abondante dans toute la partie crépitante du poumon. Cette excavation contenait une petite quantité de matière tuberculeuse friable et de consistance de fromage mou. Le tissu pulmonaire au
milieu duquel elle était placée était parfaitement
crépitant.

Vers l'origine des bronches se trouvait un seul
tubercule de la grosseur d'un grain d'orge, ramolli
à consistance de fromage mou, et entouré d'une
membrane ferme, grisâtre et demi-transparente,
de la nature des demi-cartilages ou cartilages im-
parfaits.

Dans ses trois quarts postérieurs, ce poumon offrait une consistance semblable à celle du foie. Incisée dans toute sa longueur, la portion ainsi durcie

laissait suinter une médiocre quantité de sérosité mêlée de pus très-reconnaissable et d'un peu de sang. Le tissu pulmonaire, durci, très-rouge par endroits, simplement rougeâtre dans d'autres, légèrement jaunâtre dans les lieux les plus infiltrés de pus, rendu grisâtre ou même noirâtre dans des parties assez étendues, par une espèce d'exhalation diffuse de la matière noire pulmonaire, et piqueté çà et là de petits points noirs formés par la même matière, offrait tout-à-fait l'aspect de certains granits. Abstergée avec un linge et examinée à contre-jour, la surface des incisions paraissait grenue.

La base du poumon gauche, qui adhérait au diaphragme par toute l'étendue de son bord, en était séparée au centre par une couche de matière albumineuse opaque, d'un jaune citrin et de consistance de blanc d'œuf cuit. Cette couche était divisée en deux lames, dont l'une tapissait la plèvre pulmonaire, et l'autre la plèvre diaphragmatique; elles étaient unies par un grand nombre de lames transversales de même nature, qui présentaient déjà la disposition des lames du tissu cellulaire et étaient séparées par une sérosité citrine. Au-dessous de cette couche albumineuse, qui s'enlevait facilement, on voyait la plèvre pulmonaire rougie.

La surface interne du péricarde présentait, à l'endroit de son adhérence au diaphragme, dans une étendue d'environ un pouce carré, une rougeur intense formée de petits points distincts quoique très-rapprochés. Le péricarde contenait deux ou trois flocons albumineux demi-concrets, et environ deux onces de sérosité fortement sanguinolente. Le cœur

surpassait en volume le poing du sujet ; on remarquait sur sa face antérieure une plaque blanche, de
nature celluleuse , et de la grandeur de l'ongle.

L'oreillette droite et son appendice étaient fortement distendues par une concrétion polypiforme
qui s'étendait jusque dans le ventricule du même
côté , et était fortement intriquée dans ses colonnes
charnues. Ce ventricule était plus vaste que dans l'é-
tat naturel ; ses parois avaient à-peu-près leur épaisseur ordinaire ; mais leur tissu était jaunâtre , pâle et
flasque.

Le ventricule et l'oreillette gauches étaient vides.
Le premier était évidemment dilaté ; ses parois avaient
au plus quatre à cinq lignes d'épaisseur, et leur tissu
présentait le même état de ramollissement et de pâleur que celui du ventricule droit.

Les intestins étaient peu distendus par des gaz.
L'estomac était vide , et présentait , vers la partie
moyenne de sa grande courbure, une plaque de la
grandeur de la main, d'une rougeur assez marquée,
et qui ne disparaissait pas en raclant la membrane
muqueuse. Le reste du tube intestinal, ainsi que les
autres viscères de l'abdomen, n'offraient rien de remarquable.

Les observations que l'on vient de lire prouvent,
ce me semble , que les tubercules du poumon ne
sont pas, dans tous les cas, une cause nécessaire et
inévitable de mort ; et qu'après que leur ramollissement a formé dans l'intérieur du poumon une cavité ulcéreuse , la guérison peut avoir lieu de deux
manières : ou par la conversion de l'ulcère en une

fistule tapissée, comme toutes celles qui peuvent exister sans compromettre la santé générale, par une membrane tout-à-fait analogue aux tissus de l'économie animale saine ; ou par une cicatrice plus ou moins parfaite, et de nature celluleuse, fibro-cartilagineuse, ou demi-cartilagineuse. La nature tout-à-fait semblable des excavations observées chez les malades qui font le sujet des observations XVIIe, XVIIIe, XIXe, XXIe et XXIIe, ne permet pas de douter qu'elles n'aient eu la même origine, et qu'elles n'aient été produites par le ramollissement de tubercules autrefois contenus dans leurs cavités. La femme qui fait le sujet de l'observation XVIIe pouvait être regardée comme tout-à-fait guérie, puisqu'il n'existait plus de tubercules dans le poumon. On peut en dire autant du sujet de l'observation XXIIIe, puisqu'il n'existait plus chez lui qu'un seul et très-petit tubercule. Les malades des observations XVIIIe, XIXe et XXIe auraient eu sans doute des récidives, parce qu'il existait chez eux des tubercules crus ou miliaires qui se seraient nécessairement développés par la suite ; mais ce développement eût pu n'arriver que dans un temps fort éloigné, et laisser encore aux malades l'espérance d'une longue vie. Bayle a observé, avec raison, que les tubercules crus, et surtout les tubercules miliaires, existent souvent pendant un grand nombre d'années sans altérer la santé d'une manière grave.

Si l'on eût pu obtenir des renseignemens sur les maladies antérieures des sujets de ces observations, on eût appris sans doute que tous avaient éprouvé, à une époque quelconque, ou une toux de longue durée, ou un catarrhe grave, ou même une maladie prise long-temps pour la phthisie pulmonaire, et terminée par une guérison inespérée.

Ces notions nous manquent. Quelque soin que l'on mette à interroger les malades, il est très-difficile, dans les hôpitaux surtout, d'obtenir des renseignemens exacts et complets sur les maladies antérieures qu'ils peuvent avoir éprouvées, lorsqu'ils n'imaginent pas eux-mêmes qu'il peut y avoir quelque relation de dépendance entre ces maladies et celle qu'ils éprouvent actuellement.

A défaut de ces renseignemens, on peut au moins remarquer que les faits dont il s'agit rendent parfaitement raison de la marche en quelque sorte intermittente de certaines phthisies, et des guérisons extraordinaires qui ont lieu dans d'autres. Ce n'est pas que je veuille nier que, dans certains cas, la phthisie puisse être complètement simulée par une simple affection catarrhale, et sans qu'il existe aucun tubercule dans le poumon. Je rapporterai plus bas un exemple d'une semblable affection; mais ce cas est très-rare, et le fait dont il s'agit est le seul qui se soit jamais présenté à moi. L'ouvrage de Bayle en contient deux autres également vérifiés par l'autopsie (1).

Les exemples de fistules et de cicatrices pulmonaires, au contraire, sont extrêmement communs : je n'en ai rapporté qu'un petit nombre et je les ai choisis parmi mes observations récentes, parce qu'ayant porté depuis quelque temps une attention

---

(1) *Op. cit.*, obs. XLVIII et XLIX.

plus particulière sur ce point d'anatomie pathologique, j'ai pu observer et décrire ces faits avec plus
d'exactitude; mais j'avais eu antérieurement occasion
de rencontrer assez fréquemment des dispositions
semblables, et je les ai même décrites en partie ailleurs (1). Je puis assurer que quiconque se livrera
d'une manière assidue à des recherches d'anatomie
pathologique dans un hôpital, ne passera pas six
mois sans rencontrer des cicatrices et des fistules
pulmonaires.

Ces dispositions se présenteront souvent avec des
caractères très-variés. Il serait aussi difficile que superflu d'essayer de les décrire tous. Je dois seulement ajouter à ce que j'en ai déjà dit, que le développement du tissu cartilagineux accidentel paraît
être le moyen qu'affecte particulièrement la nature
pour remédier aux destructions produites par les
tubercules excavés, et que souvent elle semble produire cette substance réparatrice avec une abondance en quelque sorte exubérante. Ainsi, outre
la cicatrice qui remplace une excavation formée
dans le lobe supérieur du poumon, et voisine de
sa surface, on trouve quelquefois le sommet de ce
poumon enveloppé d'une calotte cartilagineuse
(Obs. xxiii), qui semble être un moyen employé par
la nature pour empêcher l'effusion de la matière
tuberculeuse dans la plèvre. Dans d'autres cas, le
kyste qui forme les parois d'une fistule cartilagineuse offre une épaisseur inégale, d'un demi-pouce

____

(1) *Dictionnaire des Sciences médicales*, art. Cartilages
accidentels.

à un pouce, et une cavité très-petite, en sorte que la nature médicatrice semble avoir hésité entre le choix d'une fistule et celui d'une cicatrice pleine. (*Voy*. fig. 2, pl. iii.). Très-souvent le développement de ces cartilages accidentels est accompagné ou suivi d'une production abondante de phosphate calcaire dans le voisinage. Il est rare cependant que les kystes fistuleux s'ossifient, quoique j'en aie rapporté plus haut un exemple; mais ils contiennent fréquemment du phosphate calcaire terreux et humide. Plus souvent encore le tissu pulmonaire est infiltré de la même substance, plus ou moins sèche et mêlée de matière noire, dans les points occupés précédemment par des tubercules. Quelquefois on trouve de petits tubercules peu nombreux produits d'une éruption primitive, dont quelques-uns sont crus ou ramollis à divers degrés, et d'autres plus ou moins complètement détruits par l'absorption et remplacés par du phosphate calcaire à l'état terreux ou ostéopétré, qui semble avoir été exhalé à mesure que la matière tuberculeuse était absorbée.

Les guérisons momentanées qui ont lieu chez certains phthisiques s'expliquent facilement par la cicatrisation d'un tubercule ramolli, et le ramollissement consécutif de tubercules qui étaient encore crus à l'époque de la guérison du premier. On conçoit, par exemple, que le Polonais dont l'histoire a été rapportée ci-dessus, s'il n'eût été emporté par une affection cérébrale intercurrente, eût pu, après la cicatrisation complète de l'excavation existant au poumon droit, jouir pendant plusieurs années d'une santé assez parfaite, ou troublée tout au plus par la toux avec expectoration pituiteuse que déterminent ordinairement les tubercules miliaires (1); mais le développement de ces tubercules eût nécessairement ramené tôt ou tard les symptômes de la phthisie. J'ai eu occasion de voir, en 1814, un exemple remarquable de ces guérisons momentanées de la phthisie.

Obs. XXIV. *Phthisie pulmonaire suspendue dans sa marche, et en apparence guérie.* — Une jeune dame vint à Paris dans le dessein d'y chercher des secours contre une maladie pour laquelle elle avait déjà employé un grand nombre de remèdes en province. M. Récamier et moi fûmes consultés par elle. Elle présentait tous les signes de la phthisie pulmonaire : toux fréquente, crachats puriformes, amaigrissement considérable, fièvre hectique, sueurs nocturnes. Plusieurs glandes lymphatiques du cou étaient dures et tuméfiées. A ces symptômes se joignait, depuis quelques jours, une diarrhée assez forte. Nous conseillâmes quelques astringens, les bains sulfureux et l'usage du lait d'ânesse. Ces moyens furent suivis d'un succès tellement prompt, qu'au bout de deux mois les forces, l'embonpoint et la fraîcheur étaient redevenus ce qu'ils étaient avant la maladie. La toux avait tout-à-fait disparu; le volume des glandes cervicales avait diminué de moitié, et la malade retourna chez elle dans un état de santé parfait. Elle passa très-bien l'hiver; mais au mois d'avril la toux et tous les symptômes de la

_____

(1) Voyez *Recherches*, *etc.*, par Bayle, pag. 26.

phthisie reparurent, firent des progrès rapides, et la malade succomba vers la fin de l'été.

Les exemples de guérison momentanée, et cependant aussi parfaite, sont rares dans la phthisie pulmonaire; mais il ne l'est pas autant de voir des sujets qui vivent un grand nombre d'années avec tous les symptômes de la phthisie, éprouvant alternativement des convalescences imparfaites et des rechutes plus ou moins graves. C'est principalement ce cas que Bayle avait en vue lorsqu'il disait que la phthisie peut quelquefois durer quarante ans (1). Je pense qu'il doit être attribué au ramollissement successif de plusieurs tubercules et à leur conversion en fistules pulmonaires, tandis que les guérisons momentanées plus parfaites et avec cessation totale de la toux me paraissent dues à la formation d'une cicatrice fibreuse ou fibro-cartilagineuse. En effet, les cas de ces deux espèces que j'ai le mieux observés jusqu'à présent me paraissent donner les résultats suivans : la guérison des tubercules par la formation d'une fistule demi-cartilagineuse laisse assez ordinairement après elle un catarrhe chronique plus ou moins intense et accompagné d'une expectoration quelquefois assez abondante; les cicatrices, au contraire, ne produisent guère d'autre incommodité qu'une toux sèche, rare et peu forte, et souvent même n'en occasionent point du tout, surtout lorsque leur texture se rapproche beaucoup des tissus naturels de l'économie, et particulièrement du tissu cellulaire ou des fibro-

(1) Voyez *Recherches*, etc., par Bayle, pag. 43.

cartilages. Lorsqu'au contraire le tissu de la cicatrice est d'une nature moins parfaite et plus éloignée de celle des tissus sains de l'économie animale, et qu'elle est mêlée de beaucoup de matière noire pulmonaire, comme on le voit dans l'observation XXIIIe, il reste une toux habituelle, sèche ou accompagnée d'expectoration pituiteuse, et un état de cachexie morbide, même après la destruction complète des tubercules.

Si on réfléchit que le développement des tubercules dans le poumon paraît être ordinairement le résultat d'une diathèse générale, que souvent on en trouve en même temps dans les parois des intestins, où ils déterminent des ulcères, et, par une suite nécessaire, la diarrhée colliquative; et que, dans certains cas enfin, les glandes lymphatiques, la prostate, les testicules, les muscles, les os, etc., en contiennent également, on sera sans doute porté à croire que la guérison la plus parfaite d'une phthisie pulmonaire ne peut être que momentanée. Mais en admettant les conséquences les plus fâcheuses que l'on peut tirer de ces cas extrêmes, et rares au reste, eu égard au grand nombre de phthisiques, il n'en restera pas moins constant que, dans beaucoup de cas de phthisie pulmonaire, on peut encore concevoir, d'après les exemples que nous avons rapportés, l'espérance d'une guérison réelle, ou au moins d'une suspension dans les accidens qui en est presque l'équivalent, puisque le malade peut être rendu à un état de santé assez parfait pour remplir toutes les fonctions de la vie civile, et pendant plusieurs années, avant que le développement des tubercules restés dans l'état de crudité détermine une nouvelle et dernière attaque de phthisie.

Enfin, quoique la plupart des sujets chez lesquels j'ai rencontré des fistules ou des cicatrices pulmonaires portassent des tubercules à différens degrés de développement, et par conséquent une cause nécessaire, quoique peut-être encore éloignée, du retour de la maladie, cependant j'ai trouvé aussi les mêmes traces de guérison chez beaucoup de sujets qui n'offraient plus de tubercules, ni dans les poumons ni dans aucun autre organe : les observations XVIIe et XXIIIe en offrent des exemples. On supposera peut-être que, chez ces deux sujets, les cicatrices ou fistules pulmonaires pouvaient être dues à de véritables abcès, résultat de l'inflammation du poumon, et non pas à des tubercules ; mais cette supposition serait tout-à-fait gratuite. Lorsqu'on fait habituellement des ouvertures de cadavres, on peut suivre pour ainsi dire jour par jour la formation des membranes demi-cartilagineuses à la surface des ulcères tuberculeux ; et, d'un autre côté, la formation d'une collection de pus ou d'un véritable abcès par suite d'inflammation dans le tissu pulmonaire, quoiqu'elle ne soit pas tout-à-fait impossible, est tellement rare, comme nous l'avons dit, qu'elle ne peut nullement rendre raison d'une chose aussi commune que les fistules et les cicatrices dont il s'agit.

Ces considérations doivent porter à ne pas perdre toute espérance dans les cas de phthisie pulmonaire dans lesquels la percussion et l'exploration par le cylindre indiquent que la plus grande partie du poumon est encore perméable à l'air; et, dans des circonstances semblables, quoique l'on puisse prononcer avec certitude qu'un malade pectoriloque a une excavation ulcéreuse dans le poumon, on pourrait quelquefois se tromper en assurant qu'il succombera.

On peut même dire, en général, que quand les crachats sont jaunes et opaques, l'amaigrissement considérable, la fièvre hectique très-intense, et en un mot les symptômes ordinaires de la phthisie très-prononcés, on doit les regarder en quelque sorte comme d'un moins fâcheux augure lorsque la pectoriloquie est en même temps manifeste, que lorsqu'ils existent sans ce phénomène : car, dans le premier cas, on peut les attribuer aux efforts de la nature pour le ramollissement et l'évacuation de la matière tuberculeuse, et espérer qu'ils cesseront quand l'excavation sera tout-à-fait vide, si d'ailleurs la plus grande partie du poumon paraît saine d'après le résultat de l'exploration de la respiration. Dans le second cas, au contraire, on doit penser qu'il existe un grand nombre de tubercules, puisqu'ils déterminent des effets généraux et très-graves avant que leur ramollissement soit assez avancé pour produire des cavités ulcéreuses.

Je regrette le défaut de renseignemens sur les maladies qui avaient produit les cicatrices ou fistules pulmonaires observées chez les malades des observations XVII⁰, XVIII⁰, XIX⁰, XXI⁰, XXII⁰ et XXIII⁰; mais, à défaut, je puis rapporter deux observations qui, avec la XX⁰, présenteront en quelque sorte la contre-partie des précédentes : ce sont celles

de deux hommes qui ont été bien évidemment atteints de la phthisie pulmonaire, et qui jouissent
depuis plusieurs années d'une santé parfaite.

Obs. XXV. *Phthisie pulmonaire tuberculeuse
guérie.* — M. G... Anglais, détenu à Paris comme
prisonnier de guerre, âgé d'environ trente-six ans,
d'une haute stature, d'une assez forte constitution,
d'un tempérament lymphatico-sanguin, éprouva,
au commencement de septembre 1813, une hémoptysie assez abondante, suivie d'abord d'une toux
sèche, et, au bout de quelques semaines, de l'expectoration de crachats jaunes et puriformes. A ces
symptômes se joignait une fièvre hectique bien prononcée, une dyspnée considérable et des sueurs
nocturnes abondantes. L'amaigrissement faisait des
progrès rapides, et les forces diminuaient dans la
même proportion. La poitrine résonnait bien dans
toute son étendue, excepté sous la clavicule et l'aisselle droites. L'hémoptysie reparaissait de temps en
temps, mais avec une abondance médiocre. Dans
le courant de décembre, il se manifesta une diarrhée
qui ne fut modérée qu'avec beaucoup de peine par
l'opium et les substances gommeuses. Au commencement de janvier, le malade était arrivé à un degré de marasme et d'affaiblissement tel qu'on pouvait s'attendre chaque jour à le voir succomber.
MM. Hallé et Bayle, qui le virent en consultation,
en portèrent, ainsi que moi, ce jugement.

Le 15 janvier 1814, le malade éprouva une
quinte de toux plus forte qu'à l'ordinaire; et, après
avoir rendu quelques crachats de sang presque pur,

il expectora une masse de consistance ferme et de la grosseur d'une petite noisette. Je fis laver cette masse, et je vis qu'elle était composée de deux substances très-distinctes, l'une jaune, opaque, de consistance de fromage, un peu friable, mais cependant encore assez ferme. Cette matière, qui formait à-peu-près les trois quarts de la masse, était facile à reconnaître au premier coup-d'œil pour un tubercule qui avait éprouvé un premier degré de ramollissement. L'autre substance était grisâtre, demi-transparente, très-ferme dans certains points, molle, flasque et rougeâtre dans d'autres, et ressemblait entièrement à un petit morceau de tissu pulmonaire en partie imprégné ou infiltré de la matière grise des tubercules commençans et dans l'état d'endurcissement enfin que l'on rencontre autour des masses tuberculeuses un peu volumineuses et des excavations ulcéreuses. D'après cet accident et l'état général du malade, je ne doutai pas qu'il ne dût succomber dans quelques jours, et peut-être dans quelques heures. L'amaigrissement était porté au dernier degré, et depuis près de trois semaines le malade ne pouvait plus se soutenir sur ses jambes, même quelques instans. Sa pesanteur spécifique même était tellement diminuée qu'à cette époque, quoiqu'il eût près de six pieds, un homme de force moyenne a pu le transporter sans peine, sur les deux mains tendues et sans l'embrasser, de son fauteuil à son lit.

Il resta dans le même état jusqu'à la fin de janvier. Au commencement de février, les sueurs et le dévoiement cessèrent spontanément, et, contre toute espérance, l'expectoration diminua notablement ; le pouls, qui jusqu'alors passait habituellement cent vingt pulsations, tomba à quatre-vingt-dix ; l'appétit, nul depuis le commencement de la maladie, reparut peu de jours après ; le malade put faire quelques pas dans sa chambre ; bientôt l'amaigrissement diminua, et, vers la fin du mois, tout annonçait une véritable convalescence. Dans le courant de mars, la toux cessa entièrement, l'embonpoint revint graduellement, les muscles reprirent leurs formes, le malade put monter à cheval et même faire d'assez longues courses. Au commencement d'avril, il était parfaitement rétabli.

Depuis cette époque M. G...... a presque continuellement voyagé. Il a parcouru successivement la France, l'Italie et l'Allemagne, revenant de temps en temps à Paris ou à Londres, et changeant ainsi quelquefois de climat d'une manière brusque ; vivant habituellement d'une manière assez sobre et assez régulière, mais se laissant entraîner de temps en temps à des parties de plaisir que, parmi ses compatriotes, les hommes de bonne compagnie ne s'interdisent pas toujours, et qu'en France on appellerait des orgies. Il n'a pas éprouvé la moindre rechute et il ne tousse jamais.

Se trouvant à Paris au mois de mars 1818, il me consulta de nouveau pour une légère affection bilieuse. Je profitai de l'occasion pour examiner sa poitrine à l'aide du cylindre : je trouvai que la respiration était beaucoup moins sensible dans tout le sommet du poumon droit, jusqu'à la hauteur de la troisième côte, que dans le reste de la poitrine. Cette partie cependant résonne aussi bien que le côté opposé, et il n'y a point de pectoriloquie. D'après ces signes, je pense que l'excavation d'où est sorti le fragment de tubercule décrit ci – dessus a été remplacée par une cicatrice cellulaire ou fibro-cartilagineuse. L'absence totale de la toux, de la dyspnée et de l'expectoration, depuis si long-temps, ne permet guère de soupçonner qu'il puisse exister chez lui d'autres tubercules, et je pense, en conséquence, qu'il est parfaitement guéri.

En 1824, il a été examiné à Rome par le docteur Clarke, médecin anglais, qui y exerce la médecine avec beaucoup de distinction, et qui l'a reconnu pour le sujet de l'observation que l'on vient de lire. Je l'ai revu moi-même à Paris dans le cours de la même année, et je l'ai trouvé dans le même état qu'en 1818.

Obs. XXVI. *Phthisie pulmonaire guérie.* — M. Bayle a consigné dans ses Recherches sur la phthisie pulmonaire (1) une observation que je lui avais communiquée, et dont le sujet, après avoir éprouvé aussi tous les symptômes d'une phthisie pulmonaire parvenue au dernier degré, a parfaitement guéri par le changement d'air et l'habitation des bords de la mer. La guérison de la phthisie nous paraissant impossible, nous pensions, M. Bayle et moi, que sa maladie avait été un catarrhe chronique, et l'observation est ainsi intitulée. J'ai acquis depuis la certitude qu'il y avait eu chez ce malade quelque

____

(1) *Op. cit.*, obs. LIV, pag. 411.

chose de plus qu'un catarrhe. J'ai eu occasion de le revoir en 1818 : j'ai exploré sa poitrine avec le cylindre ; j'ai trouvé que la respiration s'entend parfaitement chez lui dans toute l'étendue de cette cavité, excepté au sommet du poumon droit, où elle manque totalement jusqu'à la hauteur de la deuxième côte. Je regarde en conséquence comme certain que cette partie du poumon a été le siége d'une excavation ulcéreuse qui a été remplacée par une cicatrice pleine et solide. Cet état paraît n'influer en rien sur la santé du sujet. M. D*** est aujourd'hui substitut du procureur du Roi dans une cour royale. Depuis plusieurs années, il porte fréquemment la parole, et il parle souvent plus d'une heure de suite sans en être aucunement fatigué. Il éprouve quelquefois une petite toux sèche, surtout aux changemens de temps ; mais il s'enrhume très-rarement.

Je termine ici ce que j'avais à dire sur la possibilité de la guérison dans la phthisie pulmonaire. J'espère qu'on me pardonnera la longueur de cet article en faveur de l'importance du sujet. Les questions que je viens d'examiner ne sont pas d'ailleurs étrangères au sujet principal de mon ouvrage; car il suit des divers rapprochemens que j'ai été amené à faire que l'exploration par le cylindre est le meilleur moyen de reconnaître, dans tous les cas, un mal variable dans ses symptômes et dans sa gravité même. Quant aux faits particuliers que j'ai rapportés pour prouver la possibilité de la guérison de la phthisie pulmonaire, je pense que tout observateur attentif et qui voudra employer les mêmes moyens que moi, c'est-à-dire l'auscultation médiate et l'ouverture des cadavres, en rencontrera fréquemment de semblables. Tout me porte à croire que ces cas sont extrêmement communs. Les exemples que j'ai rapportés se sont offerts à moi dans l'espace de quelques mois ; et dans le même temps, ou depuis, j'en ai vu beaucoup d'autres.

Je ne crois pas pouvoir attribuer cette circonstance à une réunion fortuite de cas rares de leur nature, mais bien plutôt à la fréquence de ces cas. J'ai déjà dit que j'avais rencontré assez souvent autrefois des dispositions semblables, sans y faire grande attention ; et, dans les sciences naturelles, lorsque l'attention n'est pas spécialement dirigée vers un objet, on peut le voir tous les jours sans le connaître. Un jardinier sait rarement distinguer la dixième partie des plantes qui croissent sur le sol qu'il cultive ; et, pour prendre un point de comparaison dans la science même dont il s'agit, un anatomiste peut n'entendre rien aux altérations organiques du corps humain, quoiqu'il les aperçoive tous les jours en suivant des vaisseaux ou des filets de nerfs ; et je puis attester, d'après ma propre expérience, qu'on peut oublier en partie l'anatomie descriptive quoiqu'on ouvre tous les jours des cadavres.

Au reste, la guérison dans les cas de phthisie pulmonaire où l'organe n'a pas été entièrement envahi ne présente, ce me semble, aucun caractère d'impossibilité, ni sous le rapport de la nature du mal, ni sous celui de l'organe affecté ; car les tubercules du poumon ne diffèrent en rien de ceux qui, placés dans les glandes, prennent le nom de *scro-*

phules, et dont le ramollissement est, comme on le sait, suivi très-souvent d'une guérison parfaite. D'un autre côté, la destruction d'une partie du tissu pulmonaire n'est point un cas mortel de sa nature, puisque les plaies même de cet organe guérissent assez souvent malgré la complication fâcheuse qu'y ajoute nécessairement l'ouverture des parois thoraciques et l'introduction de l'air dans la plèvre.

ARTICLE III.

Causes occasionelles de la Phthisie pulmonaire.

Nous avons déjà examiné la question de savoir si la phthisie est une suite de l'inflammation de quelqu'une des parties constitutives du poumon, et nous l'avons résolue par la négative. Le froid passe encore généralement pour être une des causes occasionelles les plus puissantes de la phthisie pulmonaire, et il est certain que la phthisie est extrêmement communedans le nord de l'Europe et de l'Amérique: mais il est à remarquer que, dans ces pays, les hommes souffrent plus rarement du froid que dans les climats plus tempérés, parce que la rigueur constante des hivers les oblige à se mieux vêtir et à mieux chauffer leurs maisons; d'un autre côté, la phthisie pulmonaire est très-rare chez les habitans des montagnes élevées et particulièrement des Alpes, qui ont cependant à supporter des hivers aussi longs et aussi rigoureux que ceux du nord de l'Europe. La phthisie est encore très-commune dans les pays tempérés, comme la France, le nord de l'Espagne, de l'Italie et de la Grèce. Elle paraît un peu moins fréquente dans les parties les plus méridionales de l'Europe, et moins encore dans les régions situées entre les tropiques ; mais il est à remarquer que, pour ces dernières, les lieux qui nous sont le mieux connus sont situés sur le bord de la mer, et nous verrons tout-à-l'heure qu'il y a une très-grande différence à cet égard entre les côtes et l'intérieur des terres. On doit observer, en outre, que les calculs de fréquence de la phthisie n'ont guère porté jusqu'ici que sur les cas de phthisie manifeste, et que cette maladie est très-souvent latente. Il serait possible que l'anatomie pathologique, plus généralement cultivée, donnât pour résultat que la phthisie pulmonaire est plus souvent manifeste dans les pays froids, et communément latente dans les pays chauds.

Des vêtemens habituellement trop légers ou l'impression du froid reçue lorsque le corps est échauffé, paraissent être, dans nos cités, la cause occasionelle de la phthisie pulmonaire chez beaucoup de jeunes femmes, dont la maladie débute, au moins pour les accidens graves et propres à donner de l'inquiétude, par un catarrhe pulmonaire, une péripneumonie ou une pleurésie. Mais ces causes produisent beaucoup plus souvent des catarrhes graves, des péripneumonies ou des pleurésies qui ne sont point suivis d'affection tuberculeuse ; et de là on peut penser que, quand la phthisie vient après ces accidens, les tubercules étaient antérieurs, et que leur marche a été simplement hâtée ou démasquée. Indépendamment de la température, les localités influent certainement sur la production de la phthisie pulmonaire. La phthisie est incontestablement plus commune dans les grandes villes que dans les petites, et dans celles-ci que dans les campagnes. Les anciens avaient déjà remarqué probablement que la phthisie était moins commune dans les lieux maritimes, puisqu'ils conseillaient la navigation aux phthisiques. Cette remarque, trop long-temps oubliée, a excité avec raison l'attention des médecins anglais depuis quelques années, et aujourd'hui ils envoient habituellement leurs phthisiques à Madère. J'ai porté moi-même une attention spéciale sur ce point de pratique; et, à défaut de relevés numériquement exacts, qu'on ne peut se procurer qu'avec de grandes difficultés et beaucoup de temps, j'ai obtenu d'un grand nombre de médecins habitant les côtes ou les ayant long-temps habitées, des renseignemens précieux, quoiqu'ils n'aient qu'une exactitude approximative. La plupart des chirurgiens de la marine que j'ai eu occasion de consulter, m'ont affirmé qu'ils n'avaient presque jamais vu un homme devenir phthisique à bord dans le cours d'une longue navigation, et qu'ils avaient vu souvent des marins dont la poitrine paraissait fortement compromise au moment du départ, revenir dans un état de santé parfaite ou d'amélioration remarquable. Les phthisiques paraissent n'entrer que pour un 40ᵉ dans la proportion des morts sur la côte méridionale de Bretagne, pour un 20ᵉ sur la côte nord de la même province et sur celle de Normandie, au moins dans les campagnes et les petites villes. On sait qu'à Paris et dans les grandes villes du centre de la France, cette proportion ne varie guère que du quart au cinquième. La phthisie paraît plus commune sur les côtes d'Angleterre et du nord de l'Europe, et paraît aussi l'être davantage, toutes choses égales d'ailleurs, sur les côtes de la Méditerranée que sur celles de l'Océan. Les effets de l'air marin ne paraissent sensibles à cet égard qu'à une petite distance de la mer, et ils le sont d'autant plus qu'on s'en rapproche davantage.

J'ai fait moi-même avec soin une observation de ce genre pendant deux années que ma santé m'a forcé de passer à la campagne, après la publication de la première édition de cet ouvrage. J'ai habité les bords de la baie de Douarnenez, en Bretagne, et la paroisse dont fait partie la petite ville de ce nom. La population de cette paroisse est d'environ quatre mille personnes; la mortalité ordinaire de cent quarante personnes par an. Je n'ai vu en deux ans dans cette paroisse que six phthisiques, dont trois ont guéri; et, d'après les renseignemens que j'ai pris sur les lieux, il ne paraît pas qu'on puisse porter annuellement à plus de trois le nombre des morts dues à la phthisie pulmonaire. Cette observation est d'autant plus remarquable que, dans la population dont il s'agit, sont compris environ six cents matelots, dont la moitié, au moins, ont été détenus comme prisonniers de guerre en Angleterre pendant plusieurs années. Un grand nombre d'entre eux étaient attaqués depuis plusieurs années de syphilis constitutionnelle palliée, à plusieurs reprises, par des traitemens incomplets; circonstance que tous les praticiens regardent comme propre à déterminer la phthisie : et quoique le fait ne soit pas encore démontré ni facile à démontrer par des expériences positives, il est au moins très-probable, dans l'état actuel de la science, que les excès, les affections syphilitiques dégénérées, l'abus des préparations mercurielles irritantes, et surtout du sublimé, sont quelquefois la cause occasionelle du développement des tubercules ; mais rien ne prouve que ces causes suffiraient pour en produire chez les sujets qui n'y seraient pas naturellement disposés, puisqu'elles ne sont suivies que très-rarement du développement de la phthisie.

L'hémoptysie est communément regardée comme une des causes les plus fréquentes de la phthisie pulmonaire. Je n'ai point parlé de cette affection en traitant la question de la production des tubercules par l'inflammation, parce que les congestions sanguines qui déterminent des hémorrhagies n'ayant aucune tendance à produire du pus, ne sont pas des inflammations. L'opinion vulgaire à cet égard n'est encore appuyée que sur une application peu réfléchie de l'axiome *post hoc, ergò propter hoc.* En effet, le premier symptôme inquiétant et propre à donner l'éveil sur la maladie, chez la plupart des phthisiques, est ordinairement une hémoptysie ; mais si l'on examine la poitrine, on trouvera souvent dès-lors des signes propres à faire reconnaître des tubercules déjà existans : on voit également reparaître l'hémoptysie à diverses époques dans le cours de la maladie : d'où l'on peut conclure qu'il est bien certain que la présence des tubercules dans le poumon est la cause occasionelle la plus fréquente de l'hémoptysie. L'on conçoit facilement que cela soit ainsi, car les tubercules sont des corps étrangers qui, en se développant, pressent et irritent le tissu pulmonaire, à la manière de l'épine enfoncée ou de l'aiguillon de Vanhelmont. D'un autre côté, aucun fait positif ne prouve que l'hémoptysie puisse par elle-même déterminer les tubercules : on ne conçoit pas même anatomiquement comment cela pourrait être ; et si cela était, on verrait l'engorgement hémoptoïque se transformer par degrés en tubercules miliaires, et c'est ce que je n'ai jamais vu. On peut remarquer, en outre, que les hémoptysies dues à des causes violentes, comme un coup reçu sur la poitrine, une course forcée, un accès de colère, un exercice immodéré de la voix, ne sont le plus souvent que des accidens qui n'ont pas de suite dès qu'on s'en est rendu maître ; tandis que la phthisie tuberculeuse, long-temps latente, se manifeste souvent immédiatement après une hémoptysie survenue sans cause appréciable, et qui n'en a réellement pas d'autre que la présence des tubercules dans le poumon.

Parmi les causes occasionelles de la phthisie pulmonaire, je n'en connais pas de plus certaines que les passions tristes, surtout quand elles sont profondes et de longue durée ; et il est à remarquer que la même cause est celle qui paraît le plus contribuer au développement des cancers et de toutes les productions accidentelles qui n'ont pas d'analogues dans l'économie animale. C'est peut-être à cette raison seule qu'il faut attribuer la fréquence plus grande de la phthisie pulmonaire dans les grandes villes:

les hommes y ayant des rapports plus nombreux
entre eux, y ont par cela même des causes de chagrins plus fréquentes et plus profondes ; les mau-
vaises mœurs et la mauvaise conduite en tout genre
y étant plus communes, sont souvent la cause de
regrets amers qu'aucune consolation et que le temps
même ne peuvent adoucir. J'ai eu pendant dix ans
sous les yeux un exemple frappant de l'influence
qu'ont les affections tristes sur la production de la
phthisie pulmonaire. Il a existé pendant cet espace
de temps à Paris une communauté religieuse de
femmes, de fondation nouvelle, et qui n'a jamais
pu obtenir de l'autorité ecclésiastique qu'une tolérance provisoire, à cause de l'extrême rigueur de
ses règles. Quoique leur régime alimentaire fût fort
austère, il n'avait cependant rien qui fût au-dessus
des forces de la nature ; mais l'esprit dans lequel on
dirigeait ces religieuses produisait des effets aussi
fâcheux que surprenans. Non-seulement on fixait
habituellement leur attention sur les vérités les plus
terribles de la religion, mais on s'attachait à les
éprouver par toutes sortes de contrariétés, afin de
les faire parvenir dans le plus court espace de temps
à un entier renoncement à leur propre volonté.
L'effet de cette direction était le même chez toutes :
au bout d'un ou deux mois de séjour dans cette
maison, les règles se supprimaient, et un mois ou
deux après la phthisie était manifeste. Comme elles
ne faisaient point de vœux, je les engageais, dès que
les premiers symptômes de la maladie se manifes-
taient, à quitter la maison, et presque toutes celles
qui ont suivi ce conseil ont guéri, quoique plusieurs

d'entre elles présentassent déjà les symptômes de la phthisie d'une manière très-manifeste. Pendant les dix années que j'ai été le médecin de cette maison, je l'ai vue renouveler deux ou trois fois par la perte successive de tous ses membres, à l'exception d'un bien petit nombre, composé principalement de la supérieure, de la tourrière, et des sœurs qui avaient soin du jardin, de la cuisine et de l'infirmerie ; et il est à remarquer que ces personnes étaient celles qui avaient le plus de distractions habituelles dans la maison, et qu'elles en sortaient en outre assez fréquemment pour aller chercher ou porter de l'ouvrage dans la ville. Presque toutes les personnes que j'ai vues devenir phthisiques quoiqu'elles ne parussent pas prédisposées à cette maladie par leur constitution, paraissaient également devoir l'origine de leur maladie à des chagrins profonds ou de longue durée.

Les fièvres continues et intermittentes graves paraissent être assez souvent des occasions favorables au développement des tubercules ; car il n'est pas rare de trouver, à l'ouverture des corps des sujets qui ont succombé à ces maladies, quelques tubercules, quelquefois assez volumineux, dans le poumon, et surtout dans les glandes bronchiques ; mais il est également probable que ces éruptions tuberculeuses sont presque toujours peu abondantes et rarement suivies d'éruptions secondaires, et qu'elles se terminent heureusement par l'absorption ou l'évacuation de la matière tuberculeuse ramollie, car il est incomparablement plus rare de voir la phthisie pulmonaire se développer à la suite d'une fièvre continue ou intermittente, qu'il ne l'est de trouver des tubercules à l'ouverture des corps des fièvreux.

La phthisie tuberculeuse a long-temps passé pour être contagieuse, et elle passe encore pour telle aux yeux du peuple, des magistrats et de quelques médecins dans certains pays, et surtout dans les parties méridionales de l'Europe. En France, au moins, il ne paraît pas qu'elle le soit. On voit souvent, chez les personnes qui ont peu d'aisance, une famille nombreuse coucher dans la même chambre qu'un phthisique, un mari partager jusqu'au dernier moment le lit de sa femme phthisique, sans que la maladie se communique. Les vêtemens de laine et les matelas des phthisiques, que l'on brûle dans certains pays, et que le plus souvent on ne lave même pas en France, ne m'ont jamais paru avoir communiqué la maladie à personne. Quoi qu'il en soit, la prudence et la propreté demanderaient qu'on prît habituellement plus de précautions à cet égard. Beaucoup de faits, d'ailleurs, prouvent qu'une maladie qui n'est pas habituellement contagieuse peut le devenir dans certaines circonstances.

Une inoculation directe peut-elle produire le développement, au moins local, de la matière tuberculeuse? Je n'ai à cet égard qu'un seul fait; et quoique un fait unique prouve peu de chose, je crois devoir le rapporter ici. Il y a environ vingt ans, en examinant des vertèbres dans lesquelles s'étaient développés des tubercules, un coup de scie m'effleura légèrement l'index de la main gauche. Je ne fis d'abord aucune attention à cette égratignure. Le lendemain, un peu d'érythème s'y manifesta; il s'y forma peu à peu, presque sans douleur, une petite tumeur obronde qui au bout de huit jours avait acquis la grosseur d'un gros noyau de cerise, et paraissait située dans l'épaisseur de la peau. A cette époque, l'épiderme se fendit sur la tumeur, au lieu même où avait passé la scie, et laissa apercevoir un petit corps jaunâtre, ferme, et tout-à-fait semblable à un tubercule jaune cru. Je le cautérisai avec de l'hydro-chlorate d'antimoine déliquescent (*beurre d'antimoine*). Je n'éprouvai presque aucune douleur, et au bout de quelques minutes, lorsque le sel eut pénétré la totalité de la tumeur, je la détachai en entier par une pression légère. L'action du caustique l'avait ramollie au point de la rendre tout-à-fait semblable à un tubercule ramolli et de consistance friable. La place qu'elle avait occupée formait une espèce de petit kyste dont les parois étaient gris de perle, légèrement demi-transparentes et sans aucune rougeur. Je les cautérisai de nouveau; la cicatrice se fit promptement, et je n'ai jamais senti aucune suite de cet accident.

Si la question de la contagion peut être regardée comme fort douteuse relativement aux tubercules, il n'en est pas de même de celle de la prédisposition héréditaire. Une expérience trop habituelle prouve à tous les praticiens que les enfans des phthisiques sont plus fréquemment attaqués de cette maladie que les autres sujets. Cependant il est heureusement à cet égard de nombreuses exceptions: on voit assez souvent des familles dans lesquelles un ou deux enfans seulement deviennent phthisiques à chaque génération. D'un autre côté, l'on voit quelquefois détruites par la phthisie pulmonaire des familles nombreuses dont les parens n'ont jamais été atteints de cette maladie. J'en ai connu une dont le père et la mère sont morts plus qu'octogénaires et de maladies aiguës, après avoir vu successivement enlever par la phthisie pulmonaire, entre l'âge de quinze et de trente-cinq ans, quatorze enfans nés forts et dont la constitution n'annonçait aucune disposition à la phthisie. Un quinzième, né grêle et délicat, présentant tous les traits de la constitution à laquelle on reconnaît ordinairement la prédisposition à la phthisie pulmonaire, a éprouvé plusieurs attaques d'hémoptysie grave, et a paru plusieurs fois atteint de la phthisie : cependant il est le seul qui ait survécu, et il a aujourd'hui environ quarante-huit ans.

Les anciens, et Arétée en particulier, ont décrit avec soin cette constitution, qui se reconnaît à la blancheur éclatante de la peau, à la rougeur vive des pommettes, à l'étroitesse de la poitrine, d'où suit la saillie des omoplates en forme d'ailes, et à la gracilité des membres et du tronc, quoique ces sujets aient un certain degré d'embonpoint graisseux et lymphatique. Arétée attribue cette constitution aux hémoptysiques plutôt qu'aux phthisiques, et la remarque est digne de cet exact et habile observateur, car il est certain que les phthisiques ainsi constitués sont ceux qui éprouvent, durant le cours de la maladie, les hémoptysies les plus graves et les plus fréquentes ; mais il est également certain que les sujets ainsi constitués ne forment que le plus petit nombre des phthisiques, et que cette terrible maladie emporte fréquemment les hommes les plus robustes et les mieux constitués.

Les anciens pensaient que la phthisie attaque surtout les hommes âgés de dix-huit à trente-cinq ans (1) : il est vrai que c'est à cette époque que la maladie est le plus souvent manifeste et facile à reconnaître. Mais Bayle a trouvé que dans les hôpitaux de Paris, l'âge de quarante à cinquante ans était la période de la vie où la phthisie était plus commune. Aucun âge d'ailleurs n'en est exempt : on a vu des fœtus atteints de cette maladie dans le sein de leur mère ; elle est fort commune chez les enfans du peuple, ainsi qu'on peut s'en assurer à l'hôpital des Enfans de Paris. Elle est très-fréquente dans la vieillesse même avancée : j'ai fait l'ouverture du corps d'une femme de quatre-vingt-dix-neuf ans et quelques mois qui avait succombé à cette maladie.

Les femmes y sont plus sujettes que les hommes.

De toutes les causes occasionelles qui peuvent produire un développement considérable des tubercules, la plus puissante, la plus évidente et la plus fréquente, est sans contredit le ramollissement d'un certain nombre de tubercules déjà existans ; puisque, comme nous l'avons dit, c'est à l'époque où ce ramollissement a lieu que se manifestent des éruptions secondaires de tubercules innombrables dans le poumon et quelquefois dans tous les autres organes. Il est impossible de ne pas admettre alors, au moins, une aberration de la nutrition, une véritable altération des liquides et une altération d'un genre

____

(1) HIPPOCRATE, *Aphor.* 9, sect. v.

particulier, car elle ne produira pas des encéphaloïdes, des kystes, des productions fibreuses ou osseuses, mais des tubercules. Admettre avec M. Broussais que l'irritation ou l'inflammation qui, suivant lui, ne sont que des degrés divers d'un seul et même mode de trouble dans les fonctions, peuvent produire indifféremment des tubercules, des encéphaloïdes, des mélanoses, des productions fibreuses, cartilagineuses, osseuses, etc., c'est avouer implicitement, qu'à son avis même, l'inflammation n'est qu'une occasion. Il faudrait en outre une cause qui déterminât des tubercules plutôt que des cancers cérébriformes, une éruption secondaire qui envahît vingt organes, plutôt qu'une production cartilagineuse bornée au lieu primitivement affecté, et qui aurait converti l'ulcère tuberculeux en une fistule, sans inconvénient pour la santé.

ARTICLE IV.

Signes physiques des tubercules.

Les tubercules s'accumulent d'abord au sommet des poumons, sauf quelques cas d'exception fort rares : c'est par conséquent là qu'il faut les chercher. Les premiers signes se manifestent ordinairement au-dessous de la clavicule.

Des tubercules petits, séparés les uns des autres par un tissu pulmonaire sain, ne peuvent être reconnus ; mais le plus souvent alors la santé est encore parfaite, et bien rarement à cette époque la toux qu'occasione l'affection de poitrine engage le malade à consulter un médecin.

Signes d'accumulation de tubercules crus ou miliaires. — Lorsque des tubercules miliaires sont accumulés en grand nombre au sommet des poumons, la résonnance pectorale donnée par la percussion des clavicules devient moindre et ordinairement inégale. Le poumon droit étant, en général, le premier et le plus grièvement affecté, c'est presque toujours la clavicule droite qui résonne le moins. Cette moindre résonnance s'étend quelquefois à la partie antérieure-supérieure de la poitrine, jusqu'au niveau de la quatrième côte. Ce n'est guère que dans ces points que l'accumulation des tubercules peut donner lieu à une diminution de la résonnance pectorale. Quelquefois cependant les tubercules nombreux développés à la racine du poumon et dans les glandes bronchiques, diminuent cette résonnance d'une manière assez notable dans l'espace inter-scapulaire.

Lorsque ce signe existe, et dans les cas même où la percussion n'indique rien, une bronchophonie diffuse plus ou moins marquée se fait entendre au-dessous de la clavicule, dans la fosse sous-épineuse et sous l'aisselle. Il faut ne compter pour rien celle qui n'a lieu qu'aux environs de l'angle interne et supérieur de l'omoplate, à cause du voisinage des bronches.

Signes du ramollissement des tubercules. — Lorsque les tubercules commencent à se ramollir, les mêmes signes persistent, et de plus, la toux donne de temps en temps un gargouillement dont la matière épaisse frappe l'oreille *en masse.* Bientôt le gargouillement devient plus liquide, plus semblable au râle muqueux, et la toux, devenue caverneuse, fait sentir qu'une excavation se forme dans le tissu du poumon. A mesure que l'excavation se vide, la respiration prend le caractère caverneux, et indique, ainsi que la toux, l'étendue croissante de la cavité. La bronchophonie diffuse fait place à une pectoriloquie d'abord imparfaite, fréquemment interrompue, mais qui, peu à peu, devient plus évidente. Quelquefois, à mesure que l'excavation se vide, la résonnance de la poitrine, qui jusque là avait été obscure, devient plus claire : j'ai vu cette circonstance en imposer à des médecins et leur faire croire à une amélioration dans l'état du malade ; mais le plus souvent, lors même qu'une excavation considérable se forme dans le poumon, la résonnance n'en devient pas plus claire, parce qu'il se développe en même temps autour d'elle un grand nombre de tubercules crus.

C'est encore lorsque la matière tuberculeuse commence à se ramollir que se manifeste quelquefois par la percussion un gargouillement sensible ou un frémissement analogue à celui que donne un pot fêlé, et accompagné d'une résonnance indicatrice du vide dont j'ai déjà parlé (pag. 100). Ce signe indique toujours que l'excavation est très-voisine de la surface du poumon ; il n'a guère lieu que chez les sujets grêles, dont les parois thoraciques sont minces, et les côtes plus mobiles que d'ordinaire (1).

----

(1) J'ai parlé des illusions qu'on peut éprouver relativement à ce signe. En voici encore un exemple. J'explorais au mois d'août dernier la poitrine d'une jeune demoiselle que l'on regardait comme atteinte de phthisie. La *ré-*

Quand une excavation superficielle a quelques parties de ses parois minces, molles et non adhérentes à la plèvre costale , le phénomène du souffle auriculaire *simple* ou *voilé* (*voy.* pag. 59) accompagne souvent la respiration et la toux caverneuses, ainsi que la pectoriloquie. Chaque mot est alórs suivi d'une bouffée de souffle analogue à celui d'un homme qui veut éteindre une bougie, et qui, si le sens du tact ne rectifiait la perception de l'ouïe, ferait croire à l'observateur que le malade lui souffle fortement à l'oreille à travers le tube. On reconnaît facilement que le souffle suit immédiatement la voix plutôt qu'il ne l'accompagne, en faisant parler le malade par monosyllabes.

Signes de l'évacuation complète de la matière tuberculeuse. — Lorsqu'une excavation tuberculeuse est tout-à-fait vide, la toux et la respiration caverneuses indiquent évidemment cet état. Le râle caverneux ne s'entend plus ordinairement; et s'il a lieu encore à raison d'une sécrétion qui se fait sur les parois de l'excavation, il ne paraît que par momens, et il disparaît souvent pour plusieurs heures après que le malade a craché. La matière en paraît très-liquide et peu abondante. A cette époque, et

---

sonnance de pôt fêlé se faisait entendre distinctement à la partie antérieure-supérieure gauche. Ne trouvant aucun autre signe d'excavation en ce point, je demandai si la malade ne portait pas sur elle quelque chose de métallique. Elle retira un busc d'acier enfermé dans une gaîne de peau décousue en plusieurs points et placé dans son corset , dans la direction du sternum. La résonnance cessa sur-le-champ.

souvent long-temps auparavant, la pectoriloquie devient tout-à-fait parfaite. Nous avons déjà décrit ce phénomène (pag. 66), le plus frappant de tous ceux qui peuvent indiquer une excavation dans la substance du poumon. Nous avons dit que la pectoriloquie peut être *parfaite, imparfaite* ou *douteuse,* qu'elle peut être suspendue pendant quelque temps, et même disparaître presque entièrement dans certains cas.

Nous croyons cependant, à raison de l'importance de ce signe, devoir donner ici de nouveaux développemens à cet égard.

On ne doit rien conclure de la pectoriloquie douteuse lorsqu'elle n'existe que dans l'espace inter-scapulaire, sous l'aisselle, ou vers la réunion du sternum et de la clavicule. On peut même étendre cette proposition à toute la partie antérieure-supérieure de la poitrine, jusqu'à la hauteur de la troisième côte, quand le phénomène est très-douteux et qu'il existe également des deux côtés ; car le sommet du lobe supérieur du poumon contient, proportion gardée, plus de rameaux bronchiques d'un certain diamètre que les autres parties de cet organe ; et ces rameaux, quelquefois très-superficiels, produisent souvent le phénomène dont il s'agit, qui n'est au fond que la bronchophonie.

Il faut apporter une grande attention, lorsqu'on explore l'espace compris entre la clavicule et le bord supérieur du trapèze, et porter le cylindre bien perpendiculairement ; car, pour peu qu'on le dirige vers le col, on entendra la résonnance naturelle de la voix dans le larynx et la trachée, phénomène qu'on peut facilement confondre avec la pectoriloquie lorsqu'on n'a pas l'habitude de l'auscultation.

Mais quand la pectoriloquie douteuse se rencontre dans des parties de la poitrine situées au-dessous de la troisième ou quatrième côte, ou d'un côté seulement, et non de l'autre, elle est au moins une forte présomption de l'existence d'une excavation ; et, si en même temps elle n'existe pas dans les autres points indiqués ci-dessus (p. 657), cette présomption équivaut à une certitude complète, et on doit seulement penser que l'excavation est située profondément dans le tissu du poumon, ou qu'elle est encore en grande partie remplie de matière tuberculeuse incomplètement ramollie.

En quelque point de la poitrine que ce soit, lorsque le retentissement de la voix est beaucoup plus fort que dans le côté opposé, et surtout lorsqu'il est tellement intense qu'il la fait paraître beaucoup plus forte et plus rapprochée de l'oreille de l'observateur que lorsqu'il l'écoute à l'oreille nue, le signe est aussi certain que si la voix passait évidemment par le tube, et la pectoriloquie est *imparfaite* et non douteuse. Au reste, entre la pectoriloquie la plus *parfaite* et celle qui est tout-à-fait *douteuse*, il existe des degrés que l'usage apprend facilement à connaître, et qu'il serait aussi superflu que difficile de décrire. Ainsi, par exemple, la voix semble quelquefois s'introduire un peu à l'extrémité du tube, mais ne pouvoir le traverser en entier.

La pectoriloquie est d'autant plus évidente que la voix du malade a un timbre plus aigu : les femmes et les enfans sont les sujets qui la présentent de la manière la plus frappante, et ceux par conséquent chez lesquels il faut être le plus en garde contre la bronchophonie douteuse qui existe naturellement en certains points de la poitrine.

Chez les hommes à voix très-grave, au contraire, le phénomène est souvent imparfait et quelquefois douteux, lors même qu'il existe dans les poumons des excavations dans l'état le plus propre à le produire. Plus la voix est grave, et plus elle résonne fortement dans l'intérieur de la poitrine : le frémissement naturel des parois thoraciques (*voy*. p. 62) est alors tellement intense chez quelques sujets, qu'il masque la pectoriloquie. La voix, trop agitée et comme tremblante, semble ne pouvoir s'introduire dans le tube, et retentit seulement à son extrémité avec une force et un volume souvent doubles ou triples de ceux qu'elle présente à l'oreille restée libre. Il semble que le malade parle dans un porte-voix tout près de l'observateur, et non pas qu'il lui parle à l'oreille à l'aide d'un tube.

Au reste, ce phénomène, pour être moins extraordinaire que la pectoriloquie, n'en est pas moins un signe très-caractérisé et suffisant dans la pratique, surtout quand il n'existe que d'un côté. On le rend encore plus frappant, comme nous l'avons dit, en bouchant l'oreille libre. La différence de la résonnance de la voix dans le point malade et les autres parties de la poitrine devient alors tellement grande, que la certitude de l'existence d'une cavité ulcéreuse est toute aussi complète que si elle était annoncée par la pectoriloquie la plus parfaite. Il ne peut exister quelque doute à cet égard que lorsque le phénomène est encore peu intense, et qu'il s'observe également des deux côtés de la poitrine.

La pectoriloquie la plus évidente peut présenter des différences assez notables. Tantôt la voix passe continuellement à travers le cylindre, tantôt le phénomène est intermittent, et, par instans seulement, quelques éclats de voix plus aigus percent le tube et viennent frapper directement l'oreille. Cette intermittence a lieu quand les excavations s'ouvrent dans des bronches d'un petit diamètre, ou par des ouvertures qu'obstruent en partie les crachats ou la matière tuberculeuse : au reste, le diagnostic n'en est pas moins sûr.

La pectoriloquie parfaite et continue elle-même est quelquefois interrompue par cette dernière cause. Assez souvent, au bout de quelques heures ou même de quelques minutes, on ne la retrouve plus chez les malades qui l'avaient présentée de la manière la plus frappante. Le râle *caverneux* que l'on entend alors dans le point où existait la pectoriloquie ne laisse aucun doute sur la cause de sa cessation. Par cette raison, il ne faut jamais prononcer qu'un phthisique n'est pas pectoriloque avant de l'avoir examiné plusieurs fois, à différentes heures du jour, et surtout immédiatement après qu'il a craché. Souvent, en faisant tousser le malade, le phénomène reparaît sur-le-champ.

La pectoriloquie présente encore d'autres variétés sous le rapport de la voix en elle-même. L'articulation des mots est plus ou moins distincte, la nature du son plus ou moins altérée. Le plus ordinairement, la voix, un peu plus aiguë que lorsqu'on l'écoute à l'oreille nue, a quelque chose d'étouffé et d'analogue à celle des ventriloques. Comme chez ces derniers, l'articulation de certains mots est très-nette, et celle de beaucoup d'autres obscure et sourde. Quelquefois elle est plus faible que la voix qui sort de la bouche du malade; mais ordinairement elle est plus forte. Il m'est souvent arrivé, en examinant des phthisiques chez lesquels la pectoriloquie existait dans le dos et dont la voix était très-faible, d'entendre complétement leurs réponses à l'aide du cylindre, tandis qu'à la même distance je ne pouvais, à l'oreille nue, en entendre que quelques mots entre-coupés. Enfin, chez les hommes à voix grave, et chez lesquels la pectoriloquie devient cependant parfaite, malgré cette circonstance défavorable, la voix semble dirigée vers l'oreille par un porte-voix ou un cornet de papier, plutôt que par un tube. Qelquefois même il semble que le malade vous parle dans l'oreille sans intermédiaire aucun, et avec une voix tellement forte qu'elle retentit d'une manière désagréable dans la tête.

L'extinction de voix portée au plus haut degré n'empêche pas la pectoriloquie d'avoir lieu. Je l'ai trouvée très-évidente chez des sujets qui parlaient à voix si basse qu'on ne pouvait les entendre à trois ou quatre pieds de distance.

La pectoriloquie est, comme nous l'avons dit, d'autant plus évidente, que les parois de l'excavation ont moins d'épaisseur : cependant quelques lignes de plus ou de moins ne font pas une grande différence à cet égard. Je l'ai trouvée d'une manière très-distincte dans des cas où l'excavation était située à plus d'un pouce de la surface du poumon, et entourée d'un tissu pulmonaire très-sain et très-perméable à l'air, circonstance qui semble encore devoir être peu favorable à la propagation du son.

Les excavations d'une étendue moyenne et qui ont peu d'anfractuosités sont celles qui donnent la pectoriloquie la plus parfaite. Les plus petites la donnent souvent de la manière la moins équivoque. Je l'ai trouvée très-évidente à la réunion de la troisième côte et du sternum chez un phthisique qui ne la présentait en aucun autre point de la poitrine. A l'ouverture du corps, les poumons se trouvèrent pleins de tubercules qui n'étaient pas encore complètement ramollis : une seule excavation, de la grandeur et de la forme d'un noyau de prune, existait au bord antérieur du poumon, et correspondait exactement au point indiqué.

Les excavations qui ont beaucoup moins d'étendue dans une de leurs dimensions que dans les autres, et qui sont comme aplaties par l'affaissement de leurs parois, sont les moins propres à produire la pectoriloquie, et ne la donnent quelquefois point du tout. Cela arrive surtout lorsqu'une semblable excavation se trouve située très-près de la surface du poumon, et quand la plèvre pulmonaire, qui forme alors presque seule sa paroi antérieure, n'adhère point en cet endroit à la plèvre costale. On sent que cette paroi très-mince doit s'affaisser quand le malade parle (puisqu'on ne parle que dans l'expiration), et que, par conséquent, le phénomène ne peut plus avoir lieu.

Lorsqu'il existe un grand nombre d'excavations communiquant ensemble et présentant une multitude d'anfractuosités, la voix passe toujours évidemment à travers le cylindre ; mais l'articulation des mots a quelque chose de plus étouffé et de confus. Cela a presque toujours lieu quand la pectoriloquie s'entend dans une grande étendue de la surface de la poitrine. Quelquefois même, comme nous l'avons dit (pag. 68), la pectoriloquie est plus habituellement suspendue dans les excavations anfractueuses et multiloculaires.

Lorsque la pectoriloquie est continue et évidente, que la voix en traversant le cylindre est nette et bien articulée, sans mélange d'aucun bruit étranger, et qu'il n'existe point de râle au même point de la poitrine, on doit conclure que l'excavation est tout-à-fait vide, et que ses communications avec les bronches sont larges et courtes. Quand, au contraire, elle contient une certaine quantité de matière tuberculeuse ramollie à consistance de pus, la pectoriloquie est accompagnée d'une sorte de gargouillement qui rend l'articulation des mots moins distincte.

Aucune observation stéthoscopique n'a été plus universellement vérifiée, tant en France que dans les autres parties de l'Europe, que la coïncidence constante de la pectoriloquie avec les excavations ulcéreuses du poumon, et je n'insisterai pas par conséquent sur ce point. Je ferai seulement une observation pour les praticiens qui ont peu d'occasions de faire des ouvertures de cadavres, et qui ne peuvent les faire faire que par des aides peu exercés :

en faisant une ouverture d'une manière précipitée, il pourrait arriver quelquefois que l'on ne
rencontrât pas une excavation ulcéreuse, qui cependant existerait réellement. Cela aurait facilement lieu surtout lorsque le poumon est fortement
adhérent et l'excavation située très-près de sa surface. Comme, en ce cas, on ne peut enlever le poumon qu'en l'arrachant ou à l'aide du scalpel, il arrive
souvent que la portion de ce viscère qui renferme
l'excavation reste attachée en totalité, ou presqu'entièrement, aux parois thoraciques. Une inadvertance
de ce genre aurait eu lieu à l'époque où les premiers résultats de mes recherches commençaient à
avoir quelque publicité, si M. Récamier n'eût conservé la pièce. Nous avions été appelés l'un et
l'autre en consultation pour un malade confié aux
soins d'un de nos confrères, et qui présentait une
pectoriloquie très-évidente, dans une étendue d'environ un pouce carré, immédiatement au-dessous
de la clavicule gauche. Le malade ayant succombé
au bout de peu de jours, on en fit l'ouverture : je
ne pus m'y trouver. Ayant rencontré le même jour
le médecin ordinaire, j'appris de lui que l'on n'a-
vait trouvé aucune excavation, mais seulement des
tubercules encore crus. D'après l'évidence de la
pectoriloquie chez ce sujet, je n'hésitai pas à lui
dire que sans doute on n'avait pas bien cherché. Il
m'avoua que les circonstances avaient forcé de faire
l'ouverture avec un peu de précipitation, et me dit
que M. Récamier, surpris autant que moi du résultat, avait fait emporter ce poumon pour pouvoir
l'examiner plus à loisir. Je me rendis chez M. Ré-

camier, qui avait attendu, pour examiner plus attentivement la pièce, que nous pussions le faire
ensemble. Nous trouvâmes que le poumon était entier, sauf une petite portion du sommet qui en avait
été détachée par arrachement en cherchant à détruire les nombreuses adhérences qui l'unissaient
aux parois thoraciques. Au fond de cette déchirure
nous trouvâmes une espèce de plancher cartilagineux, long de plus d'un pouce et de la largeur du
doigt, dont les bords frangés montraient évidemment qu'il avait fait partie d'un kyste considérable.
Au milieu de ce plancher l'on voyait deux ouvertures à bords lisses, capables de recevoir une plume
d'oie, et qui conduisaient à deux rameaux bronchiques. Il est évident que, dans ce cas, si l'on eût
examiné les parois thoraciques après l'enlèvement
du poumon, on eût trouvé l'excavation presque
toute entière au sommet de la cavité formée par la
plèvre. J'ai vu pareille chose arriver très-fréquemment dans les ouvertures que j'ai fait faire : mais,
comme je m'y attendais, cela n'a jamais donné lieu
à aucune erreur.

Nous avons également dit (pag. 67) que la pectoriloquie disparaît quelquefois tout-à-fait ou ne se
fait entendre que très-rarement et faiblement dans
les excavations extrêmement vastes et qui ont peu
d'anfractuosités, et nous avons donné les raisons
probables de cette cessation du signe; mais alors il
est remplacé par deux autres phénomènes également certains, la respiration amphorique et le tintement métallique. Le premier de ces signes surtout
se fait entendre fréquemment. Très - rarement la

fluctuation hippocratique, dont nous parlerons plus bas, peut avoir lieu dans ces excavations, et il faut pour cela qu'elles soient extrêmement vastes et qu'elles occupent au moins un tiers du poumon.

Pour que le tintement métallique ait lieu dans une vaste excavation tuberculeuse, il faut que cette excavation ne contienne qu'une très-petite quantité de matière liquide, et qu'elle soit d'ailleurs remplie d'air et en communication avec les bronches. S'il n'y a point ou presque point de matière liquide, le tintement métallique n'aura pas lieu ; mais la voix, la toux et la respiration seront accompagnées de la résonnance amphorique. En parlant des épanchemens pleurétiques qui donnent lieu au même phénomène, nous indiquerons les moyens de les distinguer du cas présent. Nous donnerons à la fin de cet article deux exemples d'excavations tuberculeuses très-vastes annoncées par le tintement métallique.

La pectoriloquie cesse encore tout-à-fait, au moins le plus ordinairement, lorsqu'une excavation tuberculeuse vient à se rompre dans la plèvre. Cet accident se reconnaît facilement aux signes du pneumo-thorax avec épanchement liquide qui survient aussitôt, et dont nous parlerons ailleurs. M. le docteur Louis a remarqué plusieurs fois qu'au moment même où cette rupture se fait, il se manifeste une douleur aiguë dans la poitrine, qui peut donner l'éveil au médecin à cet égard (1). Il est d'autant plus probable que cette douleur doit

---

(1) Voyez *Archives de Médecine*, 1824.

être à-peu-près constante, que le premier effet de cette rupture est de déterminer sur-le-champ une pleurésie avec pneumo-thorax ; mais il est aussi facile au malade de confondre cette douleur avec ses souffrances habituelles, qu'au médecin d'y faire peu d'attention par la même raison.

Obs. XXVIII. *Tintement métallique dans une vaste excavation tuberculeuse à demi convertie en fistule.* — Marianne Levas, blanchisseuse, âgée de cinquante ans, entra à l'hôpital Necker le 13 avril 1819. Elle toussait et crachait depuis plusieurs années ; mais ce catarrhe avait beaucoup augmenté depuis quelques mois ; elle n'avait cependant interrompu que depuis peu de jours son travail habituel, qui consistait à faire sécher du linge auprès d'un poële. Elle était fort maigre ; mais sa maigreur semblait dépendre autant d'une décrépitude prématurée que d'un état de maladie, car elle paraissait avoir soixante-dix ans. Le pouls était fréquent, la peau un peu chaude. La malade toussait fréquemment ; elle expectorait des crachats jaunes et opaques, médiocrement abondans, mêlés d'une assez grande quantité de mucosité filante et transparente.

En appliquant le cylindre à la partie antérieure-supérieure droite de la poitrine et sous l'aisselle du même côté, on entendait une pectoriloquie évidente ; on entendait également, quand la malade toussait ou parlait, et surtout quand elle respirait, un tintement analogue à celui d'une petite cloche qui finit de résonner, ou d'une mouche qui bourdonne dans un vase de porcelaine. Un râle muqueux ou gargouillement assez fort se faisait aussi entendre dans le même point. Tous ces signes s'entendaient parfaitement depuis le sommet de l'épaule jusqu'à la hauteur de la quatrième côte ; mais ils étaient plus manifestes en avant et sous l'aisselle qu'en arrière.

La respiration s'entendait assez bien dans la plus grande partie de la poitrine ; mais, à la racine du poumon droit et au sommet du gauche, on ne l'entendait presque pas. La commotion hippocratique ne donnait aucun résultat. D'après ces signes, je fis porter sur la feuille du diagnostic : *Vaste excavation tuberculeuse occupant tout le lobe supérieur du poumon droit, et contenant une petite quantité de liquide ; tubercules, surtout au sommet du poumon gauche et à la racine du droit.*

Quatre jours après son entrée, la malade ayant troublé d'une manière grave le bon ordre de la salle, je fus obligé de la renvoyer chez elle.

Elle fut admise de nouveau à l'hôpital vers la fin de mai : elle était absolument dans le même état, et seulement plus faible ; les crachats étaient plus abondans ; d'ailleurs, elle se levait et agissait encore d'une manière étonnante vu l'état de maigreur dans lequel elle était et la gravité des symptômes locaux ; elle parlait surtout beaucoup, et sa voix altérée et comme glapissante s'entendait de fort loin. Les signes donnés par le cylindre étaient toujours les mêmes : elle mourut presque subitement le 6 juin.

Ouverture du cadavre faite vingt-quatre heures après la mort. — Cadavre d'une femme qui sem-

blaìt très-âgée , légère infiltration des membres abdominaux, maigreur très-grande, cheveux blancs ,
yeux très-caves, nez effilé.

Les os du crâne enlevés, on trouva la pie-mère
infiltrée d'une assez grande quantité de sérosité
limpide; les circonvolutions cérébrales étaient très-
saillantes; la substance du cerveau était molle ; les
ventricules latéraux contenaient chacun environ
une demi-once de sérosité. Le cervelet était également très-mou, ainsi que la protubérance annulaire. Lorsque le cerveau fut enlevé en totalité, il
s'écoula une assez grande quantité de sérosité par
le canal rachidien.

A l'instant où le scalpel pénétra entre les cartilages des quatrième et cinquième côtes du côté
droit, il s'échappa une petite quantité d'air (1).
La cavité thoracique ne contenait point de sérosité.

Le poumon du même côté était aplati de dedans
en dehors et refoulé vers la partie externe des côtes;
il adhérait de toutes parts à la plèvre costale, au
médiastin et au diaphragme. Cette adhérence, due
inférieurement à un tissu cellulaire à lames courtes
et très-nombreuses, était déjà difficile à détruire par
l'introduction de la main. Au-dessus de la sixième
côte, l'adhérence était intime, et il fallut employer
le scalpel pour détacher la partie supérieure du
poumon. La moitié supérieure de ce poumon était
occupée par une excavation extrêmement vaste, qui

____

(1) Cet air venait certainement de l'excavation dont il sera
parlé plus loin ; car la cavité de la plèvre n'existait pas.

ne contenait qu'environ deux cuillerées d'une matière puriforme jaunâtre assez liquide. Les parois
supérieure, externe, antérieure et postérieure de
cette excavation, formées par une couche mince de
tissu pulmonaire noirâtre, flasque et condensé,
étaient protégées par une calotte fibreuse de deux
lignes d'épaisseur, d'une texture tout-à-fait semblable à celle des ligamens latéraux des articulations. Cette calotte était intimement adhérente aux
plèvres costale et pulmonaire. La surface externe
de l'excavation était anfractueuse et comme divisée
en plusieurs compartimens aboutissans tous à sa
portion la plus vaste, qui aurait pu contenir le poing
de l'homme le plus robuste. Vers la partie supérieure de cette dernière, une colonne aussi grosse
que la moitié du petit doigt passait en forme de
pont d'une paroi à l'autre. Elle avait à-peu-près un
pouce de longueur, et était formée par du tissu
pulmonaire flasque, un peu noirâtre, humide de
sérosité, recouvert par la membrane interne du
kyste, mais d'ailleurs sain et un peu crépitant.

On voyait çà et là des vaisseaux sanguins de la
grosseur d'une plume de corbeau, rampant sur les
parois de l'excavation, auxquelles ils adhéraient par
leurs extrémités, mais dont ils étaient détachés dans
toute leur partie moyenne. En les coupant en travers, on voyait qu'ils n'étaient pas totalement oblitérés, quoique leur canal fût notablement rétréci.
Il en rampait encore d'autres sur les parois de la
caverne ; mais ils ne s'en détachaient point, et leur
cavité était complètement oblitérée : lorsqu'on les
suivait avant leur entrée dans l'excavation, on pou

vait s'assurer qu'ils finissaient insensiblement en cul-de-sac avant d'y pénétrer.

Une membrane demi-cartilagineuse, d'une épaisseur extrêmement variable, d'une teinte rosée ou d'un rouge clair dans les parties les plus minces, d'un gris de perle ou blanchâtre dans le reste de son étendue, et d'une surface tellement inégale qu'au premier aspect la membrane ne paraissait pas complète, tapissait la totalité de l'excavation, dont le fond n'était séparé d'une des premières branches de l'artère pulmonaire assez grosse pour contenir le petit doigt, que par cette membrane accidentelle.

La partie antérieure de la caverne formait une espèce de cul-de-sac allongé, tapissé d'une membrane tout-à-fait cartilagineuse et beaucoup plus épaisse que celle du reste de l'excavation. En continuant à inciser vers le bord antérieur du poumon et de haut en bas, on voyait cette membrane dégénérer en une lame cartilagineuse qui plongeait dans le tissu pulmonaire et s'étendait à plus d'un pouce des parois de l'excavation. Cette disposition résultait évidemment de la cicatrisation d'une ancienne excavation, qui probablement avait communiqué avec celle qui existait actuellement. Des rameaux bronchiques se dirigeaient vers cette lame, se terminaient en cul-de-sac avant d'y arriver, et conservaient néanmoins une capacité assez grande ; leur membrane muqueuse était très-rouge et épaissie. Plusieurs autres, plus ou moins volumineux, venaient s'ouvrir dans la grande excavation ou dans ses anfractuosités : leurs bouches étaient parfaitement lisses.

La portion antérieure des lobes supérieur et moyen, qui seule n'avait pas été envahie par la caverne, était encore crépitante : on y trouvait çà et là de petits groupes de tubercules miliaires jaunes ou gris, dans l'intervalle desquels le tissu pulmonaire était encore sain.

Le lobe inférieur de ce poumon, légèrement infiltré de sérosité sanguinolente vers sa partie postérieure, contenait dans le même point un groupe de tubercules jaunes, de la grosseur d'un grain de chenevis, séparés par un tissu pulmonaire flasque et assez fortement souillé de matière noire pulmonaire. Le reste de ce lobe était crépitant, et contenait seulement quelques petits tubercules miliaires jaunes ou gris (1).

Avant d'ouvrir la cavité thoracique gauche, on fit une ponction à-peu-près vers le sixième espace intercostal : l'air s'échappa aussitôt avec un sifflement plus marqué que du côté droit. Ce côté de la poitrine ne contenait presque pas de sérosité (2).

La plus grande partie de ce poumon n'adhérait à la plèvre costale qu'au moyen de quelques lames cellulaires ; mais son sommet lui était uni par une

---

(1) Le travail de cicatrisation déjà si avancé, qui existait dans l'excavation dont on vient de lire la description, peut donner une idée des ressources de la nature chez certains sujets. Il est probable que la femme dont nous citons ici l'observation eût guéri s'il n'eût existé d'autre désordre chez elle que l'énorme excavation qui avait détruit la moitié du poumon droit.

(2) Ici il est probable que le gaz était contenu dans la plèvre, et par conséquent exhalé par elle.

membrane fibreuse très-épaisse , blanchâtre , fortement adhérente aux deux premières côtes d'une
part, et de l'autre au tissu pulmonaire , qu'elle dé-
primait, tandis que le pourtour était mamelonné et
comme plissé sur lui-même. Cette calotte recouvrait
une espèce de cicatrice cartilagineuse de deux à
trois lignes d'épaisseur, au-dessous de laquelle existait une excavation capable de contenir un œuf de
pigeon et très-anfractueuse. On y trouva une petite
concrétion calcaire très-dure. Ses parois étaient formées par le tissu pulmonaire condensé, durci, noirâtre et mêlé de quelques tubercules jaunes et gris,
de la grosseur d'un grain de millet ou de chenevis.
La partie antérieure du lobe supérieur était encore
très-crépitante, quoiqu'elle contînt çà et là quelques tubercules semblables.

Le lobe inférieur était gorgé d'une sérosité spumeuse et sanguinolente. Son bord postérieur était
farci, dans toute son épaisseur, de petits tubercules
crus formant des masses grisâtres. Vers la partie
postérieure moyenne de ce lobe et près de sa face
externe, le parenchyme présentait une rougeur et
une mollesse remarquables , et contenait un sang
d'une couleur violacée (1). On trouva dans l'épaisseur du bord postérieur une production isolée,
parfaitement circonscrite, de la grosseur d'un pois,
d'un blanc jaunâtre, ayant la consistance de fromage, formée en partie par de la matière tuberculeuse à demi ramollie, et en partie par une matière
ostéo-terreuse ou crétacée beaucoup plus blanche.

______

(1) C'est l'infiltration cadavérique sanguine à un haut degré.

Le péricarde contenait à-peu-près une once de sérosité limpide et légèrement citrine.

L'oreillette gauche du cœur était distendue par du sang liquide, d'une teinte noire qui se rapprochait de la couleur de la lie de vin rouge.

Le ventricule gauche était d'une capacité ordinaire ; les colonnes charnues y étaient peu marquées ; les parois étaient mollasses et se laissaient facilement déchirer ; elles avaient une épaisseur de quatre à cinq lignes ; le sinus aortique n'offrait aucune rougeur.

L'oreillette droite était très-distendue par du sang veineux ; les parois étaient assez épaisses, et les colonnes charnues bien marquées, surtout à la base de l'appendice auriculaire, dont l'ouverture était presque complètement oblitérée par trois kystes de la grosseur d'un pois ou d'une fève de haricot, d'une forme globuleuse, rouges à l'extérieur, contenant un liquide ressemblant à de la lie de vin. Ces kystes étaient comme intriqués par leur base avec les colonnes charnues ; leurs parois étaient d'une couleur jaune dans leur épaisseur ; elles n'avaient pas beaucoup plus de consistance qu'une fausse membrane albumineuse.

Le ventricule droit paraissait un peu plus vaste que le gauche ; les colonnes charnues y étaient très-prononcées ; les parois étaient d'une épaisseur ordinaire. Le système artériel contenait un sang liquide et d'une couleur violacée.

L'estomac avait une forme très-allongée, et offrait un rétrécissement à sa partie moyenne. La membrane muqueuse était généralement pâle : cependant on y remarquait une teinte rougeâtre qui commençait d'une manière insensible, et augmentait d'intensité en approchant de l'orifice pylorique.

Le duodénum était dans l'état sain ; le jéjunum n'offrait aucune rougeur ; il ne contenait que des matières liquides, blanches, homogènes, analogues à du pus, et gagnant le fond de l'eau sans s'y délayer. L'intestin iléum était de la grosseur du doigt, contracté et sans rougeur à l'intérieur. Le cœcum était fortement distendu par des gaz et sain, de même que le colon et le rectum.

Le foie avait son volume ordinaire ; sa couleur était assez foncée ; son tissu était sain, facile à déchirer, et contenait une assez grande quantité de sang veineux. La vésicule ne contenait que peu de bile.

La rate était assez volumineuse ; elle se laissait aisément déchirer.

La vessie était réduite à un très-petit volume et presque vide.

L'utérus, très-petit, présentait, dans l'épaisseur de sa paroi postérieure, une concrétion osseuse de la grosseur d'une noisette et d'une forme globuleuse, assez rugueuse à sa surface. La cavité de cet organe contenait un liquide blanc, demi-transparent et comme glaireux. Son col était sain.

Obs. XXIX. *Tintement métallique dans une excavation tuberculeuse.* — N.**, âgée de quarante ans, entra à l'hôpital Necker le 29 janvier 1818. Elle était affectée depuis cinq mois d'une toux devenue plus forte depuis sa dernière couche, qui avait eu lieu trois mois auparavant. Examinée le lendemain de son entrée, elle présentait les symptômes suivans : respiration courte et fréquente, oppression, face pâle, poitrine résonnant médiocrement dans le dos et à la partie antérieure gauche, mieux à la partie antérieure droite ; pectoriloquie évidente vers l'union du sternum avec la clavicule du côté gauche, moins évidente vers la réunion du bras et de la poitrine du même côté ; le son des ventricules était obtus ; le cœur ne donnait presque aucune impulsion.

Le 2 février, les lèvres étaient livides, le ventre mou et non douloureux, la respiration courte.

Le 3, la joue gauche était plus rouge que la droite ; on entendait, à l'aide du cylindre, un bruit semblable à celui d'un flot de liquide dans le côté gauche de la poitrine quand la malade toussait ; lorsqu'elle parlait, le tintement métallique se faisait entendre dans le même point. La succussion ne produisait pas le bruit de fluctuation. En conséquence de ces signes, je portai le diagnostic suivant : *Excavation tuberculeuse très-vaste dans la partie moyenne du poumon gauche, contenant une petite quantité de matière très-liquide.*

Il n'y eut aucun changement remarquable les jours suivans. La malade succomba le 8.

Ouverture du corps faite vingt-quatre heures après la mort. — Face un peu violette, légère émaciation du tronc et des membres.

On trouva un peu de sérosité dans l'épaisseur de la pie-mère, dans les ventricules latéraux et à la base du crâne.

Le poumon droit offrait, dans toute son étendue, une quantité innombrable de tubercules d'un blanc jaunâtre, dont le volume variait depuis celui d'un grain de chenevis jusqu'à celui d'un noyau de cerise, et même d'une grosse aveline. Ces derniers étaient évidemment formés de la réunion de plusieurs petits qui, plus séparés vers la circonférence de ces masses, y formaient des découpures analogues à celle d'un trèfle de carte à jouer : les plus gros offraient, pour la plupart, une partie de leur substance déjà ramollie à divers degrés de consistance. Outre ce grand nombre de tubercules, le poumon droit offrait encore çà et là quelques excavations dont les plus grandes auraient pu contenir une noisette : ces cavités étaient totalement remplies d'un liquide puriforme plus consistant que le pus d'un abcès, et leurs parois étaient tapissées d'une double membrane, dont l'interne, molle, blanchâtre et opaque, adhérait peu à l'externe ; celle-ci, blanche, légèrement demi-transparente et comme cartilagineuse, adhérait intimement au tissu du poumon. Elle n'existait pas partout, et, dans quelques points des parois des excavations, on voyait à nu, sous la membrane interne, le tissu pulmonaire grenu et un peu grisâtre ou rougeâtre entre les excavations et les tubercules ; ce tissu était d'ailleurs presque partout sain, crépitant et d'une couleur rose.

Le poumon gauche adhérait intimement à la plèvre costale et au péricarde. Ouvert dans le sens de sa longueur, il présentait, près de sa face antérieure et un peu latérale, trois excavations l'une au-dessus

de l'autre, communiquant entre elles par deux larges ouvertures. De ces trois cavités, la supérieure,
qui était la moyenne pour la grandeur, occupait le
sommet du poumon, répondant à l'union du sternum
avec la clavicule, et se portant en bas et en dehors
pour se réunir à la seconde : elle eût pu contenir
un œuf de pigeon. La seconde était la plus grande,
et eût logé facilement un œuf de poule ; enfin l'inférieure, qui était la plus petite des trois, répondait
à un pouce à-peu-près au-dessus de la base du poumon, et eût pu loger une noix. Ces excavations
étaient tapissées par les deux membranes dont nous
avons parlé plus haut : la cartilagineuse n'était pas
non plus partout complète, et on voyait également
en quelques points le tissu pulmonaire durci, à nu
sous la membrane interne. Elles communiquaient
avec plusieurs bronches, et contenaient un liquide
puriforme, mêlé de bulles d'air, qui n'occupait
guère que le quart de la capacité de l'excavation.
Outre ces trois vastes cavités, le poumon gauche
offrait encore quelques petites excavations et des tubercules crus. Son tissu n'était pas sain comme celui
du droit ; il résistait beaucoup plus au scalpel et ne
crépitait que par endroits ; autour des cavernes, il
était d'un rouge violet, infiltré de sérosité, dense,
non grenu ; dans le reste de son étendue, il offrait
çà et là quelques points rosés, hépatisés et grenus.

Le péricarde contenait une petite quantité d'un
liquide jaune-citrin ; le cœur était un peu plus gros
que le poing du sujet ; son ventricule droit offrait
une cavité un peu dilatée et qui s'étendait jusqu'à
la pointe du cœur ; les parois en étaient amincies

et un peu flasques ; le ventricule gauche offrait, au contraire, des parois un peu plus épaisses que dans l'état naturel (un demi-pouce partout, même à la pointe); elles étaient rouges et très-fermes ; sa cavité était un peu grande ; tous deux contenaient un sang noir et coagulé.

La cloison des ventricules était d'un tiers moindre en épaisseur que les parois du ventricule gauche.

Le petit bassin contenait une assez grande quantité d'une sérosité citrine dans laquelle flottaient quelques flocons filamenteux blancs, d'une consistance pseudo-membraneuse, et analogue à celle du blanc d'œuf bouilli.

L'estomac et les intestins étaient très-sains ; ils offraient, dans quelques points de leur surface antérieure, une rougeur bien évidemment due à la seule injection des vaisseaux sous-péritonéaux.

Le foie était de grosseur moindre que dans l'état naturel ; son lobe gauche occupait à peine les deux tiers de l'épigastre ; sa surface extérieure offrait dans toute son étendue une couleur blanche due à ce que sa membrane péritonéale et sa membrane propre étaient épaissies et opaques ; son bord tranchant était arrondi ; sa face supérieure était lisse et sans rides ; l'inférieure, surtout sur le lobe gauche, présentait des scissures naturelles, les unes longitudinales, les autres transversales, entre lesquelles la surface du foie formait des tubérosités de la grosseur d'une cerise ou à-peu-près ; la partie brune de son parenchyme était dans l'état naturel ; la partie jaune ou grise était plus pâle qu'elle ne l'est ordinairement. Il graissait assez fortement le scalpel.

La rate, les organes de la génération, l'appareil urinaire étaient dans l'état sain.

ARTICLE V.

Symptômes et Marche de la Phthisie pulmonaire.

La phthisie, caractérisée en général par des symptômes saillans lorsqu'elle est arrivée à un haut degré, est extrêmement variable dans son début, et dans beaucoup de cas difficile à reconnaître par ses seuls symptômes jusqu'à la terminaison fatale de la maladie. Nous diviserons les variétés qu'elle présente sous ce rapport en cinq catégories, et nous examinerons successivement la phthisie régulière et manifeste, la phthisie irrégulière manifeste, les phthisies latentes, aiguës et chroniques.

Phthisie régulière manifeste, ou phthisie des anciens. — La phthisie manifeste commence souvent par une petite toux sèche que l'on prendrait facilement pour l'effet d'un simple catarrhe sec, et sans doute c'est d'après cette observation que les anciens ont pensé que la phthisie, venant après ce catarrhe, en était l'effet. Cette opinion devait paraître probable avant que les progrès de l'anatomie pathologique eussent fait connaître l'existence des tubercules miliaires, ordinairement antérieure à tout symptôme local ou général de la maladie. Cette toux peut durer plusieurs mois, et quelquefois même plusieurs années, sans qu'aucun autre symptôme s'y joigne; et alors, si le malade vient à succomber à une maladie étrangère aux poumons, on trouve ces organes farcis de tubercules très-petits et presque tous entièrement gris et demi-transparens encore. Cependant, lorsque les tubercules miliaires restent long-temps à cet état, il est beaucoup plus commun, ainsi que l'a remarqué Bayle, qu'ils produisent une abondante expectoration pituiteuse.

Quelquefois la maladie commence, au milieu des apparences de la santé la plus florissante ou après quelques incommodités dont la cause n'est pas évidente, par un catarrhe aigu auquel on est loin de soupçonner une cause aussi grave que les tubercules. Assez souvent une hémoptysie plus ou moins intense est le premier signe qui la fasse soupçonner, et, d'après ce que nous avons dit de cette hémorrhagie, on peut voir que ce signe, quelque inquiétant qu'il soit, est toujours douteux. A cette époque de la maladie, plusieurs hémoptysies successives peuvent avoir lieu à des semaines ou à des mois d'intervalle, sans qu'on acquière encore la certitude de l'existence des tubercules.

De quelque manière que la maladie ait commencé, une expectoration muqueuse plus ou moins abondante, et une fièvre continue s'établissent peu à peu. Cette fièvre présente ordinairement deux redoublemens, l'un vers midi, et l'autre vers le commencement ou le milieu de la nuit. Quelquefois elle est accompagnée au début de frissons qui reparaissent sous les types tierce, double-tierce ou quotidien, et il n'est même pas rare de voir la maladie se développer à l'occasion et pendant la durée d'une fièvre intermittente. Vers le matin, il y a des sueurs qui deviennent quelquefois énormes, de manière

que dans le cours d'une nuit le malade peut trem-
per deux ou trois matelas.

Quelque intense que soit la fièvre hectique (et elle
est quelquefois extrême, à en juger par la fréquence
du pouls et la chaleur âcre de la peau), cette fièvre
symptomatique n'est presque jamais accompagnée
des symptômes graves qu'on observe souvent dans
des fièvres essentielles beaucoup moins intenses
sous ces deux rapports. La tête est libre; la respiration est quelquefois à peine plus courte que dans
l'état naturel; les fonctions digestives sont souvent
dans un état d'intégrité parfaite; les forces musculaires même se conservent très-long-temps, et
leur diminution paraît due plutôt aux évacuations
excessives qu'à l'intensité de la fièvre. Mais trop
souvent aux sueurs colliquatives se joint bientôt
une diarrhée également débilitante, et qui, due
le plus ordinairement aux éruptions secondaires
de tubercules qui se font dans les parois intestinales, a cependant quelquefois lieu sans cela et
même sans aucune ulcération ou inflammation des
intestins. Chez les femmes, les règles se suppri-
ment presque toujours peu de temps après l'é-
tablissement de la fièvre hectique, et quelquefois même avant qu'aucun signe annonce encore
la phthisie. Dans ces derniers cas, le vulgaire, et
même les médecins, appliquent encore l'axiome
post hoc ergò propter hoc, et attribuent la maladie
à la suppression, qui n'est cependant, dans la plupart des cas, qu'un effet du développement des tubercules dans les poumons.

Dès que la fièvre hectique est établie, l'amaigrissement devient manifeste ; il fait des progrès d'autant plus rapides que les sueurs, l'expectoration et les évacuations alvines sont plus abondantes. La peau, chez les femmes et les sujets lymphatiques, blanchit et devient blafarde, avec une très-légère nuance de jaune-citron. Bientôt l'amaigrissement marche rapidement vers le marasme, et présente le tableau tracé par Arétée avec une effrayante vérité.

Alors le nez est effilé, les pommettes saillantes et colorées d'un rouge d'autant plus vif qu'il tranche sur la pâleur universelle ; les conjonctives luisantes et d'un léger bleu de perle, les joues caves ; les lèvres, rétractées, semblent exprimer un sourire amer ; le col paraît oblique et gêné dans ses mouvemens ; les omoplates sont ailées ; les côtes deviennent saillantes, tandis que les espaces intercostaux s'enfoncent, surtout aux parties antérieures - supérieures de la poitrine. Quelquefois même cette cavité toute entière paraît rétrécie, ainsi que l'a observé M. Bayle ; et dans les phthisies à marche lente surtout elle peut l'être effectivement, par suite du resserrement et de la tendance à la cicatrisation des grandes excavations tuberculeuses. Le ventre est aplati et rétracté ; les articulations des grands os et celles des doigts paraissent grossies, à raison de l'amaigrissement des parties intermédiaires ; et les ongles mêmes se recourbent par suite de l'amaigrissement de l'extrémité pulpeuse des doigts. Aucune maladie ne produit un amaigrissement égal à celui de la phthisie, si l'on en excepte le cancer et les fièvres continues de longue durée.

Le degré d'amaigrissement et les autres symptômes que nous venons de décrire ne sont pas toujours des preuves de l'existence d'un mal incurable à raison de son étendue. Nous avons cité plus haut deux exemples de guérison qui ont eu lieu après que le malade eut été réduit à un degré de marasme vraiment squelétique (pages 635 et 638) ; d'un autre côté, la mort peut arriver long-temps avant que l'amaigrissement soit arrivé à ce point.

Après l'apparition de la fièvre hectique et de l'expectoration, la marche de la maladie varie en général assez peu ; et sa progression assez uniforme vers le terme fatal est seulement hâtée toutes les fois que les sueurs ou les évacuations alvines deviennent plus abondantes.

Rarement des hémoptysies un peu abondantes se manifestent après cette époque de la maladie. Quelques filets de sang paraissent seulement de temps en temps dans les crachats ; et chez le plus grand nombre de malades, chez ceux même qui ont éprouvé au début les hémorrhagies les plus graves, on n'en aperçoit plus aucune trace.

Assez souvent, au moment où les signes stéthoscopiques annoncent qu'une excavation tuberculeuse se vide complètement, le malade éprouve une amélioration notable, l'expectoration diminue, la fièvre tombe, et pour peu que ce mieux se prolonge, l'amaigrissement diminue même quelquefois. Cette fausse convalescence n'est ordinairement que de quelques jours ou de quelques semaines ; mais elle peut durer quelques mois et devenir en apparence parfaite. Nous avons cité plus haut un exemple remarquable de ce genre. (*Voyez* pag. 630.)

Nous verrons tout-à-l'heure qu'elle se prolonge quelquefois pendant des années dans les phthisies chroniques, et enfin, comme nous l'avons prouvé dans l'un des articles précédens, elle peut, dans quelques cas rares, devenir parfaite et sans aucun retour de la maladie. (Pag. 635 et 638.) En suivant avec attention les progrès de la phthisie sur un certain nombre de sujets, on verra qu'il n'en est presque aucun qui ne présente quelques signes d'amélioration à l'époque où le rhonchus caverneux et le bruit respiratoire de même caractère indiquent la destruction à-peu-près complète des masses tuberculeuses primitives ; et que le retour des symptômes généraux dans leur première intensité est plus ou moins rapide, selon que les tubercules produits des éruptions secondaires sont dans un état plus ou moins avancé. On verra également que les cas dans lesquels la convalescence se prononce, semble devenir parfaite et dure quelques mois, sont ceux où les éruptions secondaires ne se font qu'après le ramollissement complet des tubercules formés les premiers. Tous les faits que j'ai observés me portent à croire que le plus souvent ces éruptions se font beaucoup plus tôt, et principalement au moment où commence le ramollissement des tubercules primitifs. Les cas de guérison sont évidemment ceux où l'éruption secondaire n'a point lieu.

Les signes stéthoscopiques sont les seuls à l'aide desquels on puisse reconnaître sûrement le ramollissement de la matière tuberculeuse et son évacuation dans les bronches. Les symptômes locaux y ajoutent rarement quelque chose. Quelques filets de sang dans les crachats semblent seulement quelquefois indiquer le moment de la rupture d'une excavation dans les bronches. Il est extrêmement rare, comme nous le dirons tout-à-l'heure, de trouver des fragmens reconnaissables de matière tuberculeuse dans le produit de l'expectoration.

En général, rien n'est plus variable que les douleurs locales dans la phthisie : la plupart des malades en éprouvent peu ; beaucoup n'en éprouvent pas du tout ; quelques-uns en éprouvent de très-vives, soit à raison de légères pleurésies ou pneumonies qui surviennent de temps en temps, soit par suite d'une simple névralgie et sans aucun signe d'inflammation. Chez quelques-uns la sensibilité de relation est assez développée dans le poumon pour qu'ils sentent le gargouillement de la matière tuberculeuse ramollie, et pour qu'ils indiquent parfaitement le point de départ des crachats ; mais cela est assez rare, et on voit, au contraire, beaucoup d'autres malades qui indiquent comme points les plus souffrans les parties les plus saines du poumon.

Les crachats, malgré tous les efforts faits dans tous les temps pour y trouver des caractères pathognomoniques, et l'épreuve des anciens par l'eau et par le feu, ne donnent aucun résultat que l'on n'obtienne également des produits de l'expectoration dans les catarrhes chroniques. La chimie moderne ne nous a pas encore fourni plus de lumières à cet égard. Trois matières différentes peuvent entrer dans la composition des crachats des phthisiques : la mucosité catarrhale, la matière tuberculeuse plus ou moins ramollie, et quelquefois le pus sécrété par les parois des excavations tuberculeuses parfaitement vides. Or, l'analyse chimique ne nous a donné encore aucun moyen de distinguer l'une de l'autre ces trois substances. L'examen et l'inspection des caractères physiques ne sont pas plus sûrs. Quoique le pus soit en général plus opaque, moins lié et plus fétide que la mucosité catarrhale, rien n'est cependant plus commun que de voir des crachats tout-à-fait puriformes dans de simples catarrhes chroniques.

Il est extrêmement rare d'apercevoir la matière tuberculeuse d'une manière reconnaissable dans les crachats; lorsqu'elle est complètement ramollie, elle se combine si intimement avec la mucosité puriforme sécrétée par les bronches qu'il est absolument impossible de l'en distinguer. Elle ne peut d'ailleurs entrer que dans une très-petite proportion dans les crachats, pour peu qu'ils soient abondans; et lorsque leur quantité va à plus d'une livre par jour, il n'est nullement probable, à en juger par la lenteur avec laquelle se vident les excavations, que la matière tuberculeuse entre dans ce poids pour une douzaine de grains, et par conséquent pour un millième.

Quelquefois, mais très-rarement, on aperçoit dans les crachats de petits fragmens de matière tuberculeuse ramollie et très-reconnaissable. J'ai même vu, chez un malade dont j'ai rapporté déjà l'histoire (p. 636), l'expectoration d'un fragment assez considérable de matière tuberculeuse auquel adhérait encore un morceau de tissu pulmonaire; mais on peut facilement être induit en erreur à cet égard.

Les cryptes muqueux des amygdales sécrètent fréquemment une matière sébacée d'un blanc légèrement jaunâtre, demi-concrète et friable, qui ressemble tout-à-fait, au premier coup-d'œil, à la matière tuberculeuse; mais elle en diffère par deux caractères très-tranchés : lorsqu'on l'écrase, elle répand une odeur fétide, et lorsqu'on la fait chauffer sur du papier, elle le graisse. Cette matière est souvent sécrétée en très-grande quantité chez des personnes bien portantes. J'ai été trompé moi-même par un cas de cette nature. Un malade entra à l'hôpital Necker dans un état d'amaigrissement voisin du marasme : en examinant son crachoir, j'y vis une assez grande quantité de crachats muqueux puriformes, mêlés d'un grand nombre de fragmens de matière en apparence tuberculeuse, dont plusieurs étaient plus gros qu'un noyau de cerise. Je le regardai comme phthisique; et, pressé par le temps, je remis au lendemain l'examen de sa poitrine. Il succomba dans la nuit suivante à une affection étrangère aux organes thoraciques. A l'ouverture du corps, on trouva les poumons tout-à-fait sains, et les follicules des amygdales remplis et dilatés par une matière sébacée semblable à celle qu'avait expectorée le malade.

En général, les crachats des phthisiques présentent les mêmes caractères que ceux des sujets attaqués de catarrhes chroniques : ils sont muqueux, opaques, peu solubles dans l'eau, peu mêlés de bulles d'air, jaunes-pâles ou d'un blanc jaunâtre, quelquefois légèrement verdâtres ou cendrés. Ces caractères présentent quelques variétés, suivant les temps de la maladie. Dans les commencemens, les crachats *cuits* et jaunes sont mêlés, comme dans beaucoup de catarrhes aigus, à une pituite incolore et diffluente, dans laquelle ils se conservent séparés, à raison de leur peu de solubilité. Plus tard, quand l'expectoration pituiteuse a cessé, les crachats cuits se réunissent en masse et en paraissent plus diffluens. Vers la fin de la maladie, les crachats deviennent ordinairement moins abondans; ils prennent une couleur cendrée ou verdâtre sale. Leur viscosité moindre, leur opacité absolue et leur solubilité plus grande dans l'eau, doivent porter à croire qu'à cette époque ils sont mêlés d'une certaine quantité de matière noire pulmonaire et de pus sécrété par les parois des excavations à-peu-près vides. A toutes les époques de la maladie, on distingue quelquefois, dans les crachats, des portions cylindriques et vermiculaires qui paraissent avoir été moulées sur les petits rameaux bronchiques. En somme, on doit accorder peu de confiance à l'inspection des crachats dans la phthisie pulmonaire, parce que les plus caractéristiques même, tels que ceux qui sont cendrés ou puriformes et vermiculaires, se rencontrent fréquemment dans les catarrhes chroniques; et l'expectoration des phthisiques, d'après le calcul approximatif établi ci-dessus, n'est d'ailleurs, à un millième près, que le produit d'un catarrhe pulmonaire qui accompagne presque toujours l'affection tuberculeuse du poumon. La marche de ce catarrhe est sujette à de grandes variétés: tantôt l'expectoration muqueuse jaune commence avec les premiers symptômes apparens de la maladie;

I.

44

tantôt elle leur est postérieure ; le plus souvent elle paraît commencer à l'époque du ramollissement des tubercules primitifs ; et, dans quelques cas rares, au moment seulement où ces tubercules ramollis s'ouvrent dans les bronches. C'est même à la réunion de ces deux circonstances, la rupture dans les bronches d'une vaste excavation tuberculeuse et un catarrhe muqueux très-étendu et très-abondant qui se développe en même temps, que l'on doit rapporter le plus souvent le cas connu par les praticiens sous le nom de *vomique*, et sur lequel j'entrerai ici dans quelques détails, quoiqu'il soit plus connu théoriquement qu'il n'est commun dans la pratique.

Vomique du poumon. — On entend communément par ce nom une expectoration subite et abondante de matière puriforme, survenue à la suite d'un état de maladie qui, ordinairement, présente tous les symptômes de la phthisie commençante. Dans ces cas, on voit quelquefois, après une expectoration tellement abondante que la quantité des crachats rendus en vingt-quatre heures suffirait presque pour remplir un des côtés de la poitrine, la toux diminuer progressivement au bout de quelques jours, l'expectoration suivre la même marche, et le malade revenir peu à peu à une santé parfaite et durable ; mais le plus souvent, après une amélioration momentanée dans les symptômes, la phthisie suit sa marche, devient même plus évidente, et conduit bientôt le malade au terme fatal.

Ces cas, très-remarquables lorsqu'ils sont caractérisés comme je viens de l'indiquer, avaient fixé l'attention des médecins dès l'origine de l'art. Hippocrate en a longuement parlé dans plusieurs endroits de ses ouvrages. Il considérait les vomiques comme de véritables abcès du poumon, et désignait, en conséquence, les malades qui en étaient affectés sous le nom d'*empyiques* ou *suppurés* (ἔμπυοι), nom qu'il applique également à tous ceux qui sont attaqués d'une suppuration de quelque partie que ce soit, mais dont les chirurgiens modernes ont restreint depuis la signification aux collections purulentes dans la plèvre. Il paraît, d'ailleurs, regarder ce cas comme différent de la phthisie pulmonaire. Il pensait que l'abcès pouvait s'ouvrir, soit dans les bronches, soit dans la cavité de la plèvre. La première terminaison lui paraissait heureuse, et il cherchait même quelquefois à la produire artificiellement en secouant fortement le tronc du malade (1). La seconde était,

---

(1) Ce procédé hardi n'a pas été compris de la même manière par tous les commentateurs d'Hippocrate : leurs réflexions diverses sur le passage suivant en sont la preuve :

Οἷσι σειομένοισι πῦον βορβορῶδες ἔρχεται καὶ δυσῶδες ἀπόλλυνται ὡς τὰ πολλά. FOES. *Coac.*, (409), *ed. Francf.*

Houlier n'a pas jugé ce passage digne d'attention, et n'en dit rien. Jacotius l'explique ainsi : « *Concuti autem ægrum* » *dixit, cùm thoracem valido robore comprimit ad puris* » *exclusionem.* » Ce qui serait sans doute d'une témérité punissable. (Voy. *Magni Hippocratis Coaca Præsagia, cum interpretatione et comm. J. Hollerii, nunc primùm D. Jacotii operâ in lucem editis, etc. Lugduni, apud Gulielmum Rovilium. 1576. In-fol.*)

Duret, qui lit ἐν σεισμοῖσιν au lieu de σειομένοισιν, commente ce passage comme s'il s'agissait des secousses de la toux, du hoquet, de l'éternuement ou du frisson. (*Hippocratis Magni Coacæ Prænotiones, etc., interprete et enarratore Ludovico*

selon lui, la cause ordinaire de l'empyème pleurétique.

Ces idées, fort inexactes sous plusieurs rapports,
sont encore celles de beaucoup de médecins étrangers aux recherches modernes d'anatomie pathologique. Elles sont fausses sous un rapport très-impor-
tant, celui de l'origine : car, comme nous l'avons
déjà dit en parlant de la péripneumonie, la for-

Dureto. Lugduni, 1784. *In-fol. De Pleuritide et Peripneumoniâ*, § 47.)

Foës a mieux compris le sens d'Hippocrate, quoiqu'il exprime encore quelque doute à cet égard. » *Illud* (σειομένοισι)
*purulentorum sectionem aut ustionem prodit. Quânam enim
parte pus decumbat ad sectionem aut ustionem concussione
explorat Hippocrates, lib. II de Morbis. Aut certè validum
thoracis motum indicat, dùm concutitur ad puris exclusionem, quo concussu pus editur et virus suum exhalat.*
(Foes., *loc. cit.*) Le passage dont il s'agit ne peut cependant présenter aucune difficulté, si on le compare au suivant :
ὅταν ἐκ περιπλευμονίης ἔμπυος γενήται...... κινῆσαι τὸν ὦμον, καὶ,
ἢν μὲν ὑπὸ τούτου τὸ πῦον ῥαγῇ· ἐι δὲ μὴ, ἕτερον ποιῆσαι. « Lors-
» que, par l'effet d'une péripneumonie, il s'est formé une
» collection purulente dans le poumon....., secouez l'é-
» paule du malade ; et si, par ce procédé, le pus s'écoule,
» *le malade s'en trouve bien ;* dans le cas contraire, il faut
» faire autre chose. » (*De Morbis, lib. II*, § 44. *Vanderlinden.*)

Il me semble incontestable, d'après ce passage, que la
commotion de la poitrine faite dans le dessein de procurer
la rupture et l'évacuation d'une vomique était pratiquée
par les Asclépiades, absolument de la même manière que
lorsqu'ils voulaient s'assurer de l'existence d'un empyème,
c'est-à-dire, en secouant fortement le malade par les épaules. Nous aurons, au reste, occasion de revenir ailleurs sur
ce procédé, employé comme méthode d'exploration.

mation d'un abcès ou d'une collection de pus dans le tissu pulmonaire, par suite de l'inflammation, est un cas des plus rares; il l'est au moins cent fois plus que celui d'une vomique bien caractérisée, et mille fois plus que l'empyème, ou épanchement dans la plèvre par suite de pleurésie.

Je regarde les vomiques, telles que les connaissent les praticiens et que je viens de les décrire, comme le produit du ramollissement d'une masse tuberculeuse d'un grand volume. L'abondante expectoration qui a lieu ordinairement pendant quelques jours à la suite de leur rupture ne peut pas être regardée comme formée uniquement par la matière tuberculeuse contenue dans l'excavation. J'ai vu un malade qui, après avoir éprouvé, pendant plusieurs mois, une toux sèche accompagnée de dyspnée, de fièvre hectique et des autres symptômes propres à faire soupçonner l'existence de tubercules crus, expectora tout-à-coup, à la suite d'une violente quinte de toux, près d'un verre de crachats puriformes, opaques et presque diffluens. Pendant environ huit jours, il rendit, toutes les vingt-quatre heures, environ trois livres d'une matière semblable. L'expectoration diminua ensuite graduellement, et cessa enfin totalement, ainsi que les symptômes qui l'avaient précédée, et le malade sortit de l'hôpital parfaitement guéri au bout d'un mois. Une expectoration aussi abondante ne peut s'expliquer que par une sécrétion, et on ne peut guère douter que celle dont il s'agit avait pour siége principal les parois d'une excavation tuberculeuse très-vaste, et en outre les bronches irritées par l'éruption de la matière tuberculeuse ramollie ; il est également probable que l'expectoration n'a cessé que par la cicatrisation de l'excavation.

Au reste, le cas de médecine-pratique connu sous le nom de *vomique*, et que l'on regarde avec raison comme assez rare, ne diffère que par une intensité plus grande de cas très-communs et que l'on peut voir souvent si l'on examine d'une manière suivie et comparative les crachats d'un grand nombre de phthisiques, comme on peut le faire dans un hôpital.

Quelques autres affections ont été souvent confondues, sous le nom de *vomique*, avec celle dont il s'agit, et surtout l'abcès du poumon, dont nous avons déjà parlé, celui du foie ouvert dans le poumon à travers le diaphragme, et les épanchemens pleurétiques qui viennent à se faire jour dans les bronches.

Les symptômes généraux que nous avons exposés jusqu'ici, et qui caractérisent la phthisie manifeste, ne peuvent, même lorsqu'ils sont tous réunis, être regardés comme des signes certains de l'existence de tubercules dans le poumon. Une simple affection catarrhale peut produire les mêmes effets. J'ai vu mourir, il y a une vingtaine d'années, une femme encore jeune, avec tous les symptômes de la phthisie pulmonaire. A l'ouverture du corps, les poumons se trouvèrent tout-à-fait sains ; mais le foie était gras : il n'y avait aucune autre lésion organique. Bayle rapporte deux exemples semblables (1).

____

(1) *Op. cit.*, obs. XLVIII et XLIX.

On ne doit, par conséquent, jamais affirmer l'existence de la phthisie pulmonaire quand on ne trouve aucun des signes physiques donnés par la percussion et l'auscultation. J'ai vu plusieurs fois en consultation, l'an dernier, avec mes confrères MM. Récamier et Richerand, une jeune dame qui semblait phthisique et fort avancée dans la maladie. J'affirmai constamment que ses poumons me paraissaient sains, et effectivement ils furent trouvés tels à l'ouverture de son corps. La maladie était due à un squirrhe du pancréas, accompagné d'un simple catarrhe.

Phthisie irrégulière manifeste. — J'appelle ainsi la phthisie dans laquelle l'affection tuberculeuse paraît commencer dans un autre organe. Il est assez commun de voir les symptômes généraux et locaux de la phthisie pulmonaire précédés par une diarrhée chronique de longue durée ; et dans ces cas on trouve, à l'ouverture des cadavres, un grand nombre d'ulcères dans les intestins, et dans la plupart d'entre eux, de petits tubercules miliaires ; dans d'autres les tubercules sont déjà ramollis et complètement détruits.

Lorsque la perforation a lieu (*voyez* p. 559), une péritonite aiguë accompagnée de tympanite péritonéale se manifeste ordinairement tout-à-coup. On peut reconnaître cette double affection aux signes suivans : douleur subite aiguë et souvent atroce dans le ventre, affaissement des traits, prostration totale des forces, pouls misérable. La douleur abdominale augmente par la pression, mais pas toujours autant que dans la plupart des péritonites aiguës. En palpant légèrement l'abdomen ou pressant d'un seul doigt dans les points les plus élevés, on sent une sorte de crépitation sèche. En percutant légèrement en même temps que l'on applique le stéthoscope dans le voisinage, on entend une résonnance argentine et moins sourde que celle de la tympanite intestinale.

Si l'agglutination de l'ulcère aux parties voisines (*voyez* pag. 559) a lieu sur-le-champ, ces signes n'existent le plus souvent à aucun degré.

La perforation des intestins par des ulcères tuberculeux peut avoir lieu également, mais plus rarement, dans les phthisies régulières et lors même que les symptômes de l'affection intestinale ne se sont développés que fort tard.

Les phthisies qui sont précédées par une longue diarrhée sont ordinairement accompagnées d'une maigreur plus grande, d'une plus grande prostration de forces ; la peau est terreuse et n'a point la finesse, le blanc blafard et l'aspect de cire qu'elle présente chez la plupart des phthisiques. La mort suit de près l'expectoration et les autres symptômes locaux de la phthisie pulmonaire ; mais avant cette époque les signes stéthoscopiques indiquent le plus souvent déjà l'existence de tubercules ramollis ou excavés dans les poumons.

Chez les sujets scrophuleux, et particulièrement chez les enfans, l'affection tuberculeuse commence assez souvent dans les glandes mésentériques ou cervicales, et les tubercules du poumon, quelquefois peu nombreux, sont le plus souvent évidemment le produit d'une éruption secondaire. Quelquefois même on ne trouve, dans ces sujets, de tubercules

que dans les grosses glandes bronchiques placées à
la racine des poumons : ces divers cas constituent
la phthisie scrophuleuse des praticiens et des nosologistes.

Lorsque le développement de la phthisie tuberculeuse commence dans les glandes mésentériques,
ce qui constitue l'affection vulgairement connue
sous le nom de *carreau*, la mort arrive souvent
par suite du défaut de nutrition, avant qu'aucun
symptôme de phthisie pulmonaire se manifeste ;
mais dans ce cas même on trouve presque toujours
quelques tubercules miliaires dans les poumons.

Phthisie latente.—La phthisie est rarement latente
pendant toute la durée de son cours ; mais il n'est pas
rare d'en voir qui ne se démasquent que quelques
semaines, et même quelques jours avant la mort,
et qui, jusque là, avaient été prises pour des maladies d'une nature tout-à-fait différente. Ce sont surtout
celles qui surviennent pendant le cours d'une autre
maladie chronique capable par elle-même de produire de l'amaigrissement et une fièvre lente, telles
sont particulièrement les affections tuberculeuses qui
se développent chez les sujets scorbutiques, chez ceux
qui sont affectés de maladies vénériennes rebelles ,
ou qui ont fait un grand usage des préparations les
plus actives du mercure. Ces phthisies scorbutiques,
vénériennes et mercurielles , comme on les appelle
communément, n'ont d'ailleurs que cela de particulier ; et rien ne prouve même qu'elles soient dues
aux affections pendant le cours desquelles elles paraissent , puisque ces complications sont rares, et
qu'au contraire il est très-commun de voir des su-

jets périr, ou conserver pendant une longue suite d'années des infirmités incurables par l'effet du scorbut, de la syphilis ou des préparations mercurielles, sans qu'il se développe chez eux de tubercules.

Quelques phthisies commençant par la diarrhée arrivent au terme fatal sans avoir jamais été accompagnées de toux et d'expectoration, fait que M. Portal connaissait déjà lors de la publication de ses *Observations sur la Nature et le Traitement de la Phthisie pulmonaire;* mais alors ordinairement on ne trouve dans les poumons que des tubercules crus.

La phthisie peut être quelquefois masquée pendant long-temps par des symptômes nerveux. J'ai connu plusieurs malades chez lesquels une dyspepsie habituelle et d'autres symptômes d'hypochondrie ont caché pendant plusieurs années la phthisie pulmonaire. Un de ces sujets, regardé depuis dix ans comme hypochondriaque par plusieurs médecins qu'il avait successivement fatigués de ses plaintes sur sa santé, et qui avait d'ailleurs de l'embonpoint et des forces, fut pris un jour d'un catarrhe pulmonaire avec fièvre aiguë; cinq jours après, parut une expectoration muqueuse puriforme, mêlée d'un peu de sang : elle cessa avec la toux au bout de quelques jours ; mais six mois après, les symptômes de la phthisie manifeste s'établirent peu à peu et le malade succomba au bout de six semaines.

Le catarrhe pulmonaire est de toutes les affections du poumon celle qui peut masquer le plus souvent la phthisie ; car il peut, lors même qu'il n'y a aucun tubercule dans les poumons, être accompagné d'hémoptysie, de fièvre hectique, d'un amaigrissement considérable, et d'une expectoration tellement semblable à celle des phthisiques qu'il n'y a aucun moyen de l'en distinguer. Et, d'un autre côté, le catarrhe symptomatique de la phthisie pulmonaire peut exister pendant plusieurs mois sans amaigrissement ni fièvre notable. En général, la fièvre est d'autant moins sensible que les tubercules sont moins nombreux et plus isolés les uns des autres.

 L'on peut dire que le plus grand nombre des phthisies sont latentes, au moins dans le principe, car nous avons vu que rien n'est plus commun que de trouver de nombreux tubercules miliaires placés au milieu d'un tissu pulmonaire tout-à-fait sain, chez des sujets qui, d'ailleurs, n'avaient encore donné aucun signe de phthisie. D'un autre côté, d'après le grand nombre de phthisiques et d'autres sujets chez lesquels on trouve des cicatrices dans les sommets des poumons (*voyez* p. 627), il me paraît plus que probable que presque aucun phthisique ne succombe à une première attaque de l'affection tuberculeuse. Depuis que l'observation anatomique m'a amené à faire cette remarque, il m'a souvent paru évident, en comparant les renseignemens historiques recueillis avec soin sur beaucoup de phthisiques avec les résultats de l'ouverture des corps, que la plupart de ces premières attaques sont prises pour des rhumes et souvent de courte durée, et que d'autres sont tout-à-fait latentes, c'est-à-dire sans toux et sans expectoration, au moins notables, et sans autres accidens dont les malades se

puissent souvenir. L'observation xx° offre un exemple
de ce genre, et très-probablement le défaut de renseignemens sur les maladies qui ont déterminé la
formation des fistules ou des cicatrices chez les sujets
dont j'ai rapporté plus haut les histoires (Obs. xvii,
xviii°, xix°, xxi°, xxii°, xxiii°) tient à ce que chez eux
les choses se seront passées ainsi, et que les maladies
qui ont eu ces conséquences n'ont eu ni une durée
assez longue, ni des symptômes assez graves au jugement du malade, pour laisser dans sa mémoire
une certaine impression ; car, à l'imitation de Corvisart, que j'ai eu l'avantage d'avoir pour maître,
je mets toujours un soin particulier à interroger les
malades sur les maladies anciennes qu'ils peuvent
avoir éprouvées, et je tâche d'inculquer l'utilité de
cette habitude aux élèves qui m'aident dans mes
recherches.

Phthisies aiguës. —— Les phthisies aiguës sont le
produit d'affections tuberculeuses du poumon, qui,
latentes d'abord pendant un temps plus ou moins
long, se démasquent ensuite tout-à-coup et produisent une fièvre très-aiguë, un amaigrissement, et
en général des symptômes tellement graves, que
le malade est emporté au bout de six semaines, d'un
mois et quelquefois d'un temps moindre. A l'ouverture des sujets chez lesquels la phthisie a suivi
cette marche, on trouve ordinairement qu'un grand
nombre de masses tuberculeuses ou de tubercules
isolés se sont ramollis à la fois, ou qu'il existe des
éruptions secondaires très-abondantes et déjà avancées dans leur développement.

Il est une autre variété fort remarquable de la

phthisie aiguë : quelques malades succombent à l'intensité de la fièvre et d'une affection qui n'a d'autres symptômes que ceux d'un catarrhe muqueux très-aigu, et la mort arrive avant que l'amaigrissement ait donné l'éveil sur la nature de la maladie. On trouve ordinairement alors, à l'ouverture, un grand nombre de tubercules jaunes crus, plus ou moins ramollis et assez volumineux, et rarement une éruption secondaire ; de sorte qu'il est évident, dans ces cas d'exception, que l'éruption tuberculeuse primitive a été très-nombreuse et qu'elle est restée latente jusqu'au moment où le ramollissement des tubercules a déterminé un violent catarrhe pulmonaire. J'ai vu mourir à l'hôpital Cochin, il y a environ vingt ans, une jeune fille de dix-huit ans, d'une rare beauté : elle succombait en apparence à un catarrhe aigu et accompagné d'une fièvre violente, dont la durée n'avait pas été de plus d'un mois. L'amaigrissement était si peu sensible au moment de la mort, que le sujet n'avait encore rien perdu de la perfection de ses formes. A l'ouverture du corps, on trouva les poumons remplis de tubercules plus ou moins ramollis, et dont la grosseur, presque uniforme, ne variait qu'entre celle d'une aveline ou d'une amande.

Phthisies chroniques. — On peut appeler ainsi les phthisies qui, sans cesser d'être plus ou moins manifestes, durent quelquefois cinq ou six ans et même beaucoup plus, avec des récrudescences dans lesquelles la fièvre hectique reparaît et l'amaigrissement fait des progrès rapides, et des rémissions plus ou moins longues, et quelquefois tellement parfaites, que la fièvre , la toux et l'expectoration cessent tout-à-fait, et l'embonpoint même renaît. Il résulte de tous les faits que nous avons exposés ci-dessus que cette marche de la maladie est due à des éruptions successives et ordinairement peu abondantes de tubercules. C'est surtout chez ces sujets que l'on trouve fréquemment des cicatrices et des fistules pulmonaires. Ce sont sans doute des cas de cette nature qui ont fait dire à Bayle que la phthisie pouvait quelquefois durer quarante ans. J'ai connu moi-même un homme qui, après avoir échappé d'une manière inespérée à une maladie dont il fut atteint à l'île de France en 1786, et qui présenta au plus haut degré tous les symptômes de la phthisie pulmonaire, éprouva ensuite tous les trois ou quatre ans des retours de la même affection, mais à un moindre degré. Rentré en France en 1800, les attaques se rapprochèrent, et presque tous les hivers il en avait une qui durait quelques mois. Dans les intervalles, il toussait et expectorait une matière muqueuse, quelquefois puriforme; en 1818, il succomba à une de ces attaques. Quelque temps avant la mort, on constata chez lui l'existence de la pectoriloquie au plus haut degré.

Après tout ce que nous venons de dire, il est, ce me semble, assez inutile de parler de la distinction de la phthisie en deux ou trois degrés, *phthisis incipiens , confirmata , desperata.* Cette distinction, fondée sur le plus ou le moins de développement des symptômes généraux, n'a rien de fixe ni de constant. Les symptômes généraux de la maladie ne sont presque jamais en rapport, ni avec l'état des crachats, ni avec l'étendue des désordres qui existent dans les poumons. La fièvre hectique et l'amaigrissement existent assez souvent à un haut degré avant l'apparition des crachats jaunes et opaques, et quelquefois même ces accidens, joints à la dyspnée, déterminent la mort dans cette première période. D'autres fois, au contraire, l'embonpoint et un état de santé supportable persistent encore assez long-temps après l'apparition des crachats opaques et de la pectoriloquie.

ARTICLE VI.

Traitement de la Phthisie pulmonaire.

Nous avons prouvé ci-dessus que la guérison de la phthisie tuberculeuse n'est pas au-dessus des forces de la nature ; mais nous devons avouer en même temps que l'art ne possède encore aucun moyen certain d'arriver à ce but. Il suffit, pour s'en convaincre, de jeter un coup-d'œil sur les innombrables remèdes proposés contre la phthisie pulmonaire (1). On ne peut méconnaître une maladie incurable lorsque l'on voit tenter tour-à-tour contre elle presque toutes les substances médicamenteuses connues, employer les remèdes les plus disparates, les médications les plus directement opposées ; proposer chaque jour des remèdes nouveaux, exhumer des moyens qui, trop vantés autrefois, étaient restés

____

(1) *Voy*. PLOUCQUET, *Litteratura medica digesta*, au mot *PHTHISIS*.

long-temps dans un juste oubli : rien de constant enfin que l'emploi des palliatifs, et des moyens propres à remplir des indications purement symptomatiques.

On a vanté tour-à-tour les acides et les alcalis, la diète sévère et l'alimentation animale succulente, l'air sec et l'air humide, l'air pur et l'air chargé de vapeurs fétides, l'oxygène, l'hydrogène et l'acide carbonique, les exercices et le repos, les émolliens et les toniques, le froid et le chaud, les anodyns parégoriques et autres, et les stimulans, non-seulement tels que les aromatiques et les anti-scorbutiques, mais même tels que les préparations les plus irritantes du mercure, le sulfate de cuivre, l'orpiment et l'arsenic (1).

Pour mettre quelque ordre dans une abondance aussi stérile, nous rechercherons d'abord quelles sont les indications qu'on peut se proposer dans le traitement de la phthisie. Nous examinerons ensuite si l'expérience a réellement fait connaître jusqu'ici quelques moyens évidemment efficaces contre la phthisie pulmonaire, et nous terminerons par l'exposition des moyens propres à remplir des indications symptomatiques.

D'après les faits par lesquels nous avons établi que la nature guérit quelquefois la phthisie pulmonaire, il est évident que l'indication la plus rationnelle serait, dès qu'on a reconnu la phthisie pulmonaire, de prévenir les éruptions secondaires de tubercu-

____

(1) On peut voir dans le recueil de Ploucquet les titres des ouvrages où ces divers moyens sont recommandés.

les ; car alors, à moins que les masses tuberculeuses primitives ne fussent extrêmement volumineuses ou nombreuses, ce qui est fort rare, la guérison aurait nécessairement lieu après leur ramollissement. La seconde indication serait de favoriser le ramollissement et l'évacuation ou l'absorption des tubercules existans.

Quoique la première indication soit nouvelle comme les faits sur lesquels elle s'appuie, tous les moyens qui paraissent propres à la remplir ont été tentés de temps immémorial, puisqu'il n'est aucun médecin qui n'ait cherché à prévenir le développement de la phthisie chez les sujets qui en paraissent menacés, soit par leur constitution première, soit à raison des symptômes actuels qu'ils présentent. Nous avons prouvé que, pour ces derniers, le mal est déjà fait, et qu'il ne s'agit plus d'une cure prophylactique, puisque les premiers symptômes généraux et locaux, les signes physiques même, ne se manifestent fort souvent que très-long-temps après la formation des tubercules. Quoi qu'il en soit, nous allons exposer les moyens que l'on a tour-à-tour vantés comme propres à empêcher le développement des tubercules. Les évacuations sanguines et les dérivatifs sont les principaux. Stoll (1), d'accord en cela avec les praticiens qui ont le plus recours à ce moyen, prescrit de faire de petites saignées et de les réitérer fréquemment. Il recommande même de tirer, à chaque fois qu'on les répète, une moindre quantité de sang (2), et ce précepte est

____

(1) *Ratio medendi*, *pars prima*, pag. 210.
(2) *Ibidem*, *pars tertia*, pag. 171.

d'autant mieux fondé que les forces du malade vont toujours en diminuant ainsi que son embonpoint.

Les évacuations sanguines n'ont cependant jamais été regardées par la plupart des praticiens comme un moyen de guérir ou de prévenir la phthisie, mais seulement comme propres à calmer les accidens inflammatoires qui l'accompagnent quelquefois. Malgré l'opinion commune qui voulait que la phthisie fût le résultat d'une maladie inflammatoire de quelqu'une des parties constituantes du poumon, M. Broussais est jusqu'ici, au moins à ma connaissance, le seul médecin qui ait élevé formellement cette prétention. Les expressions qu'il emploie ne laissent aucun doute à cet égard : « En arrêtant ces
» trois phlegmasies (*le catarrhe, la pneumonie peu*
» *intense et la pleurésie*) par une méthode très-active, au moment de leur explosion,.... je rends...
» la phthisie très-rare, quelle que soit la disposition
» constitutionnelle des individus à devenir victimes
» de cette cruelle maladie (1).....
» Lorsque le hasard m'a fait prendre la visite
» d'un médecin moins empressé d'enlever jusqu'aux
» moindres traces des phlegmasies de l'organe respi-
» ratoire, j'ai toujours rencontré, parmi ses conva-
» lescens, un bien plus grand nombre de phthisiques
» que parmi ceux que laissait un confrère soigneux
» d'enlever promptement et d'une manière com-
» plète les phlegmasies pulmonaires accidentelle-
» ment provoquées. » Ce passage me paraît être

---

(1) *Examen des Doctr. médic.*, t. II , pag. 686.

encore une preuve de la promptitude trop grande, avec laquelle M. Broussais conclut d'après un premier aperçu (1). En effet, qui ne sait que quand une pneumonie ou une pleurésie ne se terminent pas franchement et promptement, il ne faut pas en accuser la négligence des médecins à saigner? car personne n'épargne les saignées dans ces maladies, et dans toute l'Europe aucun médecin ne cesse de tirer du sang que lorsque le malade est en convalescence, ou lorsqu'il est bien évident qu'il ne peut plus supporter la saignée. La plupart des praticiens pensent même aujourd'hui, lorsqu'ils voient une pleurésie qui ne se termine pas franchement après la période aiguë, que des tubercules préexis-

---

(1) Je n'entends point attaquer ici le caractère de M. Broussais, pour lequel je fais profession de l'estime que l'on doit à un confrère honorable; je ne lui reporterai point l'accusation de *mauvaise foi médicale* (voy. *Nouv. Examen*, etc., t. II, pag. 714); mais je remarque qu'il tombe fréquemment dans des erreurs dont un peu de réflexion eût pu le préserver. Ainsi, s'il eût pris la peine de tenir note de ses succès et de ses revers, il n'eût pas avancé que sa pratique fût plus heureuse que celle d'un autre, puisqu'on lui a prouvé par les registres du *Val-de-Grâce*, que pendant cinq années consécutives, il a constamment perdu plus de malades que tous ses confrères, médecins du même hôpital (*Revue médicale*, 1824). Il n'eût point non plus avancé que l'on s'apercevait déjà dans le public des effets de la médecine physiologique (*Nouv. Exam., passim.*), puisque les *Tables statistiques de Paris* montrent que depuis 1819, époque à laquelle l'influence de la pratique de M. Broussais et de ses disciples a pu commencer à se faire sentir, la mortalité a augmenté dans cette capitale.

tans dans le poumon sont la cause qui fait passer la phlegmasie à l'état chronique. Quant au traitement, M. Broussais ne peut faire ni plus ni moins qu'eux, car sans doute il ne fait pas tirer de sang lorsqu'il s'est bien convaincu, par deux ou trois tentatives, que le malade n'en peut perdre sans éprouver des lipothymies, et que, loin d'en éprouver aucune amélioration, la fièvre augmente avec la faiblesse. On en peut dire autant de l'hémoptysie, dont M. Broussais ne parle pas dans le passage cité, et qui cependant paraît au moins cent fois plus souvent que la pleurésie et la péripneumonie au moment de l'explosion de la phthisie pulmonaire. Il n'est aucun médecin qui ne combatte cette hémorrhagie par des saignées portées jusqu'aux limites de la possibilité : or, quel est le résultat commun de cette pratique : on arrête l'hémoptysie, mais on n'empêche pas le développement de la phthisie pulmonaire. Reste donc le catarrhe : ici l'emploi des évacuations sanguines, répétées tant que dure la toux, est une pratique nouvelle et qui appartient en propre à M. Broussais. Je n'ai qu'un petit nombre de faits pour l'apprécier : ils m'ont été fournis par des malades qui m'ont consulté après avoir été traités de la sorte par M. Broussais ou par quelques-uns de ses disciples, moins réservés que lui encore sur l'emploi des évacuations sanguines. Ces sujets étaient devenus phthisiques, quoiqu'on eût combattu ainsi le catarrhe dès son apparition, avec une persévérance vraiment remarquable de la part du médecin et des malades. Je doute, d'ailleurs, qu'une semblable méthode pût jamais recevoir une appli-

cation bien étendue ; car , d'après la théorie de
M. Broussais, tout catarrhe peut déterminer la phthisie et devrait être traité de cette manière. Or, je
pense qu'il serait difficile de persuader non-seulement au commun des malades , mais même à la plupart des médecins qui peuvent être partisans des
opinions de M. Broussais, de se couvrir de sangsues
et de se mettre à une diète exténuante chaque fois
qu'ils s'enrhumeront.

En somme, la saignée ne peut ni prévenir le développement des tubercules, ni les guérir quand
ils sont formés. Elle ne doit être employée dans le
traitement de la phthisie pulmonaire que pour détruire une complication inflammatoire ou une congestion sanguine aiguë : hors de là elle nuit en diminuant en pure perte les forces du malade.

Cette proposition me paraît même devoir être appliquée à l'écoulement périodique des femmes. La
suppression des règles est évidemment chez elles,
au moins le plus souvent, l'effet et non la cause du
développement des tubercules, et tant que ces derniers s'accroissent et se multiplient, tant que les
symptômes généraux de la phthisie marchent sans
se ralentir, il me paraît au moins fort inutile de
chercher à rappeler l'évacuation périodique. Mais
lorsqu'il se présente chez elles une indication évidente de tirer une petite quantité de sang, il y a
souvent de l'avantage à faire appliquer des sangsues
à la partie interne des cuisses plutôt que dans un
autre lieu.

Les cautères et les exutoires sembleraient être
les moyens les plus rationnels de prévenir le dé-

veloppement des tubercules et d'empêcher une éruption secondaire lorsqu'on a déjà constaté l'existence de tubercules crus ou d'une excavation ulcéreuse. Cette méthode est fort ancienne. Hippocrate formait quatre eschares au-dessous de l'aisselle, sur la poitrine ou dans le dos, avec le fer rouge (1). Celse (2) recommande d'en faire six à la fois, une sous le menton, une à la gorge, une sous chaque mamelle, et une vers l'angle inférieur de chaque omoplate.

J'ai beaucoup employé les cautères actuels et potentiels dans le traitement de la phthisie, et j'avoue que je n'ai vu guérir aucun des malades chez lesquels j'ai employé ce moyen. Je les fais appliquer ordinairement au-dessous des clavicules ou dans la fosse sus-épineuse ; et, chez quelques malades, j'ai réitéré jusqu'à douze ou quinze fois l'application du fer incandescent ; mais on trouve très-peu de malades qui veuillent se soumettre à ce traitement horriblement douloureux. La cautérisation faite avec le cuivre rouge l'est un peu moins, parce que ce métal abandonne son calorique plus vite que le fer ; mais elle l'est encore beaucoup trop pour qu'un malade qui l'a soufferte une première fois se détermine à y recourir une seconde. De petits moxa d'une ligne de diamètre, appliqués successivement et deux ou trois à la fois, m'ont paru plus utiles que l'application des métaux incandescens, car j'ai vu quelquefois une suspen-

____

(1) *De Morbis internis ; et de Morbis, lib. II.*
(2) *Lib. III, cap. XXII.*

sion très-marquée de tous les symptômes opérée par ce moyen. Quoi qu'il en soit, j'ai à-peu-près renoncé à tous les cautères actuels : des remèdes aussi douloureux ne doivent être employés que lorsqu'ils offrent, d'après l'expérience, une chance raisonnable de succès. En conséquence je me borne aujourd'hui à faire appliquer, dans les mêmes points, de petits morceaux de potasse caustique de manière à former des eschares de huit à dix lignes de diamètre; et je renonce aisément à ce moyen pour peu que les malades y répugnent.

Quant aux vésicatoires et aux fonticules permanens, dont l'usage est très-commun, tous les praticiens conviendront qu'on ne s'aperçoit pas beaucoup de leur utilité chez les sujets qui présentent déjà les signes de la phthisie, et que souvent ils sont très-incommodes par l'irritation locale qu'ils occasionent. On doit éviter de les appliquer sur la poitrine : de cette manière ils produisent quelquefois un soulagement momentané lorsqu'il y a des douleurs locales vives; mais trop souvent ils déterminent, au contraire, un afflux sur les organes qu'elle renferme, et particulièrement des pleurésies.

Lorsque, pour céder aux désirs des malades ou à la coutume, je fais appliquer un vésicatoire, je le fais mettre ordinairement à la partie interne de la cuisse, parce que cette partie conserve plus longtemps que le bras une surface suffisante; et chez les femmes, l'indication de rappeler les règles est une raison de plus de choisir ce lieu.

Quelques praticiens ont tenté depuis quelques années d'appliquer des cautères à la marge de l'anus, ou d'y établir même une fistule artificielle à l'aide d'un séton. Je n'ai rien vu ou appris qui me porte à croire que cette dérivation soit plus utile que les autres.

Les cas où une dérivation vers la peau paraît le mieux indiquée sont sans contredit ceux où des écoulemens habituels supprimés, ou un exanthème répercuté, ont paru être la cause occasionelle de la maladie.

Moyens propres à favoriser le ramollissement des tubercules. — Les moyens qui paraissent les plus propres à remplir cette indication ont été proposés et employés souvent dans d'autres vues, suivant les variations des théories, et en particulier dans le dessein de procurer la cicatrisation des ulcères internes, ou de favoriser l'expectoration, et ici la méthode alcaline fondante, dont nous avons déjà parlé plusieurs fois, a encore été fréquemment appliquée : l'eau de chaux, les eaux sulfureuses naturelles et artificielles en bains et en boissons, le sel ammoniac (l'hydro-chlorate d'ammoniaque), les sous-carbonates d'ammoniaque et de soude, le nitrate de potasse, l'hydro-chlorate de soude, etc. On ne peut nier que ces moyens ne favorisent quelquefois l'expectoration, et qu'ils ne paraissent propres à hâter le ramollissement de la matière tuberculeuse. Cependant, si l'on en juge par la lenteur ordinaire et l'inefficacité fréquente des mêmes moyens contre les tubercules des glandes, on a de la peine à croire qu'ils soient plus souvent utiles contre ceux du poumon. On peut en dire autant de l'hydro-chlorate de chaux, des préparations mercurielles, de l'hydro-

chlorate de baryte, et même des préparations antimoniales, qui ne sont réellement utiles que pour faciliter l'expectoration, ou pour combattre une péripneumonie intercurrente.

C'est encore dans la vue de cicatriser les ulcères
que l'on a conseillé les anti-scorbutiques, les plantes
aromatiques, les purgatifs, les balsamiques, et en
particulier les baumes de Tolu, du Pérou, de la
Mecque, la térébenthine, le camphre, le soufre
dissous dans les huiles volatiles (1).

On a cherché encore à atteindre le même but en
mêlant à l'air que respire le malade des gaz ou
des vapeurs diverses, et établissant ainsi autour de
lui des *atmosphères artificielles*. Le peu d'usage
que l'on a fait de chacun d'eux prouve assez le
peu de confiance qu'ils méritent. On a vanté tour-
à-tour les vapeurs de décoctions de plantes émollientes, celles des espèces carminatives, c'est-à-
dire aromatiques, celles des plantes narcotiques,
celles des balsamiques et des résines brûlées sur
le fer rouge ou sur un brasier, et en particulier
celles de la myrrhe, du benjoin, du pétrole, du
goudron, de la résine unie à la cire, etc.; celles des
étables à vaches; celles même qui résultent de la
sublimation de certains métaux ou corps combusti-
bles, et spécialement du zinc (2), du plomb (3)
et du soufre (4).

---

(1) Sydenham, *Processus integri*, etc.
(2) Darwin, *Zoonomia*, tom. II.
(3) Hufeland, *Journal*, 8. B. 4. st., pag. 3.
(4) Clapier, *Journal de Médecine*, tom. xviii, pag. 59.

On peut encore ranger dans la même catégorie l'inspiration de différens gaz, à l'aide d'un appareil convenable. On a tenté tour-à-tour l'oxygène (1), l'hydrogène (2), l'hydrogène sulfuré (3), l'acide carbonique (4).

On a même vanté l'air chargé de vapeurs méphitiques, telles que celles de l'eau croupie (5) et la fumée des chandelles.

Il est plus que probable qu'un grand nombre des cas dans lesquels ces divers moyens ont paru efficaces n'étaient autre chose que des catarrhes chroniques; et il est possible en outre que, par une idiosyncrasie particulière à quelques individus, les plus bizarres de ces moyens aient pu être utiles au moins comme palliatifs, en changeant momentanément le mode de sensibilité des poumons et faisant cesser quelques symptômes incommodes. J'ai vu souvent l'inspiration de vapeurs stimulantes faire cesser les douleurs de poitrine ou la dyspnée lorsque les vapeurs narcotiques et émollientes avaient été employées sans succès. En outre, il est probable que l'emploi des anti-scorbutiques, des balsamiques, du quinquina, et quelquefois même des vapeurs irritantes, peut concourir à hâter la production du cartilage accidentel qui doit former la cicatrice des ulcères.

---

(1) CAILLE, *Journal encyclopédique*, 1783. — FOURCROY, *Annales de Chimie*, tom. IV.

(2) BEDDOES, liv. I.er

(3) KORTUM, *Journal d'Hufeland*, 4. B., pag. 79.

(4) BEDDOES, GIRTANNER, PERCIVAL. *Voyez* PLOUCQUET.

(5) HARRISSON, *Annales de Médecine de Duncan*, vol. II, n° 12. (*Journal de Hufeland*, B. 1., pag. 380.)

Moyens empiriques. — Un grand nombre des remèdes que nous avons indiqués jusqu'ici peuvent bien être regardés comme tels, quoique nous ayons essayé de les rallier à une indication.

Nous ne ferons qu'énumérer plusieurs autres moyens dont l'inefficacité est suffisamment prouvée : tels sont la salivation mercurielle, les vomitifs répétés à doses évacuantes ou long-temps continués à doses nauséabondes, le gland de chêne torréfié ou non, le charbon, diverses espèces de champignons, et entre autres le bolet odorant (*boletus suaveolens*), l'agaric poivré (*agaricus piperatus*), l'agaric délicieux (*agaricus deliciosus*), le chou rouge, les écrevisses, les huîtres et divers coquillages, les grenouilles, la vipère, le chocolat, la conserve et le sucre de roses à grandes doses, le vin et les boissons alcooliques, les sudorifiques, l'électricité, les cloportes, l'opium, la ciguë, l'aconit-napel, le quinquina, les semences de *phellandrium aquaticum*, les préparations de plomb, l'acide hydro-cyanique, l'exercice de l'escarpolette, autrefois conseillé par Themison (1) et rappelé depuis par des modernes, etc.

De tous les moyens tentés jusqu'ici contre la phthisie, il n'en est aucun qui ait été suivi plus souvent de la suspension ou de la cessation totale de la phthisie, que le changement de lieu. Il est probable même que les bons effets des eaux minérales sont en partie dus à cette cause ; car, par elles-mêmes, elles n'ont qu'une efficacité au moins fort douteuse,

----

(1) *Apud Cælium Aurelianum.*

et beaucoup de phthisiques se sont très-bien trouvés de l'air des montagnes, quoiqu'ils n'eussent pas pu supporter les bains et l'usage interne des eaux. L'air des montagnes est cependant loin d'être utile à tous les phthisiques, et il est probable qu'il ne l'est qu'à ceux qui n'ont qu'un petit nombre de tubercules; car, s'il y a peu de phthisiques dans les pays de montagnes, il est également constant que chez eux la maladie marche avec une grande rapidité. L'air de la campagne convient en général mieux que celui de la ville, celui des pays chauds plus que celui des pays froids.

Les bords de la mer, surtout dans les climats doux et tempérés, sont sans contredit les lieux où l'on a vu guérir un plus grand nombre de phthisiques. Le témoignage de l'antiquité s'accorde sur ce point avec celui des modernes. Arétée conseille aux phthisiques la navigation et l'air des bords de la mer. Celse indique comme un moyen convenable et commode les voyages d'Italie et d'Egypte. Depuis un temps immémorial, les médecins de presque toute l'Europe envoient leurs phthisiques à Nice ou à Hyères; les Anglais recommandent en outre la côte du Devonshire et les îles Canaries. J'ai rapporté plus haut les observations que j'ai faites moi-même relativement à la rareté de la phthisie sur la côte méridionale, de Bretagne : de six phthisiques que j'y ai vus, trois ont guéri.

Je suis convaincu que, dans l'état actuel de la science, nous n'avons pas encore de meilleurs moyens à opposer à la phthisie que la navigation et l'habitation des bords de la mer dans un climat doux, et je les conseille toutes les fois qu'ils sont praticables. J'ai essayé l'hiver dernier d'établir dans une petite salle de l'hospice de Clinique une atmosphère marine artificielle à l'aide du varec ou goëmon frais (*fucus verrucosus*). Douze phthisiques furent soumis à ce traitement pendant quatre mois. Chez tous la maladie est restée stationnaire ; et chez quelques-uns, l'amaigrissement et la fièvre hectique ont même sensiblement diminué. Neuf d'entre eux, se croyant guéris, n'ont pas voulu rester plus long-temps à l'hôpital ; mais je dois avouer que dans ce nombre un seul donnait des espérances réelles de guérison. Le varec nous ayant manqué au printemps, à raison des difficultés de son transport, de ce moment la maladie a repris une marche rapide sur les trois malades restés à l'hôpital, et les a conduits promptement au terme fatal.

Traitement palliatif des symptômes de la phthisie. — Si nous n'avons aucun moyen direct et efficace à opposer à l'affection tuberculeuse, nous pouvons au moins, dans beaucoup de cas, adoucir les symptômes les plus incommodes : telles sont surtout la toux, la dyspnée, les sueurs excessives et la diarrhée.

Les boissons émollientes et les alimens mucilagineux ont été employés de tout temps comme propres à rendre la toux moins pénible.

Dans cette catégorie se rangent les laits de femme, d'ânesse, de vache, de chèvre, de jument ; le salep, le sagou, la gomme, le lichen d'Islande, les fécules de pomme de terre et de cassave, l'orge, le riz, le sucre surtout ; les infusions de plantes mucilagineuses ou inertes , convenablement édulcorées. Lorsque la toux est sèche et l'expectoration pénible , de même que lorsqu'il y a insomnie, on y ajoute avec avantage les préparations d'opium à petites doses ou quelque autre extrait hypnotique : l'aconit, la belladone, le phellandrium, n'ont à cet égard aucune vertu particulière. L'acide hydrocyanique réussit aussi quelquefois assez bien à calmer la toux et même la dyspnée ; mais ses effets sont moins constans que ceux des préparations de l'opium. Les antimoniaux, quoiqu'ils aient été fort vantés à certaines époques et sous diverses formes, ne m'ont jamais paru avoir une grande efficacité, même pour faciliter l'expectoration, chez les phthisiques.

La diarrhée des phthisiques doit être combattue également par l'usage des mucilagineux et des préparations d'opium, parmi lesquelles on doit préférer les moins narcotiques, telles que la thériaque, le diascordium et les pilules de cynoglosse. Mais quand cette diarrhée dépend d'ulcères tuberculeux, comme il arrive presque toujours, on ne fait qu'en suspendre l'intensité, et souvent même cet effet n'est pas sensible. L'acétate de plomb paraît quelquefois modérer la diarrhée ; plus constamment il diminue les sueurs, et c'est même à-peu-près le seul moyen qu'on puisse leur opposer.

La dyspnée des phthisiques doit être combattue par les préparations d'opium et les plantes vireuses que nous avons déjà plusieurs fois indiquées. (*Voy.* pag. 179.) L'acide hydro-cyanique et le musc calment aussi quelquefois chez eux la gêne de la respiration. Je ne parlerai point ici des affections qui naissent d'une congestion intercurrente vers le poumon, inflammatoire, hémorrhagique ou séreuse : je remarquerai seulement qu'il ne faut dans ces cas tirer de sang qu'autant qu'il est nécessaire pour apaiser les symptômes existans ; car les saignées trop abondantes ou trop répétées accélèrent évidemment la marche de la phthisie.

De tout ce qui précède, on doit, ce me semble, conclure, ainsi que nous l'avons dit au commencement de cet article, que quoique la guérison de la phthisie tuberculeuse soit possible pour la nature, elle ne l'est point encore pour la médecine. L'indication de la dérivation, la plus rationnelle de toutes, est nulle, si l'on consulte l'expérience. Ce n'est pas d'ailleurs la voie de la nature, car rarement une évacuation quelconque coïncide avec la convalescence : le rétablissement des règles ou des hémorrhoïdes est plutôt l'effet que la cause de la guérison. Pour attaquer directement la maladie, il faudrait probablement pouvoir corriger une altération inconnue de l'assimilation ou de la nutrition, c'est-à-dire, au moins suivant toutes les apparences, une altération des liquides.

FIN DU TOME PREMIER.

EXPLICATION DES PLANCHES.

PLANCHE PREMIÈRE.

FIGURE 1. Le cylindre, réduit au tiers de ses dimensions réelles. (Tom. 1, pag. 10.)

a. L'obturateur ou en-bout.
b. Le corps inférieur du stéthoscope.
c. Le corps supérieur.
d. L'extrémité auriculaire ou destinée à être appliquée contre l'oreille.

FIGURE 2. Coupe du stéthoscope dans le sens de sa longueur.

a. L'obturateur ou en-bout.
b. Point de réunion des deux corps du cylindre.
c. Le corps supérieur.

FIGURE 3. Cette figure représente la même coupe, l'obturateur étant enlevé.

a. Corps supérieur ou auriculaire.
b. Corps inférieur ou pectoral.

FIGURE 4. L'obturateur ou en-bout.

a. Le corps de l'obturateur, fait du même bois que le reste du stéthoscope.
b. Petit tube de cuivre qui traverse l'en-bout et sert à le fixer dans le canal du stéthoscope.

FIGURE 5. Le corps inférieur du stéthoscope.

a. Le corps du stéthoscope.

I.   46

b. Tenon recouvert de peau, ou entouré de fil ciré, au moyen duquel le corps inférieur s'articule avec le supérieur ou auriculaire.

FIGURE 6. Diamètre réel du stéthoscope.

a. Diamètre du canal du stéthoscope.

FIGURE 7. Cette figure représente une coupe du lobe supérieur du poumon, présentant des tubercules à divers degrés, et une vaste excavation tuberculeuse. On y distingue çà et là quelques taches de matière noire pulmonaire : elles sont réunies en plus grand nombre entre l'excavation et le sommet du poumon. (Tom. 1, pag. 545.)

a. Excavation tuberculeuse très-vaste et anfractueuse, produite par le ramollissement de la matière tuberculeuse, qui tapisse encore çà et là ses parois.

bb. Sorte de colonnes informes et irrégulières traversant d'une paroi de l'excavation au côté opposé. Ces colonnes sont formées par du tissu pulmonaire condensé et comprimé ; elles sont recouvertes d'une couche légère de matière tuberculeuse.

cc. Masses formées par la réunion de plusieurs tubercules crus, et dont la coupe offre une figure découpée analogue à celle du trèfle des cartes à jouer. Les parties ombrées indiquent le tissu gris et demi-transparent des tubercules commençans ; les points blancs indiquent la matière tuberculeuse déjà jaune et opaque.

d. Granulations miliaires de Bayle. (Tom. 1, pag. 536.)

ee. Rameaux bronchiques s'ouvrant dans l'excavation.

f. Portion de la surface extérieure du poumon.

FIGURE 8. Cette figure représente une coupe du lobe supérieur du poumon gauche. On y voit une fistule pulmonaire vaste et très-ancienne, traversée par des vaisseaux sanguins oblitérés ; elle est tapissée par une membrane demi-cartilagineuse, mince et d'une épaisseur uniforme. On distingue en outre un certain nombre de taches noires pulmonaires, entre la fistule et le sommet du poumon : elles teignent tout-à-fait en noir le tissu de cet organe. (Tom. 1, pag. 371.)

a. Le fond de la fistule tapissé par la membrane demi-cartilagineuse.

bbb. Rameaux bronchiques s'ouvrant dans la fistule.

ccc. Vaisseaux sanguins oblitérés, traversant la fistule et se ramifiant ensuite dans l'épaisseur de ses parois.

d. Ulcération légère entamant seulement une partie de l'épaisseur de la membrane demi-cartilagineuse.

ee. Portion de la surface extérieure du poumon.

PLANCHE DEUXIÈME.

Figure 1. Cette figure représente diverses formes de la matière tuberculeuse et quelques-uns de ses effets. (Tom. 1, p. 533 et suiv.)

aaa. Tubercules crus et déjà tout-à-fait jaunes.

b. Groupes de tubercules commençans, et dont l'extérieur est encore gris et demi-transparent.

c. Petit kyste cartilagineux qui a contenu de la matière tuberculeuse, et qui s'est vidé par son entier ramollissement.

d. Excavation tuberculeuse tout-à-fait vide et tapissée par deux membranes, l'une extérieure et demi-cartilagineuse, l'autre intérieure et molle : on y distingue l'ouverture d'un rameau bronchique.

e. Petite excavation tuberculeuse tout-à-fait vide, et qui n'est tapissée par aucune membrane.

f. Partie de la surface extérieure du poumon.

g. Tubercule déjà en partie ramolli et évacué.

h. Infiltration tuberculeuse commençante du tissu pulmonaire.

FIGURE 2. Cette figure représente une dépression en forme de cicatrice à la surface du poumon, indice d'une cicatrice réelle à l'intérieur. (Tom. 1, pag. 610.)

a. Dépression formée au voisinage du sommet du poumon.
b. Lames de tissu séreux accidentel réunies en forme de faisceaux , et unissant le sommet du poumon à la plèvre pulmonaire.

FIGURE 3. Cette figure représente une coupe du lobe supérieur du poumon qui a fourni la figure précédente. (Tom. 1, pag. 623.)

a. Cicatrice fibro-cartilagineuse au milieu d'un tissu pulmonaire assez fortement taché de matière noire , mais d'ailleurs parfaitement sain et crépitant.
b. Rameau bronchique très-dilaté se terminant en cul-de-sac à la cicatrice.
c. Le même rameau oblitéré , se continuant dans la cicatrice. (Quelques autres rameaux bronchiques béants à la surface de la coupe indiquent le diamètre primitif du rameau dilaté.)
d. Faisceaux de tissu séreux accidentel qui unissent le sommet du poumon à la plèvre costale.

FIGURE 4. Cette figure représente la cicatrisation incomplète d'une excavation tuberculeuse. (Tom. 1, pag. 604.)

a. Groupe de tubercules commençans , presque tous gris et demi-transparens dans leur circonférence, jaunes et opaques au centre. Dans leurs intervalles, et entre eux et la cicatrice , le tissu pulmonaire est tout-à-fait noirci par l'accumulation de la matière noire , dont on distingue çà et là d'assez larges taches dans le reste du poumon.

b. Cicatrice cartilagineuse et presque linéaire.

c. Extrémité de cette cicatrice divisée en deux feuillets, et formant une espèce de loge qui contient un petit morceau de matière tuberculeuse flottant et à demi desséché.

d. Vaisseaux sanguins béants à la surface de la coupe.

e. Tubercules crus.

f. Portion de la surface extérieure du poumon.

PLANCHE TROISIÈME.

FIGURE 1. Cette figure représente une forte dépression de la surface du poumon coïncidant avec une cicatrice intérieure. (Tom. 1, p. 609.)

a. Portion du lobe supérieur du poumon.

b. Dépression analogue à une cicatrice, dont la surface, comme mamelonnée, est très-dure.

c. Portion du bord antérieur du poumon se recourbant sur la dépression comme le cimier d'un casque.

d. Portion du bord postérieur du poumon dépassant le niveau de la dépression.

FIGURE 2. Cette figure représente une fistule cartilagineuse et à parois très-inégales, dans le sommet du poumon. (Tom. 1, pag. 609 et 629.)

a. Portion de la surface extérieure du poumon.

b. Pointes ou appendices formées par la matière cartilagineuse.

c. d. Masse cartilagineuse.

ee. Portion de tissu pulmonaire comprise entre la cicatrice et le sommet du poumon : elle est tout-à-fait noircie par la matière noire pulmonaire.

f. Cavité fistuleuse située au milieu de cette masse et présentant deux rameaux bronchiques béants.

FIGURE 3. Cette figure représente une portion du lobe supérieur du poumon qui offre les diverses variétés de l'emphysème pulmonaire. Ce poumon est légèrement insufflé et desséché. (T. 1, p. 336.)

aa. Les bords du poumon.

bbb. Grosses vésicules transparentes et pleines d'air, formées par la réunion de plusieurs cellules aériennes fortement dilatées et confondues en une seule.

cc. Vésicules aériennes dilatées à un moindre degré.

d. Bosselure couverte de vésicules dilatées, et correspondant à une rupture intérieure du tissu pulmonaire.

e. Vésicule aérienne fortement dilatée, saillante et comme pédiculée, à la surface du poumon.

ff. Grosses bulles d'air placées entre la plèvre et le tissu pulmonaire.

gg. Coupe faite avec un rasoir à la surface du poumon emphysémateux, et qui laisse voir la dilatation des alvéoles pulmonaires.

hh. Portion de la surface du poumon détachée par la section.

FIGURE 4. Cette figure représente un morceau de poumon affecté d'emphysème interlobulaire. Ce fragment, insufflé et lié en haut, est pris de la partie antérieure de la base du poumon. (Tom. 1, pag. 338.)

aa. Surface du poumon.

bb. Ligature.

ccc. Forte infiltration aérienne dans les cloisons interlobulaires.

dd. Infiltration aérienne moindre.

PLANCHE QUATRIÈME.

Figure 1. Cette figure a été dessinée d'après un homme dans la force de l'âge et de la constitution la plus robuste, dont la poitrine a été rétrécie du côté droit par suite d'une pleurésie chronique et latente. Quoique parfaitement droit et vu de face, si l'on couvre le côté gauche d'une feuille de papier blanc jusqu'à la ligne médiane, il a l'air, au premier coup d'œil, d'être penché sur la hanche droite. Cependant, en examinant la position du bassin et des extrémités inférieures, on reconnaît qu'il se tient aussi droit qu'il lui est possible, et que l'inclinaison apparente du tronc vient de ce que le côté droit de la poitrine est rétréci dans le sens de sa longueur, comme dans celui de son diamètre transversal. La saillie moindre de la partie antérieure droite montre que le diamètre antéro-postérieur de la poitrine est également rétréci. Les muscles du bras droit et le grand pectoral ont évidemment perdu de leur volume. Il n'y a pas de différence sensible dans celui des extrémités inférieures. (Tom. ii, pag. 157.)

a. Le côté gauche dans l'état naturel, présentant des muscles athlétiques, une poitrine vaste et des fausses côtes saillantes, malgré l'embonpoint du sujet.
b. Le côté droit rétréci dans toutes ses dimensions, présentant des muscles moins volumineux de moitié : le rebord des fausses côtes est à peine senti.

Figure 2. Cette figure représente le même sujet vu par derrière : il paraît penché sur la hanche droite, quoique la colonne vertébrale soit dans une parfaite rectitude. L'épaule droite est sensiblement plus basse que la gauche; l'omoplate droite plus détachée du tronc, et les muscles très-longs du dos moins saillans de ce côté, montrent qu'il est fortement rétréci dans son diamètre antéro-postérieur.

a. Le côté gauche sain.
b. Le côté droit rétréci.

FIN DE L'EXPLICATION DES PLANCHES.

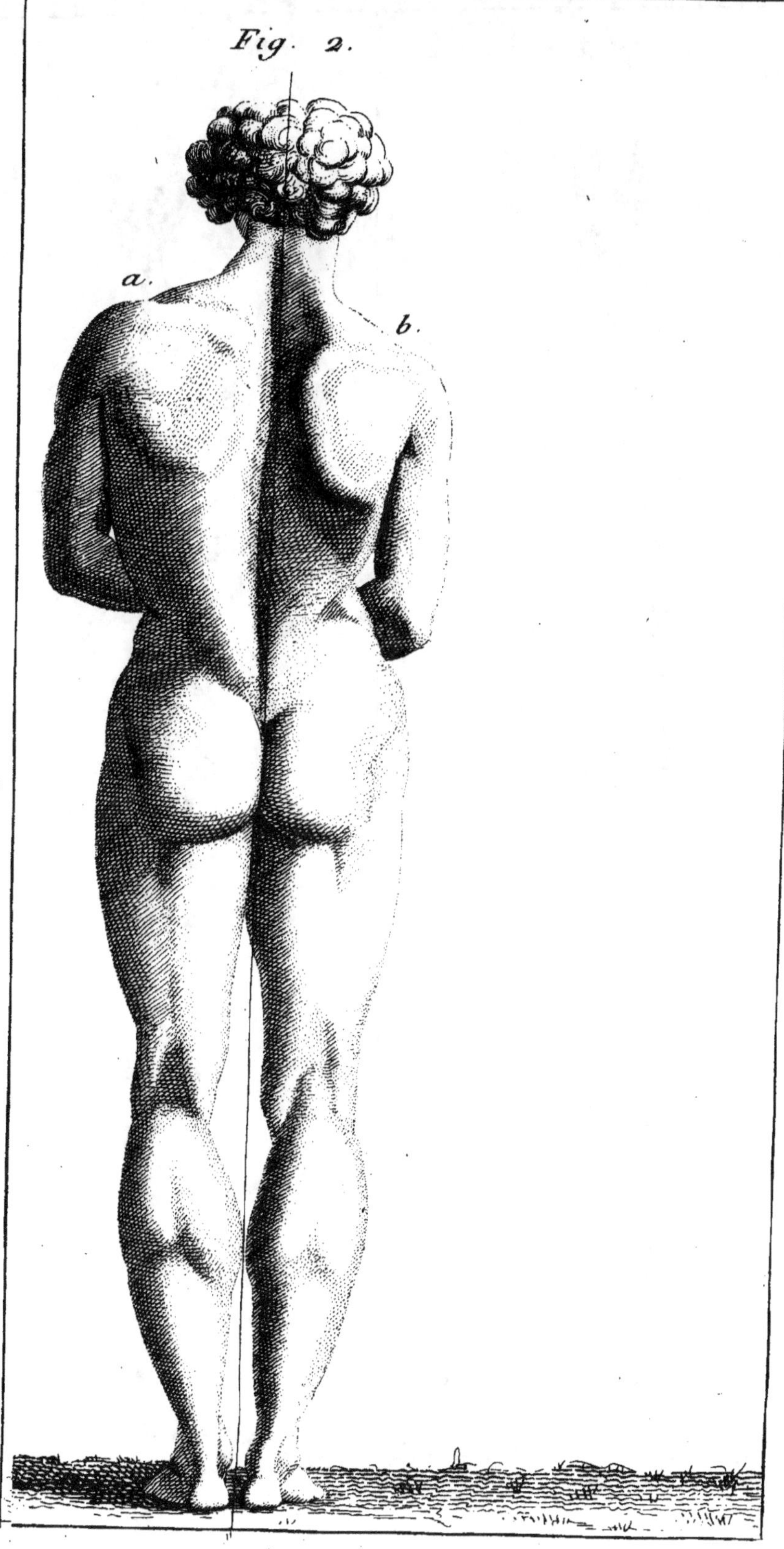

Fig. 2.
a.
b.

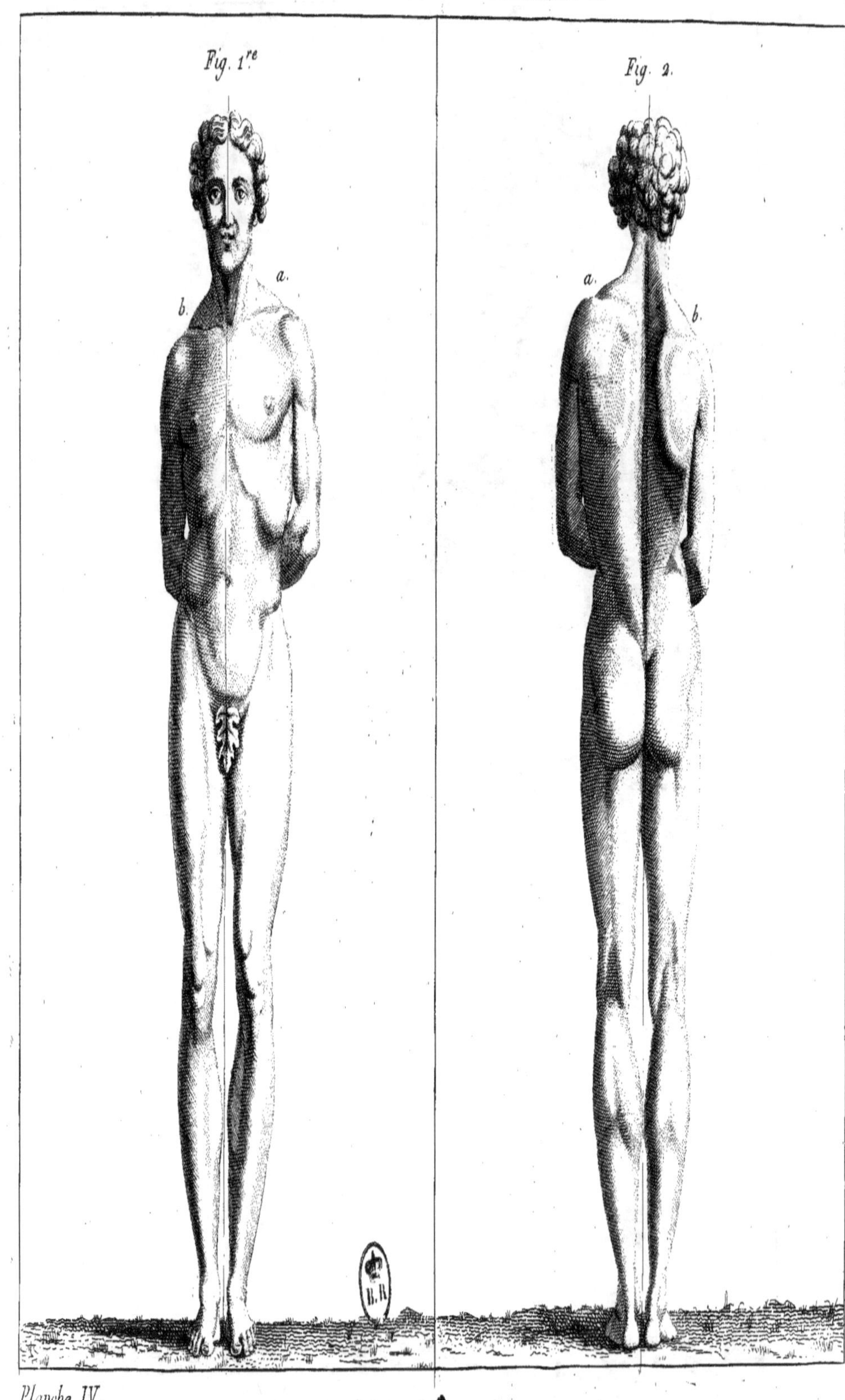

Planche IV.

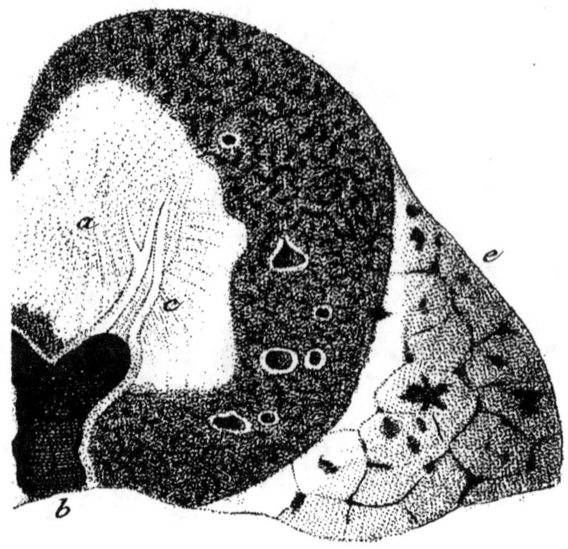

Fig. 3.

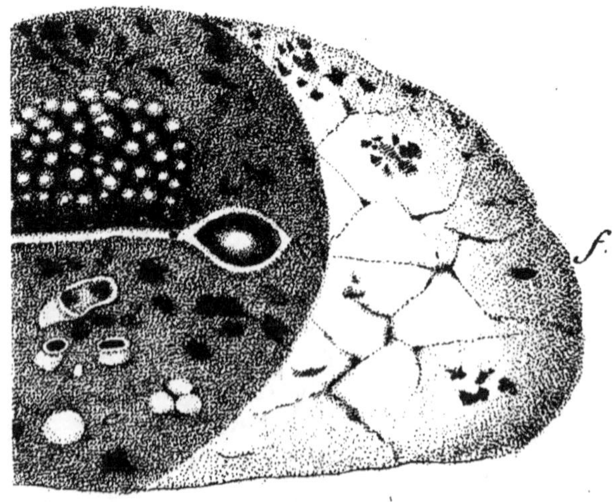

Fig. 4.

Planche

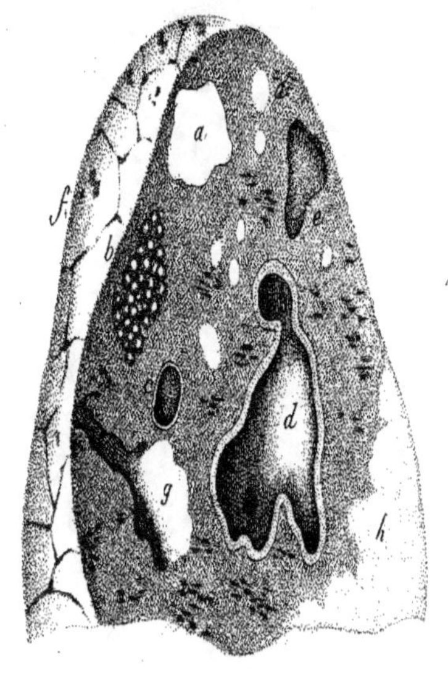

Fig. 1.re
f
a
b
c
d
e
g
h

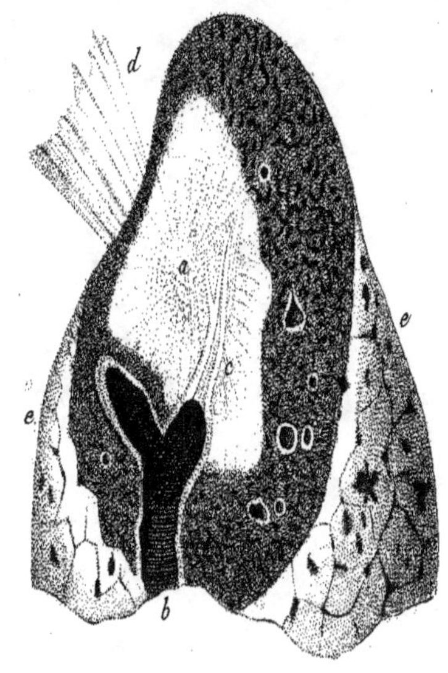

Fig. 3.
d
a
c
e
e
b

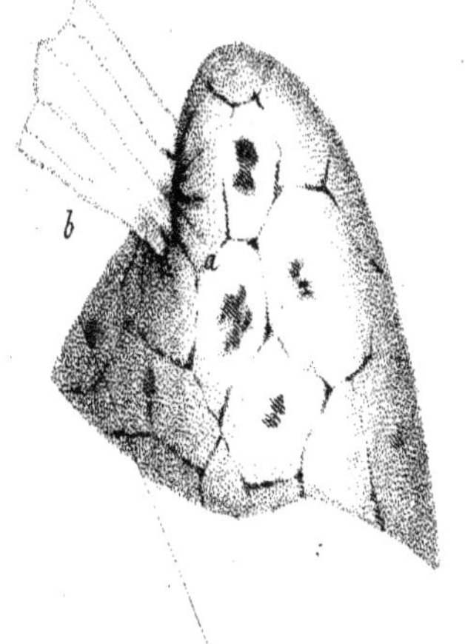

Fig. 2.
b
a

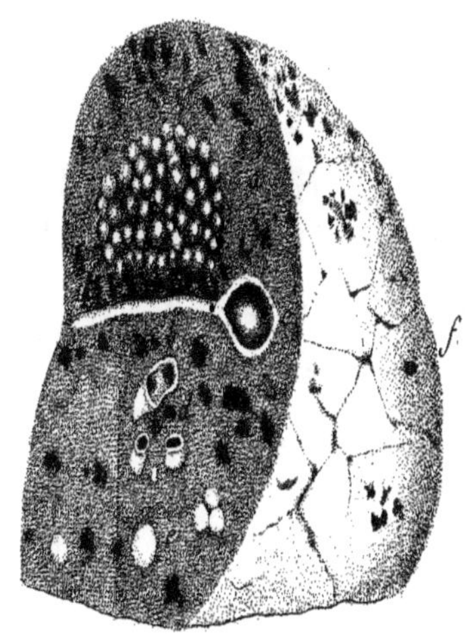

Fig. 4.
d
e
f

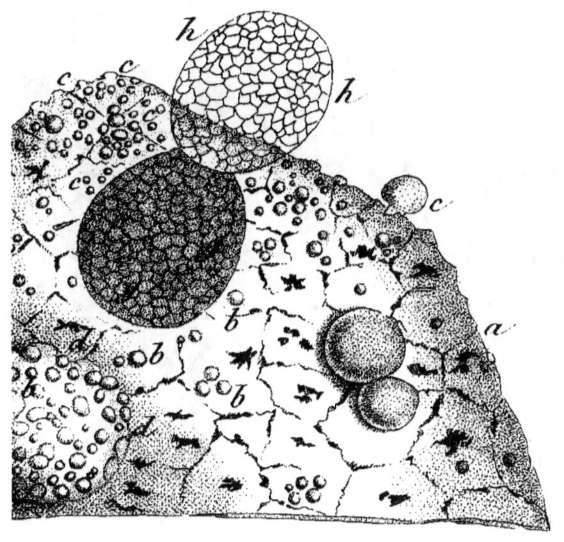

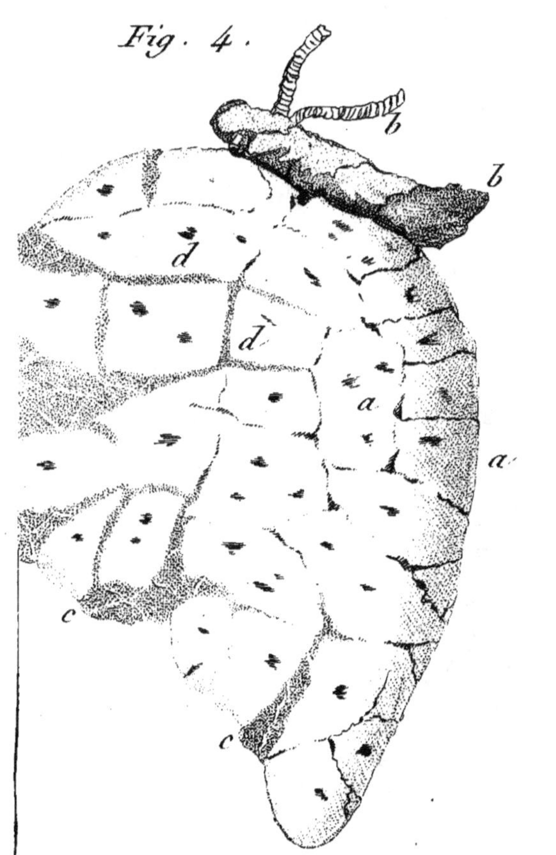

Gravé par Ambroise Tardieu.

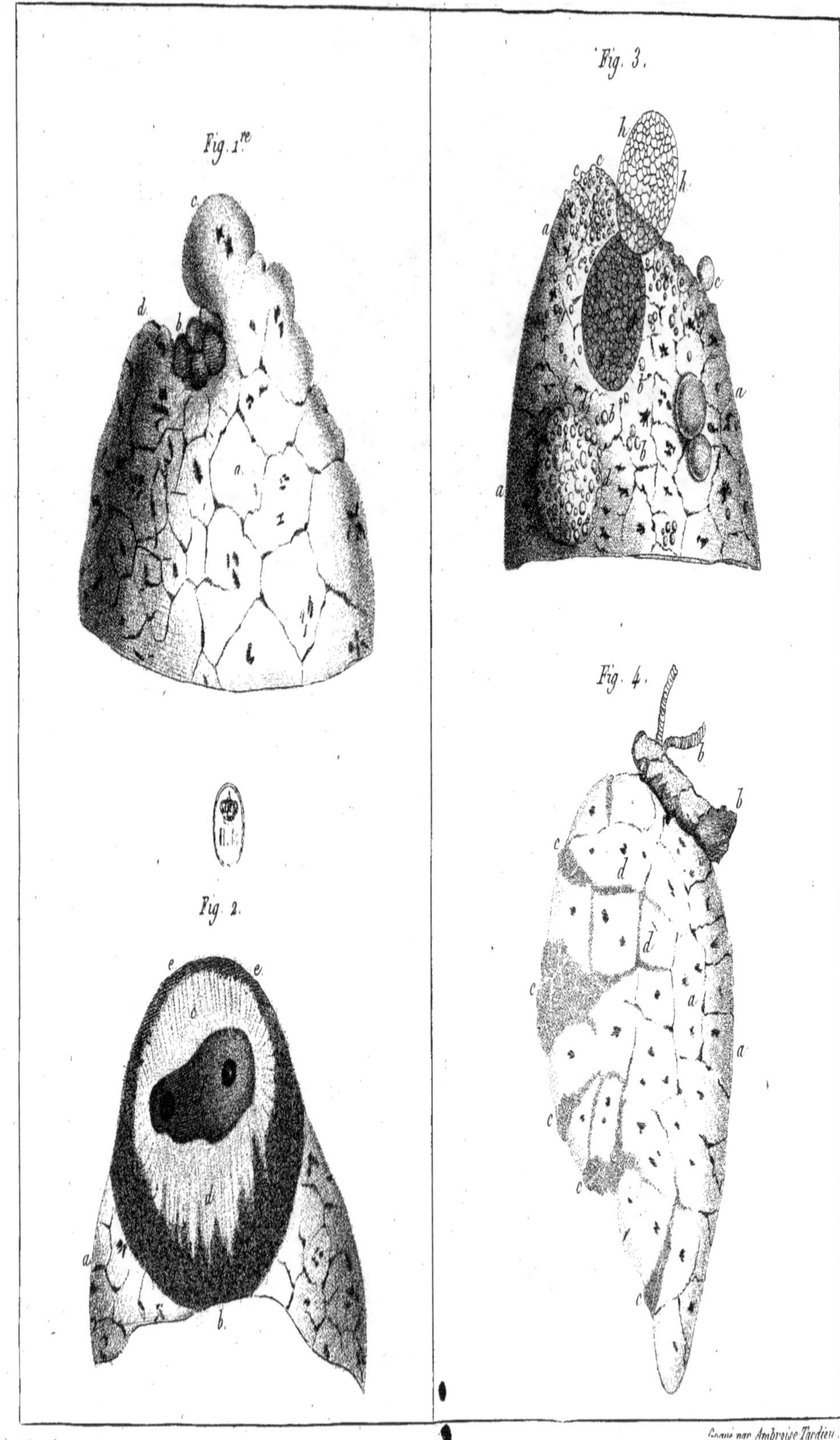

Gravé par Ambroise Tardieu.

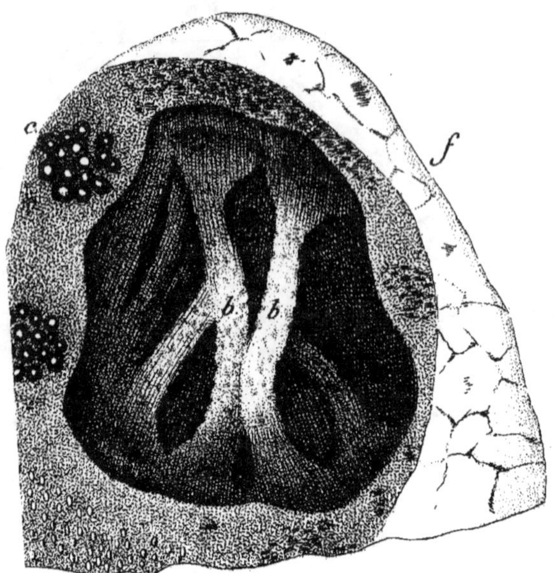

Fig. 7.

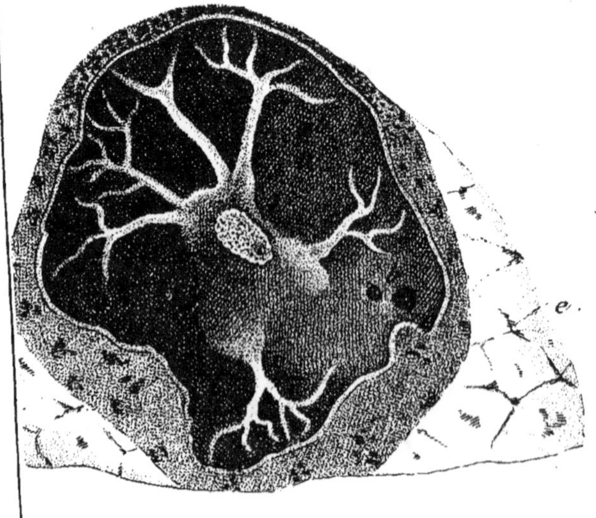

Fig. 8.

Fig 1re

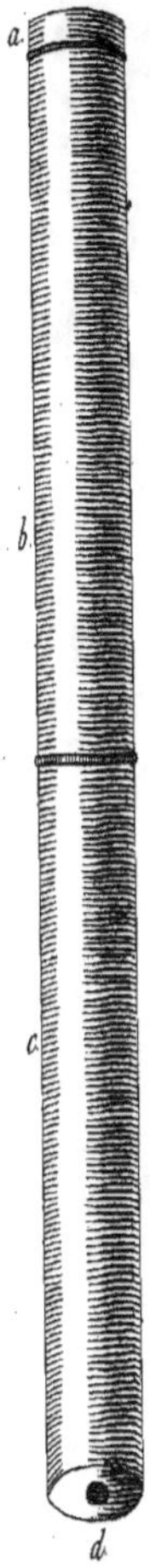

Fig. 2.

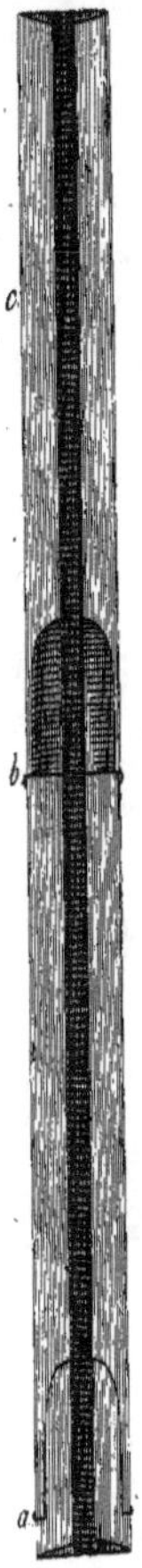

Fig. 3.

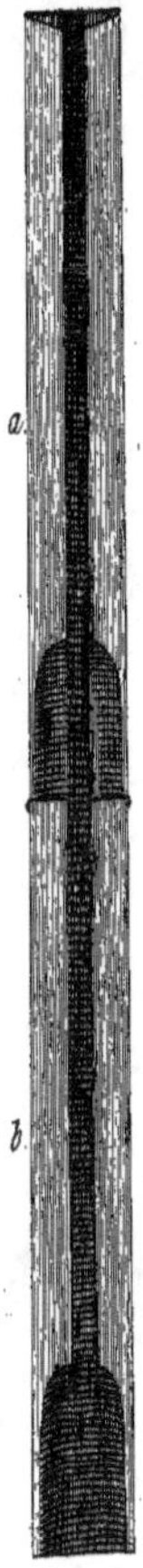

Fig. 4.

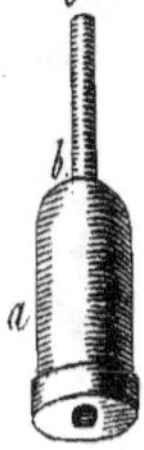

Fig. 5.

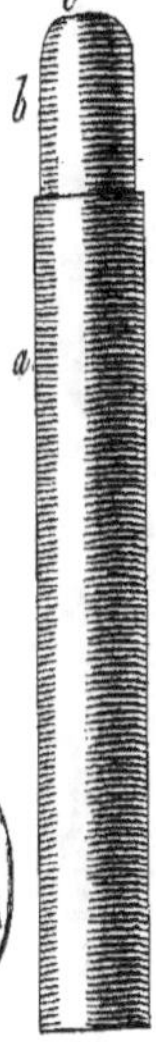

Fig. 6.

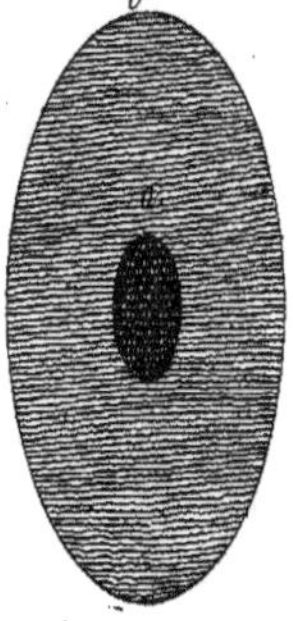

Fig. 7.

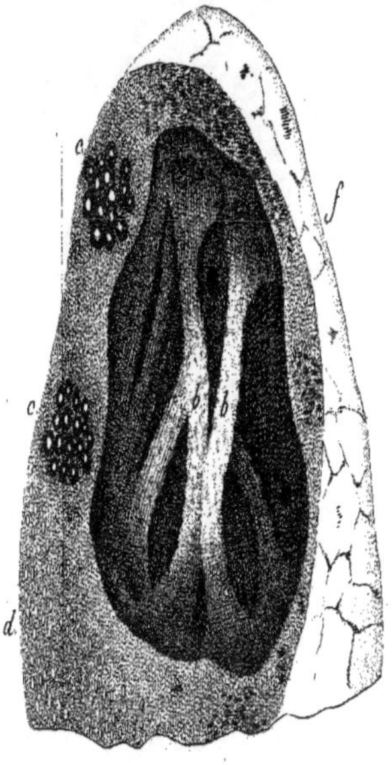

Fig. 8.

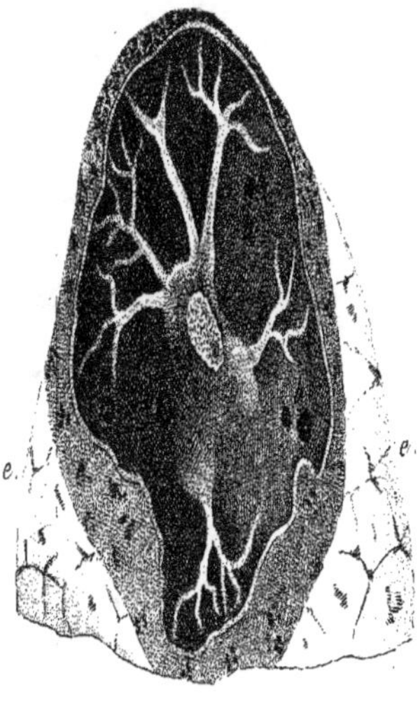

Planche Ire